Birgit Marx

Klinikleitfaden Pädiatrische Intensivpflege

Klinikleitfaden

Pädiatrische Intensivpflege

Herausgeber: Birgit Marx, Bubenreuth

Unter Mitarbeit von: Anja Messall, Heroldsbach; Birgit Mielke, Burghaslach; Christine Wagner, Bubenreuth; Jörg Dötsch, Erlangen

Begründer der Reihe: Dr. Arne Schäffler, Stuttgart; Ulrich Renz, Lübeck

GUSTAV FISCHER

Lübeck, Stuttgart, Jena, Ulm

Zuschriften an:
Gustav Fischer Verlag, Lektorat Pflege, Königstr. 10, 23552 Lübeck
e-mail: Pflege@gfischer.de
http://www.gfischer.de

Wichtiger Hinweis

Die Erkenntnisse in der Medizin und in der Pflege unterliegen laufendem Wandel durch Forschung und klinische Erfahrungen. Herausgeber und Autoren dieses Werkes haben große Sorgfalt darauf verwendet, daß die in diesem Werk gemachten therapeutischem Angaben (insbesondere hinsichtlich Indikation, Dosierung und unerwünschter Wirkungen) dem derzeitigen Wissensstand entsprechen. Das entbindet den Nutzer dieses Werkes nicht von der Verpflichtung, anhand der Beipackzettel zu verschreibender Präparate zu überprüfen, ob die dort gemachtem Angaben von denen im Buch abweichen und seine Verordnung in eigener Verantwortung zu treffen.

Deutsche Bibliothek – CIP-Einheitsaufnahme

Klinikleitfaden Pädiatrische Intensivpflege / Hrsg.: Birgit Marx.
Unter Mitarb. von Anja Messall … - 1. Aufl. - Lübeck ; Stuttgart ;
Jena ; Ulm : G. Fischer, 1998
ISBN 3-437-45470-6

1. Auflage November 1998

98 99 00 01 02 5 4 3 2 1

Lektorat: Frank Koch, Lübeck
Herstellung: Andrea Haseloh, Lübeck
Satz: Utesch GmbH, Hamburg
Druck: Clausen & Bosse, Leck
Umschlag: prepress | ulm, Ulm
Titelfoto: Landesmedienzentrum Rheinland-Pfalz.
Mit freundlicher Genehmigung der Penaten-Infothek, Overath

Gedruckt auf elementar chlorfrei gebleichtem Papier.

Statt eines Vorworts ...

→ Sind Sie von Ihrer Arbeit auf der Kinderintensivstation fasziniert? Gut. Wir auch.
→ Halten Sie sich für eine perfekte Intensivpflegekraft? Nein? Wir uns auch nicht. Wir lernen ebenso täglich dazu.
→ Sind Sie im Zweifel, ob dieses Buch angesichts der inzwischen erschienenen Konkurrenzbücher das richtige für Sie ist? Keine Sorge. Wir räumen Ihre Zweifel aus dem Weg!

Von diesem Klinikleitfaden profitieren Sie:
- weil alle notwendigen pflegerischen Maßnahmen kompetent, übersichtlich strukturiert und verständlich erklärt sind
- weil über die Pflege des Frühgeborenen bis hin zum Jugendlichen informiert wird
- weil typische, kritische Situationen für Sie selbst (z.B. Umgang mit Hirntoten) wie auch im Umgang mit Eltern beispielhaft erläutert werden – an manchen Stellen regen wir Sie auch einfach nur zum Nachdenken an
- weil sog. „alternative" Pflegetechniken wie z.B. Basale Stimulation® so erklärt sind, daß Sie diese sofort in der Praxis anwenden können
- weil der Schwerpunkt in diesem Buch wirklich auf der kundenorientierten Pflege und Begleitung liegt – Diagnostik und Therapie sind auf das absolut notwendige Maß reduziert –
- weil Sie alle Informationen zur schnellen und effektiven Notfallversorgung erhalten
- weil Sie erstmalig alles Erforderliche über die Beatmung des Kindes erfahren
- weil Sie vielleicht die eine oder andere Neuigkeit entdecken ...

Zur Entstehung dieses Buches haben neben uns noch zahlreiche andere Menschen beigetragen, die durch die kritische Durchsicht der Texte und konstruktiven Anmerkungen und Ergänzungen unser Buch wesentlich bereichert haben. An dieser Stelle bedanken wir uns ganz herzlich bei Prof. Dr. Singer, PD Dr. Ries, PD Dr. Behrens, Dr. Klinge, Dr. Scharf, Dr. Trusen, Jutta Tolks, PD Dr. Peter Gonne Kühl, Dr. Jürgen Bauer, Karin Fischer und Eva-Maria Wagner sowie Herrn Marc Minor für sprachliche Raffinessen.

Unser Dank gilt auch Herrn Tilman Kommerell, der uns bei den ersten Schritten half, und natürlich allen Mitarbeitern des Gustav Fischer Verlages, insbesondere unserem ersten Lektor Herrn Hans Reuter sowie seinem Nachfolger Herrn Frank Koch, der uns konstruktiv, geduldig und kritisch bei der Umsetzung unserer Ideen zur Seite stand und uns viele hilfreiche Anstöße gab.

Erlangen, im September 1998

Die Autorinnen

Bedienungsanleitung

Fragen aus dem Alltag der pädiatrischen Intensivpflege stehen in diesem Buch im Mittelpunkt. Pflegerisches Wissen ist hier komprimiert und übersichtlich dargestellt.

Das Buch gliedert sich in drei Bereiche:
- Kapitel 1–4: Allgemeine Themen und Techniken der Intensivpflege
- Kapitel 5–11: Spezielle Pflege bei Erkrankungen einzelner Organe
- Kapitel 12–14: Reanimation, Pflege bei Verbrennungen und Laborwerte

Der Aufbau der Kernkapitel ist weitgehend einheitlich gegliedert:
- „Symptome" beinhaltet die wichtigsten Symptome der jeweiligen organspezifischen Erkrankung
- In den Teilen „Diagnostik" und „Therapie" wird nur ein Überblick über die pflegerisch relevanten Hauptuntersuchungsmethoden und Therapiemöglichkeiten, ggf. über spezielle pflegerische Vorbereitungen gegeben
- Im folgenden Hauptteil werden das Monitoring und die erforderlichen pflegerischen Maßnahmen im Vordergrund stehen
- In vielen Kapiteln finden Sie eine Übersicht über die wichtigsten Medikamente des Fachgebietes mit pflegerelevanten Informationen.

Um die Übersichtlichkeit zu verbessern sind Abschnitte, in denen einzelne Unterkapitel immer wieder vorkommen, durch Symbole gekennzeichnet:

Pflegemaßnahmen und -hinweise
☞ Querverweise
Tips, Tricks und Fallen
✚ Notfallmaßnahmen
Achtung, wichtige Information
Arzneimittelinformationen

Außerdem finden Sie in diesem Leitfaden
- ein Abkürzungsverzeichnis: vor dem ersten Kapitel
- ein detailliertes Inhaltsverzeichnis vor jedem Kapitel auf seiner Titelseite
- einen ausführlichen Index: am Ende des Buches.

Die in diesem Buch angebotenen Arbeitsanweisungen ersetzen keine Ausbildung oder Anleitung durch erfahren Kinderkrankenpflegekräfte: die praktische Erfahrung kann durch keine noch so sorgfältig verfaßte Publikation ersetzt werden.

Geleitwort

Die Intensivpflege im Pädiatriebereich, deren umfassender Aufarbeitung sich der vorliegende Band auf erfrischend ehrgeizige und bis ins Detail sachkundige Weise verschrieben hat, definiert in mindestens zwei Hinsichten ein Arbeits- und Anforderungsfeld der *Extreme*.

Kaum anderswo wird ein derartiges Maximum an Medizintechnikeinsatz verlangt, kaum anderswo wird zudem eine derartige Gratwanderung zwischen Leben und Tod tagtäglich angetreten.

Der *„Faktor Technik"* und der *„Faktor Mensch"* sind hier im Höchstmaß gefordert. Dem „Faktor Mensch" kommt dabei eine doppelte – vorderhand paradox erscheinende – Funktion zu: Er muß den „Faktor Technik" souverän handhaben können und einzusetzen wissen – er darf keinesfalls „technikscheu" sein. Zugleich gilt es, den „Faktor Technik" doch auch immer wieder situativ gleichsam unsichtbar zu machen, das heißt hinter, neben und inmitten der Apparaturen der Intensivmedizin das menschliche, häufig verängstigte Auge des Patienten und seiner Bezugspersonen wahrzunehmen und die dazwischen greifende menschliche Hand der Pflegenden sichtbar, ja konkret spürbar werden zu lassen.

Das wesentliche Wertungskriterium eines Klinikleitfadens zur Pädiatrischen Intensivpflege muß daher vor allem darin bestehen, ob diesem die *Koppelung* von pflegerischer Sachkompetenz einerseits und sensiblem Umgang mit pflegerischen Humanressourcen andererseits gelingt. Erst diese Koppelung kann die Auszeichnung „Professionalität" verdienen. Und auf diesem Wege scheint mir das Autorinnenteam um Birgit Marx ein gutes Stück vorangekommen zu sein.

Als geradezu selbstverständlich für einen Klinikleitfaden zur Pädiatrischen Intensivpflege, wenn auch hier vorbildlich zur Darstellung gebracht, müssen etwa die Kapitel zu *„Tips für die Stationsarbeit"*, zur *„Allgemeinen Intensivpflege"* und zu *„Arbeitstechniken"* gelten. Lohnend ist die Lektüre der Kapitel zur speziellen Pflege aller wichtigen Intensiverkrankungen von Kindern, Früh- und Neugeborenen. Herausheben möchte man auch die ausführliche Beschäftigung mit der Überwachung und Pflege von beatmeten Patienten. Besondere Sensibilität beweist der Band, wo es um den Umgang mit Behinderten, Sterben und Kindern anderer Kulturen geht. Auch „milde" (und mildernde) Alternativtherapien, wie beispielsweise die Basale Stimulation, werden erfreulicherweise mit einbezogen. Kurz, der *Facettenreichtum kinderkrankenpflegerischer Professionalitätsebenen* kommt strukturiert und ausgewogen zum Tragen.

Freilich muß ein solcher Klinikleitfaden allgemeine *Ansprüche an die Informationsunterstützung und Vermittlung von Sicherheit* befriedigen. Aber indem dies den Autorinnen gelingt, wird auch Prinzipielles deutlich: wie spezifisch, ja *unaustauschbar* das Arbeits- und Leistungsprofil der Kinderkrankenpflege noch immer ist – und dies um so mehr bleiben wird, je expansiver und intensiver sich die *Herausforderungen zur Spezialisierung* der Pflegefachkräfte in der Kinderkrankenpflege gestalten. Paradigmatisch für diese Herausforderungen zur Spezialisierung ist insbesondere der Bereich der Pädiatrischen Intensivpflege. Als Symptom dafür, daß die Kinderkrankenpflege diese Herausforderungen aufzugreifen willens ist, muß das Erscheinen des vorliegenden Bandes gewertet werden. Die von den

Autorinnen im Vorspann zum Band ausgedrückte interessante Mischung aus eingestandener Faszination für das Berufsfeld Kinderintensivpflege und zugestandener Imperfektibilität im Pflegealltag macht dabei den Band besonders sympathisch und offen für folgende Anregungen wie produktive Kritik aus dem Kreis der Leserinnen und Leser.
In diesem – nicht zuletzt gesundheits- und berufspolitisch signalträchtigen – Sinn ist dem Band eine weite Verbreitung und freundliche Aufnahme in den Fachkreisen zu wünschen.

Neuss, im September 1998

Andreas Kray

Leiter der Kinderkrankenpflegeschule und des Bildungsinstituts für Fachberufe im Gesundheitswesen (B.F.G. Neuss) Städt. Kliniken Neuss – Lukaskrankenhaus – GmbH

Kurzbiographien der Autorinnen

Birgit Marx (geb. 1966)

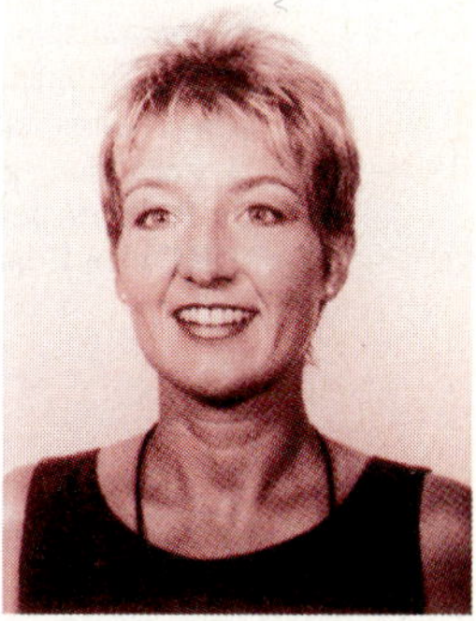

1984–87	Ausbildung zur Kinderkrankenschwester an der Landeskinderklinik Neunkirchen/Saar
seit 1987	Universitätskinderklinik Erlangen, interdisziplinäre Intensivstation
1990–92	Weiterbildung zur „Fachschwester für Pädiatrie und Intensivmedizin (DKG)" in Erlangen
1994–96	Weiterbildung zur Lehrerin für Pflegeberufe an der Kath. Akademie für Pflegeberufe in Regensburg
seit 1996	Pflegerische Leitung der Fachweiterbildung Pädiatrie & Intensivpflege

Christine Wagner (geb. 1966)

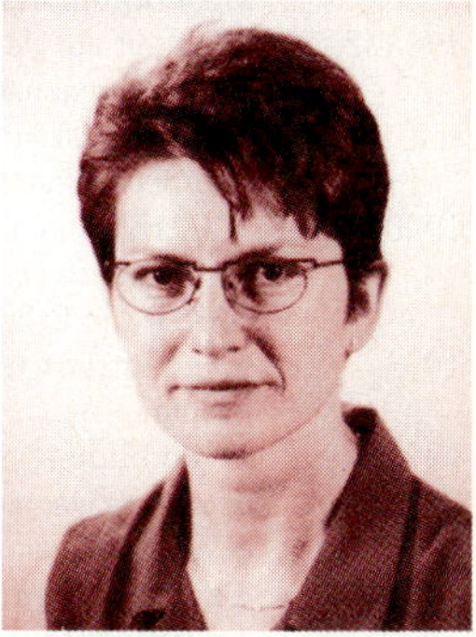

1985–88	Ausbildung zur Kinderkrankenschwester im Landeskrankenhaus Coburg
1988–90	Tätigkeit auf einer inneren, interdisziplinären Kinderstation in der Kinderklinik am Mönchberg in Würzburg
seit 1990	Universitätskinderklinik Erlangen, interdisziplinäre Intensivstation
1992–94	Weiterbildung zur „Fachschwester für Pädiatrie & Intensivmedizin (DKG)" in Erlangen
seit 1994	Tätigkeit als Praxisanleiterin für die TN der Fachweiterbildung auf der neonatologischen und interdisziplinären Intensivstation in Erlangen
1996	Klinikinterne Weiterbildung zur „Internen Prozeßbegleiterin" im Rahmen der Qualitätssicherung in Erlangen
1996–97	Weiterbildung zur Praxisanleiterin beim DBfK in Stuttgart

Anja Messall (geb. 1972)

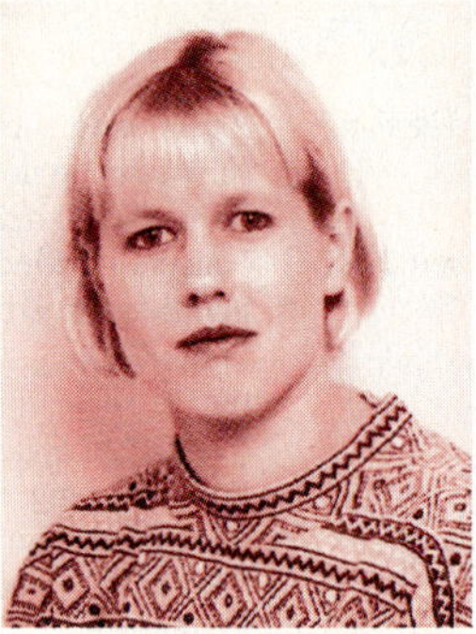

1989–92	Ausbildung zur Kinderkrankenschwester an der Medizinischen Fachschule der Universität Leipzig
seit 1992	Universitätskinderklinik Erlangen, interdisziplinäre und neonatologische Intensivstation
1994–96	Weiterbildung zur „Fachschwester für Pädiatrie & Intensivmedizin (DKG)" in Erlangen

Birgit Mielke (geb. 1967)

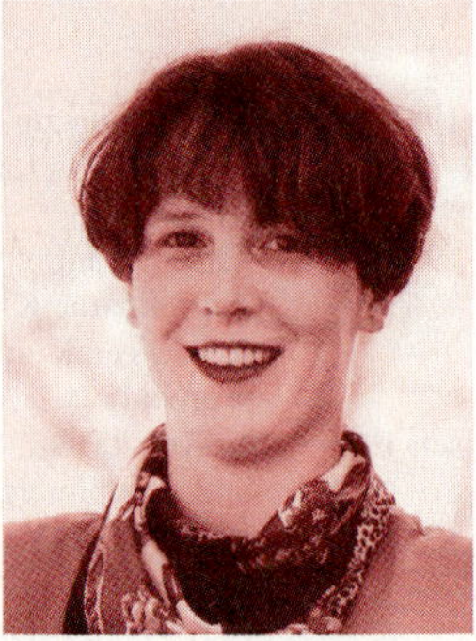

1985–88	Ausbildung zur Kinderkrankenschwester an der Universitätskinderklinik in Erlangen
1988–89	Tätigkeit auf der interdisziplinären Neugeborenenstation
seit 1989	Universitätskinderklinik Erlangen, interdisziplinäre Intensivstation
1990–92	Weiterbildung zur „Fachschwester für Pädiatrie & Intensivmedizin (DKG)" in Erlangen
1993	Klinikinterne Weiterbildung zum Mentor
1994	Weiterbildung zur Stationsleitung am Dt. Erwachsenenbildungwerk e.V. in Frauenaurach
1994–97	Tätigkeit als stellv. Stationsleitung auf der interdisziplinären Intensivstation der Univ.-Kinderklinik Erlangen
seit 1997	„Eine mehr ins Private zielende Tätigkeit": Hausfrau und Mutter

Abkürzungsverzeichnis

Symbole

®	Handelsname
↔	normal (im Normbereich)
↑	hoch, erhöht
↓	tief, erniedrigt
☞	siehe (Verweis)
→	vgl. mit, daraus folgt

A(a).	Arterie, (Arterien)
a.-v.	arterio venös
ADH	Antidiuretisches Hormon
AEP	Akustisch evozierte Potentiale
Ag	Antigen
AGS	Adrenogenitales Syndrom
AIDS	Aquired Immunodefiency Syndrome
AK	Antikörper
ALL	Akute lymphatische Leukämie
AML	Akute myeloische Leukämie
Amp.	Ampulle
AMV	Atemminutenvolumen
ANS	Atemnotsyndrom des Neugeborenen
ANV	Akutes Nierenversagen
ARDS	Acute respiratory distress syndrome
art.	arteriell
AS	Aminosäure
ASD	Vorhofseptumdefekt
ASS	Azetylsalicylsäure
ATIII	Antithrombin III
a.-v.	arteriovenös
AZ	Allgemeinzustand

bakt.	bakteriell
BB	Blutbild
BE	Broteinheit; base excess
BGA	Blutgasanalyse
Bili	Bilirubin
BNS	Blitz-Nick Salaam (Krämpfe)
BPD	Bronchopulmonale Dysplasie
BSG	Blutsenkungsgeschwindigkeit
BseuchG	Bundesseuchengesetz
BSHG	Bundessozialhilfegesetz
Btm,Btmg	Betäubungsmittel, -gesetz
BZ	Blutzucker

Ca^{2+}	Kalzium
Ca	Karzinom
CAPD	kontinuierlich ambulante Peritonealdialyse
CBF	Zerebraler Blutfluß
CF	Zystische Fibrose (Mukoviszidose)
Ch	Charrière
chron.	chronisch
Cl^-	Chlorid
CMV	Zytomegalievirus
chron.	chronisch
CNV	chronisches Nierenversagen
CP	Zerebralparese
CPAP	Kontinuierlicher positiver Atemwegsdruck
CPP	Zerebraler Perfusionsdruck
CPR	Kardiopulmonale Reanimation
CRP	C-reaktives Protein
CT	Computertomogramm

DD	Differentialdiagnose
Def.	Definition
Diagn.	Diagnostik
DIC	Disseminierte intravaskuläre Gerinnung
DTI	Dauertropfinfusion

E'lyte	Elektrolyte
EBV	Ebstein Barr Virus
E. coli	Escherichia coli
EK	Erythrozytenkonzentrat
EKG	Elektrokardiogramm
EEG	Elektroenzephalogramm
EMG	Elektromyogramm
Ery	Erythrozyten
EZ	Ernährungszustand

FFP	Fresh frozen plasma
FG	Frühgeborenes
FiO_2	Sauerstoffkonzentration in der Einatemluft

GG	Geburtsgewicht
GKW	Ganzkörperwaschung
GOT	Glutamat-Oxalacetat-Transaminase
GPT	Glutamat-Pyruvat-Transaminase
γ-GT	Glutamyl-Transferase

Hb	Hämoglobin
HbF	fetales Hämoglobin
HBV	Hepatitis B Virus
HCO_3^-	Bicarbonat

HCV	Hydrokolloidalverband
HF	Herzfrequenz
Hg	Quecksilber
HIB	Hämophilus influenza B
HIV	Human immunodeficiency virus
Hkt	Hämatokrit
HKU	Herzkatheteruntersuchung
HRST	Herzrhythmusstörungen
HSM	Herzschrittmacher
HSV	Herpes simplex Virus
HUS	hämolytisch-urämisches Syndrom
HWI	Harnwegsinfekt
HWS	Halswirbelsäule
HWK	Halswirbelkörper
HZV	Herzzeitvolumen
i.c.	intracutan
ICP	Intracranieller Druck oder Infantile Cerebralparese
ICR	Interkostalraum
I.D.	Innendurchmesser
I.E.	Internationale Einheit
IgA,IgG,IgM	Immunglobulin A,G,M
i. m.	Intramuskulär
IMV	Intermittierende mandatorische Ventilation
Ind.	Indikation
inf.	inferior
i.o.	Intraossär
IPPV	Intermittierende positive Druckbeatmung
i.S.	im Serum
i.t.	Intrathekal
i.U.	im Urin
i. v.	Intravenös
IVP	Intravenöses Pyelogramm
J.	Jahre
Jgl.	Jugendliche(r)
K^+	Kalium
kap.	kapillär
kcal	Kilokalorien
KG	Krankengymnastik
kgKG	Kilogramm Körpergewicht
KH	Kohlenhydrate
KI	Kontraindikation
KJ	Kilojoule
KK	Kleinkind
KM	Knochenmark
KO	Komplikation
KOF	Körperoberfläche
Konz.	Konzentration
Krea	Kreatinin
l	Liter
LA	Linker Vorhof
LAP	linker Vorhofdruck
LAS	Lymphadenopathiesyndrom
LDH	Lactatdehydrogenase
Leuko	Leukozyten
li	links
Lj.	Lebensjahr
LKG	Lippen-Kiefer-Gaumen (-spalte)
LP	Lumbalpunktion
LV	Linker Ventrikel
LVOT	linksventrikulärer Ausflußwert
M.	Morbus
MAD	mittlerer arterieller Druck
MAS	Magenablaufsonde
MCT	Mittelkettige Triglyceride
MDT	Magen-Darm-Trakt
MedGV	Medizingeräte Verordnung
mg	Milligramm
µg	Microgramm
Mg^{2+}	Magnesium
Min.	Minute
min.	minimal
Mio.	Millionen
ml	Milliliter
MM	Muttermilch
MMC	Myelomeningozele
Mon.	Monat(e)
ms	Millisekunden
N.	Nervus
Na^+	Natrium
NaCl	Natriumchlorid
$NaHCO_3^-$	Natriumbikarbonat
NAVK	Nabelarterienkatheter
NEC	Nekrotisierende Enterokolitis
neg.	negativ
NG	Neugeborenes
NO	Stickstoffmonoxid
NRR	Nasen-Rachen-Raum
NV	Nierenversagen
NVK	Nabelvenenkatheter
NW	Nebenwirkung
o. B.	ohne Besonderheit, ohne Befund
OP	Operation
$PaCO_2$	Arterieller Kohlendioxid-partialdruck
PaO_2	Arterieller Sauerstoffpartial-druck
PAP	pulmonalarterieller Druck
PDA	Persistierender Ductus arteriosus Botalli

PEEP	Positiver endexspiratorischer Atemwegsdruck
PEG	perkutane endoskop. Gastrostomie
PFC	Persistierende fetale Zirkulation
Pg	Prostaglandin
PH	pulmonaler Hochdruck
Pinsp	Inspirationsdruck
PIP	Positiver Inspirationsdruck
PKU	Phenylketonurie
p.o.	per os
pos.	positiv
postop.	postoperativ
präop.	präoperativ
p.p.	post partum
PPHN	persistierende pulmonale Hypertonie des NG
PTT	Partielle Thrombinzeit
PVC	Polyvenylchlorid
RA	Rechter Vorhof
re	rechts
RG	Rasselgeräusch
Rh	Rhesusfaktor
R-L	Rechts-Links (Shunt)
Rö	Röntgen
RR	Blutdruck nach Riva Rocci
RS	Respiratory syncytial (Viren)
RV	rechter Ventrikel
SaO_2	Arterielle Sauerstoffsättigung
s. c.	subcutan
s. o.	siehe oben
s. u.	siehe unten
Sek.	Sekunden
Sgl.	Säugling
SHT	Schädelhirntrauma
SIDS	Sudden infant death syndrome
SIMV	Synchronisierte intermittierende mandatorische Ventilation
stdl.	stündlich
StGB	Strafgesetzbuch
SSW	Schwangerschaftswochen
Temp.	Temperatur
T3,T4	Trijodthyronin, Thyroxin
Tab.	Tabelle
Tbc	Tuberkulose
Tbl.	Tablette
TGA	Transposition der großen Gefäße
tgl.	täglich
ther.	therapeutisch
$tcpCO_2$	Transcutaner Kohlendioxidpartialdruck
$tcpO_2$	Transcutaner Sauerstoffpartialdruck
Tr.	Tropfen
Tu	Tumor
TZ	Thrombinzeit
U.a.	und andere, unter anderem
US	Ultraschall
u. U.	unter Umständen
V.Vv.	Vena, Venae
V. a.	Verdacht auf
VA	ventrikuloatrial
VEP	Visuell evozierte Potentiale
Vit.	Vitamin
Vol.	Volumen
VP	ventrikuloperitoneal
VSD	Ventrikelseptumdefekt
VW	Verbandswechsel
Wo.	Woche(n)
WPW	Wolff-Parkinson-White Syndrom
Z. n.	Zustand nach
ZNS	Zentrales Nervensystem
ZVD	Zentraler Venendruck
ZVK	Zentraler Venenkatheter

Tips für die Stationsarbeit

1

Birgit Marx, Anja Messall

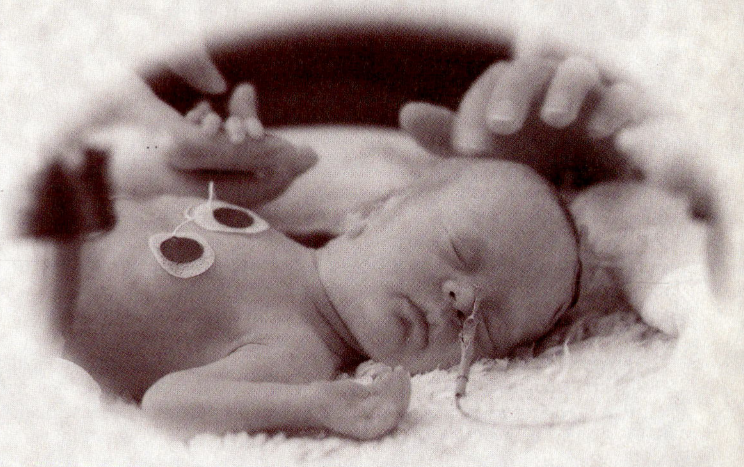

1

1.1 Kommunikation im Krankenhaus

Gesprächsführung

Kommunikation ist der Austausch von Botschaften, die verbal und nonverbal übermittelt werden können. „Man kann nicht nicht kommunizieren." Paul Watzlawick, ein bekannter Humanpsychologe, formulierte diesen Satz, der besagt, daß jedes Verhalten, jede Mimik und jede Gestik Mitteilungscharakter hat.

Beispiel

Eine Mutter betritt zum ersten Mal die Intensivstation und steht weinend am Bett ihres Kindes. Die Pflegekraft sitzt am Schreibtisch und erledigt die Dokumentation, ohne beim Eintreten der Mutter ins Zimmer aufzusehen oder sie zu begrüßen.
In diesem Beispiel *sagt* die Mutter nichts und teilt dennoch durch ihr Verhalten eine Botschaft mit, z. B. daß sie traurig über den Zustand ihres Kindes ist, daß sie Angst hat, es zu verlieren oder daß sie Hilfe braucht. Auch die Pflegekraft *sagt* nichts, bringt aber durch ihr Nichtbeachten der Mutter zum Ausdruck, daß sie vielleicht keine Lust hat, sich um die Frau zu kümmern, daß sie zu viel zu tun hat oder daß ihr die Dokumentation wichtiger ist.
Der Tonfall, *wie* etwas gesagt wird, und die nonverbalen Signale wie Mimik und Gestik bringen in erster Linie den Beziehungsaspekt in der Kommunikation zum Ausdruck, während der Inhaltsaspekt sich darauf beschränkt, *was* gesagt wird. Beide Aspekte können sich widersprechen, z. B. wenn die Pflegekraft im vorgestellten Beispiel zur Mutter sagen würde: „Sie haben sicherlich große Angst um Ihr Kind?" dabei jedoch sitzenbleiben und ihren Blick nicht von der Kurve nehmen würde. Verbal hätte sie Mitgefühl und Anteilnahme ausgedrückt, nonverbal jedoch völlige Gleichgültigkeit und fehlende Wertschätzung. Dieses Verhalten wäre nicht stimmig, da sich Aussage und Verhalten widersprechen.
Gutes Kommunikationsverhalten ist erlernbar. Besonders für Pflegekräfte ist der Erwerb einer kommunikativen Kompetenz sinnvoll und hilfreich, da sie häufig im Brennpunkt der Ereignisse stehen. Pflegekräfte sind die „Anwälte" ihrer Patienten, müssen gegenüber den Ärzten und anderen Fachdisziplinen argumentieren und begründen können, sie vermitteln zwischen Eltern und Arzt, kooperieren mit vielen anderen Berufsgruppen innerhalb einer Klinik. Auch in der heute angestrebten Beziehungs- und Förderpflege hat das Kommunikationsverhalten der Pflegenden eine immense Bedeutung. Deshalb müssen in der Fort- und Weiterbildung die kommunikativen Kompetenzen des Intensivpflegepersonals geschult und gefördert werden.
In allen Gesprächen die Grundsätze „guter" Kommunikation beherzigen. Die Basis guter Kommunikation besteht aus vier Säulen:

Aktives Zuhören

Dem Gesprächspartner aufmerksam zuhören und evtl. den Inhalt in eigenen Worten wiedergeben, um sicherzustellen, ihn richtig verstanden zu haben. Dieses „Spiegeln" darf nicht zur seelenlosen Technik verkommen, sonst fühlt sich mein Gegenüber nicht ernst genommen. Mit der Art der Wiedergabe soll die Aussage auf das Wesentliche konzentriert werden. Dies verschafft auch dem Gesprächspartner mehr Klarheit. Vertiefende Fragen stellen. Darauf achten, auch körperlich dabeizusein, d.h. sich dem Gesprächspartner zuwenden, Blickkontakt zu halten, bestätigend zu nicken und zu versuchen, die Gefühlsebene zu reflektieren.

Echtheit oder Kongruenz

Nicht hinter einer Rolle verstecken, sondern mit allen Sinnen im Gespräch dabei sein. Die eigenen Gefühle wahrnehmen und ggf. zum Ausdruck bringen.

Wertschätzung

Gesprächspartner achten und seine Haltung und Meinung akzeptieren, auch wenn sie nicht geteilt wird. Auf persönliche Wertungen, Ratschläge und Bagatellisierungen des Problems verzichten. Der MA darf nicht in seiner Person angegriffen werden, d.h. keine Sätze formulieren wie „Du traust Dir selber zu viel zu!" sondern „Meiner Meinung nach darfst Du ruhig Fragen stellen, wenn Du nicht mehr so genau weißt, wie dieses Beatmungsgerät auf seine Funktionstüchtigkeit überprüft wird." Statt *Charakter*kritik wird *Verhaltens*kritik geübt. Sachliche, konstruktive Kritik kann angenommen und umgesetzt werden. Persönliche, destruktive Kritik dagegen erweckt innere Widerstände und Abwehrverhalten.

Zur Kontrolle einmal in sich hineinspüren: Wenn man selbst die geäußerte Kritik in der gleichen Formulierung annehmen könnte, dann wurde sie meist gut, d.h. konstruktiv, formuliert.

Empathie

Ernsthaft versuchen, den Gesprächspartner in seinem Denken und Fühlen zu verstehen. Dazu aktiv zuhören; versuchen, seiner Logik zu folgen und Verständnisfragen stellen.

Einarbeitung neuer Mitarbeiter

Die Einarbeitung eines neuen Mitarbeiters (MA) auf der Intensivstation soll ausschließlich von geeigneten und fachlich kompetenten Pflegekräften erfolgen, die diese Aufgabe gerne übernehmen. Der Einarbeitungszeitraum umfaßt ca. 3 Monate. Während dieser Zeit arbeitet der neue MA zusammen mit seinem Mentor in der gleichen Schicht und wird noch nicht voll eigenverantwortlich eingesetzt.

Der Mentor

Der Mentor wählt die zu betreuenden Patienten aus. Das Stationsteam ermöglicht auch die Versorgung „nur" eines Patienten für die Einarbeitung. Der erste Tag prägt entscheidend die Einstellung und künftige Beziehung des Mitarbeiters zu seinem neuen Arbeitsfeld. Die Anfangssituation muß sinnvoll geplant werden. Vor Ankunft des neuen MA wird der Mentor über seine Aufgabe informiert und trifft die nötigen Vorbereitungen. Idealerweise ist der Mentor an diesem Tag von der Patientenbetreuung befreit. Er holt den neuen MA ggf. am Eingang ab und begrüßt ihn mit einem Händedruck (Man möge diesen simplen Hinweis verzeihen, in der Realität werden solch banalen Dinge aber leider immer wieder „vergessen"). Ab diesem Zeitpunkt achtet der Mentor darauf, daß er den neuen MA nicht versehentlich „irgendwo stehen läßt", er stellt ihn anderen Kollegen vor und zeigt ihm die Station, ohne allzu sehr ins Detail zu gehen. Der erste Tag sollte nicht unter Lerndruck stehen. Der neue MA lernt die momentan wichtigsten Personen kennen, also den Mentor, die Stationsleitung und den Stationsarzt und erhält einen Einblick in die künftige Praxis. Entspannend ist auch ein gemeinsames Frühstück zu Tagesbeginn.

Vorgespräch

Je nach aktuellem Wissenstand des neuen MA werden die Inhalte und Schwerpunkte der Einarbeitung in einem Vorgespräch individuell festgelegt. Das Vorgespräch findet in der Regel am ersten Arbeitstag statt. Mentor und neuer MA lernen sich bei dieser Gelegenheit etwas näher kennen. Inhaltlich die Vorstellungen und Wünsche – auch bezüglich der Lernmethodik – des neuen MA besprechen und den Einarbeitungs- oder Lernzielkatalog für die Station erklären und aushändigen. Abschließend die Termine für das Zwischen- und Abschlußgespräch schriftlich vereinbaren.

Zwischengespräch

Im Zwischengespräch, in dem über die bisherige Entwicklung des neuen MA gesprochen wird, findet nach der Hälfte der Einarbeitungszeit statt. Zu den Inhalten gehören:

- Seine Integration ins Team
- Seine Stärken und Schwächen
- Seine Wünsche und Erwartungen.

Gleiches gilt für den Mentor, der ebenfalls seine Wünsche und Erwartungen an den MA formuliert. Das Gespräch wird mit den neuen Vereinbarungen/Zielen schriftlich protokolliert.

Abschlußgespräch

Teilnehmer des Abschlußgespräches sind neben dem MA und dem Mentor zusätzlich die Stationsleitung. Der MA hat Gelegenheit zu einem Feedback seiner Einarbeitungszeit und zu einer persönlichen Einschätzung seines Standortes. Der Mentor gibt ebenfalls differenziert Rückmeldung und kontrolliert das Erreichen der festgelegten Ziele. Zusammen mit dem MA das weitere Vorgehen besprechen. Bei Schwierigkeiten bzw. Nichterreichen zuvor festgelegter Ziele die Einarbeitungszeit ggf. mit neuem Mentor verlängern.

Für den neuen MA bedeutet die Zeit nach der intensiven Einarbeitungsphase eine große Umstellung. Der Praxistransfer erweist sich häufig als unerwartet schwierig. Begleiterscheinungen auf der persönlichen Ebene des neuen MA sind Kompetenzzweifel und Sinnkrisen, die mit großer Regelmäßigkeit 2–3 Monate nach der Einarbeitung auftreten.

Deshalb ist es hilfreich, wenn nach 5–6 Monaten der Mentor noch einmal für eine Woche mit dem MA zusammen arbeitet und ihm anschließend ein differenziertes, konstruktives Feedback gibt. Teilnehmer dieses Gesprächs sind wieder der MA, Mentor und die Stationsleitung, evtl. noch eine weitere Pflegekraft der Station, die mit dem MA zusammengearbeitet hat. In diesem Gespräch kann Raum gegeben werden für eine qualifizierte Rückmeldung über die bisherige Entwicklung sowie Tips und Hinweise zur Vertiefung des Gelernten. Es wird darüber ein schriftliches Verlaufsprotokoll angefertigt.

Zusammenarbeit mit anderen Berufsgruppen

In Krankenhäusern arbeiten unterschiedliche Berufsgruppen wie Verwaltungsangestellte, Ärzte, Pflegepersonal, Krankengymnasten u.v.a.m. unter einem Dach. Jede Berufsgruppe hat ihre eigenen Werte, Normen und Zielsetzungen. Im Austausch- und Kommunikationsprozeß zwischen den Gruppen kommt erschwerend hinzu, daß jede Berufsgruppe hierarchisch aufgebaut ist. Unzureichendes Wissen übereinander führt nicht selten zu Mißverständnissen und läßt Raum für Vorurteile. Das Intensivpflegepersonal hat innerhalb dieser Strukturen, insbesondere in der Gruppe des Pflegepersonals, offenbar eine Sonderstellung. Es wird von der Mehrzahl der Kollegen als „arrogant" eingestuft. Eine herablassende, überhebliche Art sowie der Gebrauch von Fremdwörtern bei der Verlegung eines Patienten werden ebenfalls als Indiz für die vorhandene Arroganz gewertet. Die Arroganz scheint um so stärker empfunden zu werden, je fremder und anonymer die Adressaten sind.
„Gruppen, denen man selbst angehört, werden in der Regel anders beurteilt als Gruppen, denen man nicht angehört. Die Eigengruppe wird in den Mittelpunkt gestellt und gilt als Maßstab für andere Gruppen. Da das Bekannte Sicherheit und Geborgenheit vermittelt, werden die Eigenschaften der eigenen Gruppen vom Einzelnen überschätzt. Die Fremdgruppen hingegen sind unbekannt, fremd. Sie haben andere Werte, Normen und Lebensgewohnheiten. Dieses Fremdsein bedeutet Unsicherheit und Angst. Es schafft Distanz und ist häufig die Quelle von Vorurteilen und Stereotypen" (Hornung/Lächler, 1994, S. 114).
Daran wird deutlich, wie wenig die einzelnen Personen im Krankenhaus voneinander wissen und wieviel spekuliert wird. Man kann sich vorstellen, daß große Informationslücken über andere Berufsgruppen eine für beide Seiten angenehme, gewinnbringende Zusammenarbeit erschweren. Folgende Beispiele können die Zusammenarbeit der einzelnen Berufsgruppen sowie das Verständnis füreinander verbessern:

- Entwicklung von Leitlinien/Krankenhausphilosophie
- Herausgabe einer Zeitschrift für die Klinik/den Pflegedienst
- Hausinterne Fortbildungen, in denen jeder Fachbereich seine Arbeit vorstellt
- Stationsleiterbesprechungen
- Interdisziplinäre Gesprächskreise
- Qualitätszirkel, in denen Pflegende aus verschiedenen Bereichen arbeiten
- „Zukunftswerkstätten"
- Schulungen in Kommunikation, Sozialkompetenz.

Zusammenarbeit mit den Eltern

Der erste Kontakt mit der Intensivstation ist für die meisten Eltern ein eher traumatisches Ereignis, auf das sie sich i. d. R. nicht vorbereiten konnten. Der Anblick des eigenen Kindes, das künstlich beatmet wird und an viele Schläuche und Kabel angeschlossen ist, verstärkt die Gefühle der Hilflosigkeit und der Sorge um das Überleben/die Heilungschancen des Kindes. Wenn möglich, sollte den Eltern vor einem geplanten Aufenthalt auf der Intensivstation (z. B. bei wahrscheinlicher Frühgeburt, vor Operationen) die Möglichkeit einer Stationsbesichtigung angeboten werden. Während sich das Kind auf der Intensivstation befindet, sind auch bebilderte Informationsbroschüren oder -mappen zur Erklärung der stationsüblichen Abläufe und Gegenstände hilfreich. Sie ersetzen jedoch nicht das persönliche Gespräch.

- Eltern nicht als „Besucher" ansprechen, weder verbal noch auf stationsinternen Hinweisschildern. Eltern sind Teil des therapeutischen Teams
- Vor dem ersten Betreten der Intensivstation ein kurzes Gespräch mit den Eltern zusammen mit dem betreuenden Arzt führen
  - Namentlich vorstellen
  - Kurz über den Zustand des Kindes informieren
  - Eltern auf den Anblick ihres Kindes vorbereiten, z.B.: „Ihr Kind wird beatmet, es schläft momentan und ist an hilfreiche Geräte angeschlossen, die uns bei der Überwachung Ihres Kindes helfen. Wenn Alarme piepsen, sollten Sie nicht erschrecken, da die Geräte sehr empfindlich eingestellt sind und viele Fehlalarme geben. Es ist immer eine Schwester anwesend, die sich um Ihr Kind kümmert und Ihre Fragen gerne beantwortet ..."
- Eltern beim Betreten des Zimmers nicht gleich mit Vorschriften, Fragen und Erklärungen überfallen, sie werden zu diesem Zeitpunkt kaum richtig wahrgenommen
  - Bei Erläuterungen nur auf das Wesentliche beschränken und Fachjargon vermeiden
  - Eltern unterstützen, auf Gesprächssignale reagieren: z.B.: fragender, besorgter Blick auf das Kind/den Monitor, Satz, der plötzlich abgebrochen wird
- Eltern zum Körperkontakt ermutigen; selbst zeigen, welche Körperstellen gefahrlos angefaßt werden können. Ihnen dabei Zeit geben. Eltern brauchen häufig lange, bis sie ihre Angst überwinden, daß ihr Verhalten dem Kind Schaden zufügen könnte
- Mit den Eltern nicht vom „Patienten" sprechen, sondern von ihrem „Baby". Bei größeren Kindern den Namen des Kindes benutzen
- Für ein Gespräch oder Erklärungen sollte sich die Pflegekraft Zeit nehmen, den Blickkontakt halten und andere Tätigkeiten so lange unterbrechen. Diese Gespräche sind mindestens ebenso wichtig wie andere pflegerische Tätigkeiten
- Eltern uneingeschränkte „Besuchszeit" ermöglichen, bei schwerkranken Kindern evtl. auch die Übernachtung auf der Station
- Eltern so früh wie möglich in die Pflege ihres Kindes integrieren. Ihre elterliche Kompetenz fördern und unterstützen. Oft fühlen sich Mütter angesichts der professionellen Pflege der Schwester überflüssig und hilflos. Positive Rückmeldungen stärken ihr Selbstwertgefühl und motivieren sie, die Beziehung zu ihrem Kind aufzubauen
- Für Mütter frühgeborener Kinder kann es auch hilfreich sein, sie nach der Geburt ihres Kindes zu fragen. Durch die Frühgeburt und die Fokussierung der Anteilnahme auf den Zustand des Kindes, tritt das mütterliche Erleben der Geburt schnell in den Hintergrund. Die Mutter verläßt die Geburtsklinik ohne ihr Baby, so als ob sie gar nicht schwanger gewesen wäre
- Informationen über z.B. „Frühchengruppe" oder andere Selbsthilfegruppe geben bzw. Kontakte vermitteln

- Bei länger dauerndem Intensivaufenthalt entwickeln Eltern vielleicht Vorlieben oder Abneigungen gegenüber bestimmten Ärzten und Schwestern. In diesem Fall muß sich das Stationsteam gut untereinander absprechen, um widersprüchliche Aussagen zu vermeiden. Keine Stellung zu kritischen Äußerungen oder Verhaltensweisen von Kollegen im Beisein der Eltern nehmen. Eltern können das Stationsteam ungewollt in zwei Lager spalten.

Dienstübergabe

Die Dienstübergabe des Pflegepersonals findet je nach Arbeitszeitmodell mind. 3 x tägl. auf der Intensivstation statt. Sie erfolgt im Plenum, d. h. alle anwesenden Pflegekräfte nehmen daran teil, oder in Einzelübergaben. Vorteile der Dienstübergabe mit allen Pflegenden: jede Pflegekraft ist über die aktuelle Situation aller Patienten informiert und kann jederzeit einspringen, Übergabe im Plenum hat Lerncharakter, noch unerfahrene MA lernen schrittweise die z. T. sehr komplexen Zusammenhänge kennen.

Inhalt der mündlichen Übergabe

- Name und Alter des Patienten
- Erkrankung, bisherige Diagnostik und Therapie
- Aktueller Zustand
- Beurteilung der bisherigen pflegerischen Maßnahmen/Verlaufsbeurteilung
- Ggf. Besonderheiten im Umgang mit den Eltern berichten, z. B. daß die Mutter unter Aufsicht die Nahrung sondiert, wann die Eltern wiederkommen etc.
- Weiteres Procedere: Was muß heute noch getan werden? Was ist im weiteren Verlauf geplant? Worauf muß besonders geachtet werden?

Tips zur Durchführung

- Die Übergabe muß knapp, aber präzise und vollständig sein
- Reihenfolge: von bedeutsamen zu weniger bedeutsamen Inhalten kommen, z. B. bei einem kreislaufinstabilen Patienten zuerst die Blutdrücke in Relation zur Katecholaminzufuhr nennen, dann evtl. die Beatmungssituation. Unwichtige Dinge nicht erzählen
- Nur die **wesentlichen** Begebenheiten berichten. Überblick nicht mit Details überfrachten, die aktuell ohne Relevanz sind
- Keine inhaltsleeren Floskeln verwenden. Bei Unsicherheiten das Kurvenblatt mit den Vitalparametern zu Hilfe nehmen.

1.2 Pflegeprozeß

Der Pflegeprozeß ist ein Problemlösungsprozeß, der die Pflege in einen Regelkreis einordnet, in der jede Phase von allen anderen Phasen reguliert und beeinflußt wird. Er ist jedoch gleichzeitig auch Beziehungsprozeß, da ein permanenter

Austausch zwischen der Pflegekraft, dem Patienten und seinen Eltern besteht. Diese Interaktion beeinflußt zu jedem Zeitpunkt sowohl die Umsetzung als auch die Wirkung des Pflegeprozesses.
Tritt **vor** der Beurteilungsphase ein zwingender Grund zur Veränderung der Maßnahmen auf, z.B. durch massive Verschlechterung der Wundheilung, so wird selbstverständlich bereits zu diesem Zeitpunkt die Strategie und damit der Pflegeplan geändert.

Ziele des Pflegeprozesses

- Verbesserung der Pflegequalität
- Umsetzung einer ganzheitlichen Pflege
- Organisatorische Hilfe im Alltag
- Juristische Bedeutung: überprüfbare Informationen, nachvollziehbare Anordnungen und Ausführungen pflegerisch-therapeutischer Tätigkeiten
- Leistungsnachweis über Pflegeintensität zur Berechnung des Pflegepersonalbedarfs.

Der Krankenpflegeprozeß nach Fiechter/Meier

1. Sammlung von Informationen

Da der Patient i.d.R. keine Auskunft geben kann, wird die Pflegeanamnese mit den Eltern des Kindes erhoben. Entscheidend bei der Erhebung der Daten ist die Qualität der Beziehung zwischen Eltern und Pflegekraft. Die Eltern sollen keinem Verhör unterzogen werden, sondern in einem spannungsfreien Umfeld über die Bedürfnisse und Gewohnheiten ihres Kindes sprechen dürfen. Allein das Interesse an den alltäglichen Dingen des Lebens gibt den Eltern das Gefühl, daß ihr Kind als Mensch ernstgenommen wird und daß versucht wird, eine individuelle Pflege anzubieten. Inhalte der Pflegeanamnese sind z.B.

- Personalien des Kindes, Adresse und Telefonnummer der Eltern
- Psychosoziale Betreuung:
  - Wer sind die Bezugspersonen des Kindes?
  - Kommen sie nur zu bestimmten Zeiten?
  - Wie groß ist der Sprachschatz des Kindes?
  - War das Kind schon einmal im Krankenhaus?
  - Welche Probleme sind evtl. aufgetreten?
  - Wie bezeichnet das Kind seine Mutter/seinen Vater, seinen Schnuller, sein Lieblingsspielzeug und wie äußert das Kind sein Bedürfnis, zur Toilette zu gehen?
  - Hat das Kind selbst einen Kosenamen?
  - Welche Lieblingsbeschäftigung hat das Kind? Hört es Musikkassetten oder Hörspiele?
  - Gibt es eine besondere Schlafposition oder ein spezielles Einschlafritual?
- Körperpflege:
  - Kann das Kind sich selbständig waschen, mit Unterstützung oder muß die Waschung vollständig übernommen werden?
  - Hat das Kind Hautprobleme, allergische Reaktionen auf bestimmte Produkte, z.B. Pflaster → womit werden diese Hautprobleme behandelt?

  - Womit erfolgt die Zahnpflege? Gibt es Tips und Tricks, damit diese auch durchgeführt wird?
- Ernährung:
  - Was ißt/trinkt das Kind gerne, was mag es überhaupt nicht? Welchen Tee mag das Kind besonders gern?
  - Trinkt das Kind aus der Tasse, Schnabeltasse, aus der Flasche mit Sauger oder mit einem Strohhalm?
  - Kann das Kind alleine essen oder braucht es Unterstützung?
- Ausscheidung:
  - Wie häufig scheidet das Kind Urin/Stuhl aus?
  - Gibt es bestimmte Rituale bezüglich der Ausscheidung? Trägt das Kind Pampers® oder Stoffwindeln, ganztags oder nur nachts?
  - Wie ist der Hautzustand im Genitalbereich und womit wird die Haut gepflegt?
- Bewegungsentwicklung: Kann das Kind sitzen, krabbeln, laufen-selbständig oder mit Unterstützung? Benötigt das Kind spezielle Hilfsmittel?

2. Erkennen der Probleme, Ressourcen des Patienten

Anhand der Vitalparameter und der Auswertung der Pflegeanamnese können die prominenten, pflegerischen Probleme definiert werden, z. B. wird ein Säugling mit einer Pneumonie, Tachydyspnoe und Hypersalivation Atemnot haben (= Problem), gleichzeitig schläft er nur dann ein, wenn ihm die Flasche gegeben wird (= Ressource).

3. Zielsetzung der Pflege

Man kann in Nah- und Fernziele unterscheiden. Auf der Intensivstation werden i. d. R. Nahziele formuliert, z. B. die sezernierende OP-Wunde soll innerhalb einer Woche trocken sein. Neben der Festlegung, was **konkret** erreicht werden soll, muß ein **Zeitfaktor** enthalten sein. Keine diffusen Angaben machen wie „Die OP-Wunde ist verheilt und reizlos“.

4. Planung der Pflegemaßnahmen

Hier werden die einzelnen Maßnahmen beschrieben, d. h. was von wem wann in welcher Intensität durchgeführt wird. Auch evtl. nötige Hilfsmittel oder die Reihenfolge der Handlungen werden aufgeführt.

5. Durchführung der Pflegemaßnahmen

Die geplante Pflege wird über den vorher festgelegten Zeitraum durchgeführt.

6. Beurteilung der Wirksamkeit der Pflege auf den Patienten

Die Wirkung der Pflegemaßnahmen wird fortlaufend dokumentiert und zu einem definierten Zeitpunkt überprüft, evaluiert. Ist der gewünschte Erfolg nicht eingetreten, so wird gemeinsam mit den Kollegen und ggf. den Eltern überlegt, welche Ursachen dafür in Frage kommen und mit welchen (neuen) Mitteln das Ziel in welcher Zeit erreicht werden kann.

Literaturtip:

Birgitt Budnik: Pflegeplanung – leicht gemacht; Gustav Fischer Verlag

1

1.3 Dokumentation

Schriftliche Aufzeichnungen sind unverzichtbare Hilfsmittel im Krankenhaus. Sie dienen dem Schutz des Patienten, der besseren Informationsweitergabe, zur rechtlichen Absicherung (☞ 1.12, rechtl. Aspekte) und der Qualitätssicherung.
In der Regel existieren auf der Intensivstation hauseigene, selbst konzipierte Dokumentationsblätter, um dem immensen Dokumentationsbedarf gerecht zu werden.
Die Dokumentation umfaßt die ärztliche und die pflegerische Dokumentation. Sie muß so verfaßt sein, daß der Aufzeichnende bzw. eine andere Person vom Fach die Dokumentation sinnvoll verwerten kann.

Ärztliche Dokumentation

Für die ärztliche Dokumentation ist der leitende Abteilungsarzt zuständig, wobei jeder Arzt die Verantwortung für die korrekte Dokumentation seiner Anordnungen bzw. deren Durchführungen trägt.

- **Krankenblatt** → Anamnese, Befunde, Diagnose, Prognose, Epikrise, Arztbrief mit Unterschrift
- **Chronisch geordnete Sammlung** → Laborbefunde, Röntgenbefunde, EEG-/EKG-Befunde, OP-Berichte, Konsiliarberichte sowie ärztlich gegengezeichnete Anordnungen
- **Verlaufskurven** → Stunden- oder Tageskurven → diese werden jedoch teilweise auch der pflegerischen Dokumentation zugerechnet, sobald das Pflegepersonal allgemeine und spezielle Pflegemaßnahmen durchführt. Die spezielle Pflege unterliegt jedoch der Weisungs- und Kontrollpflicht des Arztes.

Pflegerische Dokumentation

Die Pflegedienstleitung ist für die Organisation der Pflegedokumentation verantwortlich.

- **Pflegeplanung** → Pflegeanamnese, Feststellung der Pflegebedürfnisse (z.B. Risiko-Score für Dekubitus), Durchführung der pflegerischen Maßnahmen, Beurteilung der Maßnahmen
- **Krankenbeobachtung** → Verlaufsbeschreibung, durchgeführte pflegerische Maßnahmen, subjektives Befinden des Patienten mit Unterschrift
- **Ggf. auch Stunden- oder Tageskurven** → siehe oben. Auf der Intensivstation werden die Stundenkurven i.d.R. vom Pflegepersonal geführt.

Pflegequalität

„Pflegequalität ist die Übereinstimmung zwischen der tatsächlichen Pflege und den zuvor formulierten Kriterien" (Avedis Donabedian, USA, 1968). Mit dem Begriff Übereinstimmung wird die Pflegequalität erstmals in den Kontext eines Evaluationsprozesses gesetzt.

Instrumente zur Evaluation
- Pflegeprozeß
- Pflegestandards
- Pflegevisite
- Qualitätszirkel.

1.4 Klinische Visite und Pflegevisite

Klinische Visite

Die **klinische Visite** hat interdisziplinären Charakter, da Pflegende, Ärzte, der Patient und ggf. andere beteiligte Berufsgruppen daran teilnehmen. Dadurch wird eine ganzheitliche Betrachtung des Patienten gefördert.
Die klinische Visite findet regelmäßig, d.h. täglich oder z.B. einmal pro Woche, bei einem bestimmten Patienten statt.

Ziele
- Die Erkrankung bzw. das Krankheitserleben und der Verlauf wird von verschiedenen Seiten beleuchtet
- Die Zusammenarbeit zwischen den einzelnen Berufsgruppen wird gefördert. Da neue Aspekte hinzukommen, die man vorher alleine nicht bedachte, schafft die klinische Visite Transparenz, Verständnis und ein größeres Bewußtsein für die Komplexität einer Erkrankung. Dies führt zu einem erheblichen Kompetenzzuwachs für die Beteiligten
- Die Theorie-Praxis-Synthese wird verbessert. Theoretisches Wissen kann konkret in der Praxis angewendet werden
- Ein positiver Zusatzeffekt: Während der klinischen Visite arbeiten alle Beteiligten gleichberechtigt. Da dieselben Personen im alltäglichen Stationsgeschehen durchaus in einer hierarchischen Beziehung zueinander stehen können, wird gegenseitige Toleranz gefördert.

Durchführung

Die klinische Visite findet am besten zu Zeiten statt, bei denen sich die Arbeitsschichten überschneiden. Die Dauer der klinischen Visite soll eine Stunde nicht überschreiten.
- Ort: möglichst direkt am Patientenbett oder in einem Besprechungsraum
- Den Patienten aktiv in die Visite einbeziehen, alternativ die Eltern miteinbeziehen
- Der **Arzt** stellt den Patienten und das Krankheitsbild vor. Dabei geht er nur auf die wesentlichen Dinge ein und gibt einen Ausblick über die noch anstehenden therapeutischen Maßnahmen und evtl. die Prognose
- Die **Pflegekraft** stellt die Pflegeanamnese vor und beschreibt die Pflegeprobleme. Sie erklärt, begründet und evaluiert die bisherigen pflegerischen Maßnahmen

- Die **Eltern** beschreiben aus ihrer Sicht die bisherige Entwicklung, wie oder was sich am Kind verändert hat, wie sie selbst mit der Situation zurechtkommen, was auf der Station hilfreich und was störend ist
- Ggf. nehmen noch Physiotherapeutin, Psychologin oder eine andere Person des therapeutischen Teams an der klinischen Visite teil
- Nachdem jeder seine Sicht- und Handlungsweise vorgestellt hat, kann innerhalb des Teams diskutiert werden. Offene Fragen werden beantwortet.

Pflegevisite

An der **Pflegevisite** nehmen im Unterschied zur klinischen Visite ausschließlich Pflegekräfte teil. Sie findet auf manchen Intensivstationen am Patientenbett täglich statt.
Visitenunterlagen sind die Pflegeplanung und die aktuelle Überwachungs- und Pflegekurve des Patienten.
Bei der Pflegevisite konzentrieren sich alle anwesenden Pflegekräfte auf ein Problem und suchen gemeinsam nach einer Lösung. Dies bringt mehr Transparenz in die unterschiedlichen Sicht- und Handlungsweisen der einzelnen Pflegekräfte, da jeder seinen Standpunkt darlegt.
Alle Beteiligten beschreiben den Zustand oder das Befinden des Patienten möglichst objektiv, präzise und ohne eigene Interpretationen, dabei auf die Einhaltung der Fachterminologie achten. Präzises Formulieren erleichtert die interne Zusammenarbeit, das Erstellen des Pflegeberichts, der Pflegeplanung, die Einarbeitung neuer MA sowie den Austausch mit anderen Berufsgruppen.

Durchführung

- Eine Pflegekraft stellt den Patienten und seine Pflegeprobleme vor
- Anhand des Pflegeplans die bisher durchgeführten pflegerischen Maßnahmen erläutern und den momentanen Zustand bewerten
- Gemeinsam mit allen teilnehmenden Pflegekräften überprüfen, ob das vorliegende Ergebnis dem vorher festgelegten Ziel entspricht. Bei Abweichung gemeinsam überlegen, welches Hindernis oder welche Fehlerquelle aufgetreten ist
- Gemeinsam die nächsten Schritte überlegen, z.B. ein neues Ziel formulieren oder eine andere Methode/Pflegetechnik vorschlagen, wenn die vorherige Methode nicht zu dem gewünschten Ergebnis führte.

1.5 Ausstattung des Intensivplatzes

1.5.1 Grundausstattung

- Altersentsprechendes Intensivpflegebett
- Pflegewagen
- Monitoring: EKG, nichtinvasive Blutdruckmessung, Atmung, Pulsoxymetrie,

ggf. Kapnometrie oder transkutane Kombisonde für pO_2 und pCO_2. Dieses Grundmonitoring sollte fest am Platz installiert sein, z. B. über eine Wandschiene oder ein Ampelsystem
- Flowmeter für Sauerstoff mit O_2-Schlauch und altersentsprechendem Beatmungsbeutel und Maske
- Absauganlage mit Absaugschlauch und altersentsprechenden Absaugkathetern
- Altersentsprechendes Beatmungsgerät
- Ausreichende Anzahl von Infusionspumpen und Spritzenpumpen (mind. 5)
- Dokumentationsblätter für Pflege, Vitalparameter und Bilanzen, Anordnungen und Befunde
- Ggf. bettseitiges Computermonitoring
- Wandleiste mit ausreichender Anzahl von notstromgesicherten Steckdosen sowie O_2- und Druckluftanschlüssen (mind. jeweils 3 bzw. 5 Anschlüsse)
- Ruf- bzw. Gegensprechanlage für Pflegepersonal (Patientenklingel)
- Ggf. Material für Routineuntersuchungen: Labor, Abstriche etc.
- Bettseitiger Wandspender für Desinfektionsmittel.

1.5.2 Persönliche Gestaltung

Die unmittelbare Umgebung des Kindes möglichst persönlich und wohltuend gestalten. Für Kinder bedeutet das zum einen die uneingeschränkte Besuchszeit für Eltern, zum anderen bunte Bettwäsche, die Mitnahme des eigenen Spielzeugs/Kuscheltiers, also eine kindgerechte Atmosphäre, in der es positiv stimuliert wird, z. B.:
- Fotos an einem Bettaufrichter oder einer „Gänsegurgel“ so aufhängen, daß das Kind die zumeist kleinen Gesichter und Details darauf auch sehen kann, d. h. in einem Abstand von ca. 20 cm → an der Wand aufgehängt kann das Kind nichts erkennen
- Eigenes Spielzeug/Spieluhr im Bett so plazieren, daß es im Blick- und Griffbereich des Kindes liegt
- Dem Kind den eigenen Schlafanzug anziehen, Schmusetuch oder eigenes Kissen mitbringen lassen. Wenn möglich, sollten Eltern auf den „maskierenden“ Schutzkittel verzichten dürfen
- Eigene Cassetten vorspielen oder Kindervideos ansehen lassen → mit Maß und Ziel
- Kindgerechte Bilder sowie Mobiles an Decke, Wänden und Fenstern aufhängen
- In Mehrbettzimmern sollten fahrbare Trennwände vorhanden sein, die mit eigenen Zeichnungen, Fotos oder Bastelarbeiten des Kindes oder seiner Freunde geschmückt werden können
- So weit es irgend möglich ist, die persönlichen Gewohnheiten und Vorlieben für z. B. Einschlafposition, Lieblingsessen, keine festen Weckzeiten etc. auch auf der Intensivstation berücksichtigen → s. a. Basale Stimulation® (☞ 2.2).

1

1.6 Transport

1.6.1 Transport innerhalb der Klinik

Indikationen
- Zum Abholen eines Kindes aus dem OP bzw. Transport in den OP
- Um den Patienten einer stationsexternen Diagnostik oder Therapie zuzuführen.

Material
- Bett bzw. Transportinkubator
- Funktionstüchtiger Transportmonitor → vorher testen
  - Instabile Kinder: EKG, SaO_2, RR oder AP, ZVD
  - Stabile Kinder: SaO_2, Puls
- Transportrespirator bei beatmeten Patienten für langstreckige Transporte
- Beatmungsbeutel für kurzstreckige Transporte und bei spontanatmenden Patienten
- Transportable O_2-Flasche

Vor Beginn des Transportes Flascheninhalt überprüfen: Restinhalt in Liter = Flascheninhalt in Liter x angezeigte bar
- Notfallkoffer mit (vgl. Klinikstandard)
  - Medikamente zur Sedierung, Analgesierung, Relaxierung und Reanimation
  - NaCl 0,9 %
  - Ausreichend sterile Spritzen und Aufziehkanülen
  - Pflaster
  - Abhängig von Alter und Größe des Patienten Beatmungsmaske, Tubus (zusätzlich eine Nummer kleiner und größer), Laryngoskop mit passendem Spatel, Magillzange.

Transport durchführen
- Mindestens 1 Arzt und 1 Schwester führen den Transport durch
- Tubus, Katheter, Drainagen, Infusionen und Magensonde gut fixieren
- Drainagen:
  - Bei spontanatmenden Patienten mit Pneumothorax → Heimlichventil® anschließen, dieses Einwegventil ermöglicht das Entweichen von Luft und Flüssigkeit aus der Drainage und verhindert das Eindringen der Luft von außen
  - Bei spontanatmenden Patienten mit einem Pleuraerguß abklemmen und steril verpacken
  - Beatmete Patienten → steril verpacken und offen lassen, da durch den erhöhten intrathorakalen Druck keine Luft in den Pleuraspalt eindringen kann
- Katheter, ZVK, periphere Infusionen etc. so anordnen, daß ein versehentliches Entfernen und Diskonnektieren nicht möglich ist
- Wichtige Infusionen am Bett befestigen
- Transportmonitor anbringen und Alarmgrenzen einstellen

- Wenn nötig Transportrespirator anschließen → Beatmungsparameter einstellen und Beatmungsschläuche konnektieren, dabei Zug auf die Beatmungsschläuche vermeiden
- Patienten sicher lagern
- Wärmeverlust vermeiden, evtl. warme Decken auflegen
- Notfallkoffer bzw. vorbereitetes Material mitnehmen
- Manipulationen am Patienten während des Transportes nur an gut beleuchteten Orten vornehmen
- Transport so schonend wie möglich durchführen → Qualität geht vor Zeit!
- Erschütterungen während des Transportes vermeiden, insbesondere bei Patienten mit Schädel-Hirn-Trauma und nach Operationen im Kopfbereich.

1.6.2 Früh- und Neugeborenentransport

Vorbereitung

Der Neonatologe erfragt in der Geburtsklinik bei einer Risiko- bzw. Frühgeburt:

- Schwangerschaftswoche
- Geschätztes Gewicht
- Evtl. Fehlbildungen
- Pränatale Probleme, z. B. Infektion der Mutter, Anhydrammnion, Plazentalösung oder Rhythmusstörungen des Kindes
- Bisher durchgeführte Therapie, z. B. intrauterine Transfusion, Punktion von Ergüssen oder Digitalisierung der Mutter.

Bei Verlegung oder Geburt in einer auswärtigen Klinik Rettungswagen bestellen. Reanimationsteam organisieren.

Material

(☞ 1.6.1)

- Bei geplanter Entbindung eines Risiko- oder Frühgeborenen Medikamente zur Sedierung, Relaxierung und Reanimation aufziehen sowie Materialien zum Legen einer peripheren Infusion und zur Intubation vorbereiten
- Transportinkubator prüfen auf:
  - Ausreichende Füllung von O_2- und Druckluftflasche (Restinhalt in Liter = Flascheninhalt x angezeigte bar)
  - Batterieladung
  - Vollständiges Beatmungsschlauchsystem
  - Funktionstüchtiges Beatmungsgerät
  - Inkubatortemperatur bei 37 °C
  - Funktionierende Absauganlage.

Transport durchführen

(☞ 1.6.1)

- Patient mit Hilfe der Vakuummatratze sicher lagern
- Kontinuierlich optische Überwachung des Patienten gewährleisten
- Im Rettungswagen Transportinkubator an vorhandene Gas- und Stromversorgung anschließen

- Bei notwendigen Manipulationen am Patienten, z.B. Infusion legen oder Intubation, wird die Fahrt unterbrochen
- Vor dem Transport neonatologische Intensivstation benachrichtigen und erste Informationen über den Patienten übermitteln.

1.6.3 Flugtransport

Der Flugtransport wird vorwiegend mit Hubschraubern durchgeführt. Rettungstransporthubschrauber (RTH) stehen in Deutschland flächendeckend zur Verfügung. In der Intensivmedizin wird der RTH zum Sekundärtransport benötigt, d.h. zum Verlegen eines erstversorgten Patienten in ein Krankenhaus der Maximalversorgung oder nach dort erfolgter Stabilisierung in ein heimatnahes Krankenhaus.
Die Vorteile des Flugtransportes sind ein schonender und zügiger Transport. Ein RTH legt in der Zeit von 1 Min. eine Strecke von 3 km zurück, hingegen der Rettungswagen 1 km. Der RTH ist 24 Std. einsatzbereit und innerhalb von 2 Min. startklar.
Im RTH befinden sich ein Transportrespirator, ein Transportmonitor, O_2- und Druckluftanschluß.

Material vorbereiten

- Für den Transport von der Intensivstation zum RTH wird ein Transportrespirator benötigt
- Transportrespirator mit Schlauchsystem bestücken und Inhalt der O_2- Flasche überprüfen
- Notwendiges Monitoring anschließen, mindestens EKG, RR und SaO_2
- Notfallkoffer auf Vollständigkeit überprüfen und beim Transport mitführen
- Benötigte Spritzenpumpen vorbereiten, genau beschriften und an oder auf der Patiententrage oder dem Transportinkubator befestigen
- Zur Infusion keine Glasflaschen verwenden, da die Flaschen durch Luftdruckveränderungen platzen können
- Medikamente zum Sedieren und Analgesieren aufgezogen bereithalten, da der Handlungsraum im Hubschrauber begrenzt ist
- Unterlagen vollständig mitführen, Pflegeverlegungsbericht schreiben oder vorgefertigtes Pflegeprotokoll ausfüllen.

Patient vorbereiten

- Ggf. altersentsprechend aufklären
- Periphere oder zentrale Zugänge, Tubus, Sonden, Katheter und Drainagen sicher fixieren
- Sonden und Drainagen nicht abklemmen, Drainagen bei spontanatmenden Patienten mit einem Heimlich-Ventil versehen
- Patienten auf der Trage oder im Transportinkubator mit Hilfe einer Vakuummatratze sicher lagern
- Gehörschutz anlegen
  - Große Patienten erhalten im Hubschrauber einen Gehörschutz (Kopfhörer)

  - Kleinen Patienten wird eine Mütze aufgesetzt, in die jeweils im Bereich der Ohren ein Wattestück eingelegt wird
- Für alle Altersgruppen können Ohrstöpsel verwendet werden.

Transport durchführen

- Bevor der Patient in den RTH kommt, nochmals alle Vitalparameter überprüfen und ggf. noch einmal endotracheal absaugen
- Patienten ggf. sedieren, um Unruhe und Streß während des Fluges zu vermeiden
- Kontinuierliches apparatives und klinisches Monitoring während des Fluges.

Physikalische Einflüsse auf den Patienten

Beschleunigungskräfte

Bei hohen Startgeschwindigkeiten werden aufgrund der Schwerkraft und des Trägheitsmomentes die Blutverteilung gestört und das vegetative Nervensystem gereizt.
Die Folgen sind Übelkeit, Schweißausbruch, RR-Abfall, Tachykardie und ggf. Schmerzen bei Verletzungen.

Lärm

Die Rotorblätter erzeugen Luftschwingungen mit unterschiedlichen Frequenzen. Der daraus resultierende Lärm führt bei wachen oder bewußtseinsgestörten Patienten zu vegetativen Störungen.

Mechanische Schwingungen

Je nach Zahl der Rotorblätter und Geschwindigkeit entstehen mechanische Schwingungen, die auf den Patienten übertragen werden und Störungen des vegetativen Nervensystems oder Schmerzen bei traumatischen Verletzungen verursachen. Das Lagern auf einer Vakuummatratze kann diese Schwingungen etwas dämpfen.

Medizinische Probleme

Mit zunehmender Höhe fällt der Luftdruck und Luftansammlungen, z.B. Pneumothorax, Magen, Infusionsflaschen und Blockmanschetten der Tuben dehnen sich aus. Bei abnehmender Höhe steigt der Luftdruck und die Luftansammlungen nehmen ab, es entsteht ein Vakuum. Deshalb dürfen Drainagen, Magensonden nicht abgeklemmt und keine Glasflaschen verwendet werden. Die Füllung der Tubusblockmanschetten muß dem jeweiligem Luftdruck angepaßt werden, Ausnahme: Verwendung des Lanz™-Systems.

1.7 Aufnahme

1.7.1 Erstversorgung eines Frühgeborenen oder Neugeborenen

Die Erstversorgung eines Früh- oder Neugeborenen ist von entscheidender Bedeutung für seine weitere Lebensentwicklung. Deshalb muß sie optimal vorbereitet und durchgeführt werden.

Notwendige Informationen von der Geburtsklinik

Siehe unter ☞ 1.6.2, Vorbereitungen für den FG-/NG-Transport

Material vorbereiten

Station

- Transportinkubator mit Transportrespirator und Notfallkoffer überprüfen
- Transportmonitor kontrollieren und entsprechendes Zubehör, z. B. SaO_2-Sensor, RR-Manschette, EKG-Kabel, bereitlegen
- Wenn eine CPR zu erwarten ist, können bereits Medikamente zur Reanimation, Sedierung und Relaxierung, Material zur Intubation und zum Legen einer peripheren Infusion vorbereitet werden
- Inkubatorplatz zur Aufnahme des Kindes vorbereiten:
  - Auf Vollständigkeit überprüfen
  - Beatmungsgerät anschließen → Arzt stellt Parameter ein
  - Inkubatorwasser einfüllen, Feuchte auf 80% und bei Frühgeborenen < 30. SSW Temperatur auf 37 °C einstellen
  - Röntgenplatte zum Aufwärmen in den Inkubator legen
  - Monitor konfigurieren und in Standby-Position belassen
  - Waage mit einer Stoffwindel bedecken
  - Transkutane Kombisonde kalibrieren
  - Material zur Abnahme von Magen-, Trachealsekret und Ohrabstrich bereitlegen
  - Konakion®, Aufziehkanüle, 1 ml Spritze und Kanüle 18 Ch zurechtlegen
  - Maßband, Tg-Schlauchverband zum Hautschutz für RR-Manschette richten.

Kreißsaal oder OP-Saal

- Offene Intensivpflegeeinheit mit externer Wärmezufuhr benutzen
- Wärmestrahler auf volle Leistung einstellen

💡 Enge Koordination mit den Hebammen wichtig! Die Wärmeeinheit sollte schon vorgeheizt vom neonatologischen Reanimationsteam übernommen werden

- 4–5 warme Windeln bereitlegen, eine davon als Unterlage, die restlichen zum Zudecken und zum Wechseln
- Tg-Mütze kann auf dem Heizstrahler erwärmt werden

- Transportmonitor gut sichtbar aufstellen
- Alle Materialien übersichtlich und griffbereit anordnen
- Absaugeinrichtung, Beatmungsgerät und Beatmungsbeutel müssen funktionstüchtig sein
- Beatmungsbeutel mit passender Maske, an O_2-Anlage angeschlossenen Sauerstoffschlauch und Absaugschlauch mit passendem Absaugkatheter bereitlegen
- Ist eine Intubation wahrscheinlich: Tubus entsprechend der Größe des Kindes, NaCl 0,9 % zum Anfeuchten des Tubus, Magillzange, Laryngoskop mit geradem 0er Spatel, Pflaster zur Fixation richten
- Evtl. Material zum Legen einer peripheren Infusion bereitlegen, zum Spülen immer Glukose 5 % und als Infusionslösung anschließend Glukose 10 % verwenden, um eine Hypoglykämie zu vermeiden
- Aufgezogene Medikamente zur Sedierung, Relaxierung und Reanimation bereitlegen
- Für Arzt und Schwester sterile Handschuhe
- Zusätzliche Materialien sind bei Krankheitsbildern wie Mekoniumaspiration, Zwerchfellhernie, Omphalozele u. a. zu richten (☞ 5.1.2; 5.1.5 und 9.4).

Erstversorgung

Alle Maßnahmen zügig durchführen und Patienten möglichst immer gut zudekken.

Körpertemperatur regulieren

- Den Patienten aus dem nassen Tuch der Hebamme herausnehmen und auf den Rücken mit dem Kopf zum Arzt auf die offene Intensivpflegeeinheit legen → Ausnahme MMC (☞ 7.1)
- Patienten mit den angewärmten Windeln einhüllen, zügig und sanft trockenreiben, feuchte Tücher auswechseln und Mütze aus Tg aufsetzen, um den Wärmeverlust zu reduzieren
- Zum Transport Patienten mit niedriger Körpertemperatur nicht in Folie, sondern in warme Tücher einwickeln, damit Inkubatorwärme direkt zum Patienten kommt.

Atmung

- Rachen mit einem dicklumigen Absaugkatheter absaugen, später mit kleinerem Absaugkatheter die Nase

Nie zuerst die Nase absaugen, da sonst eine tiefe Inspiration ausgelöst wird, die eine Aspiration zu Folge haben kann. Zudem schwillt die zarte Nasenschleimhaut sehr schnell an, was die Spontanatmung beeinträchtigt (Kinder sind bis zum 5. LM Nasenatmer) und eine evtl. Intubation erschwert

- Atemstimulierende Maßnahmen
  - Langer Inspirationshub über die Maske, bis reflektorisch Husten oder eine Reaktion des Kindes kommt. Hierdurch wird die Lunge aufgebläht und eröffnet
  - Parallel zur Wirbelsäule reiben, Fußsohlen mit sanftem Druck massieren
- Bei Ateminsuffizienz oder Herzfrequenz < 100/Min. → Beatmung mit Beutel und Maske oder primäre Intubation

- Tubus sicher fixieren, Haut vorher entfetten
- Alle intubierten Patienten mit dem Respirator beatmen, nie spontan über den Tubus atmen lassen → hohe Totraumventilation.

Monitoring

- Monitoring anschließen
- Nach Absprache mit dem Arzt Magen sondieren, um evtl. Fehlbildungen auszuschließen → Bradykardie durch Vagusreiz möglich. Bei intubierten Kindern eine Magensonde legen, die zum Transport tief und offen gehängt wird
- Periphere Infusion legen
- Atmung, Hautfarbe, Muskeltonus, Reflexe und Herzfrequenz beurteilen → APGAR-Test.

Transport ☞ 1.6.1 und 1.6.2

1.7.2 Aufnahme eines FG/NG

Nach der Erstversorgung erfolgt die Aufnahme auf der neonatologischen Intensivstation. Die Aufnahme soll zügig, aber ohne Streß für das FG/NG erfolgen, deshalb ist die Notwendigkeit der einzelnen Maßnahmen zu prüfen. Viele Routinetätigkeiten können zu einem späteren Zeitpunkt erfolgen, z.B. die Messung des Kopfumfangs und der Länge.
Günstig ist die Unterstützung durch eine zweite Pflegekraft, die für die Dokumentation verantwortlich ist.

Nach Ankunft auf Station

- Patienten wiegen
- In den Inkubator oder bei einem GG > 1500 g ins Wärmebett legen
- Beatmungsgerät anschließen; darauf achten, daß die Heizung des Beatmungsgerätes eingeschaltet und die Wasserzufuhr geöffnet ist, um eine Beatmung mit trockenem, kalten Atemgas zu vermeiden
- EKG, RR und SaO_2 anschließen, bei respiratorischen Problemen zusätzlich transkutane Kombisonde
- 💡 Unter die RR-Manschette wird zum Hautschutz ein Tg-Schlauch oder eine Kompresse gelegt
- RR anfangs alle 5–10 Min. je nach Kreislaufsituation messen → bei stabilem RR Meßintervall ausdehnen, um Patienten nicht unnötig zu belasten
- Rektale Temperatur messen → diese soll mind. ≥ 36 °C betragen
- Inkubatortemperatur entsprechend der Körpertemperatur des Patienten regulieren
- Einstellen der Feuchte in Abhängigkeit von der Schwangerschaftswoche und den Reifezeichen
- Infusionslösung mit Ca-Glukonat® 10% anschließen
- Subkutane Konakiongabe: FG erhalten 100 µg und NG 200 µg.

Weitere Maßnahmen innerhalb der ersten 24 Std.

- Tracheal-, Magensekret und Ohrabstrich bis spätestens vor der ersten Antibiotikagabe abnehmen
- Im weiteren Verlauf Kopfumfang und Länge messen
- Zum Ausschluß einer Aortenisthmusstenose RR an allen 4 Extremitäten kontrollieren
- Blutentnahme → BB, BZ, Gerinnung, Elektrolyte und Blutgasanalyse
- Röntgen-Thorax in Kopfmittellage
- Ggf. die Anlage eines NVK, NAK oder einer Pleuradrainage vorbereiten und assistieren (☞ 3.4.1, 3.5, 3.7.2)
- Nach der Aufnahme Notfallkoffer und Transportinkubator wieder auffüllen, Transportrespirator mit neuem Beatmungsschlauchsystem bestücken ggf. rechtzeitig diese Maßnahmen an eine Kollegin delegieren.

1.7.3 Aufnahme eines Kindes

Bei der Anmeldung eines Patienten werden Patientenname, Alter, bestehende Erkrankung, spezielle Probleme, benötigte Medikamente oder Dauertropfinfusionen und Atmungssituation erfragt. Vorbereitung des Patientenplatzes ☞ 1.5.1.

Monitoring

- Wenn möglich Patienten wiegen und Gewicht dokumentieren
- Anbringen der Überwachung → mindestens EKG, RR und SaO_2, bei Atmungsproblemen zusätzlich transkutane Kombisonde oder $ETCO_2$, weitere Überwachung je nach Erkrankung
- Rektale Temperatur messen
- Infusion legen bzw. Infusionslösungen anschließen
- Blutentnahme
- Evtl. Thorax röntgen
- Auf Schmerzempfindungen achten und evtl. analgesieren
- Dokumentation aller Parameter und der verabreichten Medikamente
- Arzt stellt Alarmgrenzen am Monitor und Beatmungsgerät ein.

Atmung

- Beatmung anschließen, dabei darauf achten, daß die Heizung eingeschaltet und die Wasserzufuhr geöffnet ist, um eine kalte, trockene Beatmung zu vermeiden
- Trachealtoilette durchführen
- Beatmungsschläuche ohne Zug auf den Tubus fixieren.

Ausscheidung

- Eventuelle Pleura-, Perikard- oder substernale Drainagen mit einem Pflasterstreifen sicher fixieren, anschließen, beschriften und Sog einstellen (☞ 3.7)
- Robinson- oder Redondrainagen mit Pflasterstreifen fixieren und bei mehreren Drainagen beschriften
- Blasendauerkatheter an geschlossenes Urinablaufsystem anschließen und unter Blasenniveau hängend befestigen.

1.8 Umgang mit behinderten Kindern

Der Umgang mit behinderten Kindern erfordert von der Pflegekraft großes Einfühlungsvermögen gegenüber dem Kind und den Eltern. „Als behindert gelten Personen, die infolge einer Schädigung ihrer körperlichen, geistigen oder seelischen Funktionen soweit beeinträchtigt sind, daß ihre unmittelbaren Lebensverrichtungen oder ihre Teilhabe am Leben der Gesellschaft erschwert werden" (Bleidick, U. ; Einführung in die Behindertenpädagogik, Bd. 1, Stuttgart 1981, S.9).

Allgemeine Pflegehinweise

- Lebensgewohnheiten, das Pflegebedürfnis und die Ressourcen des Kindes in einem Aufnahmegespräch mit den Eltern oder Betreuern erfragen und schriftlich fixieren. Günstig erweist sich dabei ein vorgefertigter Pflegeanamnesebogen
- Ressourcen des Patienten ausschöpfen → Nicht unterfordern!
- Kommunikationsform des Kindes erfragen
- Allgemein laut und deutlich sprechen
- Bei gehörlosen und taubstummen Patienten: Personen, die die Gebärdensprache beherrschen, hinzuziehen
- Eltern in die Pflege ihres Kindes einbeziehen, da diese die „Eigenheiten" am besten kennen
- Pflegemaßnahmen nach Möglichkeit immer in der gleichen Reihenfolge durchführen
- Im Patientenzimmer persönliche Gegenstände plazieren, z.B. Kuscheltiere, Spieluhren, Bilder und einen Cassettenrecorder, um die Umgebung des Patienten so vertraut, wie möglich zu gestalten (☞ 2.2 und 1.5.2)
- Förderungen, die der Patient vor dem Klinikaufenthalt erhalten hat, sollten nach Möglichkeit auch in der Klinik erfolgen
- Dauermedikationen, z.B. aufgrund eines Krampfleidens, fortführen
- Bei körperbehinderten Patienten vorhandene Hilfsmittel, z.B. Schienen oder Prothesen, auch während des Aufenthaltes auf der Intensivstation anbringen
- Besondere Aufmerksamkeit der Mutter widmen, deren Pflegehinweise ernst nehmen, auch wenn sie der eigenen Meinung nicht unbedingt entsprechen.

Pflegeprobleme

- Pneumoniegefahr, da es durch eine evtl. bestehende Schluckunfähigkeit zur Aspiration kommen kann → Pneumonieprophylaxe und vorwiegend seitlich lagern
- Dekubitusgefahr durch evtl. Immobilität oder Körperbehinderung → Dekubitusprophylaxe

Die tägliche Pflege ihres behinderten Kindes führt vor allem bei den Müttern zu einer intensiven Mutter-Kind-Beziehung. Ist ein Aufenthalt in der Klinik oder auf der Intensivstation nötig, wird der Mutter oder den Eltern die Pflege praktisch „aus der Hand" genommen. Meist werden dann Diagnose, Therapie und Pflege

sehr skeptisch beurteilt. Es ist daher wichtig, ein Vertrauensverhältnis zwischen Arzt, Pflegekraft, Eltern und Kind aufzubauen, was nicht immer leicht ist. Ein häufiger Wechsel des Pflegepersonals ist dabei ungünstig.
Ist ein gewisses Vertrauen aufgebaut, fällt es den Eltern leichter, die Klinik für einige Zeit zu verlassen. Sie können sich erholen, ohne ein schlechtes Gewissen zu haben. Das Pflegepersonal und die Ärzte sollten die Eltern dazu ermutigen.

1.9 Das Kind als Langzeitpatient

Langzeitpatienten auf der Intensivstation sind durch Beatmung, verschiedene Katheter, Drainagen und eine evtl. Analgosedierung in ihrer Selbständigkeit stark beeinträchtigt. Betroffen sind z.B. Patienten mit degenerativen Muskelerkrankungen, SHT und MMC (☞ 7.4 und 7.1). Es ist ihnen nicht oder nur schwer möglich den eigenen Tagesablauf, die Freizeitbeschäftigung, Ruhepausen und die Zimmergestaltung zu bestimmen. Eine enge Zusammenarbeit zwischen Eltern, Pflegepersonal und Ärzten ist erforderlich. Das betreuende Pflegepersonal nicht häufig wechseln, da es dem Patienten sonst schwerfällt, Vertrauen und Beziehungen aufzubauen. Die Kommunikation mit beatmeten Langzeitpatienten ist u.a. schriftlich, mit Kommunikationskarten oder -tafeln und durch festgelegte Körperbewegungen, z.B. Handdruckzeichen oder -bewegungen und Augenaufschlag, möglich (siehe innerer Buchumschlag hinten).

Tagesablauf

- Es ist günstig, mit den Eltern den Tagesablauf festzulegen
- Wann wird das Kind zu Hause gewaschen oder gebadet?
- Hat das Kind feste Ruhezeiten?
- Gibt es ein festes Einschlafritual?
- Zu welchen Zeiten ißt das Kind daheim?
- Die Pflege sollte sich so gut wie möglich an den Gewohnheiten des Kindes orientieren.

In den Tagesablauf können verschiedene Freizeitbeschäftigungen integriert werden (☞ Freizeitgestaltung).
Bei Langzeitpatienten ist es wichtig, den Besuch von Geschwistern, Verwandten und Freunden zu ermöglichen. Nicht mehr als 2 Besucher gleichzeitig, da es zur Reizüberflutung kommen kann.

Ruhepausen

Auch Ruhepausen gehören in den festen Tagesplan. In diesen Zeiten keine pflegerischen und ärztlichen Maßnahmen durchführen. Ebenso ist eine feste Absprache mit Labor- und Röntgenpersonal nötig.

Zimmergestaltung

☞ 1.5.2

1

Freizeitgestaltung

- Musik oder Hörspiele hören
- Fernsehen
- Bücher oder Zeitschriften lesen oder sie werden von Eltern, Pflegekraft vorgelesen
- Je nach vorhandenen Ressourcen spielen, malen oder basteln
- Krankengymnastik
- Wenn möglich → Unterricht beim Kliniklehrer
- Ein kleiner Spaziergang mit Eltern und Pflegekraft, wenn nötig mit Transportrespirator und Transportmonitor.

1.10 Kinder aus anderen Kulturkreisen

Die Pflege von Kindern aus anderen Kulturkreisen stellt an das Pflegepersonal besondere Herausforderungen. Um eine optimale Verständigung mit dem Patienten zu ermöglichen, sind Informationen über seine Sprache und Religionsgemeinschaft wichtig. Zur verbalen Verständigung, vor allem zur Übersetzung medizinischer Fachbegriffe, Dolmetscher hinzuziehen. Gleichsprachiges Personal oder evtl. die Eltern können auch eine große Hilfe sein. Bedenken, daß bei der Übersetzung Fehler auftreten können!

Überblick über die Besonderheiten einzelner Religionsgemeinschaften

Religion	Tod und Krankheit	Eßgewohnheiten und Körperpflege
Hinduismus (Indien)	• Eine besondere Rolle spielt die Ayurveda-Medizin ≅ Wissen vom Leben • Feuerbestattung, da der Verstorbene dadurch weiterlebt	• Reine Speisen → gekochte Getreideerzeugnisse, kein Chili, kein Knoblauch und keine Zwiebeln, Nahrungsmittel mit hohem Proteingehalt, wie z. B. Eier, Fleisch und Fisch, sind erlaubt • Tamasische Speisen, z. B. scharf gewürzte Speisen, gelten als unrein, da sie die Leidenschaft erwecken • Kuhfleisch generell verboten • Beim Zubereiten des Essens müssen die Hände nach jeder Tätigkeit gewaschen werden
Buddhismus (Burma, Sri Lanka, Thailand, China, Korea, Japan, Vietnam)	• Gesundheit, Krankheit und Fehlbildungen sind auf eine unheilsame Tat in diesem oder in einem früheren Leben zurückzuführen • Krankheit und Leid liegen in der Eigenverantwortung des Menschen • Tod kein Endpunkt, sondern Bestandteil des Lebensprozesses • Feuerbestattung	• Nur eine Hauptmahlzeit → Essen, um den Körper zu erhalten und nicht, um Freude daran zu haben • Gemieden werden Fleisch, Fisch Eier und Alkohol, Pfeffer, Knoblauch, Schnittlauch, Peperoni und Zwiebeln • Kein Fleisch, da der Haß des Tieres aufgrund seiner Ermordung mit aufgenommen wird

Überblick über die Besonderheiten einzelner Religionsgemeinschaften

Religion	Tod und Krankheit	Eßgewohnheiten und Körperpflege
Islam (Iran, Türkei, Ägypten) Festlegung im Koran	• Speise- und Hygienevorschriften als feste Bestandteile der Gesundheitserziehung • Der Tod ist kein Endpunkt, sondern Anfang eines neuen Lebens	• Kein Schweinefleisch oder aus Schweinefleisch hergestellte Lebensmittel, z. B. Wurst, Fett • Im Ramadan (Fastenmonat) von Sonnenauf- bis Sonnenuntergang Enthaltung von Essen und Trinken • Äußere Sauberkeit zeigt innere Sauberkeit, alles was mit Exkrementen in Berührung gekommen ist, muß peinlichst gereinigt werden • Patienten nie ganz aufdecken → Keuschheit! • Möglichst unter fließendem Wasser waschen
Judentum (in der ganzen Welt verbreitet)	• Der Mensch hat eine unsterbliche Seele • Auferstehung der Toten, wenn Gott es will • Angehörige waschen und kleiden den Toten nach Überführung auf den Friedhof	• Kein Schweinefleisch • „Milchiges" und „Fleischiges" wird streng getrennt • 6 Std. nach einer Fleischmahlzeit dürfen keine milchhaltigen Nahrungsmittel aufgenommen werden • Händewaschen hat rituelle Bedeutung, besonders vor jeder Mahlzeit
Zeugen Jehovas	• Der Mensch kehrt zum Staub zurück • Rückkehr zur Zeit des tausendjährigen Reiches • Keine Blut- und Plasmatransfusion • Keine Organentnahme, Autopsie nur mit Erlaubnis der Angehörigen	• Keine evtl. plasmahaltigen Produkte z. B. Wurst

1.11 Sterben auf der Intensivstation

In Deutschland sterben ca. 80 % aller Menschen in einem Krankenhaus. Der Tod wird zum klinischen Ereignis, das erfolgreich aus dem häuslichen Alltag verdrängt wird. Dieses gesellschaftliche Phänomen erklärt sowohl manche verzweifelte, unsichere und hilflose Reaktion der Eltern angesichts ihres sterbenden oder toten Kindes als auch die Reaktion oder Handlungs*un*fähigkeit des ärztlichen und pflegerischen Personals auf der Intensivstation.
Um eine für alle Beteiligten hilfreiche Sterbebegleitung durchzuführen, müssen der Tod im gesellschaftlichen Kontext und die eigene, persönliche Einstellung zum Tod näher betrachtet werden.

1.11.1 Das sterbende Kind

Das Todesverständnis von Kindern und Jugendlichen ist altersabhängig sehr unterschiedlich:

- 1–4 Jahre: begrenztes bis kein Verständnis
- 5–6 Jahre: das Verständnis wird realer, die physischen Aspekte des Todes werden erkannt, das Kind ist überzeugt, selbst nie zu sterben
- 7–10 Jahre: realistische Einschätzung des Todes, geringe Angst vor dem Tod
- 11–12 Jahre: die Kinder stellen Fragen nach dem Leben **nach** dem Tod
- Pubertät: es entsteht ein philosophisches Interesse am Leben nach dem Tod; magische Angst vor dem Tod.

Besonders bei onkologischen Patienten kann man häufig eine nicht altersentsprechende, überdurchschnittliche Reife im Umgang mit dem eigenen Sterben beobachten. Auch wenn das Erleben nicht klar artikuliert werden kann, spüren die Kinder ihren herannahenden Tod und die Haltung der Eltern dazu. Häufig leben diese Kinder gerade so lange, bis ihre Eltern sie loslassen können und den Tod akzeptieren. Erst mit dieser „Erlaubnis" ihrer Eltern zu gehen, können sie sich von der Welt verabschieden.

Auf der Intensivstation ist man sowohl mit dem plötzlichen, unerwarteten Eintritt des Todes konfrontiert als auch mit dem erwarteten, vorhersehbaren Tod eines Kindes. In der Regel sind die Kinder in ihrer Kommunikationsfähigkeit durch Intubation, Beatmung und die Schwere der Erkrankung sehr stark beeinträchtigt, so daß eine besonders einfühlsame, aufmerksam beobachtende Pflege notwendig wird.

- Ruhige, streßfreie Atmosphäre schaffen → evtl. das Kind in ein Einzelzimmer verlegen, damit die Eltern sich in aller Ruhe von ihrem Kind verabschieden können. Keinesfalls darf bei den Eltern der Eindruck entstehen, das Kind werde nun abgeschoben
- Die Eltern erhalten uneingeschränktes Besuchsrecht → nach Absprache auch die Großeltern und die Geschwister; bei kleinen Kindern evtl. vorherige psychologische Beratung erwägen
- Wenn irgend möglich, den körperliche Kontakt des Kindes mit den Eltern fördern und ermöglichen.
  - Bei sterbenden Kindern auf der Intensivstation sind oft sehr viele kreislaufunterstützende Medikamente, Sonden und Drainagen angeschlossen, was das Herausnehmen des Kindes auf den Arm der Eltern **manchmal** verhindert. In diesem Fall die Eltern ermutigen, ihr Kind am Stamm zu berühren, die Stirn zu küssen, mit ihm zu reden
  - Die Eltern mit dem Kind immer wieder mal allein im Zimmer lassen, wenn sie dies wünschen. Mutter oder Vater können sich bei größeren Kindern auch seitlich neben das Kind ins Bett legen und somit den engen körperlichen Kontakt herstellen

  💡 Dies erfordert jedoch die vorherige Absprache und Information des Teams, weil diese Maßnahme manchmal auf Ablehnung stößt und nicht vom gesamten anwesenden Personal getragen wird → zusätzliche Spannungen verbrauchen in dieser Situation jedoch wertvolle Energie, die an anderer Stelle besser genutzt werden könnte

- Sind die Eltern nicht anwesend, sollte die zuständige Pflegekraft körperliche Zuwendung geben, d.h. viel streicheln, Halt geben, mit dem Kind reden, es so wenig wie möglich allein lassen
- Gut beobachten hinsichtlich Schmerzen, Gemütsäußerungen, Bewußtseinsveränderungen etc. → Der sterbende Mensch sollte jedoch nicht aus seinem Sterbeprozeß „ausgeschaltet“ werden, indem er automatisch mit Morphin o.a. Analgetika in seinem Bewußtsein und Erleben beeinträchtigt wird. Jeder Mensch hat das Recht auf seinen eigenen Tod, was nicht bedeutet, daß der Patient Schmerzen erleiden soll. Ziel muß eine **angemessene** Schmerztherapie sein, keinesfalls aber die routinemäßige Ausschaltung des Bewußtseins
- Sterbende Kinder werden auch weiterhin gepflegt, d.h. sie werden gelagert, gewaschen, ernährt und erhalten Zuwendung. Die Eltern sollen die Möglichkeit haben, die pflegerischen Tätigkeiten zu übernehmen, sofern sie sich nicht selbst überfordern und unter Druck setzen. Durch den intensiven körperlichen Kontakt und die Beschäftigung mit dem Kind wird der Abschiedsprozeß und die anschließende Trauerarbeit erleichtert, weil die Eltern noch etwas für ihr Kind tun können und ganz bewußt am Sterben ihres Kindes teilhaben.

1.11.2 Umgang mit den Eltern

Memento

Vor meinem eignen Tod ist mir nicht bang,
nur vor dem Tode derer, die mir nah sind.
Wie soll ich leben, wenn sie nicht mehr da sind?
Allein im Nebel tast ich todentlang
und laß mich willig in das Dunkel treiben.
Das Gehen schmerzt nicht halb so wie das Bleiben.
Der weiß es wohl, dem gleiches widerfuhr;
– und die es trugen, mögen mir vergeben.
Bedenkt, den eignen Tod, den stirbt man nur,
doch mit dem Tod der andern muß man leben.

Mascha Kaléko: Verse für Zeitgenossen.
Rowohlt Verlag, Reinbek 1997

Situation der Eltern

Der Wunsch nach einem Kind ist gleichzeitig mit Zukunftswünschen verbunden. Kinder sind Symbole der Hoffnung, der Vitalität und der Möglichkeit, etwas Neues, Positives zu kreieren. Beim Sterbeprozeß verabschieden sich Eltern somit auch immer von einem Stück Zukunft.

Je nach Persönlichkeit der Eltern sowie Krankheitsursache und -verlauf muß mit verschiedenen Reaktionen wie Wut, Schuldgefühlen, Depression, Angst und Verleugnung der Situation gerechnet werden. Manchmal suchen Eltern einen Schuldigen für die Erkrankung/den Tod ihres Kindes und erwarten vom Personal die

Unterstützung ihres Vorwurfs, dieser Arzt oder jenes Krankenhaus trage die Schuld am Zustand ihres Kindes. Hier ist für das Pflegepersonal wichtig, daß es einfühlsam zuhört und auf eigene Interpretationen verzichtet. Keinesfalls darf sich das Pflegepersonal in eine Rechtfertigungsposition manövrieren lassen, auch wenn massive Vorwürfe gegen die eigene Person oder Kollegen geäußert werden. Diese Aggression der Eltern entspringt ihrer tiefen Angst vor dem Verlust ihres Kindes und ist in dieser Phase ein Ventil für ihre übermächtigen Gefühle. Das Pflegepersonal sollte Gesprächsbereitschaft signalisieren und sich inhaltlich bei Gesprächen mit den Eltern nicht widersprechen. Hierzu sind enge Absprachen innerhalb des behandelnden Teams notwendig. Die Eltern auf die Möglichkeit der „Nottaufe" hinweisen, ebenso kann ihnen ein Gespräch mit einem Theologen oder Psychologen vermittelt werden.
Die das Kind betreuende Schwester sollte zum einen die Eltern in die Pflege integrieren, zum anderen aber auch sorgsam beobachten, wie belastbar die Eltern noch sind. Manche Eltern wagen nicht, einmal an sich zu denken, eine „Auszeit" zu nehmen und sich für eine kurze Zeit zurückzuziehen. Unterschwellig haben sie das Gefühl, ihre permanente Anwesenheit werde vom Personal erwartet, es sei ihre Pflicht als Eltern dazusein. Oft sind solche Eltern geradezu erleichtert, wenn sie aus dem Zimmer geschickt werden mit dem Vorschlag, einen Kaffee zu trinken und in ein, zwei Stunden wiederzukommen.

Verhalten des Pflegepersonals

Vom Pflegepersonal wird in der Sterbebegleitung eines Menschen Kompetenz und Professionalität gefordert. „Wem-außer bezahltem Pflegepersonal-kann man sich heute denn noch sterbend zumuten?" (PRISMA, Wochenmagazin zur Zeitung, 46/1986)
Das Pflegepersonal ist oft völlig mit der Situation und dem hohen Anspruch überfordert. Während der Ausbildung als auch später auf der Station wird dem Thema „Sterben und Tod" noch immer wenig Raum gegeben. Selten findet eine Stationsbesprechung/Diskussion zu dem Thema „Wie stirbt ein Mensch auf unserer Station?-Wie geht es mir dabei?" statt. Andererseits sucht das Pflegepersonal in dieser Situation aber gerade das Gespräch mit Kollegen, da es sich von ihnen am besten verstanden fühlt. Diese privaten Einzelgespräche können auch einmal als Plenumsgespräch stattfinden. Der Nutzen einer großen Gesprächsrunde liegt zum einen in der Erkenntnis, daß man mit dieser schwierigen Situation nicht alleine Probleme hat und zum anderen, daß viele verschiedene Menschen mehr Lösungsmöglichkeiten entwickeln können, als das in einem Zweiergespräch der Fall ist.
Neben den Grundsätzen guter Kommunikation wie Zuhören, Kongruenz und Empathie, bedarf es der eigenen Auseinandersetzung mit dem Thema Tod, um den Patienten und die Eltern kompetent begleiten zu können. Die Pflegekraft muß sich ihrer eigenen Gefühle, Gedanken und Werte zum Thema Tod bewußt werden, diese hinterfragen und darauf aufbauend eine persönliche Lebens- und Sterbephilosophie entwickeln.

Persönliche Fragen

- Was bedeutet der Tod für mich? Was bedeutet Leben?
- Was belastet mich im Umgang mit sterbenden Menschen bzw. deren Eltern am meisten?
- Was hat das mit mir zu tun? Was macht dieses Gefühl mit mir?
- Wie erreiche ich eine entspannte und dennoch würdevolle Haltung zum Sterben und dem Tod?
- Wer oder was könnte mir bei der Bewältigung dieses Problems helfen?

Tips zum Umgang mit dem Kind/den Eltern

- Alle Fragen des Kindes wahrheitsgemäß beantworten. Zuvor muß mit dem Team als auch mit den Eltern abgesprochen sein, von wem was dem Kind erzählt wird. Kinder spüren meist sehr genau wie es um sie bestellt ist. Bekommen sie von den Eltern nur oberflächliche/positive Antworten, so wächst in ihnen das Gefühl, die Eltern vor unangenehmen Dingen bewahren zu müssen und die eigenen Befürchtungen und Ängste nicht offen ansprechen zu können
- Für die Eltern dasein, Blickkontakt suchen, sich Zeit nehmen; zuhören, ohne zu kommentieren; das Leid und die Tränen der Eltern zulassen. Auch eigene Gefühle im Beisein der Eltern nicht zwanghaft unterdrücken, die Eltern dürfen das Pflegepersonal auch als „Privatmenschen" erleben
- Kleine Gesten bewirken oft viel: evtl. Mutter/Vater in den Arm nehmen, eine Tasse Kaffee anbieten, das Telefonat mit einer nahestehenden Person ermöglichen, Taschentücher bereithalten, Tür schließen oder Jalousie herablassen etc.
- Eltern anbieten, ihr Kind zum Sterben auf den Schoß/in den Arm zu nehmen. Währenddessen im Zimmer bleiben, alle Alarmsysteme und den Systolenton abstellen bzw. EKG-Monitor komplett ausschalten oder abdecken, da sonst Eltern wie Personal nur noch auf vereinzelte EKG-Zacken starren und auf den letzten Schlag warten. Dies behindert den Abschied vom Kind
- Die eigene Hilflosigkeit angesichts der Endlichkeit des Lebens akzeptieren; sich selbst nicht unter Druck setzen, anders denken, fühlen oder handeln zu müssen
- Während der oft quälenden Stille bis zum Eintritt des Todes und angesichts der verzweifelten Eltern, haben Pflegekräfte meist das Gefühl, irgend etwas **sagen** zu müssen, irgend etwas **tun** zu müssen. Das ist nicht notwendig. Im Gegenteil: Das gemeinsame Schweigen und Aushalten des Schmerzes ist Tat genug. Mehr wird auch von seiten der Eltern nicht erwartet
- Ist der Tod des Kindes eingetreten, so sollten die Eltern ihr Kind noch so lange im Arm halten dürfen, wie sie es möchten. Den Arzt informieren. Ggf. den Tubus entfernen und die Infusionen abstöpseln. Nachfragen, ob die Eltern allein sein möchten, dabei jedoch in Reichweite bleiben → manche Mütter hyperventilieren und fallen in Ohnmacht
- Gemeinsam mit den Eltern das weitere Vorgehen besprechen: Möchten die Eltern ihr Kind selbst waschen? Wollen sie dem Kind eigene Kleider anziehen? Soll ein Lieblingsspielzeug beim Kind bleiben? Manche Eltern möchten ihr totes Kind fotografieren → dies sollte vom Personal nicht abgelehnt werden. Viele „verwaiste" Eltern brauchen solche materiellen „Beweise", um den Tod ihres Kindes zu realisieren

- Sind die Eltern beim Eintritt des Todes nicht anwesend, so kann das Pflegepersonal als Erinnerung Hand- und Fußabdrücke vom NG in Gips oder mit einem Stempelkissen auf Papier abbilden.

1.11.3 Versorgung des Verstorbenen

Für die Pflegekraft ist die Versorgung des Verstorbenen oftmals eine schwierige Aufgabe. Während des zum Teil sehr langen Aufenthaltes auf der Intensivstation baut sie eine Beziehung zu dem Patienten auf, die nun schmerzlich beendet worden ist. Zu diesem emotionalen Schmerz kommt evtl. noch eine gewisse Scheu, manchmal vielleicht auch Ekel vor dem Berühren eines Toten hinzu.
Meistens hat sie nicht nur das Gefühl, mit dieser Problematik allein zu sein, sie ist es auch. Während vor dem Eintritt des Todes noch andere Menschen im Raum anwesend waren-v. a. bei einer Reanimation-so ist die Schwester danach meistens völlig allein im Zimmer mit dem Toten. In dieser Situation sollte sie klar zu erkennen geben, daß sie sich Hilfe und Unterstützung von seiten ihrer Kollegen wünscht.

Versorgung nach dem Tod

- Alle Geräte abstellen, Tubus und alle Katheter entfernen. Ausnahme: Bei zuvor schlechtem Gerinnungsstatus werden große Katheter wie ZVK, Arterien- und Femoralkatheter nur abgestöpselt und nicht gezogen
- Ggf. Teil- oder Ganzkörperwäsche. Haare kämmen und zusammenbinden. Augen und Mund schließen. Den Unterkiefer entweder hochbinden oder eine kleine Rolle unter das Kinn legen, was dem Kind ein würdevolleres Aussehen verleiht
  - Dabei ist die Frage nach dem Sinn dieser oft ritualisierten Maßnahme zu stellen: Warum wird diese Maßnahme meist unter Ausschluß der nächsten Angehörigen durchgeführt? Warum überläßt man diese letzte Handlung am Menschen nicht den Eltern? Warum muß ein sauberer Leichnam überhaupt gewaschen werden?
- Ggf. die Wunden versorgen
- „Fußzettel" anbringen mit den Personalien, Geburts- und Sterbedatum mit Uhrzeit
- Das Kind entweder mit Klinikwäsche oder mit eigener Kleidung bekleiden, die Kuscheltiere u.a. persönliche Dinge zum Kind legen, unnötige Geräte entfernen und den Eltern noch einmal Gelegenheit geben, sich von ihrem Kind zu verabschieden
  - Wenn die Eltern dies wünschen, können dem Kind die Hände vor der Brust gefaltet werden, ein Kreuz in die Hände gelegt oder ein Gebet gesprochen werden, evtl. in Anwesenheit des Pfarrers (Klinikseelsorger sind oft schnell zur Stelle)
- Den Raum etwas abdunkeln, evtl. eine Kerze im Zimmer anzünden. Vorsicht: Explosionsgefahr bei Kontakt mit offener Sauerstoffquelle!
- Meditative Musik kann ein starker Katalysator für Gefühle in der technisierten Atmosphäre einer Intensivstation sein und sehr beruhigend und entkrampfend auf die Eltern und das Personal wirken

- Für den Transport in die „Leichenhalle“ das Kind im Bett mit einem Tuch zudecken. Ggf. Kerzen anzünden und Blumengestecke aufstellen.

Kulturelle und religiöse Besonderheiten

- Bei fremdsprachigen Angehörigen einen Gesprächspartner/Dolmetscher vermitteln
- V.a. südländische Menschen bringen ihre Gefühle häufig sehr stark zum Ausdruck → mit Ohnmachtsanfällen durch Hyperventilation bis zu hysterischem Schreien oder Klagen rechnen
- Bei Türken findet eine rituelle Waschung statt, anschließend wird der Leichnam in ein weißes Tuch gehüllt, wobei die Füße nicht nach Südosten gerichtet werden dürfen → Eltern fragen, ob sie die Waschung übernehmen möchten
- Zimmer abdunkeln, ggf. Kerze aufstellen (s.o.)
- Islamischen Mädchen evtl. mit einem Kopftuch die Haare bedecken
- Besuch/Abschied der gesamten Familie zulassen
- Bei Italienern wird der Leichnam mancherorts aufgebahrt, die Angehörigen halten Totenwache und empfangen Kondolenzbesuche → evtl. Leiche in der Klinikkapelle aufbahren bzw. Kondolenzbesuchern den Abschied vom Kind in der Leichenhalle ermöglichen
- Religiöse Rituale ermöglichen, z.B. Salbung, Nottaufe, Gebete, Gesang.

1.11.4 Der hirntote Patient

Als Hirntod bezeichnet man den kompletten und irreversiblen Ausfall der Gehirnfunktion bei noch vorhandener Herz-Kreislauffunktion. Die Versorgung hirntoter Patienten gehört zu den schwierigsten Aufgaben des Intensivpflegepersonals.
Äußerlich sieht man dem Patienten die Diagnose „Hirntod“ nicht an: sein Herz schlägt, seine Haut ist warm und rosig, er scheidet Urin aus und verdaut die Nahrung → er unterscheidet sich nicht von anderen Patienten auf der Station. Und doch gibt es einen Unterschied: Dieser Mensch ist tot.
Auch wenn die Pflegekraft weiß, daß trotz Ausfall der Hirnfunktion spinale Reflexe auftreten können, z.B. Streckbewegungen oder Innenrotation der Extremitäten, so kann sie dennoch von solchen „Lebenszeichen“ verunsichert werden. Einige Schwestern berichten auch über Herzfrequenz-Anstiege bei Elternbesuchen. Die intensive Pflege hirntoter Menschen wirft eine Vielzahl von Fragen und Problemen auf:

- Wie stehe ich persönlich zur Diagnose „Hirntod“?
- Warum suche ich nach „Lebenszeichen“ bei der Versorgung hirntoter Patienten?
- Spreche ich während der Versorgung mit dem Patienten oder lasse ich es besser sein?
- Wie wirkt es auf die Eltern, wenn ich mit dem Hirntoten wie mit einem Lebenden spreche?
- Wie löse ich den Konflikt, andere Patienten vernachlässigen zu müssen, weil ich mit der Pflege eines toten Menschen so stark gefordert bin?
- Worin liegt der Sinn meiner pflegerischen Tätigkeiten, die ich an einem toten Menschen ausführe? **Muß** man einen toten Menschen pflegen?

- Wie gehe ich mit zweifelnden Fragen der Eltern um?
- Was denken sie, wenn ich auf jeden Alarm eines Gerätes reagiere, pünktlich Medikamente verabreiche-ganz so wie in den Tagen zuvor, als das Kind noch lebte? Was, wenn sie meine eigene Unsicherheit bemerken; mein Erschrecken über plötzlich auftretende Spinalreflexe?

Diese Fragen sind nicht leicht und schon gar nicht vollständig zu beantworten. Die Sichtweise hängt auch hier entscheidend von der intensiven Auseinandersetzung mit dem Thema ab. Erforderlich ist eine breite Diskussion sowohl mit Fachleuten aus den verschiedensten Bereichen als auch mit Laien. Jeder Mensch ist gefordert, sich zum Thema „Hirntod" Gedanken zu machen und Stellung zu beziehen.

Im Gespräch mit den Eltern muß sich die Pflegekraft mit ihrer persönlichen Meinung zurückhalten, unabhängig davon, ob sich die Eltern für oder gegen eine Organexplantation ihres Kindes entschieden haben. Die Eltern befinden sich **immer** in der furchtbaren Schocksituation gerade ihr Kind verloren zu haben; es dennoch augenscheinlich „gesund" im Bett liegen zu sehen und gleichzeitig eine so gravierende Entscheidung treffen zu müssen, wie die Genehmigung der Organentnahme am eigenen Kind.

Gerade in dieser Situation soll zwischen der Mitteilung der Diagnose „Hirntod" und der Frage nach der Organentnahme mind. 24 Std. liegen, wenn möglich mehr. Diese Entscheidung ist so schwierig und v. a. endgültig, daß sie nicht unter Druck eingefordert werden darf. Die Eltern müssen mit ihrer Entscheidung weiterleben können.

Nach der Explantation

Der organexplantierte Mensch wird i. d. R. vom OP-Team wieder übernommen. Die Entnahmestellen sind ausmodelliert und zugenäht, anstelle der entnommenen Augen wurden Glasaugen eingesetzt.

Versorgung des explantierten Menschen siehe unter ☞ 1.11.3.

1.12 Rechtliche Aspekte

1.12.1 Medizinische Geräteverordnung

Die Medizinische Geräteverordnung (MedGV) regelt den Verkehr, die Errichtung und den Betrieb medizinisch-technischer Geräte. Sie setzt weiterhin die Durchführung sicherheitstechnischer Kontrollen, das Führen eines Bestandsverzeichnisses und eines Gerätebuches und das Aufbewahren von Gerätebüchern und Gebrauchsanweisungen fest.

Die MedGV unterteilt medizinisch-technische Geräte in 4 Gruppen:

Gruppe 1 – energetisch betriebene Geräte

- Beatmungsgeräte
- Hochdruckinjektionsspritzen
- Infusions- und Infusionsspritzenpumpen, Perfusionspumpen
- Defibrillatoren
- Stationäre und transportable Inkubatoren
- Dialysegeräte
- Externe Herzschrittmacher
- Blutfiltrationsgeräte
- Herz-Lungen-Maschine.

Gruppe 2

Implantierbare Herzschrittmacher und sonstige energetisch betriebene medizinisch-technische Implantate.

Gruppe 3

Energetisch betriebene medizinisch-technische Geräte, soweit sie nicht zu Gruppe 1 und 2 gehören. So z.B. Absauggerät, Blutgasanalysegerät, Überwachungsmonitoren, Bett, Blutzuckermeßgerät, Ernährungspumpen, Heiz- oder Kühlmatte, Inhalationsgeräte, Laryngoskop, O_2-Dosiergerät und Wärmebett.

Gruppe 4

Sonstige medizinisch-technische Geräte, z.B. Vakuummatratze, Stethoskop, Waagen, Liege, Kanüle, Beatmungsbeutel und Fieberthermometer.
Medizinisch-technische Geräte dürfen nur in den Verkehr gebracht werden, wenn sie der MedGV, den Regeln der Technik sowie den Arbeitsschutz- und Unfallverhütungsvorschriften entsprechen. Die Gerätehersteller müssen zu **jedem** Gerät eine Gebrauchsanweisung liefern.
Geräte der Gruppe 1 und 3 zur dosierten Anwendung von Energie und Arzneimitteln müssen eine Warneinrichtung für gerätebedingte Fehldosierungen besitzen.

Betrieb medizinisch-technischer Geräte

- Gerät darf keine Mängel, die zur Gefährdung des Patienten, des Personals oder Dritter führen können, aufweisen
- Betreiber muß sich von Funktionssicherheit und ordnungsgemäßen Zustand des Gerätes überzeugen
- Nur Personen, die aufgrund ihrer Ausbildung oder ihrer Kenntnisse und praktischer Erfahrung eine sachgerechte Handhabung gewähren, dürfen Geräte der Gruppe 1 und 3 bedienen
- Vor der Bedienung müssen die Personen anhand der Gebrauchsanweisung in die sachgerechte Handhabung eingewiesen werden
- Nur Personen mit ausreichenden Kenntnissen und praktischer Erfahrung in der Handhabung der Geräte dürfen einweisen
- Beim Auftreten eines Personenschadens durch Funktionsausfälle oder -störungen muß sofort an die zuständige Behörde eine Unfall- und Schadensanzeige erstattet werden.

1

1.12.2 Betäubungsmittelgesetz

Betäubungsmittel (BTM) sind Arzneimittel, die dem Betäubungsmittelgesetz (BTMG) unterliegen. Handel und Verkehr mit sowie Herstellung oder Erwerb von BTM bedarf einer Erlaubnis des Bundesinstitutes für Arzneimittel und Medizinprodukte.
Die verschiedenen Betäubungsmittel werden unterteilt in nichtverschreibungsfähige und verschreibungsfähige BTM.

Nichtverschreibungsfähige BTM

- Heroin
- Phencydidin
- LSD
- Cannabis = Marihuana
- Cannabis-Harz = Haschisch
- Coca-Blätter = Crack.

Verschreibungsfähige BTM

- Zentral wirkende, starke Analgetika, z.B. Morphium®, Dipidolor®, Dolantin® und Rapifen®
- Hustenstillende Opiate, z.B. Dicdid®, Ticarda®
- Für Anästhesiezwecke Kokain
- Appetitzügler und Stimulantien, z.B. Pervitin® und Captagon®
- Hypnotika, z.B. Vesparax® und Normi-Nox®
- Barbiturate und Benzodiazepine oberhalb eines bestimmten Wirkstoffgehaltes.

Aufbewahrung von BTM

Nach § 15 des Betäubungsmittelgesetzes hat jeder Teilnehmer am Betäubungsmittelverkehr die in seinem Besitz befindlichen BTM gesondert aufzubewahren und gegen unbefugte Entnahme zu sichern.

Krankenhaus-Teileinheiten

Aufbewahrung in Stahlschränken, die mindestens der Sicherheitsstufe A gemäß den Richtlinien der VDMA 24992 entsprechen.
Ausgenommen sind BTM-Mengen, die höchstens den Tagesbedarf einer Teileinheit decken und stets griffbereit sein müssen.
Der Schlüssel des BTM-Schrankes ist durch einen schriftlichen Verteilerplan zu regeln. Der Schlüssel muß immer im persönlichen Gewahrsam bleiben.

BTM-Buch

Im BTM-Buch werden Ein- und Ausgang des BTM, Patientenname, entnommene Menge, Restmenge, Datum der Entnahme, Unterschrift der Pflegekraft und des diensthabenden Arztes festgehalten. Bei der Aufteilung eines BTM für mehrere Patienten müssen alle Patientennamen dokumentiert werden. Am Ende jedes Monats müssen die BTM-Bücher vom Stationsarzt überprüft werden. Übernimmt ein neuer Arzt die Station, muß er das BTM-Buch prüfen und im Beisein des vorherigen Stationsarztes unterzeichnen. BTM-Bücher werden für die Dauer von 3 Jahren aufgehoben.

BTM bestellen

Zur BTM-Bestellung sind der Stationsarzt, Professoren, der Krankenhausleiter und Belegärzte berechtigt. Das Betäubungsmittelrezept muß folgende Informationen beinhalten:

- Name, Vorname und Anschrift des Patienten
- Datum der Rezeptausstellung
- BTM-Bezeichnung, Darreichungsform, Gehalt an BTM und Menge
- Gebrauchsanweisung mit Einzel- und Tagesgabe
- Name, Berufsbezeichung, Anschrift und Telefonnummer des Verschreibenden
- Ungekürzte Unterschrift des Verschreibenden.

Das BTM-Rezept wird mit einem wasserfesten Stift ausgestellt.

Rezeptdurchschlag I verbleibt in der Apotheke, Rezeptdurchschlag II verbleibt auf Station oder Apotheke bei Abgabe an Belegärzte und Rezeptdurchschlag III verbleibt beim verschreibenden Arzt für 3 Jahre.

Betäubungsmittel vernichten

Das Vernichten von Betäubungsmitteln erfolgt in der Apotheke oder auf Station durch die Stationsleitung im Beisein von 2 Zeugen. Die Vernichtung wird im BTM-Buch vermerkt.

1.12.3 Dokumentation

Dokumentation ist das Aufzeichnen ärztlicher und pflegerischer Tätigkeiten.

Rechtliche Grundlagen

- Dokumentationspflicht = Nebenpflicht aus dem Behandlungsvertrag
- Ärzte, Pflegepersonal und sonstiges nichtärztliches Personal sind Erfüllungshilfen des Krankenhausträgers
- Dokumentationspflicht des Arztes ist festgelegt in § 11 Abs.1 der Berufsordnung für Ärzte
- Dokumentationspflicht des Pflegepersonals ist festgelegt in § 4 Abs.1 des Krankenpflegegesetzes
- „Der Patient hat gegenüber Arzt und Krankenhaus grundsätzlich auch außerhalb eines Rechtsstreites Anspruch auf Einsicht in die ihn betreffenden Krankenunterlagen, soweit sie Aufzeichnung über objektive physische Befunde und Berichte über Behandlungsmaßnahmen betreffen. ...“ (BGH, Urteil vom 23.11.82 – VI ZR 222/79= NJW, 1983, 328f).

Inhalt der ärztlichen Dokumentation

- Anamnese
- Befunde der körperlichen Erstuntersuchung
- Diagnostische und therapeutische Maßnahmen

- Ärztliche Beurteilungen
- Diagnosen und Verdachtsdiagnosen
- Hinweis zur Prognose
- Zeitlich und chronologisch vermerkter Krankheitsverlauf, wenn keine detailliert geführten Verlaufskurven vorhanden sind
- Befundberichte und Untersuchungsergebnisse
- Ärztlich gegengezeichnete Anordnungen
- Verlaufskurve mit Vitalparametern des Patienten
- Bei der Verlegung des Patienten sind die Behandlungsabschnitte kurz zusammenzufassen und durch den Arzt zu unterschreiben.

Der leitende Abteilungsarzt ist verantwortlich für die ärztliche Dokumentation und die Zusammenführung der einzelnen Dokumente zu einer geordneten Krankengeschichte.

Jeder einzelne Arzt ist für die Dokumentation seiner Anordnungen und deren Durchführung verantwortlich.

Inhalt der pflegerischen Dokumentation

- Pflegebedürfnisse
- Pflegerische Krankenbeobachtung
- Verlaufsbeschreibung
- Durchgeführte pflegerische Maßnahmen
- Subjektives Befinden des Patienten
- Bei Verlegung des Patienten werden die einzelnen Pflegeabschnitte kurz zusammengefaßt, Pflegeempfehlungen weitergegeben und dies wird durch die Pflegekraft unterzeichnet.

Die leitende Pflegekraft ist für die pflegerische Dokumentation verantwortlich.

Dokumentieren

- Es muß erkennbar sein
  - Wer
  - Was
  - Wann
  - In welcher Form und
  - In welchem Umfang angeordnet und durchgeführt hat
- Im zeitlich nahem Zusammenhang zum Geschehen dokumentieren, muß aber nicht nach jedem Einzelschritt erfolgen
- Beim Verlegen des Patienten die geordnete Krankengeschichte dem zuständigen Arzt überreichen
- Nach Behandlungsabschluß wird die Krankengeschichte archiviert
- In der laufenden Dokumentation darf nicht mit z. B. Tipp-Ex® oder Überkleben korrigiert werden
- Sind Korrekturen nötig, wird die falsche Eintragung durchgestrichen, unterschrieben und nebenstehend die richtige Eintragung ergänzt.

Krankengeschichte aufbewahren

Der Krankenhausträger ist verpflichtet, die Krankengeschichte zu führen und aufzubewahren. Dies gilt auch für die Krankengeschichte verstorbener Patienten. Die Krankengeschichten werden gesondert und gesichert aufbewahrt. Zugang haben nur befugte Personen.

Aufbewahrungsfristen

- Im Krankenhaus verstorbene Erwachsene 10 Jahre
- Im Krankenhaus verstorbene Minderjährige 20 Jahre
- Sonstige Fälle 30 Jahre.

Nach Ablauf der Aufbewahrungsfrist wird die Krankengeschichte unter Beachtung datenschutzrechtlicher Bestimmungen vernichtet.

1.12.4 Schweigepflicht

Die Schweigepflicht wird im § 203 des Strafgesetzbuches festgelegt. Für einzelne Berufsgruppen wird die Verschwiegenheitspflicht zusätzlich in anderen Rechtsgrundlagen geregelt, z. B. im Tarifvertrag, in den Arbeitsvertragsrichtlinien und im Arbeits- oder Dienstvertrag. Nur wenn der Arzt oder die Pflegekraft ein Geheimnis in beruflicher Eigenschaft erfahren hat, gilt die Schweigepflicht.
Die Weitergabe von Informationen über den Patienten ist innerhalb des den Patienten behandelnden und pflegenden Teams zulässig. Die Schweigepflicht besteht darüber hinaus für die Angehörigen der Heilberufe untereinander.

§ 203 StGB

- „Schutz des Individualinteresses an der Geheimhaltung bestimmter Tatsachen."
- „Schutzgut ist das allgemeine Vertrauen in die Verschwiegenheit der Angehörigen bestimmter Berufe."
  - Arzt, Zahnarzt, Apotheker und Angehörige eines anderen Heilberufes, der für die Berufsausübung oder die Führung der Berufsbezeichnung eine staatlich geregelte Ausbildung erfordert
  - Krankenschwester und -helfer
  - Hebammen und Entbindungspfleger.

Tatbestand

Offenbart ist ein Geheimnis, wenn ein Dritter, egal in welcher Weise, davon erfährt. Die Tatsache und die Person des Geheimnisträgers werden bekanntgegeben. Wenn keine Zustimmung des Verfügungsberechtigten vorliegt, ist die Offenbarung unbefugt. Der Patient kann seine Zustimmung nur geben, wenn er weiß, um welches Geheimnis es sich handelt, wer von dem Geheimnis erfährt und welche Folgen seine Einwilligung hat.

Was ist ein Geheimnis?

- Tatsachen, die nur einem bestimmten Personenkreis bekannt sind und an deren Geheimhaltung der Betroffene sachlich begründetes Interesse hat

- Informationen ohne Rücksicht auf die Art und Speicherungsform, also auch Akten oder schriftlich nicht festgehaltenes Wissen
- Im ärztlichen und pflegerischen Bereich → Tatsachen, die von Patienten anvertraut wurden.

Befreiung von der Schweigepflicht

- Mitteilungspflicht nach § 12 und 13 des Gesetzes zur Bekämpfung von Geschlechtskrankheiten und nach BSeuchG
- Anzeigepflicht von geplanten Straftaten nach § 138 und 139 StGB
- Einwilligung des Betroffenen
- „Rechtfertigender Notstand" § 34 StGB → z. B. Verteidigung in einem strafrechtlichen Verfahren, Mitteilung an die zuständigen Stellen über eine festgestellte Kindesmißhandlung, Mitteilung der Kenntnisse über eine verübte Straftat, Mitteilung an die Hinterbliebenen eines verstorbenen Patienten u. a.
- Mitteilung an das Gesundheitsamt, wenn die Personenberechtigten minderjähriger Behinderter ärztliche Behandlungsmaßnahmen nicht durchführen lassen oder solche Maßnahmen vernachlässigen → BSHG.

1.12.5 Freiheitsberaubung durch Fixierungen

Die Fixierung ist eine mechanische Bewegungseinschränkung des Patienten mit Verlust der Bewegungsfreiheit. Pflegerisch notwendige Maßnahmen wie z. B. Sichern einer Extremität beim Anlegen einer Infusion, Anbringen von Bettseitenteilen etc. sind keine Freiheitsberaubung.
Vor allem in der Intensivpflege sind Fixierungen nötig, um den Patienten vor ungewolltem Entfernen von Kathetern, Drainagen etc. zu schützen.
Fixierungen sind nach § 239 des StGB verboten. Erlaubt sind sie nur, wenn ein Rechtfertigungsgrund vorliegt → § 34 StGB „rechtfertigender Notstand", § 32 und § 227 StGB „Notwehr" und § 1906 StGB Einwilligung des Betroffenen oder des gesetzlichen Vertreters. Bei minderjährigen Patienten müssen beide Elternteile einwilligen.
Eine Fixierung muß vom Arzt angeordnet werden! Nur bei einer unmittelbar drohenden Gefahr kann eine Fixierung ohne ärztliche Anordnung erfolgen. Diese muß anschließend erfolgen.

1.12.6 Durchführen von Injektionen, Infusionen, Blutentnahmen und Transfusionen

Injektionen, Infusionen, Blutentnahmen und Transfusionen gehören zum Verantwortungsbereich des Arztes. Er kann diese von ihm angeordneten Maßnahmen seinem medizinischen Assistenzpersonal übertragen, wenn sein persönliches Handeln nicht erforderlich ist. Die Verantwortung für Anordnung, ordnungsgemäße Durchführung, Auswahl und Überwachung der beauftragten Pflegekraft trägt der Arzt. Die Verantwortung für die Durchführung trägt die Pflegekraft. Sie kann aus diesem Grund persönlich nicht zu verantwortende Tätigkeiten ablehnen. Arbeitsrechtliche Nachteile sind dabei nicht zu befürchten.

Injektionen

Subkutan, intracutan und intramuskulär

- Tätigkeitsbereich der Krankenschwester
- Nur wenn der Arzt sich von ihren Kenntnissen, Fähigkeiten und Fertigkeiten überzeugt hat, darf er ihr das Verabreichen der Injektion übertragen
- Aus der schriftlichen ärztlichen Anordnung muß Patientenname, Medikamentenname und -dosis, Zeitpunkt und Art der Injektion erkennbar sein
- Beauftragte Krankenschwestern müssen über Wirkungen und Nebenwirkungen informiert werden.

Intravenös

- Gehört nicht zum Tätigkeitsbereich der Krankenschwester
- Laut Bundesärztekammer darf die intravenöse Injektion nur einer Krankenschwester übertragen werden, die für diese Aufgabe besonders ausgebildet wurde und über entsprechende Kenntnisse, Fähigkeiten und Fertigkeiten verfügt.

Infusionen

- Anlegen ist ärztliche Aufgabe
- Wechsel von Infusionslösungen durch die Krankenschwester nur mit schriftlicher ärztlicher Anordnung
- Medikamentenzugaben zu Infusionslösungen und deren Infusionsgeschwindigkeit müssen vom Arzt angeordnet, dokumentiert und von der Pflegekraft auf der Infusionsflasche vermerkt werden
- Injektionen in den Infusionsschlauch = intravenöse Injektionen.

Injektionen in implantierte oder sonstige liegende Katheter

- Injektionen in Katheter des arteriellen Systems, des Periduralraumes, des Ventrikelsystems oder mit unmittelbaren Zugang zu herznahen Venen
- Ärztliche Aufgabe, da Lageveränderung des Katheters schwerste Komplikationen nach sich ziehen kann.

Transfusion

Eine Transfusion ist eine ärztliche Aufgabe, die nicht delegiert werden darf.

Blutentnahme

- Aufgabenbereich des Arztes
- Gewinnung von Kapillar- bzw. Venenblut kann von der Krankenschwester vorgenommen werden, soweit die Punktionstechnik eingeübt und entsprechende Kenntnisse vermittelt wurden.

Allgemeine Intensivpflege

2

Birgit Marx, Anja Messall

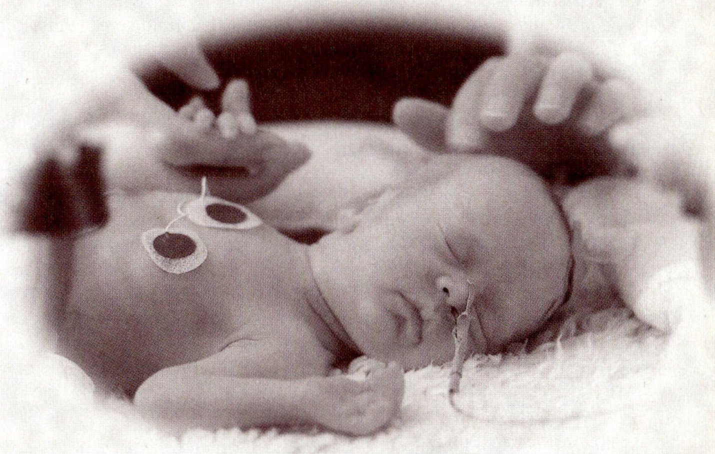

2.1 Körperpflege

2

2.1.1 Ganzkörperwäsche

Die Ganzkörperwäsche (GKW) bietet gerade auf der Intensivstation die beste Möglichkeit, dem Patienten etwas Gutes zu tun und gleichzeitig einen umfassenden Überblick über den (Haut-) Zustand des Patienten zu erhalten.

- Einmal täglich die GKW durchführen. Ausnahme: frisches SHT-Trauma, Früh- und Neugeborene, sehr kreislaufinstabile Patienten
- Entscheidend für die Akzeptanz der Waschung und das Wohlbefinden des Patienten ist die Berührungsqualität der Pflegenden. Generell bei allen Patienten, die in ihrer Wahrnehmung beeinträchtigt sind, auf eine klare, deutliche Körpersprache achten. Statt flüchtiger, zufälliger und punktueller Kontakte bewußte, flächige Berührungen mit sanftem Druck einsetzen
- Alle benötigten Materialien **vor** Beginn der Waschung griffbereit am Bett bereitlegen, denn jeder Abbruch des Körperkontaktes bedeutet für den Patienten den Abbruch der Beziehung
- Die Waschung selbst nicht zu einem ritualisierten Zeitpunkt ausführen, sondern dann, wenn es für den Patienten förderlich und für die Pflegekraft (zeitlich) am besten möglich ist.

Früh- und Neugeborene

- Früh- und Neugeborene ca. alle 2–3 Tage waschen und wiegen
- Auf einen Waschzusatz in den ersten 2 Wochen verzichten, um Hautirritationen und frühen Allergien vorzubeugen. Keine parfümierten Zusätze einsetzen. Nach ca. 2 Wochen kann bei reifgeborenen Kindern 1 Tr. Lavendelöl zur Beruhigung ins abendliche Waschwasser gegeben werden
- 💡 Bei allen Früh- und Neugeborenen auf eine flächige, begrenzende Haltung achten, um den Moro-Reflex (= Umklammerungsreflex) zu vermeiden.
- Stabile, spontan atmende Kinder in eine Entspannungsbadewanne setzen, z.B. Tummy Tub®, in der die Kinder ihre Embryonalhaltung einnehmen können und ihre körperlichen Grenzen erfahren. Die Kinder nur am Kopf halten, der Körper ist bis auf Mund, Nase und evtl. Augen unter Wasser. Tip: Dieses Bad hilft auch bei sehr unruhigen Kindern, die sich mit körperlicher Zuwendung nur sehr schwer oder gar nicht beruhigen lassen.

Kinder und Jugendliche

- Um die Haut intakt und geschmeidig zu halten, einen Waschzusatz verwenden, der den individuellen Bedürfnissen entspricht. Idealerweise die patienteneigenen Produkte verwenden
  - Bei trockener Haut: Walnuß- oder Olivenöl oder Balneum Hermal®
  - Bei stark schwitzender Haut: Salbeitee als Waschzusatz verwenden
- Intertrigoprophylaxe: Körperfalten gut abtrocknen und ggf. unterpolstern
- Je nach Alter und Reife des Kindes das Schamgefühl beachten, z.B. Rollo herunterlassen bei Fenstern zur Station oder zum Besucherbalkon, Trennwän-

de aufstellen, Genitalbereich mit einem Handtuch zudecken, auch wenn der Patient ansonsten nackt im Bett liegt
- Verbandwechsel im Anschluß an die GKW durchführen, wenn der Patient noch wach und belastbar ist. Ist er jedoch während der Waschung zur Ruhe gekommen oder sogar eingeschlafen, den Verbandwechsel auf einen späteren Zeitpunkt verschieben.

2.1.2 Mundpflege

Indikation

Jeder intubierte, parenteral ernährte und immunsupprimierte Patient bedarf einer sorgfältigen Mundpflege, um ihn vor Schäden und Komplikationen zu bewahren. Hierbei ist zu beachten, daß der Mund ein sensibles Organ mit multiplen Aufgaben ist, das in den verschiedensten Bereichen seine Bedeutung hat: verbale und nonverbale Kommunikation, Nahrungsaufnahme und Verdauung, Aussehen, Zärtlichkeit und Sexualität. Das „Biotop" Mundhöhle mit seinen Milliarden physiologischer und notwendiger Bakterien gehört zu den wahrnehmungstärksten Körperregionen und zählt zu den Intimzonen des Menschen. Auch für Kinder, die sich noch in der oralen Phase (nach Freud) befinden, ist die Mundhöhle ein zentrales Lustorgan, bei dem Nahrungsaufnahme und Sexualität zusammenfallen.

Probleme durch mangelnde Mundpflege

- Hyposalivation: verminderter Speichelfluß reduziert die Selbstreinigungskraft der Mundhöhle und begünstigt das Auftreten von Erosionen, Ulzerationen und Infektionen. Die Mundschleimhaut kann unter dem Einsatz von O_2-Nasensonden oder -brillen, beim nasalen CPAP oder nach Operationen im Mundbereich austrocknen, wenn das Schließen des Mundes durch ein massives Ödem der Zunge erschwert wird
- Hypersalivation: verstärkter Speichelfluß tritt z. B. unter der Medikation mit Luminal® auf. Wenn der Speichel nicht geschluckt wird, können Mikroaspirationen auftreten
- Parotitis: entsteht durch die fehlende Kautätigkeit. Vor dem Ohr kann eine sehr schmerzhafte Schwellung auftreten, evtl. kommt es zu Kieferklemme
- Soor: weiße, fleckige Pilzbeläge (Candida), die sich nicht entfernen lassen. Pilzinfektionen treten besonders häufig während der Therapie mit Antibiotika auf
- Aphthen: sehr schmerzhafte, brennende Schleimhautdefekte, die bei Immunsuppression und Zytostatika-Gabe entstehen
- Rhagaden: kleine Hauteinrisse z. B. durch schlecht plaziertes Tubuspflaster bei oraler Intubation oder durch Dehydratation
- Stomatitis und Karies: entzündete, gerötete, ulzerierende und schmerzende Mundschleimhaut.

Mundpflegelösungen

Salbeitee

Wirkt entzündungshemmend, gerbend, sekretionshemmend und desinfizierend. Ist zur Soor-Prophylaxe geeignet, kann aber bei längerem Gebrauch die Mundschleimhaut zu stark austrocknen und soll deshalb nicht als Monolösung verwendet werden. Bei Aphthen sind die erkrankten Stellen nur so lange zu betupfen, bis die Heilung einsetzt, eine darüber hinaus andauernde Anwendung kann die Mundflora zerstören.

Pfefferminztee

Wirkt antiemetisch durch leichte Anästhesie der Magenschleimhaut, wirkt Gärungsprozessen im MDT entgegen, regt den Gallenfluß und -entleerung an, schwach antiseptisch, krampflösend, sehr erfrischend.

Kamillentee

Wirkt entzündungshemmend, krampfstillend, wundheilend und granulationsfördernd. Besonders geeignet bei onkologischen Patienten mit gestörter Magen-Darm-Flora.

Fencheltee

Wirkt appetitanregend, verdauungsfördernd, harntreibend, schleimlösend, krampflösend und mild abführend. Bei langer (≥ 3 Monate) und überdosierter Anwendung können die enthaltenen Gerbstoffe Darmblutungen auslösen.

Dexpanthenol-Lösung

Enthält Pantothensäure, ein Vitamin, das als Co-Enzym an vielen Stoffwechselvorgängen beteiligt ist und die Epithelialisierung des Gewebes fördern soll. Ist zur Mundpflege von FG geeignet, da es geschmacksneutral ist und fast keine NW hat (nur sehr selten allergische Reaktionen möglich).

Hexetidin-Lösung

Wirkt desinfizierend und vermindert die Keimzahl im Mund- und Rachenraum. Gezielt bei Aphten und Entzündungen einsetzen. Als NW können nach längerer Anwendung Geschmacksveränderungen, Allergien, Schleimhautverätzungen und Zahnverfärbungen auftreten.

Glyzerin, Zitronenstäbchen

Glyzerin ist ein farbloser, sirupartiger, dreifacher Alkohol, der Wasser an sich bindet und somit der Mundschleimhaut Feuchtigkeit entzieht und sie austrocknet. Auch in Verbindung mit Zitrone keine sinnvolle Alternative, da Zitrone die Speichelproduktion zwar anregt, die produzierte Flüssigkeit wird jedoch vom Glyzerin gebunden und damit geschluckt. Die in Zitronenstäbchen enthaltene Zitronensäure greift zudem den Zahnschmelz an → stärker als natürliche Zitrone.

Glandosane®

Künstlicher Speichel ohne NW zur Anwendung bei Mundtrockenheit jeder Genese. Wegen des unangenehmen Geschmacks wird zum einen die aromatisierte Version mit Zitrone empfohlen, zum anderen die Lagerung im Kühlschrank, was den Geschmack etwas verbessert.

Durchführung der Mundpflege

- Vor der Mundpflege die Mundhöhle mit Spatel und Lampe inspizieren, um einen Ausgangsbefund zur Beurteilung und zum Vergleich der Pflege erheben zu können
- Bei Bedarf den NRR absaugen, um Sekret zu entfernen und Mikroaspirationen zu verhindern
- Wird das Kind über eine Sonde ernährt, die Mundpflege nach der Mahlzeit durchführen. Das Kind soll die positive orale Stimulation im Zusammenhang mit der Nahrungszufuhr erleben, da als Fernziel das Trinken aus der Flasche o.ä. besteht. Frühgeborene können z.B. auch während des Sondierens an einem mit der Pflegelösung befeuchteten Schnuller oder Watteträger saugen und lutschen
- Die Mundhöhle vollständig mit einem in der Pflegelösung getränkten Watteträger auspinseln. Ebenso kann man auch eine Péan-Klemme mit einer Kompresse verwenden oder eine Kompresse um den Finger wickeln und damit die Mundhöhle auswischen. Hierbei hat man das beste Gefühl für den aufgewendeten Druck, allerdings besteht die Gefahr der Bißverletzung bei Kindern mit Zähnen → ggf. Gummikeil einsetzen!
- Borken und Krusten können leichter entfernt werden, wenn sie ca. 30 Min. vorher mit Bepanthen®-Salbe, Butter oder Rosenhonig bestrichen wurden.

Mundpflege bei verdrahtetem Kiefer und Zähnen mit Brackets

- Atomiseur (= Munddusche) einsetzen: die Zähne werden gereinigt, das Zahnfleisch massiert und die Zahnsteinbildung gehemmt. Vor der Verwendung den Tubus blocken, während und danach den Rachen absaugen. Nach dem Entblocken noch einmal endotracheal absaugen
- Bei der kieferorthopädischen Behandlung mit sog. Brackets die Interdentalzahnbürste verwenden, um die Zahnzwischenräume zu reinigen
- Zum Schutz der Wangentaschen vor Rhagaden und Druckschäden durch die Brackets können handwarme Wachsstreifen auf die Brackets modelliert werden
- Farbige Wachsstreifen verwenden und die Anzahl der Streifen im Mund dokumentieren → Aspirationsgefahr!

Mundpflege bei erhöhter Blutungsneigung

Ab ca. 10.000/µl Thrombozyten keine Zahnbürste mehr verwenden. Bei der Inspektion der Mundhöhle nur ganz leichten Spateldruck auf die Zunge ausüben und die Mundpflege vorsichtig mit Wattestäbchen durchführen.

2

Maßnahmen zur Anregung der Speichelsekretion

- Massage: mit einem Finger oder Watteträger am oberen Zahnfleischrand zwischen dem 2. und 3. Molar entlang streichen, da dort der Ausführungsgang der Ohrspeicheldrüse mündet. Von außen die Haut über den Eckzähnen massieren
- Ätherisches Zitronenöl: 1 Tr. Zitronenöl auf das Kopfkissen oder den Schlafanzug geben
- Weitere Maßnahmen der Basalen Stimulation® (☞ 2.2).

Zähneputzen des intubierten Patienten

Zu zweit durchführen.

- Patienten informieren, Oberkörper hochlagern
- NRR absaugen
- Blockbaren Tubus kurzfristig dicht blocken
- Eine Pflegekraft führt großlumigen Katheter möglichst tief in den Rachen, ohne einen Würgereiz auszulösen, hält den unter Sog stehenden Katheter in dieser Position und beobachtet den Patienten
- Sollte sich der Kiefer nicht öffnen lassen, die Wangenmuskulatur massieren und in Höhe des Kiefergelenks leicht beklopfen. Dazu etwas Zeit nehmen, da es eine Weile dauern kann, bis sich die Kiefermuskulatur entspannt
- Eine zweite Pflegekraft putzt nun die Zähne mit einer **weichen** Zahnbürste und möglichst patienteneigener Zahnpasta nach der „rot-weiß-Technik", massiert das Zahnfleisch und spült danach den Mund mit einer Spritze und Pflegelösung aus
- Die erste Pflegekraft saugt mit dem Katheter die Spülflüssigkeit ab und achtet darauf, daß der Patient nichts aspiriert
- Nach dem Zähneputzen den Tubus ggf. entblocken, damit das Sekret aus der „Jammerecke" oberhalb des Cuffs ablaufen und dann endotracheal abgesaugt werden kann
- Lippenpflege mit Fettsalbe
- Bei oral intubierten Patienten die Tubusfixierung überprüfen, den Mundwinkel auf Druckstellen, Rhagaden oder Schwellungen untersuchen und ggf. den Tubus im anderen Mundwinkel neu fixieren.

2.1.3 Nasenpflege

Ziel: Die Nase soll sauber und borkenfrei sein, eine intakte Mikrozirkulation mit gesunder, rosiger und feuchter Schleimhaut haben und darf nicht durch Druck/Zug von Tubus und Magensonde geschädigt werden.

Indikationen

- Alle nasal und oral intubierten Patienten
- Patienten mit anderen nasalen Sonden, z.B. O_2-Sonde, transösophagealer HSM-Sonde
- Patienten mit Rhinoliquorrhoe.

Material

- Bei Bedarf dünne Absaugkatheter und unsterile Handschuhe zum Absaugen des NRR
- Frühgeborene wegen ihrer mangelnden Immunabwehr steril absaugen!
- Watteträger
- Ggf. Pflegelösung, z. B. Bepanthen®-Lösung
- Ggf. eine dünne Hydrokolloidplatte zum Hautschutz bei nasalen Sonden
- Ggf. sterile Kompressen.

Durchführung

- Die Nase nur bei Bedarf (nicht routinemäßig) mit einem dünnen Katheter absaugen
  - Bei einer Rhinoliquorrhoe, z. B. beim Schädelbasisbruch, nicht nasal absaugen. Aufsteigende Infektionen vermeiden: Naseneingang nur mit steriler Kompresse abwischen und sterile Kompresse vorlegen
- Den Katheter über den unteren Nasengang einführen. Zu starken Sog und Stochern mit dem Katheter vermeiden
- Kleine Borken oder Verunreinigungen mit Wasser oder einer Pflegelösung und Watteträger entfernen
- Bei Patienten mit nasalem CPAP bilden sich häufig festsitzende Borken im NRR, die schwierig abzusaugen sind. Tip: Nasenschleimhaut mit Bepanthen®-Lösung spülen. Dazu einen dünnen Absaugkatheter ohne Sog weit über ein Nasenloch einführen, den Sog aktivieren und danach mit einer 1 ml-Spritze einige Tropfen der Bepanthen®-Lösung in die Nase träufeln. Diese beim Abfließen in den Rachenraum mit den gelösten Borken absaugen
  - Nur unter laufender Saugung diese Spülung vornehmen und nur mit der geringsten notwendigen Menge, um eine Aspiration zu vermeiden
  - Zur Prophylaxe nach jeder Versorgung die Fixierung der Beatmungsschläuche überprüfen (☞ 4.2.1). **Tip:** Zur Orientierung ist es hilfreich, den Tubus kurz vom Beatmungssystem zu dekonnektieren; dann schauen, in welche Richtung sich der Tubus spontan dreht und dann in genau dieser Position die Schläuche fixieren
- Bei empfindlicher Haut bzw. voraussichtlich längerer Intubation die Nasenflügel mit einem dünnen Hydrokolloidverband (HCV) bekleben. Der HCV reduziert die Scherkräfte, die bei Manipulationen und Bewegungen des Tubus entstehen und schützt die Haut vor Schäden, die durch das häufige Pflasterkleben auftreten können. Der HCV bleibt so lange auf dem Nasensattel, bis er sich ablöst oder nicht mehr erforderlich ist. Das Tubuspflaster **auf** den HCV kleben. Auch bei schon vorhandenem Nasendekubitus kann der HCV verwendet werden, da er die Wundheilung unterstützt.

Bei Nasenbluten statt Nasentropfen kalte NaCl 0,9 %-Tropfen geben, ebenso bei Schwellungen der Nasenschleimhaut.

2.1.4 Augenpflege

2

Indikationen

Bei unvollständigem Lidschluß oder seltenem bis fehlendem Lidschlag sind die Augen des Intensivpatienten von Austrocknung, Hornhautulzerationen und Infektionen bedroht. Ziel der Augenpflege ist es, Schäden vorzubeugen, um dem Patienten sein „ungetrübtes" Sehvermögen zu erhalten.
Auch bei einem hirntoten Patienten, der zur Organspende freigegeben ist, muß eine sorgfältige Augenpflege durchgeführt werden. Da die Augen meist zum Schluß explantiert werden, empfiehlt es sich, vor der Abfahrt in den OP noch einmal Augensalbe einzubringen, um die Hornhaut nicht zu gefährden.

Material

- Körperwarmes NaCl 0,9% in einer Spritze oder auf einer Kompresse
- Augensalbe, -gel oder -tropfen, z.B.:
  - **Bepanthen®-AS:** Nur dann verwenden, wenn der Patient nicht sehen kann, also sediert/relaxiert ist und keine Pupillenkontrollen notwendig sind. Etwa alle 6 bis 8 Std. in den Bindehautsack einbringen
  - **Augengel:** z.B. Vidisic®-Gel; Tränenersatzgel mit hoher Viskosität, das einen lang haftenden Schutzfilm bildet und die Horn- und Bindehaut lange feucht hält. Sehr gut verträglich, erfrischend kühlender Effekt, kann unbedenklich bei Bedarf oder 4–5 x tägl. angewendet werden. Beeinträchtigt aber auch bei korrekter Anwendung vorübergehend die Sehleistung des Patienten. Andere Tränenersatzgele sind z.B. Thilo-Tears® oder Corneregel® (Dexpanthenolgel)
  - **Augentropfen:** z.B. Vidisept-N®-AT; großmolekulare Tränenflüssigkeit mit physiologischem pH-Wert, wirkt bakteriostatisch, fungistatisch und mild desinfizierend, ohne die Gefäße zu verengen, bildet einen Schutzfilm, der die Sehleistung nicht beeinträchtigt, ist gut verträglich und wird als angenehm empfunden. Anwendung bei trockenem Auge, Reizungen durch Rauch, Staub oder Licht, Erosionen der Hornhaut; 3–5 x täglich einen Tropfen in den Bindehautsack einträufeln
- Uhrglasverbände oder feuchte Kompressen können die Entstehung von Infektionen begünstigen (feucht-warme Kammer) und sind deshalb nicht zu empfehlen. Die Hornhaut kann durch Verdunstung der Flüssigkeit austrocknen → regelmäßig die Kompressen erneuern.

Durchführung der Augenpflege

Augenspülung

Auf Augenspülungen kann größtenteils verzichtet werden. Salbenreste sind nicht störend oder schädigend für das Auge.

- Den Kopf seitlich lagern und das untere Auge mit einer Kompresse vor Kontamination schützen
- Mit zwei Fingern das Augenlid spreizen und vorsichtig ohne Druck einige Tropfen warmes NaCl 0,9% in das Auge träufeln, so daß die Flüssigkeit zum

inneren Lidwinkel fließen kann. Anschließend das Lid schließen und das Auge von außen nach innen reinigen, z.B. bei verkrusteten Wimpern.

Augensalbe

- Nur bei unzureichendem Lidschluß durchführen, jedoch nicht notwendig, wenn die Lider geschlossen werden können
- In den unteren Bindehautsack einen Salbenstrang von 0,5–1 cm einführen
- Durch Lidbewegungen bessere Verteilung der Salbe
- Nie die Hornhaut berühren.

Augentropfen, -gel

Die Tube muß senkrecht über das Auge gehalten werden, um eine therapeutisch korrekte Tropfengröße zu erhalten. Eine größere Tropfenmenge übersteigt das Fassungsvermögen des Bindehautsacks, wodurch die überschüssige Flüssigkeit/das Gel die Wimpern verklebt.

2.1.5 Nabelpflege

In der Regel wird nach dem Abnabeln im Kreißsaal die Nabelschnur mit einer Nabelklemme versorgt, die nach 24–48 Std. wieder entfernt werden kann, wenn der Nabelstumpf ausgetrocknet ist. Bei FG werden sterile Nabelbändchen bevorzugt, da sie keine Druckschäden verursachen, wenn die Kinder auf den Bauch gelagert werden. Normalerweise fällt der Nabelschnurrest nach 8–10 Tagen ab.

- Bei jeder Versorgung des Patienten kann der Nabelschnurrest etwas gedreht und bewegt werde, damit er schneller abfällt
- **Normale Nabelpflege:**
  - Nabel ggf. mit NaCl 0,9 % reinigen
  - Mit Milch- oder Traubenzucker pudern und mit einer sterilen Kompresse abdecken
  - Fixieren mit Netzschlauchverband, das erspart ein schmerzhaftes Pflasterablösen
- Bei einem **schmierigen, nässenden Nabel**
  - Reinigen mit NaCl 0,9 % und eine sterile Kompresse auflegen
  - Ggf. etwas Muttermilch auf den Nabel tröpfeln
  - Silberpuder erzeugt kleine Verätzungen und darf keinen Kontakt zur umgebenden Haut haben, deshalb nicht initial verwenden
- Bei **Rötungen** um den Nabel Wecesin®-Puder einsetzen.

2.2 Basale Stimulation®

2

Das Konzept der Basalen Stimulation® wurde 1975 von Prof. A. Fröhlich entwikkelt. Als Sonderpädagoge und heilpädagogischer Psychologe arbeitet er in der Früh- und Wahrnehmungsförderung geistig und körperlich behinderter Kinder. Zusammen mit der Krankenschwester Chr. Bienstein modifizierte er dieses Konzept für den Einsatz in der Pflege.

Wahrnehmung

Die Wahrnehmung des Menschen entwickelt sich in verschiedenen Stufen, wobei die Grundelemente auch bei schwersten Störungen Bedeutung für den Patient haben.
Zu den Grundelementen gehören die vibratorische, vestibuläre und somatische Wahrnehmung.

Voraussetzung für die Durchführung basal stimulierender Maßnahmen ist die Bereitschaft des Pflegepersonals eine intensive, persönliche und trotzdem professionell distanzierte Beziehung mit dem Patienten einzugehen. Die Pflegekraft muß sich vorher im klaren darüber sein, was sie mit ihrer Pflege erreichen will (Motivation, Absicht und Stellenwert der Pflege im eigenen Verständnis), wie weit sie sich auf einen anderen, fremden Menschen einlassen kann und will.
Basale Stimulation® in der Pflege ist echte Beziehungs- und aktivierende Förderpflege, die zu einem neuen Pflegeverständnis führen kann und sich in einer ständigen Weiterentwicklung befindet. Die nachfolgend beschriebenen Tätigkeiten der Basalen Stimulation® sind keine Arbeitstechniken, die-richtig angewandt-automatisch zum Erfolg führen. Der Erfolg ist maßgeblich von der individuellen Beziehung zwischen der Pflegekraft und dem Patienten abhängig, von der Berührungsqualität und der Zuwendung, die der Patient verbal und nonverbal erfährt. Darüber hinaus vermittelt der Besuch eines Kurses für Basale Stimulation® wesentliche und hilfreiche Einsichten und Selbsterfahrungen.

Indikationen

Alle wahrnehmungsgestörten Patienten können basal stimuliert werden, z.B.
- „Bewußtlose“ Patienten
- Beatmete, analgosedierte, relaxierte Patienten
- Patienten mit einem SHT
- Patienten mit einem hypoxischen Hirnschaden
- Apalliker.

2.2.1 Somatische Stimulation

Die Haut als unser größtes Sinnesorgan bietet viele Möglichkeiten zur Basalen Stimulation®. Bei allen pflegerischen Maßnahmen immer auf eine eindeutige, flächige Berührung des Patienten achten, um ihm klare Informationen, Sicherheit und Orientierung zu geben. Schon bei der **Kontaktaufnahme** bietet sich an, ein Begrüßungsritual einzuführen: die Initialberührung.

Initialberührung

- Initialberührung: eine Hand mit sanftem Druck auf die Schulter legen und den Patienten mit einfachen Worten begrüßen
- Die Initialberührung soll immer an der gleichen Stelle erfolgen und darf nicht zu kurz sein (ca. 20 Sek.), damit der Patient diese Maßnahme wiedererkennen kann. Der Patient muß eine klare, eindeutige Information erhalten: „Da spricht jemand mit mir. **Ich** bin gemeint."
- Bei Frühgeborenen ist es sinnvoll, zur Initialberührung Kopf und Füße gleichzeitig oder einzeln zu halten. Bereits ab der 18. SSW kann sich das Ungeborene an der Uteruswand mit den Füßen abstoßen, es erfährt seine eigene körperliche Begrenzung durch das Fruchtwasser, das seinen Körper umspült sowie durch die räumliche Begrenzung und Enge mit zunehmender Schwangerschaftsdauer
- Den Körperkontakt bei der somatischen Stimulation möglichst nicht unterbrechen, da jeder Abbruch des Berührungskontaktes für den Patienten den Abbruch der Beziehung bedeutet
- Wichtig ist es, im „richtigen" Tempo zu arbeiten, d.h. im Tempo des Patienten: Je stärker die Wahrnehmung beeinträchtigt ist, desto langsamer müssen die Bewegungsabläufe sein, damit der Patient sie sinnvoll verarbeiten und nachvollziehen kann
- Am Ende der Pflegemaßnahmen mit der Initialberührung vom Patienten verabschieden und auf diese Weise Anfang und Ende einer Tätigkeit signalisieren. Danach soll der Patient eine Ruhepause erhalten.

2.2.2 Basal stimulierende Ganzkörperwäsche

- Bei der ersten GKW auf einen Zusatz verzichten, damit der Patient sich ganz auf die Bewegung und Berührung konzentrieren kann. Die Pflegekraft kann die Ursache evtl. auftretender Abwehrreaktionen oder Unruhe besser einschätzen, z.B. könnte der Patient eine Abneigung gegen den Duft haben.
- Ggf. ab der 2. GKW ein ätherisches Öl als Waschzusatz verwenden. Kontraindikationen beachten, da Kinder schon sehr stark auf kleinste Mengen ätherischer Öle reagieren, sollte damit sehr sparsam umgegangen werden. Hohes Allergierisiko!
- Auf 5 l Waschwasser 2 Tr. eines Öls zufügen
- Bei Frühgeborenen in den ersten 2–3 Wochen keinen Waschzusatz verwenden, auch keine Seifen o.ä., um das Auftreten von Allergien nicht zu unterstützen.

Danach bei intakter, reifer Haut nicht mehr als 1 Tropfen ätherisches Öl verwenden. Als Emulgatoren eignen sich etwas Salz, Zucker, Honig oder Sahne.

Beruhigende GKW

Indikationen

- Unruhige, quengelige Patienten
- Patienten mit „Durchgangssyndrom"
- Patienten mit SHT
- Relaxierte Patienten
- GKW am Abend.

Material

- Wasser mit einer Temperatur von 5–8 °C über der aktuellen Körpertemperatur
- Ggf. Lavendel-, Vanille- oder indisches Melissenöl
- Weiche, warme Handtücher und weiche Waschhandschuhe.

Durchführung

- Waschrichtung **in** der Haarwuchsrichtung
- Jede Streichung mind. 3 x ausführen, um eine neuromuskuläre Reaktion zu erzielen
- In Waschrichtung einen leichten Druck ausüben; die Hand nicht am Körper zurückführen, sondern immer wieder neu ansetzen, den Waschlappen **gut auswringen**
- Bei bewußtseinsgestörten Patienten am Rumpf beginnen. Alle Streichungen langsam, flächig und die Körperform nachmodellierend ausführen. Bei den Extremitäten z.B. nach dem linken Arm sofort den rechten Arm waschen, um eine Körpersymmetrie herzustellen. Finger und Zehen des Patienten dürfen nicht ausgespart werden, jedes einzelne Fingerglied wird differenziert erfaßt und ausmodelliert. Sobald ein Körperteil „fertig" ist, wird es mit einem warmen Tuch abgedeckt, damit auch der Patient Anfang und Ende einer Maßnahme erfährt
- Während der basal stimulierenden GKW nur wenig mit dem Patienten sprechen, damit er sich ganz auf seine Körperwahrnehmung konzentrieren kann und zur Ruhe kommt.

Belebende GKW

Indikationen

- Patienten nach Langzeitsedierung/Relaxierung
- Somnolente und „bewußtlose" Patienten
- Bei postoperativen Patienten zur Anregung und Mobilisation
- Bei der fiebersenkenden, erfrischenden GKW.

Material

- Wasser mit einer Temperatur von 5–8 °C unter der aktuellen Körpertemperatur
  Bei Frühgeborenen darf die Wassertemperatur nicht unter 37 °C liegen, da eine Hypothermie auftreten kann
- Ggf. Mandarinen- oder Limettenöl, bei Fieber Pfefferminzöl; es kann auch die patienteneigene Waschlotion/Seife verwendet werden
- Eher rauhe Handtücher verwenden, als Waschhandschuhe verschiedene Materialien anbieten wie Frottee, Luffa oder Massagebürsten.

Durchführung

- Die Waschrichtung erfolgt **gegen** die Haarwuchsrichtung → anregende Wirkung
- Jede Streichung mit sanftem Druck und mind. 3x ausführen
- Der Waschlappen darf ruhig **tropfnaß** sein, die Hand am Körper zurückführen. Entweder nach dem gleichen Schema abtrocknen oder die restliche Feuchtigkeit auf der Haut verdunsten lassen, z. B. bei fiebernden Patienten. Falls dies dem Patienten unangenehm ist, ihn mit einem dünnen Tuch zudecken
- Möglichst nonverbal mit dem Patienten kommunizieren.

Massage

Etwa ab der 2. Lebenswoche kann mit einer Ganzkörper- oder Teilmassage begonnen werden. Liebevolle Berührungen haben eine wesentliche Bedeutung für das Wohlbefinden und Sich-selbst-bewußt-sein aller Menschen, so auch erst recht für kranke Kinder. Jede Mutter wird ihr krankes Kind streicheln, in den Arm nehmen und ihm somit Sicherheit, Wärme und Geborgenheit vermitteln. Ein bißchen dieser „heilen Welt“ kann durch die intensive Zuwendung, die das Kind bei einer Massage erfährt, zurückgegeben werden. Dabei geht es nicht um professionelle Massagetechniken, sondern mehr um ein „bewußtes Streicheln“, das positive Energien freisetzt. Wenn möglich, immer die gleiche Reihenfolge und die gleiche Tageszeit beibehalten.

Material

- Das beste „Arbeitsmittel“ sind warme Hände mit kurzen Fingernägeln und eine Pflegekraft oder Mutter/Vater, die sich 15–20 Min. voll dem Kind widmen kann
- Massageöl: z. B. süßes Mandelöl, Olivenöl oder Keimöl
- Evtl. ein ätherischer Ölzusatz, z. B. Vanille, ind. Melisse oder Lavendel (2–3 Tr. auf 50 ml Trägeröl)
- Die Zimmertemperatur soll mind. 25 °C betragen, FG können auch im Inkubator massiert werden. Wo es möglich ist, können FG/NG auch unter der Wärmelampe massiert werden; darauf achten, daß die Kinder nicht ständig in die Lichtquelle sehen müssen
- Warme, weiche Tücher zum Nachruhen bereithalten.

2

Durchführung

- Während der Massage bleibt eine Hand immer am Körper des Kindes. Jede Streichung mind. 3 x ausführen. Den Körper flächig nachmodellieren: den ganzen Arm umgreifen und lange Streichungen ausführen, damit das Kind die Information erhält: „Mein Arm ist so lang und so rund und ich habe 5 Finger."
- Das Kind liegt in Rückenlage. Wie bei der GKW wird am Rumpf begonnen. Beruhigende Wirkung: die Massage **in der Haarwuchsrichtung** ausführen. Die Bewegungsabläufe entsprechen denen der basal stimulierend beruhigenden GKW, ebenso auf Einhaltung der Körpersymmetrie achten. Die Reihenfolge bleibt immer gleich, z.B. Rumpf, Kopf, Arme, Beine, Rücken. Anregende Wirkung: **gegen die Haarwuchsrichtung** massieren wie bei der basal stimulierend belebenden GKW
- Den Bauch immer im Kolonverlauf massieren: rechts am Bauch hoch, unterhalb des Rippenbogens quer zur linken Seite, dort wieder seitlich runter zur Leiste. Zusätzlich können kleine Kreise im Kolonverlauf auf den Bauch massiert werden sowie lange Streichungen beidseits vom äußeren Rippenbogen zur Leiste. Unterstützend dazu die Beine leicht anwinkeln, um die Bauchdeckenspannung zu reduzieren. Dies ist auch eine wirksame Massage bei Blähungen.

Vibratorische Stimulation

Bereits intrauterin erhält das Kind zahlreiche vibratorische Reize durch Herzschlag, Darmgeräusche, Atmung der Mutter und durch äußere Einflüsse.
Die vibratorische Stimulation bewirkt eine stärkere Selbstwahrnehmung, eine bessere Durchblutung und eine Atemanregung.

Möglichkeiten der vibratorischen Stimulation

- Känguruhen, d.h. das FG/NG liegt auf der nackten Brust der Mutter oder des Vaters und spürt deren Atmung und Wärme. Bei größeren Kindern kann sich die Mutter dazu ins Bett legen, um es sanft in ihren Armen zu wiegen
- Manuelle Vibration am Thorax oder maschinelle Vibration mit der elektrischen Zahnbürste/Vibrax
- Das „Diddeln" aus der Kinästhetik: das Kind liegt ausgestreckt, eine Hand auf die höchste Stelle des Kopfes **oder** unter die Fußsohlen legen und mit einer hohen Frequenz rhythmisch dagegendrücken. Diese leichten „Druckwellen" strömen durch den ganzen Körper und können besonders bei unruhigen Kindern sehr beruhigend wirken
- Atemstimulierende Einreibung (ASE) nach Bienstein:
  - Das Kind liegt auf dem Bauch oder in der 135°-Lage
  - Etwas Öl auf dem Rücken verteilen und danach beide Handflächen seitlich neben die Wirbelsäule legen
  - Beide Hände vom Nacken abwärts an der Wirbelsäule vorbei nach außen zur Thoraxseite führen und in diese ausstreichende Bewegung einen leichten Druck geben. Ohne die Hände vom Körper zu nehmen diesen imaginäre Kreis schließen, indem sich die Hände in der Aufwärtsbewegung ohne Druck wieder der Wirbelsäule nähern (☞ Abb. 2.1)
  - Danach mit beiden Händen etwas tiefer ziehen und wieder mit der ausstrei-

chenden Bewegung nach außen beginnen. Am Steiß angelangt, die Hände **nacheinander** wieder an den Nacken legen und die Einreibung neu beginnen. Vorgang 5–8x wiederholen

- Bei Jugendlichen überträgt die Pflegekraft ihren eigenen Atemrhythmus auf den Patient: bei jeder **Ausatmung** den Thorax seitlich lang ausstreichen, bei jeder **Einatmung** den Kreis mit einer kleinen Bewegung aufwärts schließen. Bei kleineren Kindern muß man einen adäquaten Rhythmus finden, mit dem das Kind zurecht kommt.

Während der ASE kann der Patient nicht aus dem vorgegebenen Atemrhythmus ausbrechen, seine eigene Atmung wird ihm bewußter, die einzelnen Atemzüge tiefer und das Atemminutenvolumen größer.

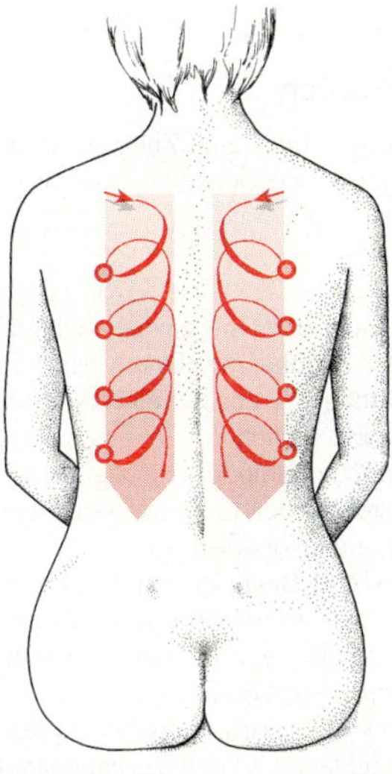

Abb. 2.1: ASE [A 300-157]

Vestibuläre Stimulation

Bei bettlägerigen Patienten tritt schon nach kürzester Zeit eine Wahrnehmungsreduktion und sogar eine Reduktion der kognitiven Leistung auf, da wegen des eingeschränkten Blickfelds das Reizangebot reduziert wird, wodurch das Gehirn nicht mehr ausreichend gefordert und stimuliert wird. Die nicht benötigten Gehirnanteile liegen nun „brach".

Ziel der vestibulären Stimulation ist es, dem Patienten Orientierung über seine Lage im Raum zu geben, was sein Blickfeld und somit sein visuelles Reizangebot vergrößert und eine wesentliche Voraussetzung zur erfolgreichen Mobilisation ist.

2

Maßnahmen

- Alle Lagerungswechsel bewirken eine Stimulation des Gleichgewichtsorgans: so früh wie möglich durchführen
- Schaukelbewegungen, z.B. durch das Wiegen des Patienten auf der Matratze oder mit einer Hängematte, die im Inkubator, Wärme- oder Gitterbett befestigt wird
  - Früh- und Neugeborene gut beobachten, ob ihnen das Schaukeln in der Hängematte gefällt, da sie die Bewegung und Geschwindigkeit nicht selbst steuern können. Intrauterin dagegen konnten sie ihre Lage selbständig verändern und der Lageveränderung der Mutter anpassen
  - Dem Kind mehr Sicherheit vermitteln: die ersten Schaukelbewegungen in vertikaler Achse durchführen, d.h. vom Kopf zu den Füßen. Während des Schaukelns hält eine Hand der Eltern oder der Pflegekraft das Kindes am Rücken.

Orale Stimulation

Orale Stimulation fördert die Mund- und Zungenwahrnehmung. Nach Bienstein ist eine zunehmende Zungenbeweglichkeit ein wichtiges Indiz für die Vigilanz des Patienten.

Durchführungsbeispiele

- Lippen mit einer duftenden Lieblingsspeise bestreichen, z.B. mit Tomatensoße, Fruchtmarmelade, Schokolade. Durch den wiedererkannten, positiven Geruch der Speise das Interesse des Patienten wecken, sein Mund öffnet sich und mit seiner Zunge leckt er sich vorsichtig die Lippen ab. Wenn der Mund offen ist, schrittweise mit der Mundpflege beginnen:
  - Zuerst die Zahnbürste mit der Lieblingsspeise bestreichen und damit den ganzen Mundinnenraum erforschen
  - Dann die Zahnbürste ohne Belag verwenden, bis schließlich mit der patienteneigenen Zahnpasta die Zähne geputzt werden können
- Wattestäbchen in das Lieblingsgetränk eintauchen und einfrieren. Damit den gesamten Mundinnenraum massieren
- Zum Beginn des Eß- und Schlucktrainings eine Apfelschnitte in eine Kompresse rollen und in den Mund legen, so daß der Patient auf dem Apfel kauen kann. Das fördert die Speichelsekretion. Die Kompresse verhindert die Aspiration kleiner Apfelstückchen und muß von außen greifbar sein, ein Zipfel der Kompresse hängt aus dem Mund. Den Patienten bei dieser Maßnahme nicht unbeobachtet lassen.

Hilfestellung beim Essen eingeben

Voraussetzung für das physiologische Saugen, Schlucken und Kauen ist eine gute Nackenstreckung. Hierfür benötigt das Kind eine korrekte Lippen-, Zungen- und Wangenaktivität sowie eine gute funktionelle Steuerung im Rachenbereich, damit das Schlucken und Atmen koordiniert werden kann. Unterstützende Maßnahmen hierzu (☞ Abb. 2.2a und b):

- Mit einer Hand flächig um den Hinterkopf des Kindes greifen und einen leicht

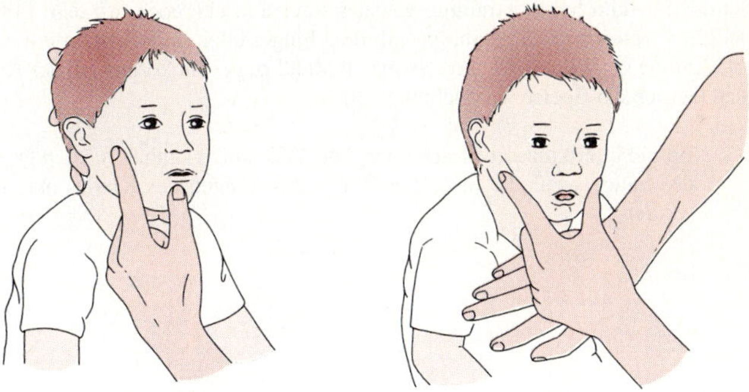

Abb. 2.2a und b: Unterstützen beim Essen eingeben [A 300-157]

rhythmischen Zug nach kranial ausüben. Gleichzeitig mit der zweiten Hand das Sternum leicht nach hinten und unten drücken. In der Regel gelingt die Einstellung des Kopfes über den Zug am Hinterkopf sehr gut, so daß die zweite Hand auf dem Sternum zum Füttern frei wird

- Braucht das Kind sowohl die Hilfe des Drucks am Sternum als auch die am Hinterkopf, mit einer Hand den Zug am Hinterkopf ausüben, mit der zweiten Hand die Flasche bzw. den Löffel in den Mund führen. Gleichzeitig mit dem Kleinfingerballen bzw. dem Unterarm derselben Hand auf das Sternum drücken
- Das Kind wird an beiden Gesäßknochen belastet, z.B. durch eine aufrechte Sitzposition, ggf. noch durch ein kleines Sitzpolster verstärken, die Füße sollen auf einer festen Unterlage stehen/aufliegen. Beim Füttern das FG/NG in der Hüfte beugen, wodurch der Po mehr belastet wird, die Beine liegen auf dem Arm oder Bein der Pflegekraft; im Inkubator entsprechend unterlagern
- Bei Beginn mit dem Eß- und Schlucktraining muß die Nahrung passiert, aber dennoch von fester, trockener Konsistenz sein. Zum einen kann hierdurch das Kind besser wahrnehmen, daß es etwas im Mund hat und zum anderen wird das Verschlucken der Nahrung erschwert
- Beim Essen eingeben mit dem Löffel können primitive Reaktionen ausgelöst werden, wenn der Löffel an der Oberlippe abgestreift wird. Deshalb einen flachen, breiten und nicht zu großen Löffel verwenden. Die Nahrung mit einem gleichmäßigen Druck auf die Mitte der Zunge eingeben, so daß der Mundschluß erfolgen kann und das Kind die Nahrung selbständig vom Löffel abnimmt. Beim Herausnehmen des Löffels ist ein guter Mundschluß unbedingt notwendig, damit die Zunge aktiv werden kann und die Nahrung nicht aus dem Mund läuft
- Während des Essens den Mund nicht ständig abwischen, auch wenn die Kinder vermehrt speicheln. Die ständigen Wischbewegungen verstärken eine pathologische Mundmotorik. Besser und wesentlich effektiver ist das gelegentliche Abtupfen des Mundes mit einem deutlichen Druck. Zwischendurch den Mund kontrollieren

- Ist das Eß- und Schlucktraining weder mit der Flasche noch mit dem Löffel möglich, versuchen, die Nahrung mit dem Finger oder bei FG/NG mit einem in Nahrung getränkten Watteträger in den Mund zu geben. Vorher soll das Kind den Geruch der Speise wahrnehmen können.

Beim Füttern mit der Flasche (☞ Abb. 2.3a und b) kann durch den Druck des Saugers auf die Mitte der Zunge das Saugen des Kindes aktiviert werden

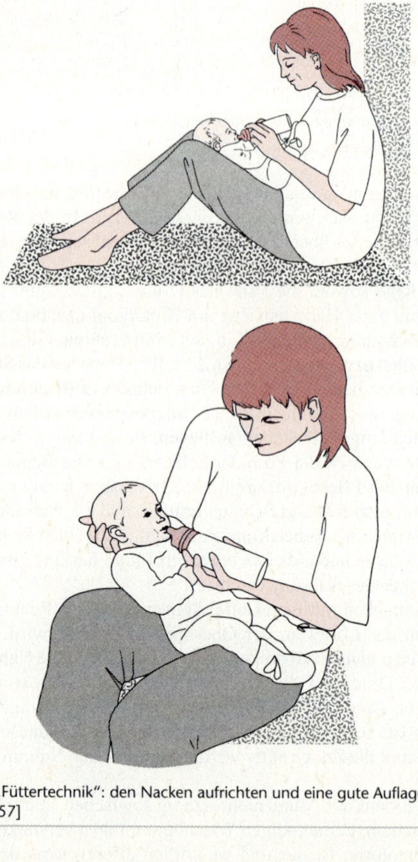

Abb. 2.3a und b: „Füttertechnik": den Nacken aufrichten und eine gute Auflage für das Gesäß schaffen. [A 300-157]

Auditive Stimulation

Auf der Intensivstation gibt es eine Fülle von Geräuschen. Dieser Lärmpegel ist für uns Pflegekräfte zur Routine geworden. Wir nehmen nur noch selektiv davon abweichende Geräusche wahr. Der Patient ist diesem Lärm hilflos ausgeliefert, er kennt nicht die Ursache und kann die Eindrücke somit nicht sinnvoll verarbeiten oder sich ihnen entziehen.
Um ihm in dieser Situation Sicherheit und Orientierung zu geben, auf eine klare, eindeutige Sprache achten und mit Körperkontakt unterstützen (☞ 2.2.1 Initialberührung). Dabei möglichst alle unnötigen Geräuschquellen ausschalten und sich nicht mit mehreren Personen gleichzeitig im Zimmer unterhalten.

Möglichkeiten der auditiven Stimulation

- Lieblingsmusik mit Cassettenrecorder vorspielen. Musik nicht zu laut stellen, also nicht nach **unserem** aktuellen Empfinden. Für den Patienten ist es angenehmer, die Musik leise zu hören. Wenn die Musik zu laut ist, zieht sich der Patient innerlich zurück. Deshalb den Walkman® nur auf das Kopfkissen legen und nicht auf die Ohren setzten, weil sich der Patient sonst der Beschallung nicht entziehen kann
- Ebenfalls kann auch eine vertraute Stimme abgespielt werden. So kann z.B. die Mutter oder der Vater eine dem Kind bekannte Gute-Nacht-Geschichte auf das Tonband sprechen, das dann dem Kind am Abend vorgespielt wird. Oder man nimmt ein anderes positives, bekanntes Geräusch auf Band auf, z.B. das Bellen des Hundes zu Hause, bei Kindern, die das Wasser lieben, Meeresrauschen o.ä.
- Wenn Eltern für ihr Kind im Inkubator eine Spieluhr kaufen möchten, darauf hinweisen, daß sie eine ruhige, langsame und leise Melodie auswählen. Viele Spieluhren sind viel zu hektisch im Tempo und zu laut für Frühchen. Laute Spieluhren mit einem Tuch umhüllt in den Inkubator legen. Die Spieluhr nicht unmittelbar während oder nach einer unangenehmen, schmerzhaften Maßnahme aufziehen. Sonst wird das Kind darauf konditioniert, daß die Musik immer im Zusammenhang mit etwas Negativem steht
- Mit der Musiktherapie kann auch zu komatösen Patienten Zugang gefunden werden. Die Musik richtet sich z.B. nach dem Atemrhythmus des Patienten, macht die In- und Exspiration mit Tönen hörbar, so daß fast ein „Zwiegespräch" mit dem Musiktherapeuten entsteht. Gleichzeitig wird das Körperbewußtsein gefördert und die „Seele gestreichelt".

Visuelle Stimulation

Fehlerquellen im Alltag

- Spielzeug und Kuscheltiere werden häufig am Kopfende des Bettes plaziert. Dort kann sie das Kind jedoch nicht sehen, ohne sich zu überstrecken. Hierdurch wird eine opisthotone Haltung gefördert
- Fotos, die ans Fenster oder an die Wand geklebt werden, können häufig nicht wahrgenommen werden: ungünstige Blickrichtung, zu große Distanz, Gegenlicht

- Bei Mobiles können die Figuren meist nur von unten betrachtet werden → viele Mobile-Figuren sind von dieser Perspektive aus in ihrer Eindimensionalität nicht mehr zu erkennen.

Begünstigende Faktoren zur visuellen Stimulation

- Frühgeborene, Neugeborene und wahrnehmungsgestörte Patienten brauchen eine kurze Blickdistanz von ca. 20 cm
- Spielzeuge in Augenhöhe hängen oder dem Kind in die Hand geben. Viele Kuscheltiere sind auch sehr gute Lagerungshilfsmittel
- Mobile über dem Fußende des Bettes befestigen oder horizontal schwebende Figuren, z.B. Schmetterlinge aufhängen, damit das Kind aus diesem schrägen Blickwinkel etwas erkennen kann
- Frühgeborene nehmen am besten starke Kontraste wahr, z.B. grafische schwarz-weiß-Muster auf Tüchern
- Inkubatoren und Wärmebetten mit Tüchern abdunkeln, die in warmen Rottönen gehalten sind und das Licht durchstrahlen lassen
- Häufig in aufrechte Körperpositionen lagern, damit das Kind seine Umgebung visuell erforschen kann. Ggf. auch die Position des Bettes im Zimmer verändern
- Bei größeren Kindern darauf achten, daß sich eine gut lesbare Uhr im Zimmer befindet, damit sich das Kind zeitlich orientieren kann.

Taktil-kinästhetische Stimulation

Häufig sind die Patienten auf der Intensivstation nicht in der Lage, ihre Umgebung zu **begreifen**. Dabei spielt gerade das Berühren, Betasten und in den Mund stecken in der Umgebungswahrnehmung der Kinder eine große Rolle. Besonders neurologische Patienten zeigen oft Zeichen der Autostimulation wie Nesteln an der Bettdecke oder am eigenen Körper, den Kopf hin und her werfen, permanente Schaukelbewegungen oder Zähneknirschen. Diese Autostimulationen sind für uns Signale, daß dem Kind etwas fehlt, daß es eine bestimmte Reizbefriedigung braucht. Um diesen Autostimulationen und Reizdefiziten vorzubeugen, möglichst frühzeitig die restliche Aktivität des Kindes fördern und unterstützen.

- Geführte Waschungen anbieten, d.h. das Kind hält den Waschlappen selbst in der Hand, die von der Pflegekraft geführt wird. Jedes Material zuvor zum Kennenlernen und Betasten in die Hand geben, z.B. Seife, Bürste, Waschlappen
- Mit den Händen des Patienten seinen Körper betasten. Beim Lagern darauf achten, daß beide Arme zueinander geführt werden, evtl. mal die Hände ineinander legen
- Bei Frühgeborenen die Hände zum Mund führen, da auch schon intrauterin am Daumen gelutscht wird
- Zum Lagern und zur Stimulation verschiedene Materialien in die Hände geben und mit der Hand hochheben, damit der Patient auch ein Gespür für das Gewicht des Materials bekommt: Fell, Holz, Steine, Tannenzapfen, Schnee, Eis etc.

Literaturhinweis:
Video und Broschüre zur Basalen Stimulation bei Frühgeborenen: Penaten-Infothek „Basale Stimulation: Erste Kontakte/Frühe Erfahrungen“ von Prof. Dr. päd. A. Fröhlich, A. Gebel-Schürenberg, Prof. Dr. med. B. Roth; Hrsg. Johnson&Johnson, Düsseldorf 1997
Nydahl: Basale Stimulation-Neue Wege in der Intensivpflege, Ullstein Medical
Chr. Bienstein: Bewußtlos, Verlag Selbstbestimmtes Leben, 1994

2.3 Prophylaxen

Primäre Prophylaxe: Erkennen, Begrenzen und Verringern von Krankheitsursachen.

2.3.1 Dekubitusprophylaxe

Intensivpatienten sind aufgrund von Immobilität, schlechter peripherer Perfusion und Bewußtlosigkeit extrem dekubitusgefährdet (Dekubitus (lat.) = Aufliegen). Tritt bei diesen Patienten kein Dekubitus auf, spricht das i. d. R. für eine qualitativ gute Pflege. Dekubitus muß wiederum kein Pflegefehler sein, z. B. bei Reanimationen.
Durch einen anhaltenden Druck von über 25 mmHg auf das betroffene Gewebe kommt es zur Minderperfusion mit mangelnder Sauerstoff- und Nährstoffaufnahme (Abb. 2.4). Es entsteht ein Dekubitus.

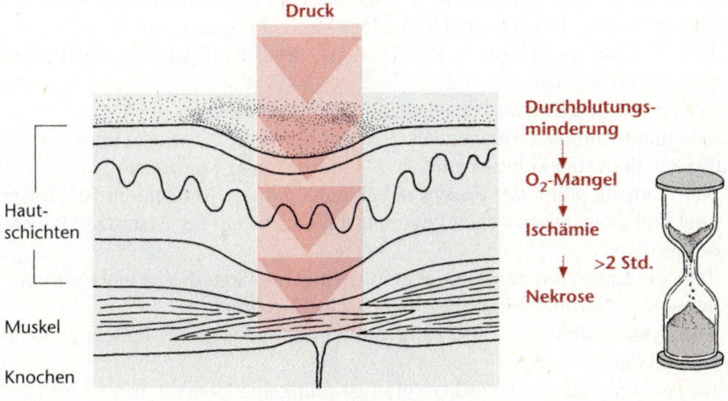

Abb. 2.4: Entstehung eines Dekubitus [A 300-157]

2

Schweregrade

Grad 1 Die Haut ist gerötet, nach Druckentlastung verschwinden die Symptome
Grad 2 Es entstehen oberflächliche Hautdefekte, evtl. mit Blasenbildung
Grad 3 Haut- und Weichteilschäden bis auf das Periost, Muskeln und Sehnen sichtbar
Grad 4 Trockene oder sezernierende Nekrose, Knochen sind beteiligt.

Lokalisation

Alle Körperstellen sind dekubitusgefährdet (☞ Abb. 2.5), einige davon jedoch besonders stark → Hinterkopf, Schulterblätter, Kreuz- und Steißbein; Fersen, Ellenbogen, Beckenrand, Knie, Fußknöchel, Ohrmuschel und Wangenknochen. Ränder von Gipsverbänden sind ebenfalls gefährdet. Ein Dekubitus kann auch im Bereich von Kathetereintrittsstellen, z. B. Magensonde, Nasensonde, Tubus und Blasendauerkatheter auftreten.

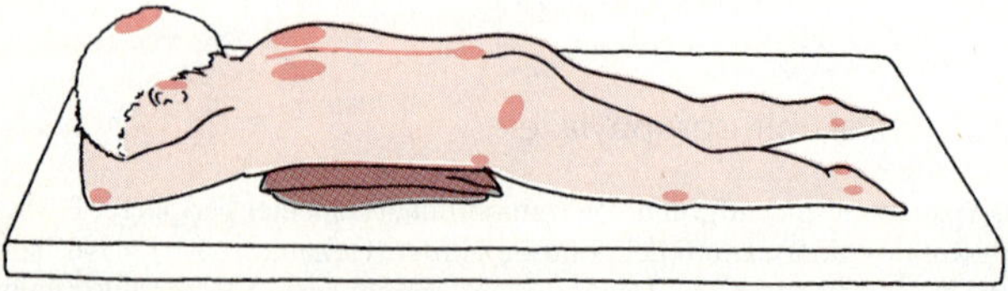

Abb. 2.5: Dekubitusgefährdete Stellen [A 300-157]

Prophylaktische Maßnahmen

Lagerung

- Regelmäßig 2–4stdl. umlagern, je nach Zustand des Patienten → wechseln zwischen Bauch-, Rücken- und Seitenlage (☞ 2.4 Lagerungen)
  💡 Je schlechter die periphere Perfusion ist, desto häufiger muß der Patient umgelagert werden
- Entsprechend den Ressourcen des Patienten mobilisieren
- Antidekubitusmatratzen anwenden, z. B. Schaumstoffmatratzen, Gelmatratzen und spezielle Antidekubitusbetten von Clinitron® oder Mediscus®
  💡 Nur sinnvoll, wenn der Patient unbekleidet auf der Antidekubitusmatratze liegt und keine zusätzlichen Lagerungshilfsmittel auf der Matratze verwendet werden
  - Falls ein Laken auf der Antidekubitusmatratzen liegt, dieses nicht einspannen → ein gestrafftes Laken erhöht den Auflagedruck
  - Eine Antidekubitusmatratze ist nicht mehr nötig, wenn der Patient gelagert werden darf
- Darauf achten, daß die Unterlage glatt ist und keine Überwachungskabel am oder sogar unter dem Patienten liegen
- Nach Möglichkeit viel Körperfläche auflegen, um eine Druckverteilung zu erzielen

- Nicht Haut auf Haut lagern → Intertrigogefahr
- Keine ringförmige Hohllagerung verwenden, z.B. Fersenringe, da es zu einer zirkulären Abbindung kommen kann.

Hautpflege

- Hautdurchblutung durch kühle Waschung mit anschließend kräftigem Frottieren anregen
- Auf trockene Haut achten, Wäschewechsel bei starker Schweißbildung
- Haut mit Hautschutzsalben je nach Indikation eincremen
- Haut beim Lagern nicht verzerren → Scherkräfte führen zu Hautdefekten
- Schutz der Haut mit Hydrokolloidalverband, vor allem am Steiß und im Bereich von Kathetern (☞ 3.1.2 HCV)
  Der Hydrokolloidalverband reduziert die Scherkräfte, z.B. beim Umlagern des Patienten. Er kann aber einen Dekubitus nicht verhindern
- Regelmäßiges Umkleben der Katheter mit Seitenwechsel, z.B. Nasenloch für Nasensonde einmal pro Schicht wechseln, Blasenkatheter im Wechsel rechts und links fixieren, ebenso die Fixation oraler Tuben vom rechten zum linken Mundwinkel wechseln.

Ernährung

Auf eiweiß- und vitaminreiche Ernährung achten und ausreichend Flüssigkeit zuführen.

2.3.2 Pneumonieprophylaxe

Immobilität, OP-Wunden, Abwehrschwäche und Bewußtlosigkeit sind Risikofaktoren, die das Entstehen einer Pneumonie begünstigen. **Ziel** der Prophylaxen: die Expektoration, die Ventilation und das Tidalvolumen zu verbessern.

Expektoration

- Patienten zum Husten anregen, entweder spontan oder durch Absaugen des Nasen-Rachen-Raumes
- Bei frischoperierten Patienten auf ausreichende Analgesie achten
- Leichter Gegendruck auf die OP-Wunde durch Pflegekraft, Patient oder Elternteil können die Schmerzen beim Husten vermindern
- Inhalation mit NaCl 0,9% evtl. mit Zusatz von sekretolytischen Medikamenten, z.B. Mucosolvan® oder Tacholiquin® (☞ 2.6.4 Inhalation)
- Warmluftvernebler zur Anfeuchtung der Atemluft
- Vibrieren aller Lungenbezirke von lateral nach medial in Richtung Lungenhilus (☞ 2.6.1 Vibration)
- Falls möglich ausreichend Flüssigkeit zuführen → Einschränkung z.B. bei Herzinsuffizienz.

Lungenbelüftung und Tidalvolumen

- Frühzeitig mobilisieren → Aufsetzen, Aufstehen
- Patienten zum tiefen Durchatmen anregen

2

- Bei Kindern kann dies spielerisch erfolgen: z. B. Seifenblasen machen, durch einen Strohhalm in ein gefülltes Wasserglas pusten und Blubberblasen erzeugen (dabei versuchen eine lange Exspiration zu erzielen), Watteballchen wegblasen, Musizieren durch das Blasen in eine Wasserflasche und Lieder singen
- Beatmungsinhalation, z. B. mit Inhalog®

O_2-Nasensonden mit hohem Flow können zu obstruktiven Atembehinderungen oder sogar zu Apnoen führen

- Atemstimulierende Einreibung (☞ 2.6.3)
- Kontaktatmen (☞ 2.6.2)
- Brustwickel zur Sekretlösung und zum Fördern der Durchblutung, z. B. mit Zitronensaft → Wassertemperatur 40–50 °C, Einwirkzeit 30 Min.
- Regelmäßig Lagerung zwischen Bauch-, Seiten- und Rückenlage wechseln; atemerleichternde Lagerungen anwenden, um eine optimale Belüftung aller Lungenbezirke zu erzielen (☞ 2.4 Lagerungen)
- Zwerchfellentlastung durch leichte Oberkörperhochlagerung. Ein geblähtes oder sogar gespanntes Abdomen vermeiden, da es zu Beeinträchtigungen der Atmung kommt → Bauchmassage, feucht-warme Bauchwickel, Darmrohr oder Einläufe zur Entlüftung und Stuhlförderung.

2.4 Lagerungen

Alle Lagerungen werden nach den kinästhetischen Prinzipien durchgeführt, bei Unsicherheiten stehen i. d. R. die Krankengymnasten gerne mit Rat und Tat zur Seite.

Trendelenburg-Lagerung

Die Trendelenburg-Lagerung oder auch Schocklage wird bei akutem Kreislaufversagen angewandt, sofern dieses mit einer zentralen Hypovolämie einhergeht.

- Beine des Patienten erhöht lagern, um den venösen Rückfluß zum Herzen und damit die kardiale Vorlast (ZVD ↑) zu erhöhen. Entweder ein Kissen unter die angewinkelten Beine legen oder das Bett in die Trendelenburg-Position bringen: das Fußteil anheben und den Patienten in seiner gesamten Längsachse in die Kopftieflage bringen

Bei Kopfverletzungen mit Blutungen, erhöhtem Hirndruck oder Lungenblutungen sowie beim kardiogenen Schock die Trendelenburg-Lagerung **nicht** anwenden!

Pneumonielagerung

- Das Kind in Rückenlage mit ca. 30° erhöhtem Oberkörper lagern
- Knickpunkt des Bettes mit dem Knickpunkt des Körpers vergleichen. Bei physiologischer Lagerung, d. h. Bettknick = Körperknick, vergrößert sich das Lungenvolumen um 50–60 %. Rutscht das Kind ständig tiefer, ein Handtuch als kleine Sitzfläche unter das Gesäß schieben und ein zweites, zusammengeroll-

tes Tuch als „zweite Wirbelsäule“ vertikal an den Rücken legen → beide Maßnahmen erhöhen die Stabilität dieser Lage
- Den Kopf leicht reklinieren, was die Aktivität der Atemhilfsmuskulatur fördert und den Thorax etwas dehnt. Ggf. zusätzlich eine Thoraxrolle unter die Schulterblätter schieben. Die Arme und Knie unterpolstern und beugen, hierdurch entspannt sich die Bauchmuskulatur, die Zwerchfellbeweglichkeit steigt und verhindert ein Abrutschen des Patienten.

T-Lagerung

Die T-Lagerung basiert auf dem Prinzip der Hohllagerung. Sie fördert die Atmung durch eine Dehnung des gesamten Brustkorbes im Mediastinalbereich und dient der Dekubitusprophylaxe, wenn die Schulterblattspitzen oder der hintere Rippenbogen gefährdet sind.
- Zwei Kissen zu „Schiffchen“ formen und so aufeinander legen, daß sie sich wie ein „T“ überkreuzen
- Das untere Querkissen unter die Achseln legen, das obere Längskissen endet am Steißbein (hohe Druckbelastung). Der Patient liegt mit der Wirbelsäule auf dem oberen Kissen, die Schulterblattspitzen und der seitliche Rippenbogen liegen frei. Den Kopf separat unterstützen
- Die T-Lagerung kann im Sitzen als auch im Liegen durchgeführt werden.

A-Lagerung

Die A-Lagerung (☞ Abb. 2.6a), auch umgekehrte V-Lagerung, basiert ebenfalls auf dem Prinzip der Hohllagerung. Hierbei wird der basale Bereich der Lunge gedehnt, wodurch die Flankenatmung gefördert wird. Gleichzeitig wird die dekubitusgefährdete Wirbelsäule entlastet, allerdings erhöht sich das Dekubitusrisiko im Sakralbereich. Deshalb ist diese Lagerung nur zur kurzzeitigen Entlastung und zur Physiotherapie geeignet.
- Zwei Kissen zu „Schiffchen“ formen und so ins Bett legen, daß sich die unteren Spitzen überkreuzen. Der Patient liegt ab dem Steißbein auf dem Kissen, wobei die Flanken frei liegen. Den Kopf separat unterstützen
- Die A-Lagerung kann im Sitzen als auch im Liegen durchgeführt werden.

V-Lagerung

Die V-Lagerung (☞ Abb. 2.6b) basiert auf dem Prinzip der Hohllagerung. Sie fördert die Lungenspitzenatmung und damit die Belüftung der oberen Lungenanteile. Sie entlastet gleichzeitig den Sakralbereich, so daß eine Dekubitusprophylaxe erfolgt. Zudem bietet sie dem Patienten eine hohe Stabilität und Sicherheit.
- Zwei Kissen zu „Schiffchen“ formen und so ins Bett legen, daß sich die oberen Spitzen überkreuzen
- Der Patient liegt ab dem 3. HWK auf den Kissen, wobei Hals und Kopf frei liegen. Den Kopf separat unterstützen. Die Arme auf den seitlich herausragenden Enden der Kissen lagern. Die Wirbelsäule liegt frei und der Oberkörper ist optimal gedehnt
- Die V-Lagerung kann im Sitzen als auch im Liegen durchgeführt werden.

2

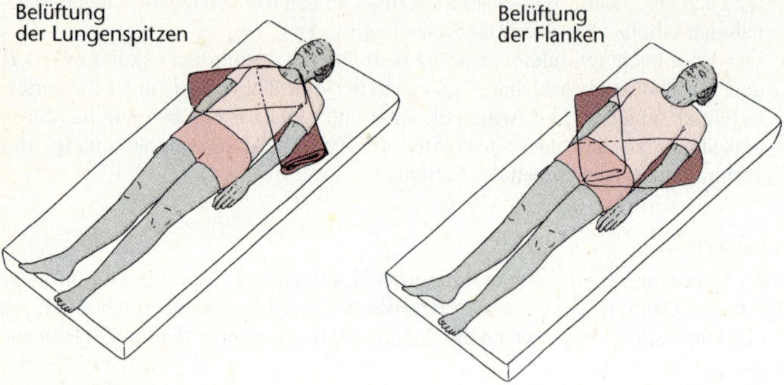

Abb. 2.6: A-Lagerung und V-Lagerung [A 300-157]

30-Grad-Lagerung

Die 30-Grad-Lagerung ist eine einfache und sehr effektive Lagerung zur Dekubitus-Prophylaxe (☞ Abb. 2.7a).

- Den Körper **auf** der Matratze durch Kissen oder andere Lagerungshilfsmittel um 30° in seiner Längsachse drehen. Hierdurch verlagert sich der Druckpunkt des Körpers, d.h. die Körperstelle mit der höchsten Gewichtsbelastung
- Die 90-Grad-Seitenlage nach Bobath ist nur kurzzeitig zu empfehlen, da sie den Trochanter major sehr stark mit Druck belastet → Dekubitusgefahr ↑. Die 90-Grad-Seitenlage fördert besonders bei SHT und Zerebralparesen (Hemiplegie) die Wahrnehmung der aufliegenden Körperseite.

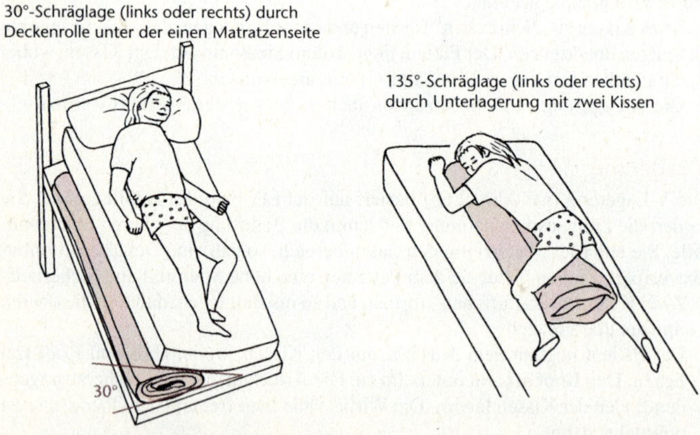

Abb. 2.7: 30° und 135° Schräglage [A 300-157]

135-Grad-Lagerung

- Den Patienten über die stabile Seitenlage auf zwei Lagerungskissen drehen, so daß das untere Bein gestreckt ist und der untere Arm leicht angewinkelt am Körper liegt. Der obere Arm umgreift das Kissen, der Unterarm liegt auf der Matratze (☞ Abb. 2.7b)
- Das obere Bein in der Hüfte und im Kniegelenk ca. 90° anwinkeln und auf das zweite Kissen lagern, wobei der Unterschenkel jedoch auch wieder auf der Matratze liegt
- Den Kopf auf das Kissen legen, darauf achten, daß er nicht nach hinten abrutscht. Ggf. ein zweites Kissen zum Abstützen an den Hinterkopf legen, damit auch der Patient ein sicheres Gefühl dabei hat.

Schiefe Ebene

- Eine zusammengerollte Decke unter die gesamte Längsseite der Matratze einbringen, dadurch wird die Matratze um 15–20° gekippt. Die entlastete Körperhälfte wird besser durchblutet, die oben liegende Lungenseite besser belüftet. Der Druckpunkt wird verlagert und das Dekubitusrisiko gesenkt, ohne daß der Patient umgelagert werden muß. Deshalb ist der Einsatz der schiefen Ebene besonders in der Nacht zu empfehlen, in der der Patient eine möglichst ungestörte Ruhephase haben soll
- Die schiefe Ebene kann auch in sitzender und aufrechter Position durchgeführt werden
- Der Wechsel der Matratzenseite erfolgt ca. alle 2 Std.

Frühgeborenenlagerung

Das zu früh geborene Kind kommt in ein völlig fremdes Milieu: Der Inkubator ist trocken, laut, hell, reizintensiv und thermisch relativ instabil. Diese Umgebung bietet dem FG keine idealen Voraussetzungen mehr, eigene Bewegungen zu üben, da das zu früh geborene Kind nur wenig bis keine Muskelspannung hat und sich somit kaum gegen die Schwerkraft bewegen kann. Hieraus ergibt sich ein Bewegungs- und Übungsdefizit, das die typische „Frühchenhaltung" zur Folge hat. Zudem fehlt die körperlich-emotionale Verbindung zur Mutter, was für beide Seiten, Mutter und Kind, sehr belastend ist. Am sinnvollsten bei der Lagerung von Frühchen sind besonders die Bauch- und Rückenlage, weil aus diesen Lagen heraus eine normale Bewegungsentwicklung entgegen der Schwerkraft erfolgt.

Ziele der Frühgeborenenlagerung

- Bewegung der Extremitäten zur Körpermitte und -achse, damit die Stützaktivität auf die Unterlage ermöglichen und unterstützen
- Eigenaktivität des Kindes fördern
- Begrenzungen schaffen, die Körperselbstwahrnehmung (Propriozeption) fördern
- Sicherheit und Geborgenheit, „Nestwärme" vermitteln
- Körpertiefen und -breiten positiv beeinflussen, z.B. die Kopfform.

Nestlagerung

Bei dieser Lagerung in Rücken- oder Seitenlage den gesamten Körper von einem Kissen begrenzen, z.B. mit einem Corpomed®-Kissen. Als Lagerungshilfsmittel eignen sich mit warmen Wasser gefüllte Handschuhe, die latexfrei sein sollten (Latexallergien).

- In der Rückenlage liegen Kopf und Rücken auf der Unterlage auf, den Kopf dabei mit dem Kissen umschließen
- Beide Arme ab der Schulterhöhe mit dem Kissen unterpolstern und die Bewegung zur Körpermitte ermöglichen
- Die Beine angewinkelt auf das Kissen legen, dabei müssen die gesamten Unterschenkel aufliegen. Das Kissen so zu den Knien modellieren, daß die Beine nicht abduzieren.

Seitenlage

- In der Seitenlage das Corpomed®-Kissen vom Kopf ausgehend am Rücken entlang um den Körper legen. Dabei das Kissen an der Vorderseite zwischen den Beinen durchziehen und in Brusthöhe enden lassen
- Das obere Schulterblatt darf nicht nach hinten kippen, den Rücken deshalb in seiner ganzen Breite gut unterstützen. Diese Unterstützung darf nicht punktuell erfolgen, da sie einen Opisthotonus fördern kann
- Schultern und Arme nach vorne bringen, dabei besonders auf die unten liegende Schulter achten. Hier könnte es durch die Auflage des Eigengewichts zu Durchblutungsstörungen kommen
- Das oben liegende Bein mit dem Fuß komplett unterlagern
- Ggf. den Kopf mit einem kleinen Kissen oder gerollten Tuch in Achsenstellung bringen.

Bauchlagerung auf einem Steg

Der Steg besteht aus einer auf Thoraxbreite des Kindes zusammengefalteten Windel oder aus einem Corpomed®-Kissen, sofern die Breite passend ist.

- Das Kind in Bauchlage auf den Steg legen, wobei der Steg kurz unterhalb vom Gesäß endet. Der Kopf muß eine genügend große Auflagefläche haben, damit das Kind sich sicher fühlen kann. Ggf. an den Hinterkopf ein zweites Kissen zum Abstützen legen
- Die Füße zur Spitzfußprophylaxe nicht in Ringe legen, da durch das Anheben der Unterschenkel eine Hebelwirkung auf die Hüfte entsteht und die Aktivität des Kindes gebremst wird → **Ausnahme:** die Fußringe liegen nicht höher als der Steg
- Anschließend das Kind mit einem Tuch zudecken. Diese Lagerung fördert und unterstützt die Extremitätenbewegung zum Körper, der Thorax wird gedehnt und das Kind von vorne begrenzt.

Bei längerer Bauchlagerung EKG-Elektroden auf den Rücken kleben, sonst besteht die Gefahr von Druckstellen.

Hängebauchlage

Zur Hängebauchlage eine kleine Rolle unter den Thorax legen und eine etwas größere Rolle unter das Becken. Die Arme bis max. 90° im Schulterbereich nach oben über den Kopf legen, Knie und Unterschenkel liegen auf der Unterlage. Anschließend das Kind mit einem Tuch zudecken. Diese Lagerung ermöglicht eine freie Bauchatmung, was besonders für FG mit Atemproblemen vorteilhaft ist.

Hängematte

Material: industriell hergestellte Hängematte oder ein Handtuch, mit einer Schnur oder Klettmanschette an den Haken im Inkubator oder am Bettgitter befestigen. Zusätzlich noch ein Fell in die Hängematte legen, um eine weiche, warme Umgebung zu schaffen (Abb. 2.7a). Die Hängematte nur 1–2 cm über der Unterlage aufhängen, damit im Falle des „Abstürzens" nichts passiert. Besonders beim ersten Schaukeln das Kind gut beobachten (vestibuläre Stimulation ☞ 2.2.2).

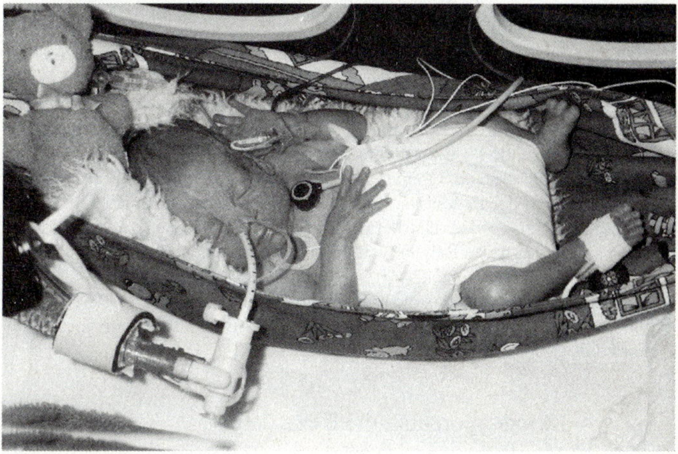

Abb.2.7a: 7 Wochen alter Säugling in der Hängematte [O 156]

2.5 Erstmobilisation

Im Sinne einer aktivierenden Pflege die Mobilisation, d.h. die Förderung und Unterstützung von Eigenaktivitäten des Patienten, so früh wie möglich beginnen. Eigenaktiv mobilisierende Maßnahmen sind meist erst bei Kindern notwendig, die ihre Erkrankung und die damit verbundenen oft schmerzhaften Erfahrungen bereits intellektuell erfassen können. Diese Kinder bremst häufig allein die Angst vor eventuell auftretenden Schmerzen, so daß sie in ihrer Schonhaltung verharren und stark von außen motiviert werden müssen. Säuglinge und z. T. auch Kleinkinder tun meist instinktiv sofort wieder das, was ihnen auch tatsächlich möglich ist. So ist es z. B. keine Seltenheit, daß sich kleine Kinder postoperativ mit drei Thoraxdrainagen auf den Bauch drehen, weil sie diese Lage mögen und gewohnt sind. Dies würde ein älteres Kind nie freiwillig tun.

2.5.1 Mobilisation im Bett

Es bieten sich zunächst einfache Lagewechsel an, um das Gleichgewichtsorgan zu stimulieren.

- Den Körper langsam in eine sitzende Position bringen, so daß das Körpergewicht physiologisch nach unten zu den Füßen verlagert wird und der Patient sich über seine Lage im Raum orientieren kann
  - Wenn der Patient dazu in der Lage ist, setzt er sich selbständig im Bett auf
  - Bei relativer Immobilität hält er sich an einer helfenden Hand fest, die ihn nach vorne zieht. Oder die Pflegekraft beugt seinen Kopf zur Brust, unterstützt dabei den Nacken und gibt mit einem leichten Druck die gewünschte Bewegungsrichtung nach vorne vor. Richtig geführt, wird der Patient in eine aufrecht sitzende Position kommen
- Je nach Schweregrad der Operation und der damit verbundenen Belastung des Patienten, kann der Patient auch schon wenige Stunden nach der OP an den Bettrand gesetzt werden. Hierbei soll er immer Bodenkontakt mit den Füßen haben → entweder das Bett so weit absenken oder einen Hocker vor das Bett stellen
- Bei der Körperpflege kann eine basal stimulierende belebende GKW durchgeführt werden → passiv durch Pflegekraft oder aktiv durch Patienten, evtl. geführte GKW oder nur aktive Teilwaschung (☞ 2.1.1).

2.5.2. Mobilisation außerhalb des Bettes

- Am 1. postoperativen Tag den Patienten mit Hilfe vor das Bett stellen → auch mit Drainagen möglich. Evtl. einige Schritte im Zimmer laufen lassen
- Ab dem 1. postoperativen Tag bei stabilem Kreislauf das Kind auf den Schoß der Eltern geben → auch mit Drainagen oder Tubus möglich
- Das Kind auf einen Stuhl setzen. Patienten mit Langzeitbeatmung in den Schaukelstuhl setzen oder in einen individuell angefertigten Kinderwagen mit einem Oxylog®-Respirator, so daß die Eltern mit ihnen in der Klinik oder im Klinikgarten spazieren gehen können.

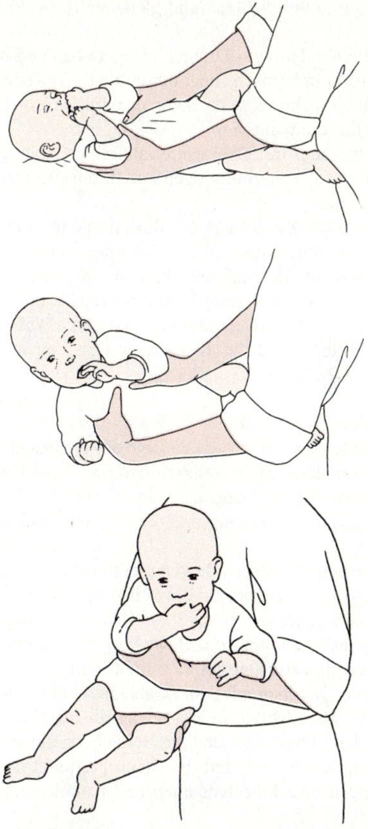

Abb. 2.8 a–c: Hochnehmen des Kindes aus der Rückenlage [A 300-157]

2.5.3 Ausgewählte Tips zum Infant handling

Hochnehmen des Kindes

- Kinder aus der **Rückenlage** (☞ Abb. 2.8 a–c) immer über die Seite hochnehmen. Hierbei muß das Kind den Kontakt zur Unterlage beim Drehen behalten, um den physiologischen Bewegungsvorgang am eigenen Körper und in Beziehung zum Raum nachempfinden zu können. Aus der Rückenlage das Kind über die Seite weiter drehen, bis es in Bauchlage auf dem Unterarm der Betreuungsperson liegt. Beim Weiterdrehen bzw. Hochnehmen des Kindes in den Arm mit einer Hand das Gesäß unterstützen und gleichzeitig Becken und Beine nach vorne bringen

- Häufig werden die Kinder beim Drehen hochgehoben und in der Luft gewendet. Das ist falsch. Kein Mensch fliegt durch die Luft, wenn er sich dreht!
- Durch Rotation und Vorbringen der Schulter wird die Einstellung des Kopfes zum Körper und im Raum aktiviert
- Besteht ein Opisthotonus mit Oberarmretraktion, so kann die Betreuungsperson ihre Daumen auf das Sternum legen und durch gleichzeitigen Druck den Opisthotonus hemmen
- Beim Hochnehmen des Kindes aus der **Bauchlage** mit einer Hand die zugewandte Schulter von hinten unterhalb der Schulter umfassen (nicht in die Achselhöhle greifen) und mit der anderen Hand den Oberschenkel des gegenüberliegenden Beines, wobei die eigene Handinnenfläche an der Oberschenkelinnenseite liegt. Über eine Aufwärtsdrehung und unter Vorbringen des gehaltenen Armes und Beines wird das Kind unter Beugung in den eigenen Arm gedreht (☞ Abb. 2.9).

Handling beim Wickeln (☞ Abb. 2.10 a–d)

- Mit einem Arm unter dem zugewandten Bein des Kindes hindurchgreifen, den Oberschenkel des anderen Beines fassen und über eine Drehbewegung nach kranial die Beine bauchwärts bringen. Dadurch wird das Gesäß von der Unterlage abgehoben und die Reinigung und der Windelwechsel problemlos möglich
- Bei großen Kindern mit schweren Bewegungsstörungen ist der Windelwechsel durch ein wechselweises Drehen auf die Seite gut durchzuführen. Das Drehen erfolgt immer vom Becken aus (schwerster Punkt des Körpers) und ohne Zug am Bein, da hierdurch pathologische Bewegungsmuster verstärkt und bei dysplastischen Hüften die Luxationsgefahr erhöht wird
- Bei Frühgeborenen von oben mit dem „Gabelgriff" die Füße des Kindes greifen, wobei Daumen und Mittelfinger an den Fußaußenkanten und der Zeigefinger zwischen den Füßen liegt, und die Beine beugend zum Bauch bringen
  - Nie die Fußsohlen anfassen und die Beine gestreckt nach oben ziehen → hierdurch werden Streckmechanismen und pathologische Bewegungsmuster gefördert
- Eine andere Möglichkeit bei sehr kleinen bzw. sehr instabilen Kindern: das Gesäß mit der flach untergeschobenen Hand unter Verlagerung des Schwerpunktes nach kranial anheben und dann die neue Windel unterlegen
- Generell darauf achten, daß die kindlichen Bewegungen, besonders über die Hüften, nicht durch zu enges Wickeln eingeschränkt werden.

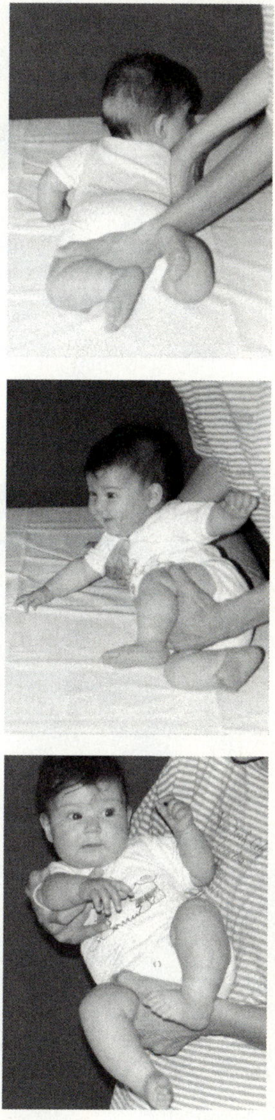

Abb. 2.9: Hochnehmen aus der Bauchlage [O 156]

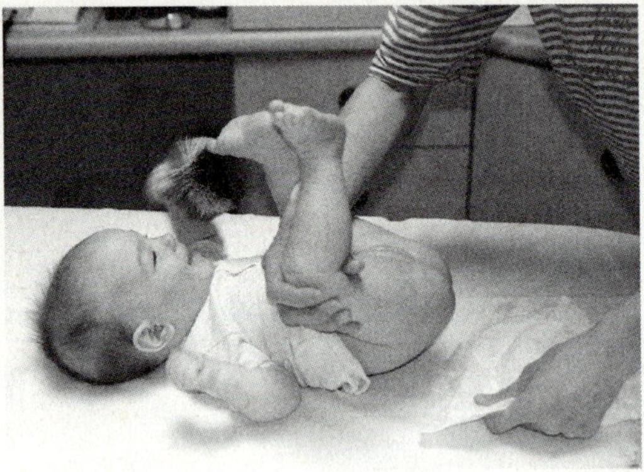

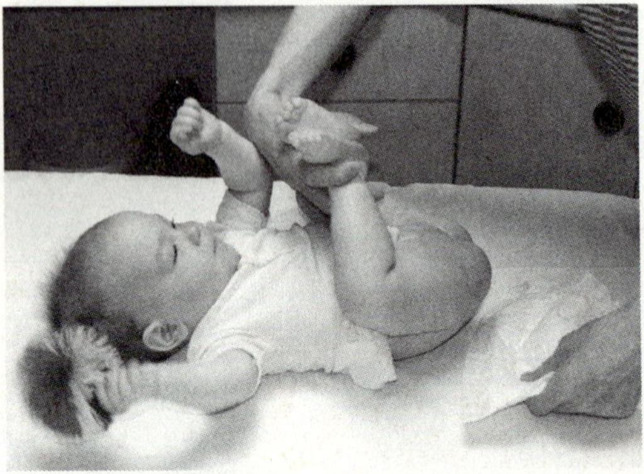

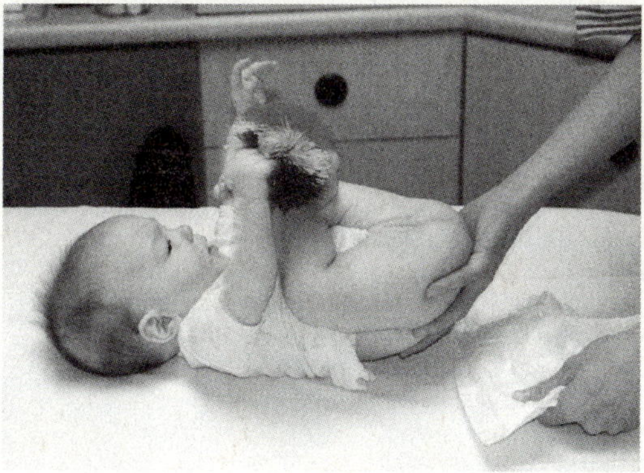

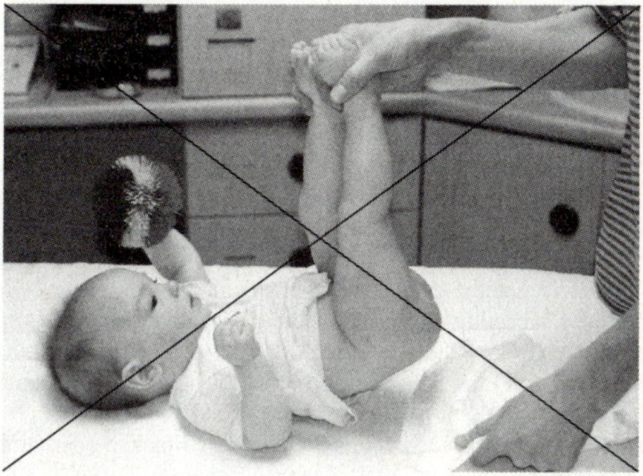

Abb. 2.10 a–d: Wickeltechniken. Beispiel d zeigt das falsche Handling [O 156]

2.6 Physiotherapie

2.6.1 Vibration

Zur physikalischen Atemtherapie wird die Vibration oder Vibrationsmassage durchgeführt. Die Schwingungen der Vibration werden in die Tiefe durch die Thoraxwand auf das darunterliegende Lungengewebe übertragen. Sie erhöhen die Flußgeschwindigkeit des Atemgases in den Bronchiolen. Hierdurch wird das Sekret gelockert, in die größeren Bronchien und dann in Richtung des Hilus befördert, von wo es abgehustet bzw. abgesaugt werden kann.

Ziele

- Sekretelimination
- Verbesserte Ventilation
- Gesteigerte Atemwahrnehmung
- Verbesserte Thoraxbeweglichkeit
- Vibratorische Stimulation zur besseren Körperwahrnehmung.

Durchführung

- Der Säugling liegt auf dem Schoß des Atemtherapeuten oder im Bett
- Rückenlage, Seitenlage, Bauchlage sowie Kopfhoch-, Horizontal- oder Kopftieflage möglich
- Auf feste, stabile Unterlage achten
- Die Vibration wird manuell durchgeführt. Ersatzweise mit dem Vibrax®-Gerät oder einer elektrischen Zahnbürste vibrieren. Bei Früh- und Neugeborenen möglichst auf elektrische Schwingungen verzichten. Um die häufig zu starke Vibration mit der Zahnbürste zu mildern, die Finger oder die Hand des Atemtherapeuten zwischen die Haut des Patienten und das Gerät legen. Somit erhält er während der Vibration gleichzeitig eine menschliche, warme Berührung
- Die Vibration erfolgt immer über drei Bahnen hiluswärts (Ober-, Mittel- und Unterlappen). Der Hilus befindet sich etwa zwei Finger breit unterhalb der Mamillarlinie
- Zunächst die warmen Hände auf das Sternum, die Flanken oder auf betroffene Lungenabschnitte flächig auflegen. Atemrhythmus des Patienten erspüren
- Immer in der Exspirationsphase des Patienten vibrieren
- Einseitiges und beidseitiges Arbeiten ist möglich, pro Thoraxseite mind. 5 Min. vibrieren.

Einsatz des Hivamat®

Ein effektives Gerät zur Vibrationsmassage ist der Hivamat® (**Hi**stologisch-**va**riabel-**ma**nuelle **T**echnik):

Indikationen

- Atemtherapie, Sekretdrainage
- Bindegewebsmassage
- Manuelle Lymphdrainage
- Schmerztherapie
- Wundheilungsstörungen
- Sensibilitätsstörungen
- Dekubitus
- Obstipation u. a.

Kontraindikationen

- Akute Entzündungen, aktive TBC
- Ansteckende Hauterkrankungen
- Unbehandelte Thrombosen
- Patienten mit Herzschrittmacher
- Therapeut mit Herzschrittmacher.

Durchführung

Der Atemtherapeut (KG, Pflegekraft oder Elternteil) arbeitet wie bisher mit seinen Händen, die lediglich mit dünnen Handschuhen isoliert werden. Sowohl der Atemtherapeut als auch der Patient sind an den Hivamat® als Spannungsquelle angeschlossen: der Therapeut durch eine angeklebte Elektrode, der Patient durch einen Neutralstab in der Hand. Wichtige Voraussetzungen sind die gute Isolierung zwischen Patient und Therapeut sowie die trockene Hautoberfläche des Patienten. Das Gerät baut zwischen beiden ein elektrostatisches Feld auf. Dieses elektrostatische Feld wird durch den Hivamat® ständig gepulst, d. h. auf- und abgebaut oder ge- und entladen. Der Frequenzbereich der Schwingungen liegt zwischen 5 Hz (stärkere Pumpwirkung) und 50 Hz (Vibration). Es entsteht ein gesteuerter Mechanismus aus Saugen-Drücken-Schieben. Das behandelte Gewebssegment wird flächig und tiefenwirksam „durchgepumpt“. Die Patienten empfinden diese Art der Vibrationsmassage als sehr wohltuend und entspannend.
Weitere Hinweise siehe Betriebsanleitung.

2.6.2 Kontaktatmen

Der Patient sollte regelmäßig zum kräftigen Durchatmen angehalten werden. Dabei darauf achten, daß durch die Nase ein- und über den Mund ausgeatmet wird. Beim Richtungsatmen erhält der Patient verbale Anweisungen, beim Kontaktatmen wird eine Atemphase vom Physiotherapeuten manuell unterstützt bzw. verstärkt. Vor den Übungen sollte die Ruheatmung des Patienten beobachtet werden, nach jeweils 5 Wiederholungen kann eine Pause erfolgen.

Ziele

- Das Kontakt- und Richtungsatmen dient der gezielten Belüftung der oberen, unteren und seitlichen Lungenabschnitte
- Sekretelimination

- Verbesserte Ventilation
- Gesteigerte Atemwahrnehmung
- Verbesserte Thoraxbeweglichkeit.

Durchführung

Bauchatmung

Entspannte Rückenlage ohne Kopfkissen, Arme und Beine liegen locker neben dem Körper. Nun wird durch die Nase eingeatmet und die Luft in den unteren Bauch eingesogen. Die Bauchwand wölbt sich dabei nach außen. Somit kann sich das Zwerchfell senken, die unteren Lungenflügel werden mit Luft gefüllt. Bei der Ausatmung wird die Bauchwand eingezogen, und die Luft kann durch den Mund aus der Lunge ausfließen.

Kontaktatmen: Hände auf den Bauch legen und bei der Einatmung vom Patienten wegatmen lassen. Keinen Druck ausüben.

Thoraxatmung

Langsam einatmen, wobei die Luft bewußt in den Brustraum eingesogen wird. Die Rippen dehnen sich nach beiden Seiten aus. Beim Ausatmen werden die Rippen zusammengezogen und die Luft fließt durch den Mund nach außen. Die Schultern und der Bauch bleiben bei dieser Übung unbeweglich.

Kontaktatmen: Hände seitlich am Thorax auflegen und bei der Einatmung wegatmen lassen. Beim Ausatmen einen leichten Druck ausüben. Exspiration durch Halten des Widerstandes ggf. etwas verlängern. Auf Ausweichbewegungen des Patienten achten. Widerstand über 2–3 Atemzüge halten, wenn Patient das toleriert.

Sternale Atmung

Kontaktatmen: Die Hände liegen auf dem Sternum und werden bei der Einatmung weggeatmet. Man kann die sternale Atmung auch mit der Bauchatmung kombinieren, indem eine Hand am Sternum liegt, die andere Hand am Bauch.

Flankenatmung

Kontaktatmen: Hände an der Basis der Lungenflügel, fast am Rücken, auflegen und wegatmen lassen. Bei der Ausatmung leichten Druck ausüben. Exspiration durch Halten des Widerstandes ggf. etwas verlängern. Auf Ausweichbewegungen des Patienten achten. Es ist besser, den Patienten zur vollständigen Exspiration zu ermuntern, als zur tiefen Inspiration.

2.6.3 Atemstimulierende Maßnahmen

Ausstreichung der Intercostalräume

Die Ausstreichung der Intercostalräume dient der besseren Belüftung der Lunge. Sie verbessert die Perfusion und lockert die Interkostalmuskulatur und bewirkt eine vollständige Exspiration. Als Massageöl kann z. B. Olivenöl verwendet werden, evtl. mit Zusatz eines ätherischen Öles. Die Ausstreichungen können auch beim Waschen mit dem Waschlappen vorgenommen werden.

Der Patient liegt in Bauch-, 135°- oder Seitenlage. Die Hände nun oben auf den Rücken, parallel zur Wirbelsäule legen. Bei jeder Exspiration des Patienten die ICR von der Wirbelsäule aus nach außen mit einem leichten Druck ausstreichen. Nach 10–15 Ausstreichungen die Maßnahme beenden.

Atemstimulierende Einreibung nach Bienstein

(☞ 2.2, Basale Stimulation)

Fingerkuppentraining

Der Patient faltet die Hände und drückt mit allen Fingerkuppen gegen den Handrücken. Diese Maßnahme bewirkt eine verstärkte Exspiration. Besonders für Patienten mit einem Emphysem geeignet.

- An Bettaufrichter oder Zimmerdecke Luftballon oder Watte aufhängen und wegblasen lassen
- Trinkhalm in Wasserflasche stecken und möglichst lange, aber leise sprudeln lassen
- Seifenblasen
- Singen usw.

2.6.4 Inhalationen

Auf der Intensivstation kann der Patient entweder über einen Handvernebler oder über das Beatmungssystem inhalieren. Die wichtigsten Indikationen zur Inhalation sind die Medikamentenverabreichung zur Sekretolyse, um einen Bronchospasmus zu lösen und die Cortisoninhalation zum Abschwellen, z. B. bei Stridor oder einer Rauchgasvergiftung.
Entscheidend für die Effizienz der Inhalation ist die Partikelgröße der Aerosole. Um in die Alveolen gelangen zu können, dürfen die Aerosole eine Partikelgröße von 5 µm nicht überschreiten. Für den Einsatz im Bronchialbereich sind Partikelgrößen bis 35 µm möglich. Wichtig ist die genaue Einhaltung des angeordneten Mischungsverhältnisses von Medikament und NaCl 0,9 %, da sich mit zunehmender Inhalationsdauer der Wasseranteil durch Verdunstung reduziert, wobei die Konzentration des Wirkstoffes gleich bleibt oder ansteigt. Dies kann zum Hustenreiz bei längerer Inhalation führen. Zudem kann durch pH- und Osmolaritätsveränderungen eine Bronchokonstriktion ausgelöst werden, wenn die Basislösung (NaCl) in ihrer Menge verändert wird.

Applikationsformen

- Sprays (Tröpfchengröße 10–40 µm); Aerosole (Tröpfchengröße 0,5–5 µm) mit verschiedenen Formen; Düsenaerosol; Ultraschall-Aerosole; Elektroaerosole; Dosieraerosole (Treibgasaerosole); Vibrationsaerosole; Ultraschall-Druckstoß-Vibrationsaerosole
- Dosierung: tägl. 10–15 Min. bei normaler Atmung, 2–4 Wochen lang.

2

Vorsicht vor Hyperventilation

- Vorsicht bei forcierter Durchführung der Ein- und Ausatemtechniken. Es kann zur Hyperventilation mit vermehrter Abatmung von CO_2 kommen
- Erste Anzeichen: Bewegungsunruhe, Kribbel- oder Taubheitsgefühl an Händen, Füßen und Mundregion, Schwindel, Sehstörungen
- Im weiteren Verlauf Atemnot aufgrund eines Spasmus der glatten Atemwegsmuskulatur, Muskelspasmen an Händen („Pfötchenstellung“), Füßen und Mundregion („Karpfenmaul“)
- Bei Verdacht: Atemtherapie unterbrechen, Patient beruhigen, aktive Bewegungen oder Hände vor Mund und Nase nehmen und die ausgeatmete Luft einatmen lassen, ggf. in Plastiktüte ein- und ausatmen lassen (Rückatmen von CO_2), evtl. Arzt verständigen.

Vermeiden der Hyperventilation

- Patient beim tiefen Atmen veranlassen, langsamer zu atmen; lange endexspiratorische Pausen
- Bewegungsübungen zwischen den Atemtechniken
- Anzahl der tiefen Atemzüge pro Übung auf ca. 8–10 begrenzen.

Inhalation im Hauptstromverfahren

Um Medikamente im Hauptstromverfahren zu vernebeln werden Mikrovernebler eingesetzt, z.B. Düsenvernebler wie die Inhalette® oder der Inhalog®. Die Aerosolgröße liegt unter 5 µm. Zur Inhalation sollte eine Maske oder ein Mundstück verwendet werden, das fest mit den Lippen umschlossen wird, damit die größtmögliche Medikamentenmenge in der Lunge ankommt.

Inhalation im Nebenstromverfahren

Als Mikrovernebler im Nebenstromverfahren dienen die Inhalationseinsätze für das Beatmungssystem. Der Nebenstrom kommt z.T. durch einen externen Flowmeter mit Mischgaszufuhr zustande (z.B. Infant Star®, Servo 900 C), an den das Verneblungssystem angeschlossen wird. Durch den zusätzlichen Flow hierbei unbedingt beachten:

- Den nun höheren inspiratorischen Spitzendruck überprüfen
- Überdruckventil oder insp. Minutenvolumen nachregulieren, um den Patienten vor Überdruck zu schützen
- Während der Inhalation den Patienten auf Hustenreiz und Atemverhalten, -frequenz beobachten
- Vitalparameter überwachen.

Medikamente

Tacholiquin®
Wirkung: Reduziert die Oberflächenspannung an den Schleimhäuten und bewirkt somit die Lösung und den Abtransport von zähem Schleim und Sekretbelägen. Hierdurch wird auch der Kontakt anderer Medikamente gefördert. Das Medikament ist geruch- und geschmacklos.
NW: Zu Beginn der Inhalation Hustenreiz möglich, selten Überempfindlichkeitsreaktionen
Applikation: Verdünnt mit NaCl 0,9 %, die Inhalationsdauer sollte mind. 15–20 Min. betragen

Fluimucil®
Wirkung: Durch die Spaltung der Disulfidbrücken wird das Sekret verflüssigt
NW: Bronchospasmus
Applikation: Verdünnt mit NaCl 0,9 %, darf nicht mit O_2 inhaliert werden

Sultanol®
Wirkung: Wirkt auf die β_2-Rezeptoren, führt zur Erschlaffung der Bronchialmuskulatur mit Erweiterung der Bronchien und Bronchiolen, fördert Surfactantfreisetzung, nahezu sofortiger Wirkungseintritt
NW: Tachykardie, Arrhythmie, Thyreotoxikose
Applikation: Verdünnt mit NaCl 0,9 %

Mikronephrin®
Wirkung: Durch lokale Vasokonstriktion schwillt die Schleimhaut ab, die Sekretmenge reduziert sich
NW: evtl. Tachykardie
Applikation: Verdünnt mit NaCl 0,9 %

Pulmicort®
Wirkung: Inhalatives Kortikoid, wirkt entzündungshemmend und abschwellend
NW: Leichte Reizung der Schleimhaut mit Schluckbeschwerden und Heiserkeit, selten Candida-Befall der Mund- und Rachenschleimhaut, vereinzelt Bronchospasmus, Hustenreiz
Applikation: Als Dosieraerosol oder zur Inhalation; Behältnis vor Gebrauch schütteln, unverdünnt oder mit NaCl 0,9 % verdünnt anwendbar, keinen Ultraschallvernebler verwenden → beeinflußt negativ die Dosis

2.6.5 Aromatherapie

Die Aromen sind hochwirksame Essenzen, mit denen bei Kindern sparsam umgegangen werden muß. Sie wirken auf Körper und Psyche. Stets darauf achten, daß die Öle nicht pur mit den Augen und Schleimhäuten in Kontakt kommen. Ausschließlich 100 % naturreine ätherische Öle verwenden. Flaschen kühl und lichtgeschützt aufbewahren und nach Gebrauch wieder gut verschließen. Die Haltbarkeit beträgt für

- Zitrusdüfte 1–2 Jahre
- Blumige Düfte 2 Jahre
- Krautige Düfte 2 Jahre
- Würzige Düfte 2–3 Jahre
- Harzige und holzige Düfte unbegrenzt haltbar, werden mit zunehmendem Alter noch aromatischer.

Anwendung von Duftölen

Eigenschaften einiger Öle

Olivenöl	für Langzeitpatienten am besten geeignet
Rizinusöl	zieht schlecht in die Haut ein, wärmt, nimmt den Azetongeruch von Diabetikern gut auf, etwas unangenehmer Eigengeruch
Mandelöl süß	zieht gut in die Haut ein, besonders für Frühgeborene und bestrahlte Patienten geeignet
Sonnenblumenöl	zum Po einölen/reinigen und als Badezusatz gut geeignet
Jojobaöl	für Mischungen/Salbe gut geeignet, kühlt die Haut, neutraler Duft, hat Lichtschutzfaktor 4
Avocadoöl	bei Verbrennungen/Narbenbildung gut geeignet
Weizenkeimöl	für Frühgeborene gut geeignet, hoher Vit. E-Gehalt, leicht ranziger Eigengeruch, gut mit Jojoba mischbar

Dosierung

Zur Herstellung von Ölmischungen: 50 ml Trägeröl + 7 Tr. Öl. Bei Vollbädern für Jugendliche max. 6 Tr., bei Kindern 3 Tr., NG 1–2 Tr. pro Wanne.

- Bei der Verwendung von ätherischen Ölen für Waschungen/Bäder ist die Verwendung eines Emulgators erforderlich: Milch, Sahne, Honig, Salz, Zucker
- Generell nicht länger als 3 Wochen eine Essenz verwenden, da sonst Überreaktionen oder Allergien auftreten können.

Allergietest

Um allergische Reaktionen auszuschließen, die ätherischen Öle vor dem Einsatz am Patienten testen. Dazu 1 Tr. Öl mit 1 Teel. Pflanzenöl mischen und davon eine kleine Menge auf der Oberarminnenseite oder in der Ellenbeuge verreiben. Wenn nach 24 Std. keine Reaktion zu sehen ist, kann das Öl verwendet werden.

Bei allen Zitrusölen besteht größere Gefahr von Hautirritationen!

Raumduft

Um den Patienten zu beleben und aktivieren, max. 2 x tägl. 4 Tr. eines ätherischen Öls in einen Raum von ca. 20 m² zur Aromatherapie verwenden. Bei Überdosierung wird der Geruch nicht mehr wahrgenommen. Bei Kindern genügen bereits kleinste Mengen. Das Öl wird auf eine feuchte Kompresse getropft und auf die Heizung gelegt oder im Sommer auf den EKG-Monitor, der immer Wärme abgibt

und somit den Duft im Raum verströmt. Hierfür eignen sich z.B. Orangen-, Zitronen- und Pfefferminzöl.
Herkömmliche Duftlampen dürfen wegen des offenen Feuers und der damit verbundenen Explosionsgefahr nicht in der Klinik benutzt werden. Es gibt mittlerweile aber auch schon elektronisch betriebene Duftlampen.

Ätherische Öle

Eukalyptus

Wirkung: fiebersenkend, sekretfördernd, harntreibend, krampflösend, abwehrstärkend, kühlend, atmungsaktivierend, erfrischend, belebend, konzentrationsfördernd
Indikationen: bei Atem- und Harnwegsinfektionen, bei Harnverhalt, Erkältung, Asthma, Schwächezuständen
Anwendung: als Kompresse bei Harnverhalt, als Zusatz für Wadenwickel oder feuchte Umschläge bei Fieber, als Raumduft zur Belebung.

Geranium

Wirkung: zusammenziehend, tonussteigernd, wundheilend, blutstillend, antiseptisch, entspannend, aufhellend, aufheiternd
Indikationen: bei Schwächezuständen, Magen-Darm-Entzündungen, Mundschleimhautentzündungen, Angina, trockenen Ekzemen, Angst, Depression, emotionaler Unruhe und Belastung
Anwendung: als Körperöl bei Hauterkrankungen, zum Gurgeln, als Raumduft bei schwachen, ängstlichen und depressiven Menschen.

Lavendel

Wirkung: antiseptisch, krampflösend, analgetisch, entgiftend, harn- und schweißtreibend, herzstärkend, verdauungsfördernd, beruhigend, schlaffördernd
Indikationen: bei Hautallergien, Kopfschmerzen, Fußpilz, Erkältung, Bluthochdruck, Herzbeschwerden, Erschöpfung, Magen-Darm-Beschwerden, bei extremen Stimmungslagen, Gefühlsschwankungen, Streß, Angst, Depression
Anwendung: als Kompresse und Öleinreibung bei Hautwunden, zur Massage bei Kopfschmerzen, pur bei Fußpilz, als Zusatz bei beruhigenden Waschungen, als Raumduft bei Unruhe, Angst.

Limette

Wirkung: antiseptisch, fiebersenkend, magenstärkend, blähungswidrig, verdauungsfördernd, entschlackend, harntreibend, blutreinigend, erfrischend, stimmungsaufhellend
Indikationen: bei Infektionsgefahr, Appetitlosigkeit, Blähungen, Müdigkeit, Depression
Anwendung: als Raumduft, als Zusatz bei belebenden Waschungen. Vorsicht: Hautverträglichkeit vorher testen.

Mandarine

Wirkung: blutreinigend, verdauungsfördernd, entkrampfend, stimmungsaufhellend, erfrischend, anregend
Indikationen: bei Schlaflosigkeit, Erschöpfung, Reizbarkeit, Angst, Trauer, Lustlosigkeit, nach seelischen Krisen
Anwendung: als Zusatz bei beruhigenden Waschungen, als Raumduft.

Melisse

Wirkung: krampflösend, harmonisierend, nervenberuhigend, herzstärkend, verdauungsfördernd, blähungswidrig, entspannend, schützend, belebend
Indikationen: bei Magen-Darmbeschwerden, Kopfschmerzen, Insektenstichen, Hämatomen, Kreislaufschwäche, Asthma
Anwendung: als Massageöl, als Zusatz bei Waschungen, als Raumduft.

Orange süß

Wirkung: harmonisierend, fiebersenkend, erfrischend, aufbauend, krampflösend, blutdrucksenkend, blutreinigend, stoffwechselanregend, appetitanregend, verdauungsfördernd, herzstärkend, wärmend, ausgleichend, sinnlich
Indikaltionen: bei Verdauungsproblemen, Fieber, Blasen- und Nierenerkrankungen, Kopfschmerzen, Bluthochdruck, Narbenbildung, Schlafstörungen, Angstzuständen, seelischer Unausgeglichenheit
Anwendung: als Raumduft, Massageöl, als Zusatz bei belebenden Waschungen. Vorsicht: vorher Hautverträglichkeit testen.

Pfefferminz

Wirkung: magenstärkend, analgetisch, krampflösend, galle- und lymphflußfördernd, entstauend, schleimlösend, bronchialerweiternd, lungenaktivierend, abwehrstärkend, konzentrationsfördernd, erfrischend, klärend
Indikationen: bei Magen-Darmerkrankungen, Übelkeit, Kopfschmerzen, Infektionen, Schwindel, Schock, Insektenstich
Anwendung: pur zur Einreibung bei Kopfschmerzen, als Zusatz bei belebenden Waschungen, als Raumduft in Arbeitszimmern. **Vorsicht:** bei Kindern keine Polei-Minze verwenden (toxisch!). Minze immer niedrig dosieren! Menthol inaktiviert homöopathische Medikamente!

Teebaum (Tea Tree)

Wirkung: keimtötend, pilztötend, wundheilend, infektionshemmend, schweißtreibend, abwehrstärkend
Indikationen: bei Infektionen, Fußpilz, Warzen, Abwehrschwäche, Candida der Vaginalschleimhaut
Anwendung: als Zusatz bei belebenden Waschungen, pur bei Insektenstichen, Warzen, bei Fußpilz als Öl. Vorsicht: Öl kann hautreizend wirken, v.a. bei unverdünnter Anwendung, deshalb vorher Hautverträglichkeit testen!

Vanille

Wirkung: beruhigend, entspannend, stimmungsverbessernd, durchwärmend, nervenstärkend

Indikationen: bei Einschlafstörungen, Streß, Ärger
Anwendung: als Zusatz bei beruhigenden Waschungen, als Raumduft.

Zitrone
Wirkung: fiebersenkend, verflüssigend, blutreinigend, bakterizid, blutstillend, herzstärkend, abwehrstärkend, entschlackend, säureneutralisierend, erfrischend, belebend, aufheiternd
Indikationen: bei Appetitlosigkeit, Halsschmerzen, Infektionen, Fieber, Magenübersäuerung, Hyposalivation
Anwendung: zum Gurgeln, als Umschlag bei Halsschmerzen, als Zusatz bei Wadenwickel und belebenden Waschungen. Vorsicht: Zitrusöle wirken schnell hautreizend, vorher Hautverträglichkeit testen.

Arbeitstechniken

3

Christine Wagner, Anja Messall, Birgit Mielke, Birgit Marx

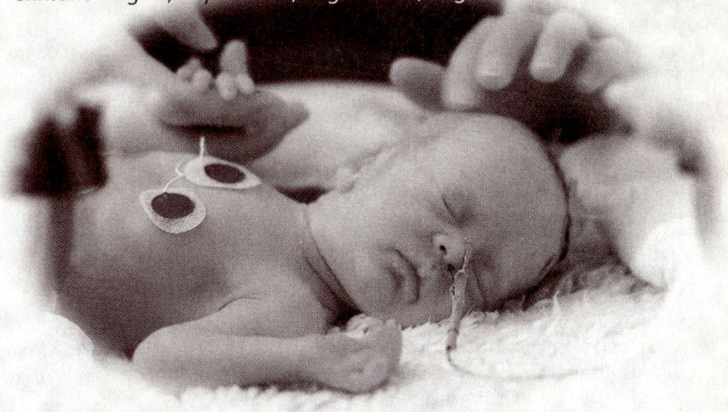

3.1 Wundversorgung

Eine Wunde ist eine begrenzte oder flächenhafte Durchtrennung oder Zerstörung von Körpergewebe mit oder ohne Substanzverlust. Sie kann durch mechanische Verletzung oder durch physikalisch bedingte Zellschädigung entstehen.

3

3.1.1 Wundarten und Wundheilungsphasen

Einteilung der Wundarten

Morphologisch

- Offene Wunden: oberflächliche Verletzungen der Haut (Schürfwunden), perforierende Wunden mit Durchtrennung aller Hautschichten und komplexe Wunden mit zusätzlicher Verletzung von Muskeln, Nerven, Gefäßen, Knochen, Gelenken und inneren Organen
- Geschlossene Wunden: tiefe, unter intakter Haut entstandene Verletzungen, z. B. geschlossene Frakturen, Muskel- und Sehnenrisse.

Ätiologisch

- Mechanische Wunden werden durch äußere Gewalteinwirkung verursacht, z. B. Biß-, Platz-, Quetsch-, Schürf-, Schnitt-, Stich- und Rißwunden, aber auch durch eine geplante Gewebstrennung (Operation)
- Thermische Wunden entstehen durch Hitze- oder Kälteeinwirkung, z. B. Verbrennung, Verbrühung, Erfrierung, Starkstromverletzungen
- Chemische Wunden entstehen durch Verätzung mit Säuren oder Laugen
- Strahlenbedingte Wunden werden durch die Einwirkung von ionisierenden Strahlen verursacht.

Nach dem Heilungsverlauf

- Aseptische Wunden sind Wunden, die nach chirurgischer Intervention genäht wurden und ohne Wundheilungsstörung verheilen
- Kontaminierte Wunden sind keimbesiedelte Wunden, die aber keine Zeichen einer Infektion aufweisen, z. B. offen behandelte Verletzungswunden, Drainageaustrittstellen, Tracheostoma, Anus praeter, chronische Wunden wie Dekubitalulzera
- Infizierte Wunden sind Wunden mit Zeichen einer Infektion, z. B. Eiterherde (Abszeß, Panaritium), primär verschlossene und sekundär infizierte Wunden. Die Erreger dringen in das umliegende gesunde Gewebe ein und lösen die typischen Entzündungszeichen aus: Rötung, Schwellung, Schmerz, Überwärmung und Funktionseinschränkung im Bereich der Wunde

Die Unterscheidung zwischen kontaminierter und infizierter Wunde ist für die Wundbehandlung und den Heilungsverlauf ausschlaggebend.

3.1.2 Wundreinigungsmittel und Wundauflagen

Wundreinigung

Eine Wunde kann mechanisch oder enzymatisch gereinigt werden.

Mechanische Wundreinigung

- Chirurgisches Abtragen von Nekrosen und schmierigen Wundbelägen
- Wunde unter OP-Bedingungen oder mit Ringer-Lösung auf Station spülen
- Feuchte Verbände anlegen → wirken durch ihre Dochtwirkung wundreinigend
- Ringer-Lösung ist aufgrund der enthaltenen Kalium- und Kalziumionen am besten geeeignet. NaCl 0,9 % bewirkt im Wundgebiet Elektrolytverschiebungen, was die Wundheilung negativ beeinflussen kann
- Osmotisch wirkende Substanzen, z.B. Zucker, vermeiden → trocknen die Wunde aus
- Wasserstoffperoxid 3 % für eitrige, verschmutzte und verkrustete Wunden → schäumt durch die Freisetzung von Sauerstoff, deshalb nicht bei Wunden mit Hohlraum- oder Taschenbildung verwenden, da nicht beurteilt werden kann, ob die Hohlräume anschließend mit Ringer-Lösung völlig freigespült wurden
- Vorsichtig mit Peroxid umgehen: negative Auswirkung auf Zellmembranen durch Freisetzung von Sauerstoffradikalen!

Enzymatische Wundreinigung

Enzyme sollen Wundbeläge spalten und abbauen. Sie können Hautirritationen und Allergien auslösen.

Lokale Desinfektionsmittel

- Polyvidon-Jod (PVP-Jod): Haut- und Schleimhautdesinfektion mit mikrobizider Wirkung, die durch Blut und Eiter reduziert wird. Jod wird von der Wunde resorbiert, brennt beim Auftragen und führt zur Braunfärbung der Wunde → schlechtere Beurteilung der Wundverhältnisse
- PVP-Jod wegen der Jodrückresorption über die Haut bei FG/NG nicht anwenden → Gefahr der Hypothyreose
- Chlorhexidin: bakteriostatisch, gewebetoxisch und wundheilungshemmend
- Kaliumpermanganat: bakteriostatisch; Schorf, Eiter, Blut reduzieren die Wirkung
- Silbernitratlösung: adstringierend und antiseptisch. Bis zu einer Konzentration von 1 % wird die Wundheilung nicht negativ beeinflußt
- Quecksilberhaltige Desinfektionsmittel: geringe antiseptische Wirkung, trocknen die Haut aus, verfärben das Wundgebiet und erschweren damit die Beurteilung der Wundverhältnisse
- Wegen der Quecksilberresorption nicht bei FG/NG und bei größeren Kindern nur sehr sparsam anwenden
- Wasserstoffperoxid 3 %: gering antiseptisch.

Antibiotika

Lokal angewandte Antibiotika (Salben, Kegel, Gazen) können nicht in tiefere Gewebsschichten eindringen und somit nur oberflächliche Wundinfektionen bekämpfen. Die Mittel haben nur eine Wirkdauer von wenigen Stunden und sind oft nur in einer Wundheilungsphase wirksam.

Wichtige Indikationen für einen Antibiotika-Einsatz: Wundinfektionen mit Anaerobiern → Metronidazol-Gel. Verbrühungen → Silber-Sulfadiazin (Flammazine®).

Da Antibiotika zur Resistenzbildung von Erregern führen, wundheilungsstörend wirken und Allergien auslösen können: nicht unspezifisch einsetzen!

Wundauflagen

- Verbandmull, Verbandkompressen
- Gazeverbände: neutrale Salbengaze ohne medikamentöse Zusätze, z.B. Adaptic®, Jelonet® oder imprägnierte Salbengaze mit desinfizierenden oder antibiotikahaltigen Zusätzen
- Folienverbände
- Hydrogele, Alginate, Hydrokolloide.

Auswahlkriterien für Wundauflagen

Folgende Punkte sollte eine Wundauflage erfüllen (lt. Turner 1979)

- Wundmilieu feucht halten
- Überschüssiges Exsudat und toxische Komponenten entfernen
- Gasaustausch ermöglichen
- Wunde thermisch isolieren
- Vor Sekundärinfektionen schützen
- Partikuläre und toxische Schadstoffe fernhalten
- Wunde vor mechanischer Schädigung schützen (Reibung, Schürfung)
- Atraumatischen Verbandswechsel ermöglichen.

Hydrokolloidalverbände (HCV)

Das Prinzip der hydrokolloidalen Wundversorgung beruht auf der feuchten Wundbehandlung unter Okklusion (Abb. 3.1).

Aufbau und Eigenschaften

- Oberfläche aus wasserfestem Polyurethanschaum → undurchlässig für Bakterien, Viren und Flüssigkeiten. Durch den Sauerstoffabschluß von außen wird im Wundbereich die Entwicklung neuer Blutgefäße angeregt → Wunde wird besser mit Sauerstoff versorgt → unterstützt und beschleunigt die Wundheilung
- Okklusion schützt die Wunde vor zusätzlicher Keimkontamination von außen. Die Keimzahlen unter dem Verband bleiben stabil → Infektionsrisiko ↓. Der geringere Wärmeverlust und die Aufrechterhaltung des feuchten Wundmilieus unterstützen die Zellaktivität und beschleunigen die Reepithelisierung

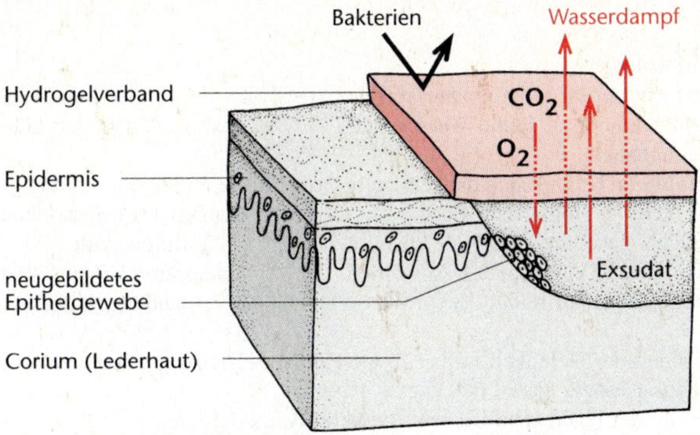

Abb. 3.1: Wirkungsmechanismen beim HCV [A 300-157]

- Innere Schicht enthält Hydrokolloide, die aus Gelatine, Pektin und Zellulose bestehen, Wundsekret absorbieren und dabei zu gelartiger Masse werden. Durch die Gelschicht verklebt Verband nicht mit der Wunde oder dem neugebildeten Gewebe → Verbandwechsel weniger schmerzhaft.

Indikationen für HCV

- Schürfwunden, Spalthautentnahmestellen
- Verbrennungen 2. Grades
- Dekubitalulzera, Nekrosen durch paravenöse Infusionen
- Drainageeintrittsstellen nach Entfernung der Bülau-Drainage
- Steriler Verband von Kathetern, Sonden
- Protektiver Hautschutz
  - Als Fixierungsgrundlage für Pflaster bei empfindlicher Haut, z. B. bei Hautläsionen im Umfeld vom ZVK
  - Gegen Nasenflügeldekubiti bei langzeitintubierten Patienten
  - Bei stark sezernierenden Tracheostomata
  - Zur Intertrigoprophylaxe.

Kontraindikationen für HCV

- Offene Wunden mit freiliegenden Sehnen, Knochen oder Muskeln
- Infektiöse Wunden oder Geschwüre, die durch chronische Infektionen entstanden sind, z. B. Pilzinfektionen, Tbc
- Wunden von immundefizienten Patienten, Tumorwunden
- Verbrennungen 3. Grades, Dekubitalulzera 4. Grades
- Wunden mit überschießendem Granulationsgewebe.

3

Anwendungstechnik des HCV

Verband anlegen

- Unebenheiten von Wundrändern mit Stomahesiv-Paste® ausgleichen, Paste vor der Anwendung ins heiße Wasser legen → wird geschmeidiger und läßt sich besser auftragen
  Für FG/NG eignet sich die gebrauchsfertige Paste wegen des Alkoholgehaltes nicht → Stomahesiv-Puder® mit Glycerin oder NaCl 0,9 % mischen, bis weiche, geschmeidige Paste entsteht, die sich gut auftragen läßt
- Größe des HCV-Verbandes so wählen, daß er mindestens 2–3 cm über die Wundränder hinausreicht. Bei großen Wunden den Verband überlappend anlegen
- Verbände über Gelenken immer in Gelenk-Mittelstellung anbringen → beste Bewegungsmöglichkeit
- HCV mit der Hand vorwärmen → besseres Anmodellieren
- HCV kann nur bei direktem Kontakt mit der Wunde wirken → bei tieferen Wunden Wundgrund bis zum Hautniveau mit spez. Puder oder Paste füllen, anschließend mit HCV luftfrei abdecken.

Verband wechseln

- Verband bei ca. wundgroßer Blasenbildung oder bei Verlust der Okklusion wechseln. Je nach Sekretmenge HCV bis zu 7 Tage belassen
- Verband mit Verbandlöser, z.B. Dermasol®, lösen. Dazu zwischen Haut und HCV etwas Pflasterlöser träufeln. Bei empfindlicher Haut oder beim Verbandlösen über einer Wundnaht Verband zum Abnehmen des HCV gegenseitig in die Länge ziehen → beschädigt die Struktur des HCV und löst die Haftung
- Gel auf der Wunde mit Ringer-Lösung abspülen bzw. abtupfen. Starkes Reiben vermeiden, um neugebildetes Gewebe nicht zu beschädigen
  Erst die Wunde reinigen, dann die Wundverhältnisse beurteilen
- Verbleibende Gelrückstände können belassen und überklebt werden → verbinden sich mit dem neuen HCV
- Bei trockenen oder nekrotischen Wundflächen zum Aufweichen bzw. Andauen der Oberfläche Hydrogel unter den HCV geben. Das Aufweichen kann beschleunigt werden, indem die Nekroseränder angehoben, die Nekroseplatte evtl eingeritzt und mit Hydrogel bedeckt wird
- Transparente HCV können postoperativ bis zu 10 Tagen belassen werden → gute Beobachtung der Wundverhältnisse möglich
  Kleine Blutungen vor dem Anlegen des HCV mit Suprareninlösung 1:10000 stillen.

Gelrückstände auf der Wunde riechen süßlich und können auch etwas grünlich aussehen → nicht mit Eiter verwechseln! Durch Abbau von nekrotischem Gewebe erscheint die Wunde primär größer.

Alginatverbände

Aufbau und Eigenschaften

- Alginatkompressen oder -tamponaden bestehen größtenteils aus Kalziumalginat, das aus Braunalgen-Extrakt gewonnen wird → hypoallergene und biokompatible (= gewebeverträgliche) textile Faser
- Die Faser bildet bei Kontakt mit Wundsekret ein visköses Gel
  - Ein feuchtes und wundheilungsförderndes Milieu entsteht
  - Verbände verkleben nicht mit der Wundoberfläche → atraumatischer Verbandwechsel möglich
- Durch speziell ausgerichtete Poren wird das Exsudat in Richtung Oberseite abgeleitet → Wundsekret kann sich nicht flächig ausbreiten und die gesunde Haut wird geschont
- Alginatverbände führen zu guten kosmetischen Ergebnissen der Wundheilung
- Einfache Handhabung, vielseitig anwendbar.

Indikationen

Mäßig bis stark sezernierende Wunden:

- Verbrennungen 2. Grades
- Große, oberflächliche Wunden, z. B. Spalthautentnahmestellen
- Chronische Wunden, infizierte Wunden
- Sekundär heilende Wunden
- Wunden mit exponierter Lage (Taschen-, Hohlraumbildung)
- Wunden nach tumorchirurgischen Eingriffen.

Anwendungshinweise

- Alginat-Tamponaden locker in die Wunde einlegen, 1 cm aus der Wunde herausstehen lassen → Tamponade kann dann mit einer Pinzette im Ganzen entfernt werden
- Alginat-Kompressen in Wundgröße zuschneiden und übereinander in die Wunde legen → hohe Sekretaufnahmekapazität ohne Risiko einer Mazeration der wundumgebenden Haut
- Wundabdeckung mit einem transparenten HCV oder mit einer Mullbinde
- Verbandwechsel, wenn die Binde durchnäßt ist oder sich unter dem HCV eine große Blase gebildet hat (siehe HCV).

3.1.3 Verbandwechsel

Generell unterscheidet man zwischen dem Verbandwechsel der aseptischen und der septischen Wunde. Die aseptische Wunde soll vor dem Eindringen von Erregern geschützt werden.

Bei der septischen Wunde soll die Ausbreitung der vorhandenen pathogenen Keime in das umliegende gesunde Gewebe vermieden und die Wunde vor dem Eindringen neuer Keime geschützt werden.

Die Häufigkeit des Verbandwechsels richtet sich nach

- Der Art der Wundversorgung → Salbenverbände müssen z. B. häufiger gewechselt werden als Hydrokolloidalverbände
- Der Wundsekretion bzw. der äußeren Beschaffenheit der Verbände → kontaminierte, durchfeuchtete Verbände sind generell zu wechseln
- Dem Heilungsverlauf der Wunde → septische Wunden müssen häufiger inspiziert werden als aseptische.

- Alle Maßnahmen zur individuellen Wundversorgung mit dem Arzt absprechen. Benötigte Medikamente anordnen lassen
- Jeden Verbandwechsel nach Pflegeplan und zielorientiert durchführen.

Dokumentation

Bei jedem Verbandwechsel Wunde genau inspizieren und Befund zur Verlaufskontrolle schriftlich dokumentieren. Folgende Punkte festhalten:
- Lokalisation der Wunde
- Wundausdehnung und -tiefe
- Wundbeschaffenheit, -farbe,-geruch und Heilungsphase
- Wundsekretion (Menge, Aussehen, Geruch und Konsistenz)
- Wundumgebung.

Zusätzliche Informationen über den Heilungsverlauf der Wunde kann, wenn in regelmäßigen Abständen durchgeführt, die Photodokumentation geben.

Hygienische Richtlinien

- Alle benötigten Verbandsmaterialien bereitstellen oder von einer zweiten Person anreichen lassen, Patientenbett nie als Ablagefläche benutzen
- Nur steriles Verbandmaterial oder fertige Sets verwenden, keine Verbandtrommel, keine Standgefäße mit Kornzangen, kein Verbandwagen, keine Großpackungen von Verbandmaterial
- Aufwendige Verbandwechsel zu zweit durchführen
- Zuerst aseptische, dann kontaminierte und abschließend septische Wunden versorgen
- Mit Einmalhandschuhen Verband bis auf wundabdeckende Kompresse entfernen → Handschuhe und Material entsorgen
- Unterste Wundauflage mit steriler Pinzette oder sterilen Handschuhen entfernen → Handschuhwechsel
- Wunde nur mit sterilen Instrumenten oder mit sterilen Handschuhen berühren, nie mit bloßen Händen → „Non-touch-Technik"
- Aseptische Wunden von der Wunde weg nach außen reinigen und b. Bed. desinfizieren. Tupfer immer nur für einen Wischvorgang verwenden!
- Septische Wunden von außen nach innen, d. h. in Richtung Wunde reinigen. Für Wundreinigung und Auflage des neuen Wundverbandes jeweils neue sterile Pinzette oder Handschuhe benutzen.

Aseptischer Verbandwechsel

Bei primär heilenden (OP-Wunden, Wunden nach primärer chirurgischer Wundversorgung) und nicht infizierten Wunden.

Material
- Tupfer, Kompressen, Gaze, Watteträger
- Gel, Verbandspray, Fixationsmaterial (Heftpflaster, Klebemull, Verbandkleber, Mullbinden, Schlauchmull)
- Hautdesinfektionsmittel, Händedesinfektionsmittel, unsterile und sterile Handschuhe, ggf. Kopfhaube, Gesichtsmaske
- 2 anatomische Pinzetten, unsterile und ggf. sterile Verbandschere, Abwurfgefäße (Instrumente, Verbandsmaterialien)

Alle Materialien, die direkt oder indirekt (Verbandschere) mit der Wunde in Berührung kommen, müssen steril sein.

Ablauf
- **Vorbereiten:** Patient informieren, ggf. für Assistenz sorgen, Platz schaffen (ggf. Verbandzimmer), vor Blicken der Mitpatienten schützen, für genügend Licht sorgen, Pat. entspannt lagern, störende Kleidung entfernen, Material bereitlegen
- **Durchführung**
  - Ggf. Kopfhaube und Gesichtsmaske anlegen, Arbeitsunterlage desinfizieren, Hände desinfizieren, bei komplizierten oder großflächigen Wunden chirurg. Händedesinfektion
  - Unsterile Handschuhe anziehen, Verband bis auf die Wundauflage entfernen, Verband und Handschuhe abwerfen
  - Sterile Handschuhe anziehen, Wundauflage mit steriler Pinzette entfernen
  - Wundauflage und Pinzette abwerfen
  - Wunde beurteilen, reinigen und desinfizieren (von innen nach außen, jeder Wisch ein neuer Watteträger/Tupfer), Wundauflage auflegen (Verordnung), Wundabdeckung ergänzen (Sekret aufsaugen, polstern)
  - Handschuhe ausziehen und abwerfen, Wundabdeckung fixieren. Versorgung von Drainagen (☞ 3.7)
- **Nachbereiten:** Patient versorgen, Materialien entsorgen, Verbandmaterial ggf. wieder auffüllen, Zustand der Wunde und durchgeführte Maßnahmen dokumentieren.

Septischer Verbandwechsel

Indikationen
Bei sekundär heilenden, infizierten Wunden.

Material zur Wundspülung
Spülmittel, z.B. physiol. Kochsalzlösung, Ringer-Lsg., evtl. Desinfektionslösung; 20 ml Spritze, Knopfkanüle, Schutzkittel, ggf. gesonderter Verbandwagen.

3

Ablauf

- **Vorbereiten:** zuerst alle aseptischen Wunden versorgen, Patient informieren, ggf. für Assistenz sorgen, Platz schaffen (ggf. sept. Verbandzimmer), vor Blikken der Mitpatienten schützen, für genügend Licht sorgen, Patient entspannt lagern, störende Kleidung entfernen, für geeignete Unterlage sorgen, Material bereitlegen
- **Durchführung**
  - Ggf. Kopfhaube und Gesichtsmaske anlegen, Arbeitsunterlage desinfizieren, hygienische Händedesinfektion durchführen, bei komplizierten oder großflächigen Verbänden chirurg. Händedesinfektion
  - Unsterile Handschuhe anziehen, Verband bis auf die Wundauflage entfernen, Verband und Handschuhe abwerfen
  - Sterile Handschuhe anziehen, Wundauflage mit steriler, anatomischer Pinzette entfernen
  - Wunde gründlich reinigen, desinfizieren (von außen nach innen)
  - Wunde beurteilen
  - Evtl. sterile Handschuhe und sterile Pinzette wechseln, ggf. Medikamente in die Wunde einbringen, z.B. zur enzymatischen Wundreinigung, zur Desinfektion, zur Epithelisierung
  - Evtl. Wundtaschen mit Tupfer oder Streifen auslegen, Wundhöhle mit Verbandsmaterial ausfüllen (Wundschluß erfolgt vom Wundgrund aus), saugfähige Wundauflage auflegen
  - Handschuhe ausziehen, Wundabdeckung fixieren
- Nachsorge
  - Unsterile Handschuhe anziehen, gebrauchtes Material entsorgen
  - Patient versorgen (informieren, ankleiden, betten)
  - Arbeitsfläche und Umhüllungen gebrauchter Mittel (Flaschen, Dosen usw.) desinfizieren
  - Zustand der Wunde und durchgeführte Maßnahmen dokumentieren
  - Verbandmaterial ggf. wieder auffüllen.

Wundspülung

Indikation

Entfernung von Eiter, Wundsekret, Fremdkörpern (Schmutz, Splitter, Gewebefasern), Blutkoageln aus der Wunde.

Material

- Tupfer, Kompressen, Heftpflaster, Hautdesinfektionsmittel
- Händedesinfektionsmittel, sterile und unsterile Handschuhe, evtl. Kopfhaube und Mundschutz
- 10–20 ml Spritzen, Knopfkanüle oder dünner Spülkatheter, Nierenschale, Spüllösung z.B. Ringer-Lösung, NaCl 0,9%.

Durchführung
- Kind informieren; Eltern möglichst dabeisein lassen
- Störende Bekleidung entfernen und Kind entspannt lagern
- Ggf. Kopfhaube, Mundschutz und unsterile Handschuhe anziehen
- Verband bis auf die Wundauflage entfernen
- Altes Verbandmaterial und unsterile Handschuhe verwerfen
- Sterile Handschuhe anziehen und mit Pinzette die Wundauflage entfernen
- Wunde gründlich von innen nach außen desinfizieren und beurteilen
- Mit dosiertem Strahl aus der Spritze die Wunde spülen (bei Wundtaschen oder tiefen Wunden sterile Knopfkanüle benutzen)
- Ablaufende Spüllösung wundnah mit Zellstofftüchern auffangen
- Spülflüssigkeit aus der Wunde abtupfen
- Neuen Wundverband unter sterilen Kautelen wieder anlegen.

3.2 Blasendauerkatheter

3.2.1 Transurethraler Blasenkatheter

Indikationen
- Genaue Flüssigkeitsbilanzierung
- Bei Blasenentleerungsstörungen
- Um die Blase nach Operationen der Harnorgane ruhigzustellen.

Material

Die Auswahl des Kathetermaterials richtet sich nach der voraussichtlichen Liegedauer des Katheters und nach der evtl. bestehenden Latexallergie des Patienten. Latexkatheter nur bei Liegedauer bis zu 7 Tagen verwenden, ansonsten Katheter aus Silikon oder Polyurethan. Bei kleinen FG entsprechende Magensonde nehmen.
- Blasenkatheter entsprechend der Größe des Kindes und der Größe des Harnröhreneingangs auswählen
- Geschlossenes steriles Urinablaufsystem
- Entweder Katheterset oder
  - Sterile Handschuhe, 6 sterile Kompressen 7,5 x 7,5 cm
  - Schleimhautdesinfektionsmittel, z. B. Betaisodonalösung
  - Abfallbehälter, evtl. Nierenschale
  - Wasserdichte Unterlage
  - Gleitmittel, z. B. Installagel®
  - Sterile Spritzen entsprechend der Volumenmenge, die auf dem Blasenkatheter angegeben ist, Aqua ad injektionem
- Pflaster zur Fixation
- Pinzette
- Ggf. Lampe.

Transurethralen Blasenkatheter legen

- Information des Patienten
- Rückenlagerung
- Nach Händedesinfektion sterile Handschuhe anziehen
- Schleimhaut desinfizieren, Einwirkzeit mindestens 1 Min.
- Katheter von 2. Person steril anreichen lassen
- Katheterspitze in das Gleitgel eintauchen bzw. Gleitmittel instillieren
- Katheter einführen
- Fließt Urin ab, wird der Katheter noch 1–2 cm vorgeschoben, um eine Blokkung des Ballons in der Urethra zu vermeiden
- Blocken mit der auf dem Katheter angegebenen Menge Aqua ad injektionem

Blockung nicht mit NaCl 0,9 %, da das Kathetermaterial dadurch porös werden kann

- Katheter bis Widerstand zurückziehen: Blasengrund erreicht
- Ablaufsystem anbringen und unter Blasenniveau hängend befestigen
- Schlaufenbildung des Ablaufschlauches vermeiden
- Katheter mit Pflaster an der Innenseite eines Oberschenkels fixieren, Zug des Katheters auf Penis oder Schamlippen vermeiden → Dekubitusgefahr
- Blasenkatheter über dem Oberschenkel lagern, andernfalls besteht Dekubitusgefahr.

Pflege

Die Kathetereintrittstelle und den Katheter bei der täglichen Körperpflege mit Wasser und Seifen- bzw. Badezusatz reinigen. Verkrustungen mit NaCl 0,9 % aufweichen und vorsichtig entfernen.

- Latexkatheter und silikonbeschichtete Latexkatheter spätestens alle 7 Tage inklusive Ablaufsystem wechseln
- Silikonkatheter alle 4 Wochen inklusive Ablaufsystem wechseln
- Zwischendurch Ablaufsystem nicht wechseln, Ausnahme: Kontamination, deshalb Diskonnektionen vermeiden bzw. bei unbeabsichtigter Diskonnektion des Katheters vom Ablaufsystem den Blasenkatheter und das Ablaufsystem erneuern
- Nach dem Ablassen des Urins aus dem Beutel Ablaßlasche desinfizieren und wieder in Schutzhülle zurückschieben
- Beim Umbetten oder beim Transport des Patienten muß das sterile Ablaufsystem unter Blasenniveau bleiben, um einen Rückfluß des Urins in die Blase zu vermeiden → Infektionsgefahr.

Monitoring

- Eintrittstelle hinsichtlich Rötung oder Hautläsionen beurteilen
- Urin auf Aussehen und Beimengungen untersuchen: Blutbeimengungen können auftreten, wenn die Blasenschleimhaut durch den Katheter verletzt oder gereizt wurde
- Urinausscheidung neben dem Katheter her → Hinweis auf evtl. Zystitis, auf Verlust der Blockung bzw. bei FG häufig, wenn eine Magensonde zur Katheterisierung verwendet wurde und somit keine Blockung möglich ist.

Wundversorgung

Rötung → einen betaisodonagetränkten Tupfer auflegen oder Katheter entfernen
Schwellung → Rivanol®-getränkte Kompresse um den Penis oder auf die Schamlippen legen
Hautläsionen → Bepanthen®-Salbe prophylaktisch auftragen.

Katheter entfernen

- Patienten vorbereiten
- Abfallbehälter bereitstellen
- Hände desinfizieren
- Mit steriler Spritze Blockung aufheben
- Unsterilen Handschuh anziehen
- Katheter entfernen und entsorgen
- Genitale reinigen
- Nach dem Entfernen auf die erste Miktion achten → Ggf. Eukalyptusöl-Kompresse auflegen (1 Tr. auf einen warmen, feuchten Waschlappen), Miktion erfolgt i. d. R. innerhalb einer Stunde.

Vorgehen bei nicht entblockbarem Dauerkatheter

- Torsion und Aspiration → Spritze aufsetzen, Katheter ca. 2 cm distal der Eintrittstelle festhalten und äußeren Teil verzwirbeln und kneten, danach Aspirationsversuch → negativ, dann vorsichtig intrakorporales Katheterende um seine Achse drehen und erneute Aspiration
- Katheter kürzen → abschneiden und spontane Entleerung des Ballons abwarten, wenn Störung im extrakorporalen Teil vermutet wird
- Ballon sprengen → Ballon zum Platzen bringen (Arzt)
- Ballon sondieren und perforieren → mit einem abgerundeten Draht (Arzt)
- Ballon perkutan oder transurethral punktieren → nur vom Urologen durchzuführen.

Komplikationen

- Infektion
- Stenosierung der Urethra durch Dekubitus.

3.2.2 Suprapubischer Blasenkatheter

Beim suprapubischen Blasenkatheter wird ein Verweilkatheter perkutan oberhalb der Symphyse in die Blase eingeführt (Abb. 3.2).

Indikation

- Zur dauerhaften Urinableitung bei Blasenentleerungsstörungen
- Blase nach Operationen im Urogenitalbereich ruhigstellen.

Material

- Sterile Handschuhe, Mundschutz, Haube und steriler Kittel
- Steriler Tisch mit: Lochtuch, Kompressen, Cystofix-Set, Kanüle und 2 ml

Spritze zur Lokalanästhesie, Nahtmaterial, Skalpell und Pflasterschnellverband
- Hautdesinfektionsmittel
- Lokalanästhetikum
- Geschlossenes, steriles Urinablaufsystem
- Leukoplast®.

3

Suprapubischen Blasenkatheter legen
- Patienten informieren
- Flache Rückenlagerung
- Unterbauch rasieren
- Vorher Blase gut füllen, durch natürliche oder retrograde Füllung
- Ggf. sedieren
- Haut desinfizieren
- Abdecken mit Lochtuch
- Einlegen und Fixieren des Katheters durch den Arzt
- Sterilen Verband anbringen
- Urinablaufsystem anschließen.

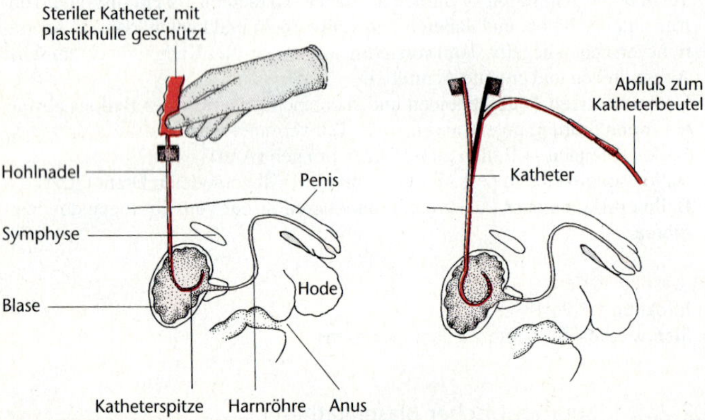

Abb. 3.2: Anlage einer suprapubischen Blasendrainage [A 300-190]

Pflege
- Sterilen VW alle 2 Tage durchführen
- Verunreinigungen oder Verkrustungen mit sterilem NaCl 0,9% und sterilen Kompressen entfernen
- Bei starken Verkrustungen 1%iges Wasserstoffperoxyd verwenden
- Einstichstelle auf Entzündung und Hautgranulome kontrollieren
- Kommt es bei erweitertem Stichkanal zum Ausfluß von Urin, die angegriffene Haut mit Hydrokolloidalverband schützen.

Komplikationen

- Infektionen durch unsterile Handhabung
- Verstopfung des Katheters → evtl. Anspülen, Spüllösung nach Anordnung des Arztes.

3.3 Tenckhoffkatheter

Der Tenckhoffkatheter wird bei der Peritonealdialyse benötigt. Anlage und Entfernung erfolgen intraoperativ. Der Tenckhoffkatheter aus gewebefreundlichem Material verläuft ca. 5 cm subkutan und wird dann im Douglaschen Raum positioniert. Das intraperitoneale Ende hat mehrere Augen, um einen optimalen Ein- und Ausfluß des Dialysats zu ermöglichen. Am anderen Ende befindet sich ein Titaniumadapter, der mit dem Dialyseset verbunden wird. Durch ihn wird die Peritonitisgefahr gesenkt. Tritt keine Tunnelinfektion auf, kann der Tenckhoffkatheter bei Klein- und Schulkindern bis zu 2 Jahren, bei Jugendlichen und Erwachsenen bis zu 5 Jahren liegen bleiben. Das schnelle Wachstum von Säuglingen erfordert einen häufigeren Katheterwechsel.

Pflege

- Vor der operativen Anlage eines Tenckhoffkatheters müssen Blase und Darm des Patienten vollständig entleert sein, um die intraoperative Verletzungsgefahr zu senken
- Hygienevorschriften bei Konnektion und Diskonnektion vom Dialyseset genau beachten
- Mechanische Manipulationen vermeiden.

Tips zum Verbandwechsel

- Aseptischer Verbandwechsel alle 48 Std., bei Bedarf häufiger
- Eintrittstelle hinsichtlich Rötung, Verkrustungen und Dichtheit prüfen
  - Rötung → betaisodonagetränkten sterilen Tupfer auflegen oder Braunovidonsalbe® auftragen
  - Verkrustung mit NaCl 0,9 % oder Wasserstoffperoxid 1 % aufweichen und entfernen
- Katheter markieren, um eine Lageveränderung rechtzeitig zu erkennen
- Alkohol und Benzin nicht zur Hautreinigung verwenden, da sie das Kathetermaterial angreifen
- Betaisodona-Lösung®, NaCl 0,9 %, Pflegeöle und -cremes und Skinlotion® aus der Stomapflege verwenden
- Auflegen einer kleinen Schlitzkompresse auf die Eintrittsstelle und sichere Fixierung mit sterilem Pflasterverband.

Komplikationen vermeiden

- Bei Heraussickern von Dialysat Nephrologen verständigen, evtl. Peritonealdialyse unterbrechen oder Lage verändern
- Auf Schmerzempfindungen des Patienten achten, insbesondere beim Einlauf des Dialysates, evtl. analgesieren
- Bei unzureichendem Auslauf an eine Verlegung oder Verstopfung des Katheters denken.

3

Komplikationen

- Tunnelinfektionen am Katheter
- Mechanische Probleme des Katheters, die zur Funktionsstörung führen
- Peritonitis (☞ 9.7).

3.4 Zentrale Venenkatheter

Ein zentraler Venenkatheter (ZVK) ist ein Verweilkatheter dessen distales Ende in Höhe der Vena cava superior-Einmündung in den rechten Vorhof positioniert wird. Man unterscheidet Einlumen- und Mehrlumenkatheter. Bei Punktion der Vena femoralis liegt der ZVK in der V. cava inferior. Häufigste Punktionsorte: V.femoralis, V.jugularis interna und externa, V.subclavia, V.cephalica, V.basilica. Nach Punktion der Vene wird der Katheter direkt über die Kanüle oder über einen Draht (Seldingertechnik) vorgeschoben.

Indikationen

- Langfristige parenterale Ernährung
- Sicherer venöser Zugang für die Verabreichung spezieller Medikamente und zu deren Steuerung
- ZVD-Messung
- Zufuhr von hochosmolaren Infusionslösungen.

Material

- Lagerungshilfsmittel
- OP-Lampe
- Steriler Kittel, sterile Handschuhe, Mundschutz, Haube
- Steriler Tisch mit: großem sterilen Lochtuch oder Abdecktuch mit Fenster „Windowsheet", 5–6 sterilen Kompressen, 4–5 sterilen 2–5 ml Spritzen, Aufziehkanüle, spitzer kleiner Schere, chirurgischer Pinzette, ZVK-Set und Verbandmaterial und evtl. Nahtmaterial
- NaCl 0,9 % bzw. Glukose 5 % bei FG
- Ggf. Lokalanästhetikum und Medikamente zur Analgosedierung
- Hautdesinfektionsmittel
- Infusionslösungen mit Heparin.

ZVK legen

- Aufklärung des Patienten durch den Arzt
- Vor Beginn Zimmertemperatur erhöhen und Patienten zusätzlich vor Wärmeverlust schützen
- Sedierung, Analgesie und evtl. Relaxierung, dann auch Intubation
- Lagern entsprechend des Punktionsortes:
  - V. subclavia → Kopf tief lagern, Schulterblätter z.B. mit Handtuch unterpolstern, den Kopf zur Gegenseite drehen, während des Vorschiebens Kopf zur Mitte drehen
  - V. jugularis → Kopf tief lagern, Schulterblätter mit 1–2 größeren Handtüchern unterpolstern, so daß der Hals gestreckt ist, den Kopf zur Gegenseite drehen
  - V. femoralis → Gesäß unterpolstern und Hüftgelenk überstrecken
- HF, SaO_2 und RR überwachen und Systolenton laut stellen
- Haut desinfizieren
- Lochtuch auflegen
- Punktion und Fixierung durch den Arzt
- Zur Lagekontrolle eine Thorax-Röntgenaufnahme durchführen
- Ist der Katheter nicht röntgendicht, zusätzlich Kontrastmittel, z.B. Ultravist-300 verdünnt, bereitstellen
- Verband anlegen → sterile Pflaster als Steg unter einem sterilen Pflasterschnellverband
- Zur Spülung des Katheters nur physiologische Lösungen verwenden, z.B. NaCl 0,9% oder Glukose 5% bei FG → Entweder Infusionsspritze 50 ml/Tag mit gewichtsabhängiger Heparinzugabe oder Druckmeßset mit NaCl 0,9% Beutel und Druckmanschette, die auf 300 mmHg aufgepumpt wird ≅ 3 ml/ Std. → regelmäßige Kontrolle des Manschettendruckes nötig, mindestens 2 x pro Schicht

Wird Heparin in therapeutischer Dosis gegeben, ist es in Glukose 5% 8 Std. und in NaCl 0,9% 24 Std. haltbar.

Pflege

- Steriler Umgang → Händedesinfektion vor Manipulationen am ZVK, nach jeder Diskonnektion neuen Verschlußkonus verwenden, Anzahl der Konnektionsstellen gering halten, Blut im Infusionssystem sofort mit NaCl 0,9% freispülen
- VW alle 48 Std., bei feuchtem, kontaminiertem oder stark durchgeblutetem Verband auch eher (☞ 3.1)
- Marke des ZVK an der Eintrittstelle dokumentieren
- Eintrittstelle auf Rötung oder Nachblutung kontrollieren
- Eintrittstelle mit NaCl 0,9% reinigen, bei hartnäckigen Verkrustungen mit Wasserstoffperoxid 1% lösen

  Wasserstoffperoxid 1% greift die Zellstruktur an, gerbt die Haut und setzt freie Radikale frei, darum nur sparsam verwenden
- Bei Rötung zusätzlich mit Betaisodona reinigen → nicht bei Sgl., da es leichter zur Jodaufnahme über die Haut kommen kann
- Täglich das gesamte Infusionssystem ab ZVK wechseln, bei Verwendung von Bakterienfiltern je nach System alle 2–3 Tage.

Komplikationen

- Infektion durch unsteriles Handhaben
- Auftreten von supraventrikulären Extrasystolen bei einer Fehllage → nach Röntgenkontrolle Katheter zurückziehen (Arzt)
- Thrombosen, Thrombophlebitis
- Verletzung von Nerven
- Infusothorax → regelmäßig Katheterumgebung kontrollieren
- Gefäßperforation
- Katheterembolie durch Abriß des Katheterendes → Entfernen durch Herzkatheterisierung oder Thorakotomie mit evtl. Anschluß an die Herz-Lungen-Maschine.

3

3.4.1 Nabelvenenkatheter

Ein Nabelvenenkatheter (NVK) ist ein spezieller Venenverweilkatheter, der über die Nabelvene eingeführt und dessen distales Ende in der Vena cava inferior positioniert wird. Die Katheterisierung der Nabelvene ist max. bis zum 10. Lebenstag möglich. Bis dahin muß bei geplanter Katheterisierung die Nabelvene mit sterilen, mit NaCl 0,9 % getränkten Kompressen feucht gehlaten werden, um einer Mumifizierung des Nabelstumpfes vorzubeugen.

Indikation

- Langfristige parenterale Ernährung
- Zufuhr von hochosmolaren Infusionslösungen
- Sicherer Zugang für die Verabreichung spezieller Medikamente z. B. Katecholamine und zu deren Steuerung
- ZVD-Messung (☞ 3.14.7)
- Austauschtransfusion (☞ 3.12.5).

Material

- ☞ 3.4
- Zusätzlich auf dem sterilen Tisch: Nabelbändchen, Skalpell, Anatomische Pinzette, Knopfsonde, Ein- bzw. mehrlumiger kontrastgebender NVK, Nahtmaterial.

NVK legen

Pflegekraft

- Sgl. vor Auskühlen schützen z. B. Inkubatortemperatur erhöhen oder eine Wärmelampe einsetzen
- Evtl. Patienten fixieren
- Sedieren und analgesieren, wenn nötig relaxieren
- Systolenton am EKG lautstellen, um Extrasystolen sofort akustisch zu registrieren
- Flache Rückenlage

- Nabelklemme mit Pflaster an der Inkubatordecke fixieren, so daß der Nabel gerade, aber nicht unter Zug steht
- Wischdesinfektion der Nabelschnur:
  - Beim Aufsprühen des Desinfektionsmittels kühlt der Patient stark aus.
  - Durch das Desinfektionsmittel kann es bei Frühgeborenen zu Hautreizungen bis zu Nekrosen kommen, deshalb möglichst kleines Fenster aussparen und unter dem sterilen Tuch die Haut mit Frotteelappen oder Kompressen schützen
- Sterilen Verband anlegen
- ZVD-Messung anschließen (☞ 3.14.7)
- Heparinisierte Infusionslösung (☞ 3.4).

Arzt
- Steriles Lochtuch anlegen
- Nabelbändchen ca. 1– 1,5 cm oberhalb des Hautnabels anbringen
- Nabelschnur glatt durchtrennen
- Nabelvene mit Knopfsonde sondieren und Katheter einführen
- Mit sterilen Pflasterstreifen fixieren
- Katheterposition mit Röntgenaufnahme kontrollieren
- NVK am Nabelschnurstumpf festnähen = hautschonend und schmerzfrei für das Baby.

Pflege
- Aseptischer Verbandwechsel alle 48 Std., bei feuchtem, kontaminiertem oder stark durchgeblutetem Verband häufiger
- Verband in Form eines „Sandwiches" anbringen, um die auf der Haut anliegende Klebefläche zu minimieren, besonders bei sehr unreifen FG mit empfindlicher Haut wirksam
- Blaue Dreiwegehähne und Verschlußkappen zur Kennzeichnung des Nabelvenenkatheters verwenden, um evtl. Fehlinjektionen zu vermeiden
- Keine Bauchlage, solange der NVK liegt
- Beide Beine beobachten auf Duchblutung, Hautfarbe und Temperatur
- Rücken und Katheterumgebung auf evtl. Perfusionstörungen kontrollieren
- Max. Liegedauer 5 Tage
- Zum Entfernen des Katheters Fixierung lösen und Katheter vorsichtig und ohne Ruck ziehen, evtl. ist eine Naht erforderlich
- Sterilen Verband anbringen
- Auf Nachblutungen achten.

Komplikationen
- Infektionen durch unsteriles Handhaben
- Blutverlust durch Diskonnektion
- Sondierung der Nabelarterie → Feststellung durch Blutgasanalyse
- Perforation des Lebergewebes
- Pfortaderthrombose mit anschließender portaler Hypertension.

3.4.2 Silastic-Katheter

Der Silastic-Katheter ist ein Einschwemmkatheter aus Silikon, der vorwiegend bei FG, NG und Säuglingen als zentraler Zugang genutzt wird. Die Katheterspitze wird in der V. cava inferior am Eingang zum rechten Vorhof positioniert. Mögliche Punktionsorte sind die Venen der Ellenbeuge, V. saphena interna, V. jugularis externa und V. temporalis.

3

Indikationen

- Langfristige parenterale Ernährung
- Infusion hyperosmolarer Lösungen
- Verabreichung spezieller Medikamente, z. B. Katecholamine.

Material

- Mundschutz, Haube, steriler Kittel, sterile Handschuhe
- Aqua ad injektionem, steriles Handtuch bei gepuderten Handschuhen zum Abspülen des Talkums → Puder fördert die Entstehung einer Thrombophlebitis
- Lampe
- Hautdesinfektionsmittel
- Glukose 5 %
- Steriler Tisch mit: zweigeteiltem Lochtuch, Kompressen, 2 ml Spritzen, Entnahmekanüle, kleiner spitzer Schere, spitzer anatomischer Pinzette, Silastic-Katheterset, sterilen Pflasterstreifen und Wundverband
- Röntgenplatte
- Heparinisierte Infusionslösung (☞ 3.4)
- Kontrastmittel.

Katheter legen

Patient

- SaO_2, RR und EKG kontinuierlich überwachen, EKG mit lautem Systolenton
- Treten Extrasystolen auf, so liegt der Katheter im rechten Vorhof und muß in die V. cava bis kurz vor dem rechten Herz zurückgezogen werden
- Wärmeverlust vermeiden → Inkubatortemperatur ca. 5 Min. vor Eingriff erhöhen, Patient mit warmen Fellen oder Tüchern abdecken oder extern Wärme mit Wärmelampe zuführen
- Sedieren und analgesieren
- Patient entsprechend dem Punktionsort lagern
- Tücher um die Punktionsstelle legen, um Hautverletzungen durch direktes Aufkleben des Lochtuches auf der Haut zu vermeiden
- Wischdesinfektion der Haut, beim Aufsprühen des Desinfektionsmittels kühlt der Patient stark aus.

Durchführen

Pflegekraft	Arzt
	Lochtuch auflegen
Lampe auf Punktionsort ausrichten	Punktion der Vene und Vorschieben des Katheters, unterstützend ist ein „Ausstreichen" der Vene in Richtung Herz, Katheter provisorisch fixieren
	Injektion des Kontrastmittels und Röntgenaufnahme, evtl. Lagekorrektur
Katheter mit sterilen Pflasterstreifen fixieren	
Sterilen Pflasterverband anlegen	
Konnektionsstelle steril verbinden	

Pflege

- Erster aseptischer VW nach 24 Std. (☞ 3.1)
  - Längenmarkierung dokumentieren
  - Besteht keine Nachblutung → Folienverband, der eine gute Beurteilung der Eintrittstelle ermöglicht, z. B. Tegaderm®
  - Bei Nachblutung → steriler Pflasterschnellverband
  - Günstig ist ein Hydrokolloidalverband, da dieser länger belassen werden kann (☞ 3.1.1)
- Keine Blutentnahmen und Bluttransfusionen über den Katheter möglich

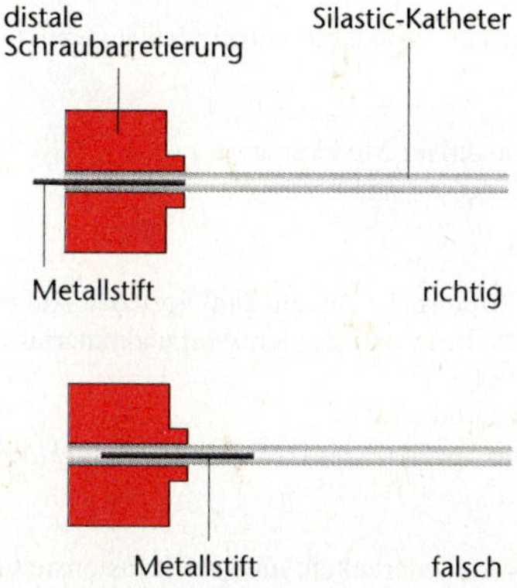

Abb. 3.3: Umgang mit Silastic-Katheter [A 300-157]

- Täglich die Infusionsleitungen ab Katheter wechseln, bei Verwendung von Bakterienfiltern je nach System alle 2–3 Tage
- 💡 Bei Silastic-Kathetern der Fa. Vygon muß der Metallstift vollständig in der blauen Verschraubung verschwinden, da sonst eine Perforation des Katheters

möglich ist (☞ Abb. 3.3). Diese Verschraubung wird mit sterilen Kompressen umhüllt außerhalb des Verbandes fixiert
- Thrombophlebitis → Auf Rötung im Verlauf der Vene achten
- Wenn die Eintrittstelle gerötet oder der Katheter perforiert ist, muß er gezogen werden
- Katheterspitze nach Entfernen evtl. mikrobiologisch untersuchen.

Komplikationen
- Thrombophlebitis
- Infektion durch unsterile Handhabung oder „Flicken" des Katheters bei Lekkagen
- Blutverlust bei versehentlicher Diskonnektion
- Verstopfen des Katheters durch Medikamenteninkompatibilität
- Hautreizung bis Nekrosenbildung durch Desinfektionsmittel.

3.5 Arterienkatheter

Ein Arterienkatheter ist eine Verweilkanüle in einem arteriellen Gefäß. Die häufigsten Punktionsorte sind Art. radialis, Art. femoralis und Nabelarterie.

Indikation
- Blutdruckmessung zur Kreislaufkontrolle bei instabilen Kreislaufverhältnissen
- Blutgasanalyse
- Verabreichung vasoaktiver Medikamente
- Angiographie.

Material
- Steriler Tisch mit Tupfern, Lochtuch, 2 ml Spritzen, Aufziehkanüle, ggf. Nahtmaterial, Arterienkatheter und sterilem Verbandmaterial
- Lagerungshilfsmittel
- Hautdesinfektionsmittel
- Sterile Handschuhe, steriler Kittel, Mundschutz und Haube
- NaCl 0,9 %
- Druckmeßeinheit

💡 Um genaue Meßwerte zu erhalten, muß die Infusionsleitung zwischen Druckaufnehmer und Arterienkatheter kleinlumig, starr und luftleer sein. (☞ 3.14.6)
- Heparinisierte Arterienspülung (☞ 3.4)
- Spüllösung alle 24 Std. wechseln
- Monitorkabel und -modul.

Arterienkatheter legen

- Information des Patienten
- Ggf. Sedierung und Relaxierung
- Patienten lagern und fixieren entsprechend der Punktionsstelle
  - Radialarterienkatheter → Handgelenk in Suppinationsstellung der Hand überstrecken und unterpolstern
  - Femoralarterienkatheter → Gesäß unterpolstern und Hüftgelenk überstrekken
- Beim Femoralarterienkatheter evtl. rasieren
- Bei Radialarterienkatheter Allen-Test durchführen: Patient ballt, wenn möglich, die Hand zur Faust; beide Arterien komprimieren bis die Hand blaß wird, Ulnaris freigeben und Hautfarbe der Hand beobachten, bei rosiger Hand in 5 Sek. darf die Radialis punktiert werden, bei 10 Sek. Reperfusionszeit nicht
- Haut desinfizieren
- Steriles Lochtuch anbringen
- Punktion und Fixierung durch den Arzt
- Verband anlegen
- Druckmeßeinheit anschließen
- Nullabgleich durchführen (☞ 3.14.6)
- Bei sehr unruhigen Patienten zur Punktion Arme und Beine in ein Handtuch einwickeln → Punktionsstelle muß zugänglich sein.

Pflege

- Nach Möglichkeit Extremität ruhigstellen und nicht zudecken: erhöhte Blutungsgefahr und Spasmen
  - Besonders beim Femoralarterienkatheter, da die Femoralarterie allein für die Durchblutung des Beines nötig ist
  - Auf Perfusionsstörungen des Beines und evtl. kalte Haut achten
- Pulse, Temperatur und eventuelle Schmerzen an Hand oder Fuß kontrollieren, SaO_2-Sensor an der Extremität anbringen
- Arterienverband mit einem roten, wasserfesten Stift mit der Aufschrift „**Arterie**" sichtbar kennzeichnen
- Für die Druckmeßeinheit nur **rote** Dreiwegehähne und Verschlußkappen verwenden, um eine versehentliche intraarterielle Injektion und deren Folgen zu vermeiden, System auf Luftblasen kontrollieren
- Arterielle Druckkurve am Monitor beobachten
- VW alle 48 Std. zur Kontrolle der Einstichstelle auf Entzündung, Hämatome oder Nekrosen, ggf. bei Nachblutungen häufiger und mit leichtem Druckverband
- Auf Perfusionsstörungen der Extremität achten
  - Anzeichen: Umgebung der Punktionsstelle ist weiß oder zyanotisch-marmoriert, Extremität ist kalt
  - Bei vorhandener Perfusionsstörung die Konturen mit einem wasserfesten Stift markieren, um eine Zunahme rasch zu erkennen
- Regelmäßig Nullabgleich durchführen (☞ 3.14.6)
- Beim Entfernen des Arterienkatheters ggf. vorher aspirieren, um Thromben an der Katheterspitze zu entfernen und die Arterie durch Fingerdruck mind. 5 Min. komprimieren

- Druckverband anlegen → nicht zirkulär!
- Innerhalb der nächsten 24 Std. Durchblutung und Puls der betreffenden Extremität mind. 2 x pro Schicht überprüfen.

Komplikationen

3

- Luft im Infusionssystem oder Luftinjektion führen zu einer Embolie
- Thrombosierung mit nachfolgender Perfusionsstörung, Nekrosen und Spasmen
- Infektion bei unsteriler Handhabung
- Starker Blutverlust nach versehentlicher Diskonnektion
- Hämatome
- Nekrosen durch versehentliche Medikamenteninjektion.

Nabelarterienkatheter

Die Katheterisierung der Nabelarterie ist nur in den ersten 24 Lebensstunden möglich. Es wird dazu ein spezieller röntgendichter Nabelarterienkatheter (NAK) verwendet.

Material

☞ 3.4.1, zusätzlich

- Nabelarterienkatheter
- Druckmeßeinheit
- Monitorkabel und -modul
- Heparinisierte Infusionslösung
- Starre, kurze, luftleere Infusionsleitung.

NAK legen

Siehe 3.4.1, zusätzlich: Werden beide Nabelgefäße katheterisiert, mit der Nabelarterie beginnen, da sie bei Manipulationen am Nabel schnell spastisch werden kann.

- Druckmeßeinrichtung anbringen und mit dem Monitorkabel und Monitor verbinden
- Nullabgleich durchführen (☞ 3.14.6).

Pflege

- ☞ 3.4.1
- Nabelarterie genau kennzeichnen
- Rote Dreiwegehähne und Verschlußkappen verwenden, um evtl. Verwechslungen zu vermeiden
- Max. Liegedauer 3 Tage
- Extremitäten und Rücken, im Lendenbereich und seitlich der Wirbelsäule genauestens auf Perfusionsstörungen kontrollieren
- Zur Perfusionskontrolle Pulsoxymeter am Fuß anbringen und Fußpulse kontrollieren
- Zum Entfernen, Katheter langsam bis kurz vor die Austrittstelle zurückziehen, erst wenn die Pulsation nachläßt, Katheter entfernen, um arterielle Nachblu-

tung zu vermeiden. Ggf. Gelita-Tampon oder Suprarenin-getränkte, sterile Kompresse auf den Nabel legen, um Nachblutung zu verhindern (führt zur Gefäßverengung der Nabelarterie)
- Evtl. ist eine Naht erforderlich
- Danach sterilen Verband anbringen
- Innerhalb der nächsten 24 Std. Durchblutung und Pulse der unteren Extremitäten mind. 2 x pro Schicht überprüfen

💡 Gefäßklemmen bereithalten

Komplikationen

- ☞ 3.5
- NEC, prärenales Nierenversagen und Gangrän der unteren Extremitäten können durch eine Minderperfusion auftreten.

3.6 Punktionen

Punktionen sind für Patienten oft schmerzhafte und belastende Eingriffe, die große Ängste auslösen können. Durch altersentsprechende Information über den bevorstehenden Eingriff lassen sich die Ängste zumindest teilweise abbauen. Sofern es sich nicht um einen Notfalleingriff handelt, wird für eine Punktion die Einverständniserklärung der Eltern benötigt.
Eine ausreichende Sedierung, evtl. Analgosedierung, reduziert Streß und Schmerzen. Dem erhöhten Infektionsrisiko muß durch sorgfältige und gründliche Hautdesinfektion im Bereich der Punktionsstelle vorgebeugt werden.

3.6.1 Aszitespunktion

Aszites: Ansammlung von seröser Flüssigkeit in der freien Bauchhöhle. Sie tritt begleitend auf bei
- Herz-, Lungen- und Nierenkrankheiten
- Portaler Hypertonie
- Erniedrigung des kolloidosmotischen Druckes durch Hypalbuminämie, z.B. bei Hydrops fetalis
- Entzündlichen Bauchfellerkrankungen
- Natrium- und dadurch Wasserretention bei sekundärem Aldosteronismus.

Indikationen

- Diagnostische Punktion zur zytologischen und mikrobiologischen Untersuchung, z.B. bei Lerberzirrhose, Peritonitis
- Therapeutische Punktion zur Abdomenentlastung bei Zwerchfellhochstand mit Dyspnoe, Spannungsgefühl.

Material

- Monitoring: EKG, Blutdruck, SaO_2
- Volumenersatzmittel, z.B. Humanalbumin 5 %
- Ggf. Sedativa und Analgetika
- Geschlossenes Ablaufsystem, 10–20 ml Spritzen, Meßzylinder, Untersuchungsröhrchen, Verbandmaterial, evtl. Skalpell und Nahtmaterial
- Desinfektionsmittel, sterile Handschuhe, Haube, Mundschutz, steriler Kittel, steriles Lochtuch
- Lokalanästhetikum, z.B. Xylocain®, 2 ml-Spritze, dünne Kanüle
- Altersentsprechende Punktionskanüle, Verbindungsleitung mit Dreiwegehahn.

Vorbereitung

- Altersgerecht den Patienten informieren, Blase entleeren lassen, danach Bauchumfang messen, Meßstelle kennzeichnen
- EKG, RR und SaO_2 überwachen
- Patient liegt in Rückenlage, den Oberkörper leicht erhöht. Die rechte Beckenseite leicht hochlagern, damit sich die intraperitoneale Flüssigkeit nach links in Richtung Punktionsstelle verlagert. Dadurch soll eine Verletzung oder Punktion der Leber vermieden werden.

Durchführung

- 1. Pflegekraft beruhigt das Kind und kontrolliert engmaschig Atmung und Kreislauf, bei hohen Flüssigkeitsverlusten muß Volumen substituiert werden
- 2. Pflegekraft assistiert bei der Punktion
- Punktionsstelle: äußeres Drittel der linken Nabel-Darmbeinstachel-Linie = McBurney Punkt
- Arzt: Hautdesinfektion, Lokalanästhesie, Desinfektion, Punktion
- Verbindungsleitung mit Dreiwegehahn, evtl. Ablaufsystem anbringen
- Bei großer Aszitesmenge besteht durch den Volumenverlust und die intraabdominelle Druckentlastung Schockgefahr. Deshalb die Flüssigkeit langsam und fraktioniert ablassen und ggf. Volumen substituieren
- Bei liegender Drainage Ablaufsystem kontrollieren, Punktionskanüle sichern und steril fixieren
- Nach dem Entfernen der Kanüle Punktionsstelle mit Kompressionsverband versorgen.

Nachsorge

- Bauchumfang messen, Kompressionsverband auf Durchfeuchtung und Nachblutungen kontrollieren
- Bettruhe nach Anordnung des Arztes
- Aszitesproben zur Diagnostik ins Labor geben
- Sekretmenge, Farbe und Konsistenz dokumentieren.

Komplikationen

- Verletzung von Darm, Milz, Harnblase, Blutgefäßen
- Schock durch hohen Volumenverlust
- Peritonitis (☞ 9.7)
- Ödembildung durch Eiweißverlust.

3.6.2 Pleurapunktion

Indikationen

Diagnostische Punktion zur zytologischen und mikrobiologischen Untersuchung von Pleurasekret.

Therapeutische Punktion:

- Zur Aspiration von Sekret oder Luft aus dem Pleuraraum bei Pneumothorax, Hämatothorax, Pleuraempyem und Pleuraerguß. Ziel ist, durch die Druckentlastung eine Lungenentfaltung und somit eine Atemerleichterung für den Patienten zu erreichen
- Zur Medikamenteninstillation, z.B. für Zytostatika bei Tumorerkrankungen
- Notfallpunktion bei Spannungspneumothorax.

Material

- Ggf. Sedativa und Analgetika, z.B. Dormicum® und Dipidolor®
- Volumenersatzmittel, z.B. Humanalbumin 5 %
- Desinfektionsmittel, sterile Kleidung, sterile Handschuhe, Mundschutz, Haube, steriles Abdecktuch
- Lokalanästhetikum, 2 ml-Spritze, dünne Kanüle
- Altersentsprechende Punktionskanüle mit Verbindungsleitung und Dreiwegehahn
- 20 ml-Spritze, ggf. Ablaufsystem, Meßzylinder
- Sterile Kompressen, Verbandmaterial
- Ggf. altersentsprechenden Trokar, gebogene Klemme, Skalpell, Nahtmaterial, Thoraxsaugung
- Alternativ: fertiges Pleurapunktionsset
- Untersuchungsröhrchen, evtl. Blutkulturflasche.

Vorbereitung

- Blase und Darm entleeren lassen
- Ggf. Prämedikation: Antitussiva, Analgetika
- Arzt: genaue Lokalisation des Ergusses
- Monitoring: EKG, RR, SaO_2.

Durchführung

- Patienten altersentsprechend informieren
- Fortlaufend EKG, RR und SaO_2 überwachen
- Sedativum, ggf. Analgetikum verabreichen
- Der Patient liegt in Rückenlage (Abb. 3.4). Um die Zwischenrippenräume zu erweitern (Abb. 3.5), den Arm der zu punktierenden Seite über den Kopf hoch legen und in dieser Position fixieren. 2. Pflegekraft unterstützt das Kind in dieser Position
- Arzt:
  - Punktionsstelle bei Pneumothorax: 2.–3. ICR, bei Pleuraerguß: 4.–5. ICR
  - Punktionsstelle desinfizieren → Lokalanästhesie→ erneute Hautdesinfektion → Punktion

- Verbindungsleitung und Dreiwegehahn oder Drainage anschließen
- Erguß langsam ablassen

- Punktionsstelle mit Pflasterkompressionsverband luftdicht versorgen.

3

- Nach effektiver Punktion eines Pneumothorax wird durch die Lungenentfaltung und das Aneinanderlegen der beiden Pleurablätter ein Hustenreiz beim Patienten ausgelöst
- Bei länger bestehendem Erguß besteht die Gefahr des Blutdruckabfalls, da es durch den erhöhten Volumenbedarf der Blutkapillaren der wieder entfalteten Lunge zur Hypovolämie kommen kann → ggf. Volumensubstitution.

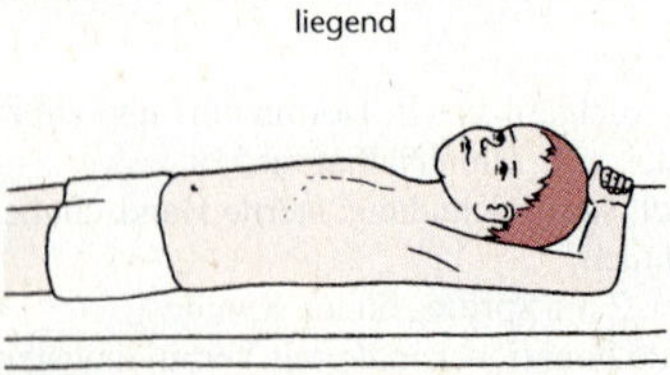

Abb. 3.4: Lagerung zur Pleurapunktion [A 300-157]

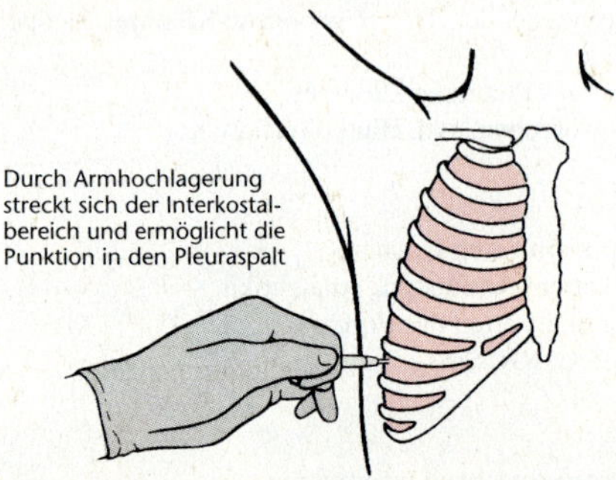

Abb. 3.5: Strecken des ICR [A 300-157]

Komplikationen

- Pneumo-, Hämatothorax
- Infektion der Punktionsstelle, Hautemphysem
- Verletzung der Interkostalgefäße, -nerven
- Kreislaufbelastung durch zu schnelles Ablassen des Ergusses.

Nachsorge

- Kontinuierlich EKG, RR, Atmung und SaO_2 überwachen
- Bei Einmalpunktion Patienten auf der punktierten Seite lagern, Oberkörper zur Atemerleichterung leicht erhöht lagern
- Verband auf ein Nachlaufen von Blut oder Ergußflüssigkeit kontrollieren
- Beim Anlegen einer Drainage auf sichere Fixierung achten, Drainagesystem auf Dichtigkeit und richtige Sogstärke kontrollieren
- Entnahmematerial in die vorbereiteten Untersuchungsgefäße füllen, ins Labor schicken
- Menge, Farbe und Konsistenz, evtl. auch Sogstärke und Drainagenlage dokumentieren.

3.6.3 Perikardpunktion

Indikation

Medikamentös nicht therapierbarer Perikarderguß, z.B. im Rahmen von Entzündungen oder bei progredienter Rechtsherzinsuffizienz.

Material

- Desinfektionsmittel, steriler Kittel, Handschuhe, Mundschutz, Haube
- Verbandsmaterial, ggf. Untersuchungsröhrchen
- Punktionskanüle (18 G oder 20 G), 5 und 10 ml Spritzen, Dreiwegehahn, ggf. Ablaufsystem
- Lokalanästhetikum mit 2 ml-Spritze, dünne Kanüle
- Narkosemedikamente, z.B. Ketanest® und Dormicum®
- Volumenersatz, z.B. Humanalbumin 5 %
- Ggf. Intubationsbesteck
- Reanimationsmedikamente (☞ 12.1.2)
- Defibrillator in erreichbarer Nähe
- Ultraschallgerät
- Ggf. Pigtail®-Katheter, falls der Katheter länger liegen bleiben soll.

Vorbereitung

- Oberkörper 45° hochlagern
- EKG-Monitoring, Systolenton laut stellen, RR, SaO_2

Assistenz bei der Durchführung der Punktion

- Engmaschiges Monitoring: EKG, Atmung, RR
- Punktionsgebiet ggf. rasieren und desinfizieren
- Sterile Handschuhe und Tücher anreichen
- Ggf. Spritze und Material zur Lokalanästhesie, z.B. Scandicain® 1 %, anreichen
- Perikardpunktionsset mit Punktionskanüle oder Pigtail®-Katheter mit Dreiwegehahn und 5 oder 10 ml Spritze steril anreichen
- Ablaufsystem anreichen, sterilen Verband anlegen, Katheter durch Pflasterzügel oder Annaht sichern (Arzt)

Nachsorge

- Bei einmaliger Punktion sterilen Verband auf der Punktionsstelle anlegen, auf Nachsickern von Blut und Erguß achten
- Falls eine Drainage angelegt wurde, das Ablaufsystem kontrollieren und sicher fixieren
- Entnahmeproben asservieren und in ein Untersuchungslabor geben
- Sekretmenge bilanzieren, Farbe und Konsistenz dokumentieren.
- Patienten nicht steil aufrichten lassen → Perforationsgefahr
- **Arzt:** Rö-Thorax, Kontroll-Echokardiographie
- Pflege der Einstichstelle:
  - Täglicher VW
  - Bei Infektion oder Durchfeuchtung (Katheterdislokation) sofort den Arzt informieren
  - Bei kontinuierlicher Drainage: Sekretmenge protokollieren und bilanzieren

- Bei V.a. Herzbeuteltamponade und liegender Perikarddrainage (z.B. bei Perikarditis, nach Herzoperationen), sofortige Aspiration des Ergusses mit einer Spritze bzw. Aussaugen des Drainageschlauches mit einem sterilen Absaugkatheter, dessen seitliche Augen steril abgeschnitten wurden und der *mit* Sog eingeführt wird
- Bei länger bestehendem Erguß droht ein massiver Blutdruckabfall durch die akute Entlastung des Herzens. Deshalb den Erguß unbedingt langsam und fraktioniert ablassen und ggf. Volumen substituieren
- EKG gesteuerte Perikardpunktion durch Anschluß einer Krokodilklemme an die Punktionsnadel → ST-Hebung bei Epikardkontakt.

Komplikationen

- Herz-Kreislauf-Versagen durch zu schnelles Ablassen des Ergusses (☞ 12.1.2)
- Perforation des Ventrikels → RR- und SaO_2-Abfall, Bradykardie. Wenn überhaupt noch möglich, Versuch der operativen Intervention unter Reanimationsbedingungen
- Herzrhythmusstörungen → EKG- und RR-Überwachung, Antiarrhythmika, ggf. Kardioversion (☞ 12.1.3).

3.6.4 Lumbalpunktion

Bei der Lumbalpunktion wird der Subarachnoidalraum in Bereich der Lendenwirbelsäule punktiert.

Indikationen

- Diagnostische Punktion zur zytologischen und mikrobiologischen Liquoruntersuchung, z.B. bei Meningitis, Enzephalitis
- Therapeutische Punktion zur
  - Hirndrucksenkung durch Ablassen von Liquor, z.B. bei Hydrozephalus
  - Intrathekalen Verabreichung von Medikamenten
  - Spinalanästhesie.

Kontraindikation

Bei massiv erhöhtem Hirndruck und Stauungspapille besteht akute Lebensgefahr durch Einklemmung des Hirnstammes mit nachfolgendem Atem- und Herzstillstand. Eine Stauungspapille muß durch eine vorherige Augenhintergrundspiegelung ausgeschlossen werden!

Material

- Altersentsprechende Spinalkanüle
- Beschriftete, sterile Untersuchungsröhrchen: 1 für Zellzahl und Ausstrich, ggf. Liquorkulturflasche, 1 Laborröhrchen für Eiweiß, Zucker und Laktat
- Sterile Handschuhe, Mundschutz
- Hautdesinfektionsmittel, sterile Kompressen, Pflaster
- Lokalanästhetikum nach ärztlicher Anordnung
- Kurze Infusionsleitung und Maßband zur Hirndruckmessung
- Ggf. für Medikamentenapplikation kurze, entlüftete Infusionsleitung, vorbereitetes Medikament, NaCl 0,9 %.

Vorbereitung

- Blutzucker bestimmen. Der Glukosegehalt des Liquors entspricht etwa ⅔ des Blutzuckers. Stark erniedrigte Liquorzuckerwerte können auf eine eitrige Meningitis hinweisen (☞ 11.2)
- Monitoring: EKG, RR, SaO_2.

Durchführung

- Patienten informieren
- Fortlaufend EKG, Atmung und RR überwachen
- Extremitätenbewegungen des Patienten verhindern
- Ggf. nach ärztlicher Anordnung sedieren
- Patienten in Embryonalstellung bringen und halten (Abb. 3.6):
  - Pflegeperson hält das Kind von vorn und beugt den Rücken des Kindes, indem sie mit einem Arm den Hals und mit dem anderen die Knie von hinten umschlingt und nach vorn in Beugehaltung bringt
- Bei intubierten und beatmeten Patienten auf sicher fixierten Tubus und genügend Spielraum der Beatmungsschläuche achten
- Arzt:
  - Hautdesinfektion→ ggf. Lokalanästhesie → erneute Desinfektion→ Lumbalpunktion
  - Punktionsort: zwischen 3./4. oder 4./5. LWK
- Soll während der Lumbalpunktion der Hirndruck gemessen werden, wird an die Spinalkanüle unter sterilen Bedingungen die Infusionsleitung angebracht. Die gemessene Steighöhe des Liquors in der Infusionsleitung entspricht dem Hirndruck in cm H_2O

  💡 Die Hirndruckmessung ergibt nur bei ruhigen Patienten verwertbare Daten → ggf. muß Patient sediert werden.
- Ggf. Medikamente über eine kurze, entlüftete Infusionsleitung applizieren (Arzt)
- Punktionsstelle mit Kompressionsverband steril abdecken.

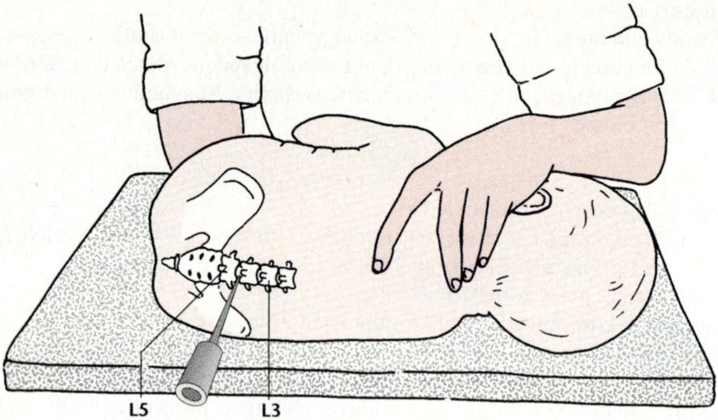

Abb. 3.6: Lumbalpunktion in liegender Position [A 300-190]

Nachbereitung

- Nach der Punktion 1–2 Std. auf dem Bauch, anschließend 24 Std. flach lagern
- Kompressionsverband auf Durchfeuchtung mit Blut oder Liquor kontrollieren
- Vitalparameter sorgfältig überwachen
- Liquor in ein Untersuchungslabor geben
- Farbe, Konsistenz, Menge dokumentieren.

Komplikationen

- Kopfschmerzen, Schwindel, Übelkeit und Erbrechen
- Rückenmarkschädigung, Nerven- und Gefäßverletzung durch Fehlpunktion mit Lähmungserscheinungen
- Hirnstammeinklemmung bei erhöhtem Hirndruck oder durch zu hohen Liquorverlust.

3.6.5 Rickham-Kapsel Punktion

Die Rickham-Kapsel dient der temporären Liquorentlastung bei erhöhtem Hirndruck durch perkutane Punktion. Sie wird in einen Seitenventrikel implantiert und kann zu einem späteren Zeitpunkt an ein internes Drainagesystem angeschlossen werden. Die erste postoperative Punktion kann nach 48–72 Std. erfolgen.
Die Rickham-Kapsel wird bei FG mit einem Gewicht ≤ 2500g eingesetzt, bis eine Implantation einer ventrikulo-peritonealen oder ventrikulo-atrialen Liquordrainage möglich ist. Je nach Ultraschallbefund, klinischer Symptomatik und Kopfumfangkurve kann die Kapsel mehrmals am Tag punktiert werden.

Material

- Monitoring: EKG, SaO_2 und $tpCO_2$
- Desinfektionsmittel, sterile Kompressen, sterile Handschuhe, Mundschutz, Kompressionsverband

- Punktionskanüle, z. B. dünner Butterfly 26 G
- Steriles Auffanggefäß mit ml-Graduierung, Fixiermaterial
- Zur Hirndruckmessung kurze Infusionsleitung und Maßband.

Durchführung

- Fortlaufend EKG und SaO_2 überwachen
- Patient in Rückenlage lagern, den Kopf in Mittelstellung halten. Bei sehr unruhigen Patienten Arme fixieren
- Gründliche Hautdesinfektion → Punktion der Rickham-Kapsel (Arzt)
- Ggf. Hirndruck kontrollieren
- Steriles Auffanggefäß unterhalb des Ventrikelniveaus anbringen und kurze Infusionsleitung einlegen, damit Liquor abtropfen kann
- Nach Ablauf der entsprechenden Liquormenge entfernt der Arzt die Kanüle und legt einen sterilen Kompressionsverband an
- Komplikation: Infektion.

Nachsorge

- Kreislaufparameter, SaO_2 und evtl. $tpCO_2$ überwachen
- Verband auf Nachblutung oder Durchfeuchtung kontrollieren
- Liquormenge und -farbe dokumentieren und Liquor auf Beimengungen untersuchen
- Liquor zur Untersuchung ins Labor geben.

3.6.6 Intraossäre Punktion

Die intraossäre Punktion dient in der Initialphase der Reanimation als Notfallzugang für Medikamenten- und Volumensubstitution.

Punktionsort (Abb. 3.7)

- Bei Kindern unter 5 Jahren: Mitte der medialen Seite der proximalen Tibia
- Bei Kindern über 5 Jahren: mediale Seite der distalen Tibia, direkt oberhalb des Innenknöchels
- Die Stichrichtung erfolgt im 45° Winkel, vom benachbarten Gelenk weg.

Material

- Sterile Unterlage, Desinfektionsmittel, sterile Handschuhe
- Material zum Unterlagern des Beins
- Punktionskanülen: intraossäre Injektionsnadeln, 18 G- oder 20 G-Lumbalpunktionskanülen mit Mandrin, Knochenmarkpunktionskanülen, Spritzen
- Kurze Infusionsleitung mit Dreiwegehahn oder Dreiwegehahnbank
- Fixiermaterial, sterile Kompressen.

Assistenz bei der Durchführung

- Während der Arzt punktiert, hält die Pflegekraft das Bein
- Bei liegender Kanüle sofort das entlüftete Infusionssystem mit genügend Dreiwegehähnen konnektieren

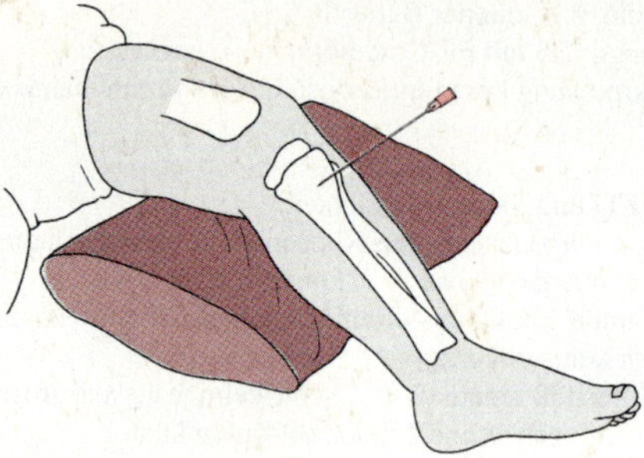

Abb. 3.7: Lagerung zur Tibiapunktion [A 300-157]

3

- Die Kanüle mit sterilen Kompressen abpolstern und mit Pflasterstreifen über den Flügeln fixieren
- Nach Entfernen der Kanüle Verband anlegen, auf Nachblutung und Beweglichkeit des Beins achten

- Über den intraossären Zugang können Reanimationsmedikamente und Mittel zur Volumensubstitution verabreicht werden, aber *keine* hyperosmolaren Lösungen
- Durch die intraossäre Punktion wird die Reanimation i.d.R. nicht behindert. Die Vitalparameter müssen kontinuierlich überwacht werden (☞ 12.1.2).

Komplikationen

- Infektionen, z.B. Osteomyelitis
- Fett- und Knochenmarkembolien
- Fraktur an der Punktionsstelle.

3.7 Drainagen

Wunddrainagen dienen der Ableitung von Blut und Sekreten. In wenigen Fällen werden über Wunddrainagen auch Medikamente oder Spülflüssigkeit injiziert. Es gibt geschlossene, halboffene und offene Drainagen, mit und ohne Saugung. Die Wahl des Drainagesystems richtet sich nach der Art der Wunde, nach dem Ort des eingelegten Drains und nach der zu erwartenden Sekretmenge. Längere Verweildauer und das Einwirken von Körpersekreten können Drainageschläuche verändern.

3.7.1 Aszitesdrainage

Indikation

Entlastung des Abdomens bei Zwerchfellhochstand mit Dyspnoe, z. B. bei Leberzirrhose, onkologischen Patienten.

Material

Materialvorbereitung und Punktion des Peritonealraums entsprechen dem Vorgehen bei Aszitespunktion (☞ 3.6.1).

- Als Drainagesystem eine Verbindungsleitung mit Dreiwegehahn und passendem Adapter zum Urinableitungssystem mit Vorlaufkammer an die Punktionskanüle anschließen
- Kanüle mit Kompressen abpolstern und mit sterilen Pflasterstreifen fixieren. Wegen der senkrechten Stellung der Kanüle eignet sich ein Sandwichverband zur Abdeckung.

Pflege

- EKG, RR und Atmung engmaschig überwachen. Bei hohen Flüssigkeitsverlusten sind Tachykardie und Blutdruckabfall möglich → ggf. Volumensubstitution
- Bei großer Aszitesmenge, Flüssigkeit langsam und fraktioniert ablassen
- Regelmäßig Bauchumfang messen, auf Darmgeräusche achten
- Verband auf Durchfeuchtung kontrollieren. Alle 24 Std. unter sterilen Bedingungen Verband wechseln, dabei auf sichere Fixierung und Konnektion der Kanüle achten, Eintrittstelle auf Entzündungszeichen untersuchen
- Sekretmenge, Farbe und Konsistenz dokumentieren.

3.7.2 Pleuradrainage

Indikationen

- Pneumothorax
- Hämatothorax
- Pleuraerguß: Chylothorax, Serothorax, Pyothorax
- Therapeutische oder prophylaktische Thoraxdrainage nach thoraxchirurgischen Eingriffen.

Drainageformen

Bülau-Drainage: Zum Drainieren eines Ergusses wird in der mittleren oder hinteren Axillarlinie im 4. bis 6. Interkostalraum punktiert und der Drain nach hinten oben oder hinten unten vorgeschoben.

Monaldi-Drainage: Zum Absaugen von Luft wird in der Medioklavikularlinie im 2. bis 3. Interkostalraum punktiert und der Drain nach oben zur Pleurakuppel vorgeschoben.

Drainagesysteme

Drei-Flaschen-System = Bülau-Drainage (Abb. 3.8)
1. Flasche: Sammlung des drainierten Sekretes
2. Flasche: Wasserschloß vermeidet den Rückstrom von Luft in den Pleuraspalt
3. Flasche: Regulierung der Sogstärke durch die Eintauchtiefe des Steigrohres oder durch die Höhe der Wassersäule.

Einwegsystem, z. B. Pleur-evac-System® (Abb. 3.9)
Steriles, geschlossenes Einwegsystem mit Wasserkammer, Saugkontrollkammer und Sammelkammer.

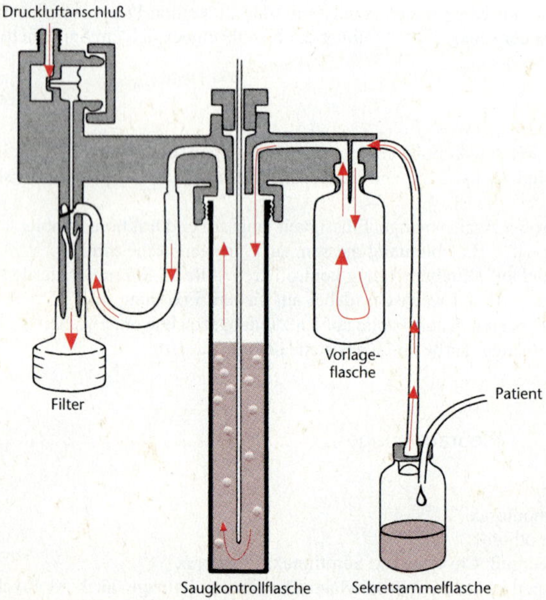

Abb. 3.8: Drei-Flaschen-System [A 300-157]

Material

- Altersentsprechender Trokar oder Pleuracath® (für Monaldi-Drainage)
- Funktionstüchtiges Drainagesystem
- Desinfektionsmittel, sterile Handschuhe, Haube, Mundschutz, steriler Kittel, steriles Lochtuch und Abdecktuch
- Lokalanästhetikum, 2 ml Spritze, dünne Kanüle

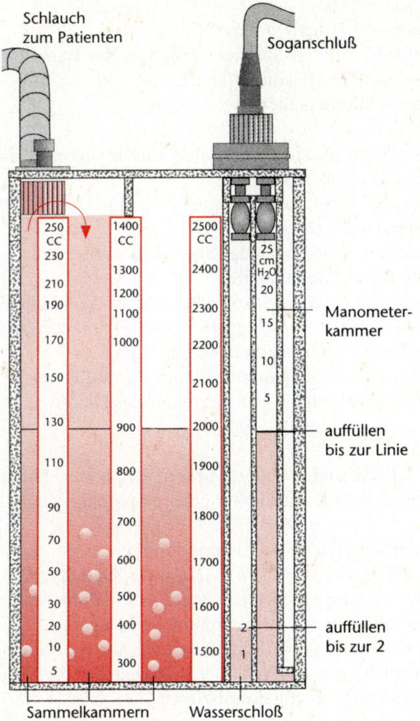

Abb. 3.9: Pleur-evac-System® [A 300-157]

- Skalpell, gebogene Klemme, Nadelhalter, Nahtmaterial, Schere, anatomische Pinzette, Wundschnellverband, Pflaster
- Volumenersatzmittel, z. B. Humanalbumin 5%
- Ggf. Sedativa, z. B. Dormicum®, und Analgetika, z. B. Dipidolor® oder Ketanest®.

Vorbereitung

- Patienten altersentsprechend informieren
- Patienten auf dem Rücken mit erhöhtem Oberkörper lagern
- RR und SaO_2 engmaschig überwachen, EKG mit lautem Systolenton ableiten.

Durchführung

- Analgosedierung des Patienten (Arzt)
- Zum Erweitern der Interkostalräume den Arm der Punktionsseite über den Kopf legen und in dieser Position fixieren
- Kind beruhigen und beobachten
- Arzt:
  - Punktionsstelle desinfizieren, Lokalanästhesie, erneute Hautdesinfektion, steril mit Lochtuch abdecken
  - Hautinzision, Stichkanal mit gebogener Klemme weiten, Punktion mit Trokar und Einlegen des Drains
- Drain körpernah abklemmen, an das Saugsystem anschließen, Sogstärke nach ärztlicher Anordnung, Klemmen lösen
- Ggf. Drainageschlauch vor dem Anschließen an den Katheter unter sterilen Bedingungen kürzen, um einer Schlaufenbildung vorzubeugen
- Arzt: Drain mit einer Tabaksbeutelnaht umnähen
- Steril verbinden, Pflastersteg anbringen, um Zug auf Drainage zu vermeiden
- Lagekontrolle durch Röntgen, ggf. Korrektur des Drains.

Nachsorge

- Kontinuierlich EKG und RR überwachen. Bei hohen Flüssigkeitsverlusten über die Drainage besteht die Gefahr einer Hypotonie → ggf. Volumensubstitution
- Schmerzbedingte oberflächliche Atmung durch ausreichende Analgesie vermeiden. Atmung, SaO_2, bei Säuglingen zusätzlich $tcpO_2$ und $tcpCO_2$ überwachen
- Zur Atemunterstützung Oberkörper hochlagern. Zum besseren Abfluß des Pleurasekretes zeitweise auf die betroffene Seite lagern
- Tgl. Verband wechseln, dabei Punktionsstelle auf Entzündungszeichen kontrollieren. Verkrustungen mit NaCl 0,9 % aufweichen, bei Rötung und Infektion mit Betaisodona®-Lösung desinfizieren
- Drainagenflüssigkeit auf Menge, Konsistenz, Farbe beurteilen und dokumentieren
- Zum Transport des Patienten Heimlichventil und Ablaufbeutel anbringen.

Drainage und Ablaufsystem kontrollieren

- Am Bett des Patienten zwei Klemmen/Pleuradrainage bereithalten, falls es zur Diskonnektion zwischen Drainage und System kommt. Es muß nur abgeklemmt werden bei spontan atmenden Kindern, bei CPAP-Atmung sowie bei niedriger SIMV-/IMV-Frequenz mit hohem Spontanatmungsanteil
- Drainagendurchgängigkeit überprüfen. Bei zähem Sekret oder Koagelbildung → Drainage auskneten oder aussaugen (☞ 3.7.3)
- Man unterscheidet zwischen **Melken** (Abb. 3.10) und **Ausstreifen** der Drainage. Melken = leichtes Pressen und Loslassen der Drainageleitung in Richtung Ablaufsystem. Nachteil: je nach Stärke des Zusammenpressens kommt es zu unterschiedlich hohem Druck bzw. Sog. Ausstreifen = Komprimieren und Loslassen längerer Schlauchabschnitte mit spezieller Rollenklemme, die bei geschlossenen Einwegsystemen vom Hersteller mitgeliefert wird. Vorteil: es herrscht immer der gleiche Sog

- Sogstärke regelmäßig nachregulieren, Flüssigkeitspegel in der Saugkammer mit Aqua dest. auffüllen
- Drainage durch zusätzlichen Pflastersteg vor Zug schützen, auf genügend Bewegungsfreiheit für den Patienten achten
- Schlauchsystem darf nicht abknicken! Schlechten Sekretabfluß bei durchhängenden Schläuchen („Syphonbildung") vermeiden, da bei Sekretstau im Schlauch die Sogleistung der Drainage blockiert wird
- Auf Leckagen im Ablaufsystem achten: durch fehlenden oder zu niedrigen Sog Lufteinsaugung bei jeder spontanen Inspiration → Pneumothorax, Hautemphysem
- Bei entstandenem Hautemphysem Punktionsstelle luftdicht mit Braunovidon®-Salbe und Folienverband abdichten, Sogstärke nach Anweisung des Arztes erhöhen
- Falls mehrere Drainagen gleichzeitig liegen, alle auf die gleiche Sogstärke einstellen → Gefahr der Mediastinalverschiebung

Beim beatmeten Patienten Drainage nie abklemmen → Pneumothoraxgefahr.

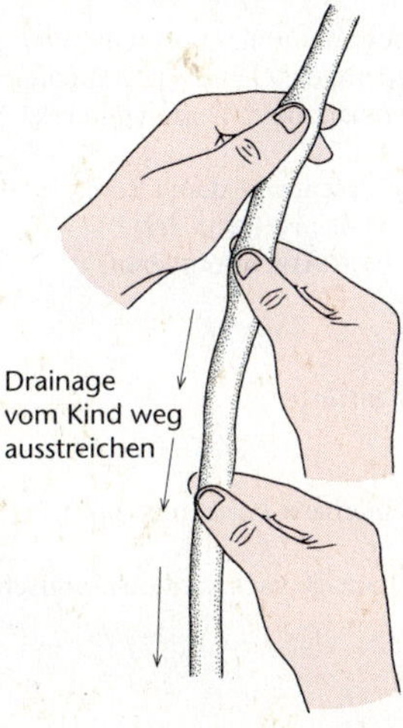

Abb. 3.10: Technik des „Melkens" [A 300-157]

Entfernen der Pleuradrainage

Indiziert, sobald die respiratorische Situation stabil ist und wenig oder keine Luft bzw. Sekret mehr abgeleitet wird (≤ 1 ml/kg KG in den letzten 12 Std.) oder röntgenologisch nach Abklemmen der Drainage (nach ca. 6 Std.) kein Pneumothorax nachweisbar ist. Die Pleuradrainage wird vom Arzt gezogen.

3

- Benötigtes Material: Desinfektionsmittel, unsterile Handschuhe, Nahtbesteck und Nahtmaterial, Pflaster, Kompressen
- Drainage abklemmen und Verhalten des Patienten (Atmung) beobachten, Röntgenkontrolle nach 6 Std.
- Patienten informieren und analgosedieren
- Sogstärke auf 30–35 cm H_2O erhöhen
- Verband und Haltefäden lösen, Wundgebiet desinfizieren, Hautfalte um Austrittstelle bilden
- Arzt zieht unter Sog und in der Exspiration; sonst Gefahr der Luftaspiration durch die Drainageaustrittstelle. Hautfalte zusammendrücken und Tabaksbeutelnaht zuziehen
- Druckverband anlegen bzw. Naht setzen lassen (Arzt)
- Ggf. eine Kompresse mit Betaisodona-Salbe zum luftdichten Verschließen der Eintrittstelle auflegen und mit einem Dachziegelverband fixieren
- Bei FG/NG den Dachziegelverband nicht zu großzügig anlegen, da es zu Behinderung der Atemexkursion kommen kann
- Seitenlagerung auf der drainierten Seite
- Drainagespitze zur bakteriologischen Untersuchung geben
- Weiterhin regelmäßig Vitalzeichen kontrollieren, Kind beobachten und auf Schonatmung achten
- Ggf. unter Analgesierung Atemtraining durchführen, z. B. Kontaktatmen, Kinder zum Husten auffordern, dabei unterstützend die flache Hand auf den Verband legen, um den Schmerz beim Husten durch leichten Gegendruck zu lindern
- Nach Entfernen der Pleuradrainage durch Röntgenaufnahme kontrollieren, ob ein Pneumothorax vorhanden ist (☞ 5.3.9)
- Bei Verschlechterung sofort Arzt informieren.

3.7.3 Perikarddrainage

Indikation

- Konservativ nicht therapierbarer Perikarderguß, z. B. bei progredienter Rechtsherzinsuffizienz
- Intraoperativ gelegte Drainage nach kardiochirurgischem Eingriff.

Material

- ☞ 3.6.3
- Zur Drainage: Pigtail®-Katheter und geschlossenes Ablaufsystem aus Injektomat®-Leitung, Infusions-Mischbeutel, Adapter, Dreiwegehahn.

Durchführung

- Patienten auf den Rücken mit erhöhtem Oberkörper lagern, bei unruhigen Patienten Arme fixieren
- Fortlaufend EKG, RR und SaO_2 überwachen.

Arzt

- Erguß punktieren, Pigtail®-Katheter einlegen, Drainagesystem anschließen
- Katheter mit sterilen Pflasterstreifen sicher fixieren, steril verbinden
- Erguß langsam und fraktioniert ablassen → Gefahr des Blutdruckabfalles, ggf. Volumen ersetzen.

Komplikationen

- Herz-Kreislauf-Versagen durch zu schnelles Ablassen des Ergusses → (☞12)
- Punktion des Myokards, der Myokardgefäße oder des Ventrikels → Bradykardie, RR- und SaO_2-Abfall → Versuch der operativen Intervention unter Reanimationsbedingungen
- Herzrhythmusstörungen wie Kammertachykardie, Kammerflimmern → EKG- und RR-Überwachung, Antiarrhythmika, ggf. Kardioversion.

Nachsorge

- Drainage sicher fixieren und Ablaufsystem kontrollieren, Abknicken und Durchhängen des Schlauchsystems vermeiden
- Urin bilanzieren, ggf. Blasendauerkatheter legen
- Sekret auf Farbe, Konsistenz und Menge beurteilen und bilanzieren.

Perikarddrainage ohne Sog

- Auffanggefäß unter Patientenniveau hängen
- Ablaufsystem nur bei Bedarf und unter sterilen Bedingungen wechseln oder diskonnektieren
- Verband alle 24 Std. wechseln, Drainagenaustrittsstelle auf Nachblutung und Rötung beurteilen, steril verbinden.

Perikarddrainage mit Sog

- Sogstärke kontrollieren, Einstellung nach ärztlicher Anordnung
- Drainage bei dickflüssigem Sekret oder Fibrinablagerungen regelmäßig ausstreichen, auskneten oder bei Koagelbildung mit Abflußstörung steril aussaugen.

Drainage aussaugen

Indiziert bei Abflußstörung der Drainage durch Koagelbildung oder vor dem Ziehen der Drainage.

- Führen zwei Pflegekräfte unter sterilen Bedingungen durch
- Falls eine Verbindung der Thoraxdrainage mit dem Pleuraraum besteht, Drainage beim spontan atmenden Patienten abklemmen, um einen Pneumothorax zu vermeiden
- Eine Pflegekraft desinfiziert und diskonnektiert das System zwischen Drainage und ableitendem System
- Die zweite Pflegekraft schneidet den passenden Absaugkatheter an der Spitze schräg ab, um eine großflächige Saugung erzielen zu können
- Absaugkatheter unter Sog in die Drainage einführen, und die Drainage so tief wie möglich aussaugen. Danach den Katheter zurückziehen, mit dem Ablaufsystem konnektieren und die Sogstärke regulieren
- Vorgehen dokumentieren.

3

Drainage ziehen

Pigtail-Katheter nach sonographischer Kontrolle und entsprechend der klinischen Situation ziehen. Die Eintrittstelle mit einem sterilen Verband abdecken, auf Nachblutung achten.
Die intraoperativ gelegte Thoraxdrainage bleibt mindestens 48 Std. liegen, bei liegenden Druckmeßkathetern bis 6 Std. nach deren Entfernung. Die ablaufende Sekretmenge soll in den letzten 12 Std. nicht mehr als 1 ml/kg KG überschritten haben.
Um eine Abflußstörung der Drainage mit Resterguß auszuschließen, Drainage vor dem Ziehen aussaugen und eine sonographische Kontrolle (Arzt) durchführen.

Material

- Nahtmaterial, Lokalanästhetika und Nahtbesteck oder Klammerpflaster → nötig bei Nahtinsuffizienz
- Desinfektionsmittel, steriler Wundschnellverband, sterile Kompressen
- Unsterile Handschuhe

Durchführung

- Patienten analgosedieren (Arzt), z. B. mit Dipidolor® und Dormicum®
- Patienten in flache Rückenlage bringen und bei Unruhe evtl. Arme fixieren
- Austrittstelle desinfizieren, Haltefäden lösen, Hautfalte um Austrittsstelle bilden
- Während der Arzt die Haltefäden leicht zusammenzieht, entfernt die Pflegekraft zügig die Drainage unter Sog und drückt die Hautfalte zusammen, bis der Arzt die Fäden verknotet hat
- Eintrittstelle mit einem sterilen Verband abdecken
- Drainage und System entsorgen und Vorgang dokumentieren
- Verband auf Nachblutung oder Durchfeuchtung kontrollieren.

3.7.4 Wunddrainagen

Indikationen

- Ableiten von Wundsekret und Blut aus Körperhöhlen und Operationsgebieten
- Vermindern der Infektionsgefahr
- Vermeiden von Hämatom- und Serombildung
- Fördern und unterstützen der Wundrandadaptation.

Drainageformen

Redon-Drainage

- Der Drainageschlauch liegt im Muskel- oder Subkutangewebe und wird an ein halboffenes Drainagesystem mit nicht regulierbarem Vakuumsog angeschlossen
- Gefäß wechseln, wenn Sog nachläßt, Gefäß zu ⅔ gefüllt ist oder bei versehentlicher Diskonnektion von Schlauch und Auffanggefäß. Vorgehen:

– Drainageschlauch distal abklemmen, desinfizieren, gebrauchtes Ableitungssystem abziehen oder abschrauben
– Liegen mehrere Drainagen in einer Wunde, müssen vor dem Wechseln einer Flasche alle Drainagen abgeklemmt werden. Nach dem Wechsel wird erst bei der gewechselten Flasche, danach bei den anderen das Vakuum wieder geöffnet
– Mit neuem System und ausreichendem Sog steril konnektieren, Klemme sehr langsam lösen, da bei rasch einsetzendem hohen Sog starke Schmerzen auftreten, Vorgang dokumentieren
- Entfernen der Redon-Drainage am 2.–3. postoperativen Tag
- Komplikationen
  – Stau des Wundsekretes in der Wundhöhle durch Verkleben oder Koagelbildung im Schlauchsystem
  – Infektionsgefahr durch Unterbrechung des Systems beim Wechsel des Auffanggefäßes
  – Versehentliche Diskonnektion → Kontamination des Drainageschlauches, Wundheilungsstörungen.

Offene Drainage

- Bei Wunden mit dickflüssiger Sekretabsonderung
- Das Wundsekret wird nach außen in einen Verband oder in einen selbstklebenden Ablaufbeutel, z. B. Coloplast®, ausgeleitet
- Beispiele offener Drainagen: Penrose-Drain (dünner Latexschlauch mit Gazestreifen im Lumen), Easy-Flow-Drain (flacher Rillendrain aus Kunststoff), Wellenkatheter u. a.
- Drainage wird, je nach Wundheilung und Sekretion, schrittweise über mehrere Tage gezogen.
- Komplikationen
  – Erhöhte Infektionsgefahr an der Drainagenaustrittsstelle oder über die Drainage nach innen
  – Ungenügende Sekretableitung mit Sekretstau im Wundgebiet
  – Mazeration des umgebenden Gewebes bei großer ablaufender Sekretmenge
  – Dislokation durch Manipulation
  – Eingeschränkte Mobilisation des Patienten.

Robinson-Drainage

- Geschlossene Sekretableitung: Trennung zwischen Drainageschlauch und Auffangbeutel ist nicht möglich
- Funktioniert nach dem Schwerkraftprinzip (= Heber-Prinzip)
- Drainage liegt intraperitoneal, direkt im Wund- oder Anastomosenbereich
- Hohe Blut- und Sekretverluste können auf eine postoperative Nachblutung oder Anastomoseninsuffizienz hinweisen
- Wird schrittweise, über mehrere Tage gezogen.
- **Komplikation:** Sekretstau im Wundhöhlenbereich durch Verkleben oder Koagelbildung im Schlauchsystem.

3

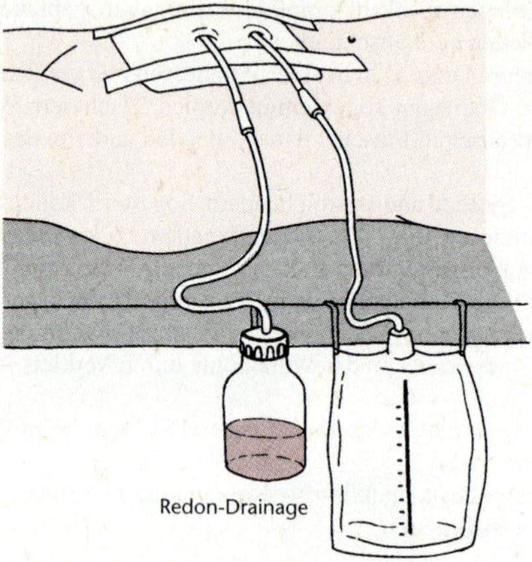

Abb. 3.11: Redon- und Robinson-Drainage [A 300-157]

Pflege bei liegenden Drainagen

- Regelmäßig HF, RR und Temperatur kontrollieren
  - bei hohen Flüssigkeitsverlusten kann es zu RR-Abfall kommen
  - Tachykardie und hoher RR können Ausdruck von Schmerzen oder Fieber durch eine Wundinfektion sein
- Bei mehreren Drainagen genaue Beschriftung der Flaschen mit Nummern und entsprechend dokumentieren
- Durch kurzfristiges Abklemmen bei Lagerungswechsel Rücklaufen von Sekret aus der Drainage in das Wundgebiet verhindern
- Drainage sicher fixieren:
  - Drainagenschlauch mit Pflastersteg gegen Zugwirkung sichern
  - Auffangbeutel oder -gefäß unter Patientenniveau am Bett anbringen, Abknicken und Zug am Schlauchsystem vermeiden
  - Auf ausreichende Bewegungsfreiheit für den Patienten achten
- Nach postoperativer Übernahme Sekretvolumen im Beutel oder Gefäß markieren, um nachlaufende Menge besser beurteilen zu können
- Sekret auf Menge, Konsistenz, Farbe und Geruch beurteilen und dokumentieren, ggf. bilanzieren
- Bei dickflüssigem Sekret Drainage und Ableitung regelmäßig ausstreichen, um den Ablauf des Sekretes zu gewährleisten
- Drainagenaustrittsstelle täglich auf Rötung, Nachblutung, Sekretaustritt untersuchen. Verkrustete oder gerötete Austrittsstellen mit NaCl 0,9 % säubern, desinfizieren und steril verbinden. Reizlose Drainagenaustrittsstellen können nach 24 Std. offen bleiben
- Bei offenen Drainagen umgebende Haut mit Hydrokolloidalverband, Stoma-

hesivplatte oder -paste, ggf. auch mit Stomabeutel versorgen und gegen Wundsekret schützen. Alle 24 Std. Verband wechseln, bei Durchfeuchtung der Kompressen oder des Verbandes früher.

3.8 Liquoraußenableitung

Die Liquoraußenableitung ist eine externe Liquordrainage, für die intraoperativ ein Silikonkatheter mit Schlauchsystem in einen Hirnventrikel eingelegt wird (Abb. 3.12).

Indikationen

- Shuntinfektion bei Hydrozephalus
- Shuntverstopfung durch hohes Liquoreiweiß bei Meningitis
- Shuntverstopfung durch blutigen Liquor bei posthämorrhagischem Hydrozephalus
- Intrakranielle Druckentlastung bei Schädel-Hirn-Trauma.

Material

Das Schlauchsystem besteht aus

- Tropfkammer mit Meßband, Antirückflußventil und steriler atmosphärischer Öffnung, so daß Sog oder Gegendruck vom Auffangbeutel her nicht möglich sind

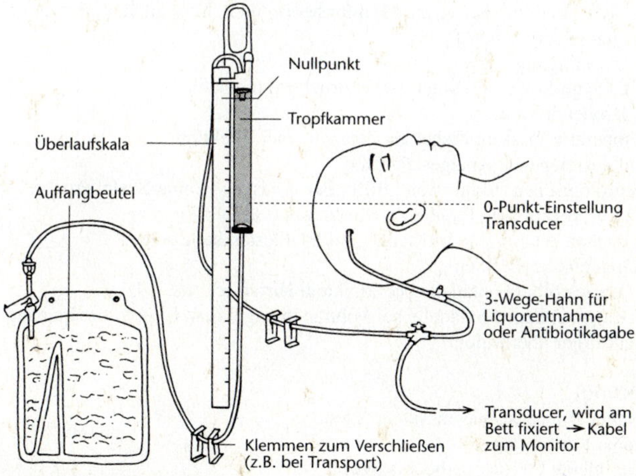

Abb.3.12: Liquoraußenableitung [A 300-157]

- Auffangbeutel, Luer-Lock-Anschluß zur Verbindung mit einem Druckmeßsystem
- Gleitklemmen.

Komplikationen

3

- Liquorüberdrainage. Symptome:
  - Stark eingesunkene Fontanelle
  - Überlagerung der Schädelnähte
  - Halonierte Augen
  - Erbrechen
  - Volumenmangelschock
  - Schlitzventrikel im US: durch Überdrainage verkleinern sich die inneren Liquorräume zu „Schlitzen“ bis hin zum Kollaps. Symptome: Bewußtseinstörungen, Kopfschmerzen
- Verstopfen des Katheters: kontinuierlicher ICP-Anstieg
- Infektionen durch unsterile Handhabung
- Versehentliche Medikamenteninjektion
- Herausziehen des Katheters bei unzureichender Fixation.

Pflege

Monitoring

- EKG und RR kontrollieren. Gefahr von:
  - Bradykardien
  - Hypotonie durch Volumenmangel
  - Hypertonie durch Schmerzen
- Bei ICP-Messung Kurve am Monitor beobachten (Verweis ICP-Messung)
- Atmung überwachen
  - O_2-Sättigung
  - Cheyne-Stoke-Atmung bei Hirndrucksymptomatik
  - Drohende Apnoen
- Temperatur messen: Fieber als Zeichen einer Infektion
- Auf ausreichende Analgesie achten
- Neurologischen Status mit Hilfe der Glasgow-Coma-Scale erheben (☞ 3.13.9), regelmäßig Pupillen kontrollieren (☞ 3.13.7)
- Aussehen des Liquors beurteilen, auf Blutbestandteile achten
- Fontanelle beobachten
  - Vorgewölbte Fontanelle bei erhöhtem Hirndruck (☞ 7.4)
  - Eingesunkene Fontanelle bei Volumenmangel bzw. Liquorüberdrainage
- Hautturgor überprüfen.

Lagerung

- Nicht auf das Drainagensystem legen
- Keine Kopftieflage
- Nur leichte Oberkörperhochlagerung

- Bei Lagerungswechsel Ableitungssystem schließen → vor dem Öffnen vorgeschriebene Tropfhöhe über dem Ventrikelniveau wiederherstellen
- Nach jedem Lagerungswechsel Nullabgleich durchführen.

Ernährung

Bei Hirndruck mit Erbrechen Magenablaufsonde tief hängen.

Ausscheidung

- Auf ausgeglichene Flüssigkeitsbilanz achten, dabei Liquorverlust mitberechnen
- Stdl. bilanzieren.

Wundversorgung

Aseptischen VW auf Anordnung des Arztes durchführen.

Besonderheiten im Umgang mit der Liquoraußenableitung

- Bei integrierter ICP-Messung regelmäßig ICP bestimmen, um einen Druckanstieg frühzeitig zu erkennen
- 6stdl. und bei Lageveränderungen Nullabgleich der ICP-Sonde durchführen (Abb. 3.14.10)
- Tropfhöhe nach Angaben des Arztes einhalten. Die Höhe der Tropfkammer wird in cm über Ventrikelniveau angegeben, wobei das Ventrikelniveau der Mittellinie des Patientenkopfes entspricht. Der Referenzpunkt = Nullpunkt ist das Ventrikelniveau, der Nullpunkt des Liquorableitungssystems kann variieren: Bei den gebräuchlichen Tropfkammersystemen entspricht der Nullpunkt dem Übergang der Leitung in die Tropfkammer, also da, wo der Tropfen fällt. Bei Beutelsystemen entspricht der Nullpunkt in der Regel dem Übergang von der Leitung zum Beutel
- Mengenbestimmung durch Auffangbeutel ist ungenau; genauer ist Mengenbestimmung anhand der beiliegenden Meßskala, die parallel zur Tropfkammer aufgehängt wird: 1 cm des Meßbandes entsprechen 1,2 ml Liquor in der Tropfkammer
- Drainage deutlich beschriften, um Verwechslung mit einem i. v.-Zugang zu vermeiden
- Luftfilter wechseln, wenn er feucht wurde; vor dem Entleeren der Säule die Klemmen am Schlauch schließen → Gefahr durch Sogwirkung
- Bei Manipulationen am Patienten steigen der Hirndruck und der Liquorfluß → Gefahr einer Liquorüberdrainage. Ggf. während der Arbeitsschritte Ableitung schließen. Arzt bestimmt Dauer und Häufigkeit des Abklemmens
- Ggf. vor dem endotrachealen Absaugen oder anderen belastenden Maßnahmen sedieren, um einen ICP-Anstieg zu vermeiden.

3.9 Gastrointestinale Sonden

Das Legen einer Magensonde ist weisungsabhängig. Die Pflegenden tragen die Durchführungsverantwortung.

3

Materialeigenschaften bei gastrointestinalen Sonden

Material	Eigenschaften
Polyurethan und Silikon	• Weich, geschmeidig • Biostabil • Nach mehreren Monaten noch gut verträglich • Ohne Weichmacher
Latex (Naturkautschuk)	• Rauhe Oberfläche • Auch silikonbeschichtete Sonden werden nach kurzer Zeit rissig und porös • Strenge Indikationsstellung wegen zunehmender Latexallergien
Polyvinylchlorid (PVC)	• Spröde und harte Oberfläche • Geruchsfrei • Enthält Weichmacher, die nach ca. 3 Tagen aus dem Materialaustreten, so daß die Sonde wieder die ursprüngliche Härte erlangt

3.9.1 Magensonde

Die Magensonde kann naso- oder orogastral gelegt werden. Als Dauersonde empfiehlt sich der nasogastrale Zugangsweg, wenn keine PEG-Sonde gelegt wird. Bei liegender Magensonde ist das Eß- und Schlucktraining erheblich erschwert. Da das Ziel aller pflegerischen Maßnahmen die rasche Wiederherstellung des normalen Eß- und Trinkverhaltens ist, muß die Indikation zur Magensonde ständig neu überdacht werden.
Für den Patienten bedeutet die Magensonde eine Einschränkung seiner Ausdrucks- und Kommunikationsfähigkeit, seines Geschmacks- und Geruchssinns und ist zudem ein Fremdkörper, der z.T. unangenehme Würgereize verursacht. Häufig wird die Sonde schlimmer empfunden als z.B. eine Bauchnaht.

Indikationen

Zur Diagnostik
- Zum Ausschluß einer Ösophagusatresie oder Choanalatresie
- Zur Magensaftgewinnung.

Zur Therapie
- Als Magenablaufsonde postoperativ oder postpartum, um Fruchtwasser zu entfernen
- Nach Maskenbeatmung zur Dekompression des Magens
- Zur Aspirationsprophylaxe

- Zur Magenspülung
- Bei einmaliger Medikamentengabe.

Zur Ernährung
- Bei Frühgeborenen mit Trinkschwäche, fehlendem oder unzureichendem Saug-/Schluckreflex
- Bei schwerkranken Kindern zur Entlastung, z.B. Herzpatienten
- Bei Kindern mit Atemstörungen und Krampfanfällen zur Aspirationsprophylaxe
- Bei zerebralen Störungen/Bewußtseinsstörungen zur Aspirationsprophylaxe
- Bei Mißbildungen, Verletzungen, nach Operationen im LKG-Bereich.

Legen einer Magensonde

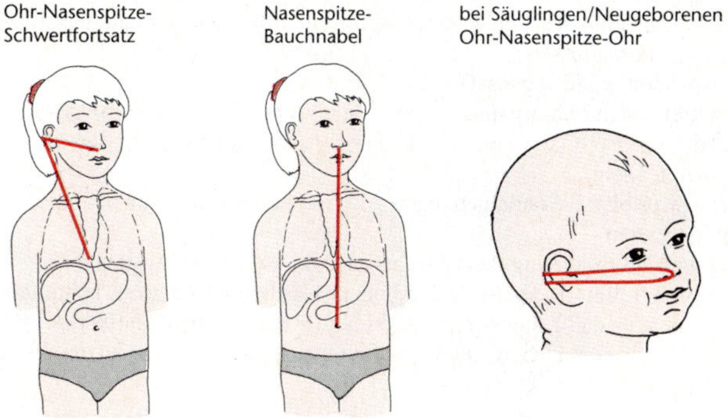

Abb. 3.13: Ermitteln der notwendigen Sondenlänge [A 300-157]

Material
- Patientengerechte Sonde: Lumen und Länge sind abhängig von Indikation, Alter und Größe des Kindes
- Indikatorpapier, Stethoskop, Pflaster zum Fixieren der Sonde
- 2 oder 5 ml Spritzen zur Lagekontrolle
- Tee oder Gluc. 5% zum Spülen der Sonde
- Ggf. Markierungsstift.

Patienten vorbereiten
- Ggf. Kind altersgerecht informieren und auf Mithilfemöglichkeiten aufmerksam machen, z.B. atmen, schlucken
- Ggf. Zahnspange entfernen

- Je nach geplanter Lokalisation der Sonde Nase oder Mund reinigen
- Klebestellen für die Pflaster mit Wasser und Seife reinigen, gut abtrocknen
- Abmessen und Markieren der Sonde (Abb. 3.13).

Durchführen

- Kind liegt oder sitzt
- Kopf des liegenden Patienten leicht nach vorn beugen und ihn sich auf die Atmung konzentrieren lassen
- Sonde öffnen und mit neutraler Flüssigkeit anfeuchten z.B. mit Tee
- Durch die Nase zügig, aber vorsichtig zunächst leicht nach oben, dann gerade einführen, dabei zum Schlucken auffordern
- Bis zur Markierung vorschieben
- Sonde leicht fixieren
- Lage kontrollieren
  - Mundbereich inspizieren, da die Sonde sich hier aufgerollt haben kann
  - Zügig 2–5 ml Luft bei auf dem Magen aufgelegtem Stethoskop instillieren. Geräusch muß deutlich wahrnehmbar sein. Bei Unsicherheit durch Kollegin kontrollieren lassen
  - Aspirieren von Magensaft
  - Sekret auf Indikatorpapier geben: Magen-pH ≤ 7, Duodenum 7,4–8,0
  - Achtung: Bei Gabe von H_2-Blockern, Antazida usw. kann der Magen-pH auch ≥ 7 sein.
  - Im Zweifelsfall Sonde neu legen oder röntgenologisch kontrollieren
- Sonde fixieren
  - Ohne Einschränkung des Gesichtsfeldes, ohne Dekubitusgefährdung
  - Plasterstreifen in der Mitte 2 x bis zur Hälfte einschneiden, Mittelteil umklappen, so daß Klebestreifen aufeinander liegen, obere Hälfte des Pflasters auf Nasensattel kleben, untere Hälfte mit ausreichendem Spiel um die Sonde (Abb. 3.14)

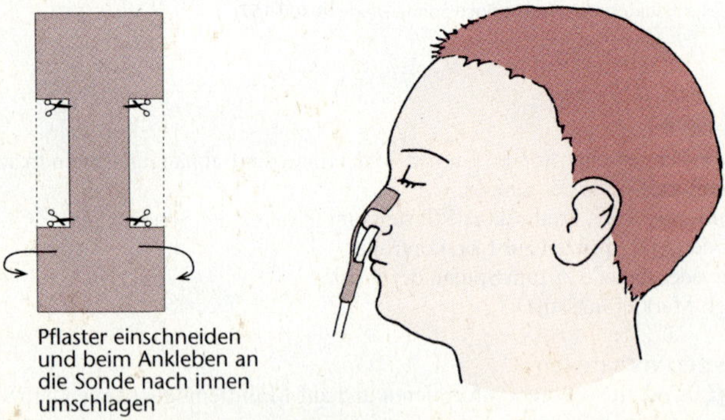

Abb. 3.14: Fixieren einer Magensonde [A 300-157]

- Bei Wechsel der Sonde möglichst das andere Nasenloch benutzen
- Täglich Haut kontrollieren, bei Hautirritationen Pflasterstelle wechseln.

- Bei Unsicherheit über die genaue Lage niemals Nahrung o. ä. sondieren
- Vor jeder Sondierung Lagekontrolle durchführen; wer dies nicht tut, handelt fahrlässig
- Insbesondere bei Neu- und Frühgeborenen empfiehlt es sich, den Kindern beim Sondieren der Nahrung einen Beruhigungssauger zu geben, um den Saugreflex zu trainieren und die Verbindung zwischen Saugen und Magenfüllung zu ermöglichen.

Komplikationen

- Atemstillstand/Bradykardie durch Vagusreizung
- Oesophagus-, Magenperforation
- Druckulzera im Magen, Oesophagus oder an der Nase
- Nasenbluten
- Einführen der Sonde in die Trachea
- Sonde rollt sich unbemerkt im Rachenraum auf.

Pflege bei liegender Magensonde

Magenablaufsonde

- Zunächst tief hängen und offen ableiten, mit Sekretauffangbeutel verbinden
- Nach 12–24 Std. hochhängen und offenhalten
- Magensaft kontrollieren:
  - Menge → in die Bilanz einrechnen
  - Farbe → hämatinhaltig, gallig, kotig
  - pH → der pH sollte zur Streßulkusprophylaxe ≥ 3 liegen
- Bei der Gabe von H_2-Blockern (Pepdul®, Zantic®, Antra®) muß der Magen-pH ansteigen, während er bei der Gabe von Gastrozepin® unverändert bleibt. Gastrozepin® fördert die Durchblutung der Magenschleimhaut und schützt sie somit vor Streßläsionen.
- Mindestens 1 x pro Schicht mit Tee anspülen, um die Durchgängigkeit zu prüfen
- Hohe Magensekretverluste müssen evtl. substituiert werden → Arzt informieren.

Mund- und Nasenpflege

- Vor dem Sondieren durchführen, damit der Patient mit dem Sondieren der Nahrung etwas Positives verbinden kann
- Das Fixierungspflaster regelmäßig wechseln und an einer anderen Stelle kleben, um die Nase vor Druckschäden zu bewahren. Ggf. einen Hydrokolloidverband zum Hautschutz verwenden. Die Sonde soll frei im Nasenloch hängen.

Bei Ernährung

- Den Patienten bequem und mit erhöhtem Oberkörper lagern, da im Liegen die Refluxgefahr steigt. Außerdem gehört es zum normalen Sättigungsgefühl, daß man das Gewicht/Volumen der Nahrung im Bauch spürt, es „drückt nach unten“. Liegt der Patient flach auf dem Rücken, so drückt das Nahrungsvolumen nach hinten auf die Wirbelsäule, was nicht dem physiologischen Empfinden bei der Nahrungsaufnahme entspricht
- Hände desinfizieren, immer eine sterile Spritze verwenden, da die Sondenkost ein idealer Nährboden für Keime ist
- Sich dem Patient zuwenden, ihn ggf. miteinbeziehen, z.B. kann er sich nach der Lagekontrolle der Sonde selber die Nahrung sondieren. Vorher an der Nahrung zur Basalen Stimulation® riechen lassen (sofern es sich nicht um Alfaré® handelt). Anschließend dem Kind ein Wattestäbchen zum Schmecken in den Mund geben, das zuvor in die Muttermilch oder in das Lieblingsgetränk eingetaucht wurde
- Ggf. Eltern nach ausführlicher Anleitung unter Aufsicht sondieren lassen
- Die Geschwindigkeit, mit der die Nahrung sondiert wird, richtet sich grob nach der Zeit, die das Kind normalerweise für das Einnehmen seiner Mahlzeit beim Trinken oder Essen benötigt
- Die Nahrung kann auch per Schwerkraft sondiert werden. Hierzu eine über dem Magenniveau hängende Spritze/Beutel mit der Sonde verbinden, so daß die Nahrung langsam in den Magen einlaufen kann. Wegen der hohen Aspirationsgefahr darf der Patient währenddessen nicht unbeobachtet bleiben
- Bei der Verwendung von elektrischen Ernährungspumpen die Nahrung in einem 2–3stdl. Intervall geben, damit der Patient in der Zwischenzeit ein Hungergefühl entwickelt und sein Gespür für einen „vollen Magen“ wiedererlangt
- Nach dem Sondieren die Sonde mit Tee, NaCl 0,9% o.ä. wieder freispülen. Verbleibende Nahrungsreste in der Magensonde begünstigen durch die hohe Umgebungstemperatur (= Körpertemperatur) das Keimwachstum. Diese Keime werden beim nächsten Sondieren aktiv in den Magen-Darm-Trakt befördert.
- Den Patienten wegen der Refluxgefahr noch ca. 30 Min. erhöht lagern und anschließend wieder in gewünschte Position bringen

Wechsel der Magensonde

Indikation

- Wenn die korrekte Lage nicht sicher überprüft werden kann
- Bei PVC-Sonden spätestens nach 3 Tagen, PU- und Silikonsonden können mehrere Wochen liegen bleiben
- Bei Verstopfungen
- Um ein Eß- und Schlucktraining durchzuführen.

Ziehen der Sonde

- Sonde muß geschlossen sein, sonst Aspirationsgefahr
- Handschuhe anziehen
- Sonde zügig ziehen und entsorgen

- Nase und Mund reinigen und pflegen
- Pflasterreste entfernen, dabei kein Benzin oder Alkohol verwenden.

3.9.2 PEG-Sonde

Bei der **p**erkutanen **e**ndoskopisch kontrollierten **G**astrostomie ist kein operativer Eingriff erforderlich. Unter Lokalanästhesie wird mit der Diaphanoskopie die Punktionsstelle ermittelt, der Magen punktiert und die Sonde unter endoskopischer Sicht mit einem Führungsfaden von innen nach außen gezogen. Die Plazierung der Sonde erfolgt überwiegend gastral, sie kann jedoch auch im Duodenum und Jejunum liegen.

Indikationen

- Patienten mit einer ZNS-Erkrankung, z.B. Tetraspastik, hoher Querschnitt, Bulbärparalyse → mit gastroösophagealem Reflux
- Spinale Muskelatrophie
- Zur Verabreichung von schlecht schmeckenden und übel riechenden Spezialdiäten bei Stofffwechselerkrankungen
- Zur zusätzlichen Ernährung bei chronischen Nieren- und Herzerkrankungen.

Kontraindikation: Erbrechen. Fehlende Diaphanoskopie und Peritonitis gelten als einzige, wichtige Kontraindikationen für eine PEG-Sonde.

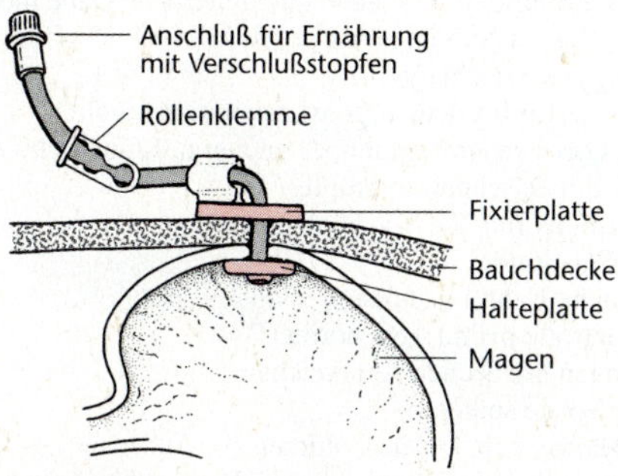

Abb. 3.15: PEG [A 300-157]

Komplikationen

Bei duodenaler Lage treten in 20 % der Fälle Komplikationen auf.
Durch die Darmperistaltik springt die unter hoher Spannung stehende Sonde vom Duodenum in den Ösophagus → Aspiration.

3

Pflege

- Zur Schmerzbehandlung den Patienten für 24–48 Std. analgesieren, z.B. mit Tramal®- oder Novalgin®-DTI
- In den ersten 1–2 Wochen nach der PEG-Anlage bleibt die Sonde fest fixiert. Anschließend die äußere Halteplatte etwas lockern, wobei in den ersten 4–5 Tagen ein gute Fixierung der inneren und äußeren Halteplatten notwendig ist, um eine Verklebung der Magenaußenwand und der inneren Bauchdecke zu erreichen. Deshalb die Platte gut andrücken (Abb. 3.15)
- Die ersten 7 Tage ist ein steriler Verband nötig. Durch die lokale Irritation kommt es zu einer geröteten und geschwollenen Eintrittstelle, diese Symptome verschwinden jedoch ohne besondere Maßnahmen von selbst wieder.
- Nach 2 Wochen 1 x tägl. die Halteplatte lösen und die Sonde nach innen schieben, danach wieder neu fixieren
- Die Eintrittstelle und die Sonde mit normalem Wasser reinigen oder abbrausen. Bei einer Entzündung mit Betaisodona-Lösung desinfizieren.

Ernährung

- 2 Stunden nach der Anlage einer PEG-Sonde kann mit Tee anschließend mit Nahrung begonnen werden
- Um eine Verwechslung mit Infusionssystemen auszuschließen, muß die PEG-Sonde deutlich gekennzeichnet werden
- **Gastrale PEG-Sonde**
  - Gabe von Nahrungsboli, ggf. auch kontinuierliche Gabe möglich
  - In den ersten Tagen Nahrungsmenge pro MZ individuell steigern
  - Zur Nahrungsgabe hochlagern
  - Auf Magenrest/Reflux achten, sonst Aspiration möglich
  - Am besten über Ernährungspumpe sondieren. Keine Schwerkraftdrainage, da die PEG-Sonde schnell verstopft
  - Die Sonde immer mit Tee o. ä. nachspülen
- **Duodenale PEG-Sonde**
  - Kontinuierliche Nahrungsinfusion
  - Zur Lagekontrolle pH messen: normal 7,4–8
  - Kleine Mengen pro Stunde verabreichen
  - 1 x pro Tag Sonde spülen
  - Abdomen beobachten, DG auskultieren
  - Die Liegedauer der PEG-Sonde, die aus Polyurethan besteht, kann mehrere Jahre betragen. Zum Entfernen wird der äußere Anteil abgeschnitten, der innere Teil muß endoskopisch gezogen werden.

3.9.3 Duodenalsonde

Die Duodenalsonde wird entweder unter endoskopischer oder radiologischer Sicht gelegt oder der Patient wird in die rechte Seitenlage gebracht, evtl. mit leicht erhöhtem Becken, und die Sonde bis in die Magengrube + 10 cm vorgeschoben. Das Ende der Sonde wird dann durch die Peristaltik ins Duodenum transportiert.

Deshalb muß die Sonde einen Boluskörper (verdickte Spitze) besitzen oder am Ende beschwert sein. Der beiliegende Mandrin ist am unteren Ende kugelförmig, so daß er beim evtl. Austreten aus der Sonde den Patienten nicht verletzt. Der Mandrin darf in der Sonde nur zurückgezogen werden, nie vorgeschoben → Perforationsgefahr. Mit MCT-Öl wird die Gleitfähigkeit des Mandrins erhöht.

Der Mandrin darf nicht mit Silikonspray eingesprüht werden, da er hierdurch zwar gleitfähiger wird, gleichzeitig jedoch versteift und sich somit die Verletzungsgefahr erhöht.

Indikationen

- Aspirationsgefahr
- Rezid. Erbrechen
- Magenentleerungsstörung
- Siehe Indikationen für PEG-Sonde

Durchführen

- Material wie bei Magensonde richten
- Länge der Duodenalsonde zunächst wie bei der Magensonde abmessen
- Patient in rechte Seitenlage bringen, den Oberkörper etwa 60° hochlagern
- Duodenalsonde wie Magensonde legen
- Nach etwa 15 Min. Sonde weiterführen, wobei der Patient in der vorgegebenen Lage bleibt
- Weitere 2 Std. Lage beibehalten
- Lage kontrollieren
  - Sekret aspirieren: gallig = Dünndarm
  - Indikatorpapier reagiert alkalisch
  - Röntgenkontrolle mit Kontrastmittelgabe, um evtl. Zurückfließen in den Magen sehen zu können. In diesem Fall die Sonde weiter vorschieben.

Pflege

- Auf sichere Fixierung an Nase/Wange achten
- Korrekte Position mit wasserfestem Stift am Naseneintritt markieren
- Ggf. Infusionsspritzenpumpe deutlich beschriften, mit der die Nahrung infundiert wird, um einen versehentliche Konnektion an das Infusionssystem zu vermeiden
- Vor jeder Nahrungsgabe korrekte Lage prüfen:
  - Keine Aspiration größerer Nahrungs- bzw. Sekretmengen möglich
  - Galliger Sekretabfluß
  - pH ≥ 5

Tritt plötzlich ein Widerstand auf und über die Sonde läßt sich nichts mehr spritzen, so kann die Sonde im Magen abgeknickt sein. In diesem Fall nach Rücksprache mit dem Arzt die Sonde vorsichtig 1–2 cm zurückziehen.

3.9.4 Salem-Sump-Sonde

Bei der Salem-Sump-Sonde handelt es sich um eine weiche, doppellumige Magensonde, die das Ansaugen der Magenschleimhaut verhindert. Über das größere Lumen kann der Mageninhalt abgesaugt werden, das kleinere Lumen dient als Belüftungskanal und mäßigt die Saugkraft an der Spitze der Sonde.

Indikationen

- Magenatonie
- Zur Prophylaxe von Überdehnung, Platzbauch, Aspiration
- Zur Magenspülung.

Pflege

Da über das kleine Lumen ein Reflux des Mageninhalts möglich ist, beim Befestigen der Sonde auf zwei Dinge achten:

- Beide Anschlußstellen (großes und kleines Lumen) müssen oberhalb der Mittellinie des Patienten liegen. Mittellinie ≅ Magenhöhe
- Der Ablaufbeutel muß unterhalb der Mittellinie liegen

Liegt der Anschluß des kleineren Lumens unterhalb des Magens, entsteht eine Saug-Heber-Wirkung, d.h. Magensekret fließt über den Belüftungskanal ab, v.a. wenn Luft im Magen ist (Überdruck). Bei einer Syphonbildung der Salem-Sump-Sonde wird der Sog reduziert.

Bei Verstopfung der Sonde zunächst über das große Lumen spülen (Drainagekanal), falls über den Belüftungskanal gespült wird, anschließend wieder Luft nachspritzen.

3.10 Ernährung

Der pädiatrische Intensivpatient sollte so früh wie möglich enteral ernährt werden. Zum einen ist die enterale Ernährung über den Magen-Darm-Trakt mit weniger Risiken verbunden als die parenterale Ernährung, v.a. im Hinblick auf Infektionen, zum anderen soll der Patient seine physiologische Nahrungsaufnahme so weit wie möglich beibehalten können, d.h. seine Mahlzeiten sehen, riechen und schmecken können, ein Hungergefühl entwickeln und spüren, wenn sich das Sättigungsgefühl bei gefülltem Magen einstellt. Die orale Nahrungsaufnahme ist in der Regel wegen der Beatmung und schlechten Kreislauflage nicht möglich, so daß der Patient über eine Magen-oder Duodenalsonde ernährt wird.

3.10.1 Nahrungsaufbau beim Frühgeborenen

Intensivpflegebedürftige Frühgeborene werden primär parenteral ernährt, erhalten aber i.d.R. 6 Std. nach der Geburt ihre erste Mahlzeit über die liegende Magensonde. Der Zeitpunkt des Nahrungsbeginns ist abhängig vom Zustand des Kindes, d.h. FG ≤ 27. SSW bzw. FG mit schwerer Infektion, Kreislauf- und Beatmungsproblemen bleiben 24–48 Std. oder länger nüchtern, da sie ein erhöhtes Risiko haben, an einer NEC zu erkranken.

- Beginn mit Glukose 5% oder Maltodextrin®: 8 x 1–2 ml, täglich um 1–2 ml pro Mahlzeit steigern
- Mit 8 Mahlzeiten beginnen, damit die FG möglichst lange Ruhephasen zwischen den Versorgungsrunden haben. In den ersten Tagen werden FG fast ausschließlich parenteral ernährt, so daß auch bei nur 8 Mz keine Hypoglykämie entsteht
- Wird diese Nahrung vertragen, kann auf Muttermilch bzw. eine spezielle FG-Nahrung, z.B. Alfaré® oder Prematil®, umgestellt werden. Bei nur geringen Mengen an Muttermilch sollte jede Mahlzeit aus dem Gemisch von Muttermilch und einer FG-Nahrung bestehen, da diese Mischung meist leichter verdaut wird als eine Mz, die ausschließlich aus FG-Nahrung besteht
- Vor jedem erneuten Sondieren der Nahrung Magenrest bestimmen → bei unauffälligen Resten bis zu 40% der verabreichten Nahrung kann die gesamte Menge draufsondiert werden
  - Wird auf *angedauten* Magenrest neue Nahrung sondiert, so kann dies Blähungen verursachen. In diesem Fall besser den kompletten Abtransport der Nahrung aus dem Magen abwarten und danach die neue Nahrung sondieren
  - Gallige oder hämatinhaltige Magenreste verwerfen, Magen mit Tee oder Glukose spülen, bis Aspirat klar ist, danach sondieren
  - Bei kontinuierlichen Magenresten die Einzelportionen reduzieren
- Nahrung täglich bis zu einer Menge von ca. ⅙ des Körpergewichts steigern
- Zum Sondieren kann das stabile FG auf die Brust der Mutter gelegt werden und an der Mamille saugen-auch wenn es noch nicht die Kraft zum Trinken hat. Diese Maßnahme fördert u.a. das Bonding zwischen Mutter und Kind und vermittelt dem Kind das Gefühl, daß die Nahrungsaufnahme in enger Verbindung mit dem Nuckeln an der Brust steht. Dies erleichtert das spätere Stilltraining. Zugleich sind Mutter und Kind entspannt und tun sich gegenseitig gut (☞ 2.2.2)
- Die Nahrung langsam sondieren, da bei FG leicht Apnoen und SaO_2-Abfälle auftreten
- Bei guter Saug- und Schluckkoordination das FG unabhängig von der SSW/Gewicht mit dem Sauger füttern. Dieses Training v.a. am Anfang nicht übertreiben, damit sich das Kind nicht erschöpft. Deshalb z.B. nur zu jeder zweiten Mahlzeit Trinkversuch starten.

Bei zunehmenden Magenresten, geblähtem Abdomen, blaß-marmoriertem Hautkolorit, schlechterer Belastbarkeit bei der Trachealtoilette, Apnoe, peripherer Kühle beim Versorgen und blutig-schleimigen Stühlen an die Entwicklung einer NEC denken.

3

Zusammensetzung einiger FG-Nahrungen (je 100 ml trinkfertige Nahrung)

Nahrung	Eiweiß	Fett	Kohlenhydrate	Mineralstoffe	Kilojoule	Kilokalorien
Aletemil 0®	2,0 g	3,4 g	8,0 g	0,3 g	293	70
Beba 0®	2,0 g	3,4 g	8,0 g	0,3 g	293	70
Humana 0F®	1,8 g	3,8 g	8,4 g	0,36 g	318	75
Prematil® mit Milupan®	2,0 g	3,5 g	7,7 g	0,4 g	298	70
Lactana F®	2,2 g	4,0 g	8,8 g	0,49 g	335	80

Tips für Mütter, die ihre Milch abpumpen müssen:

- Pumpt die Mutter ihre Milch in der Klinik ab, so wäre es wünschenswert, wenn sie dabei Blickkontakt mit ihrem Kind hätte. Sie kann sich so besser entspannen, was für den Milcheinfluß förderlich ist, und empfindet das Abpumpen der Milch eher als etwas Sinnhaftes und Wertvolles. Läßt sich das nicht ermöglichen, so sollte der Raum, in dem abgepumpt wird, eine ansprechende Atmosphäre haben, d.h. hell, farbig und gut gelüftet sein. Eine angenehme, ruhige Musik könnte diesen positiven, stimulierenden Eindruck noch verstärken.
- Täglich die Brust waschen, anschließend mit täglich frisch gekochtem Lavendeltee abtupfen und an der Luft trocknen lassen
- Zur Brustwarzenpflege z.B. Hopfenöl verwenden, bei Entzündungen Quarkwickel auflegen, dabei die Brustwarze aussparen
- Stilleinlagen aus Baumwolle oder Seide verwenden, da diese die empfindliche Haut weniger reizen. Stilleinlagen nach jedem Abpumpen erneuern
- Vor dem Abpumpen Hände waschen
- Zum Abpumpen immer eine neue Flasche verwenden, auch wenn nur wenig Milch vorhanden ist
- Nach dem Abpumpen das Pumpset mit warmem Wasser ausspülen, auskochen (zu Hause) oder sterilisieren (Klinik)
- Die Flasche mit Namen, Datum und Uhrzeit beschriften und sofort kühl stellen
- Ist eine tägliche Abgabe der MM in der Klinik nicht möglich, so muß sie nach dem Abpumpen eingefroren werden und wird zu einem späteren Zeitpunkt in einer Kühltasche mit Kühlelementen in die Klinik transportiert

Aufgetaute MM darf nicht wieder eingefroren werden.

3.10.2 Nahrungsaufbau des Neugeborenen

Bei schwerkranken NG, z.B. mit Zwerchfellhernie, Asphyxie, Hydrops fetalis, erfolgt der Nahrungsaufbau genau so vorsichtig wie beim Frühgeborenen, da auch hier ein erhöhtes NEC-Risiko besteht.

- Kreislaufstabile NG auf der Intensivstation erhalten 6 Std. postpartum, ggf. auch früher, die erste Nahrung
- Sobald die Muttermilch auf ihre Keimzahl untersucht wurde, wird MM sondiert bzw. das NG gestillt → bis zu 100.000 Keime/ml sind tolerabel, i.d.R. Staph. aureus
- Vorteile der MM: immer verfügbar, richtig temperiert, i.d.R. steril, enthält

wichtige Schutzstoffe (Immunglobuline) für das Kind, natürliches und kostengünstiges Lebensmittel
- Stillen fördert das Bonding, so früh wie möglich versuchen. Beim ersten Stillen das Kind an der linken Brust anlegen, da es durch den vertrauten Herzschlag ruhiger wird und besser trinkt
- Ist das Stillen bzw. das Sondieren von MM nicht möglich, eine Anfangsnahrung verwenden
- Die Tagesmenge beträgt in den ersten 10 Tagen: (Lebenstag-1) x 70 g, danach etwa $\frac{1}{6}$ des Körpergewichts
- Das Kind möglichst nach Belieben füttern. Entscheidend ist nicht die einzelne Trinkmenge, sondern die Gewichtszunahme des Kindes, wobei das Kind in der ersten Woche bis zu 10% seines GG verliert und ab der zweiten Woche wieder zunehmen sollte.

3.10.3 Sondenernährung des Intensivpatienten

Der gezielte Einsatz von Magen-, PEG-, Duodenal- und Jejunalsonden erlaubt die risikoarme und kostengünstige Ernährung des Intensivpatienten. Mit der Sondenernährung wird eine weitgehend physiologische Form der Nahrungszufuhr erreicht, mit der hochkalorisch ernährt werden kann und die einfach zu handhaben ist.
Man unterscheidet nährstoffdefinierte (NDD) und chemisch definierte Diäten.

Nährstoffdefinierte Diät (NDD)

Charakteristisch für die nährstoffdefinierte Formuladiät ist das hochmolekulare Substrat. Sie enthält aus natürlichen Rohstoffen industriell zusammengesetzte, hochmolekulare Nährstoffe wie Kohlenhydrate, Fette und Proteine, die in idealer Relation zueinander stehen, sowie Vitamine, Spurenelemente und Mineralstoffe in bedarfsdeckender Menge. NDD sind mit einer Osmolarität von 220 bis 370 mosml/l gut verträglich und werden in verschiedenen Geschmacksrichtungen sowie in flüssiger (200/500 ml) und pulverisierter Form angeboten. NDD gibt es als ballaststofffreie, ballaststoffreiche und hochkalorische ballaststoffreiche Sondennahrung. NDD werden bei intakter Digestion und Resorption sowie normaler Stoffwechsellage verabreicht.
- NDD nur gastral und duodenal verabreichen
- Spezielle pädiatrische NDD hat einen höheren Eiweißgehalt, ca. ab dem 3. Lebensjahr können Kinder auch NDD-Sondennahrung für Erwachsene erhalten
- Standardnahrungen können untereinander gemischt werden, z.B. bei übergewichtigen Patienten Standardnahrung plus Eiweißkonzentrat, damit weniger Kohlenhydrate, aber ausreichend Eiweiß zugeführt werden
- Geöffnete Flaschen sind ohne Kühllagerung innerhalb 8 Std. zu verbrauchen, im Kühlschrank sind sie max. 24 Std. lang verwendbar
- Die Flaschennahrung wird maximal bis auf Zimmertemperatur erwärmt, da höhere Temperaturen eine Diarrhoe auslösen
- Die Nahrung wird im Bolus oder über eine Ernährungspumpe verabreicht.

- Beispiele für voll bilanzierte NDD: Bioni® plus, Bioni® Energie, Sonana® 500, Sonana® Plus
- Beispiele für Spezialnahrungen:
  - **Sonana® Pulmo** → hypoosmolare, praktisch ballaststofffreie Nahrung mit einem erhöhten Fettanteil, der zu 50 % aus MCT besteht. Der Lieferant für Kohlenhydrate ist ausschließlich das leichtverdauliche Maltodextrin. Diese Nahrung ist besonders für Patienten mit respiratorischen Erkrankungen geeignet, die mit der Nahrungsverdauung nicht stark belastet werden können, z. B. Patienten mit Cystischer Fibrose.
  - **Fresubin® hepa** → hochkalorische Sondennahrung, die mit verzweigten Aminosäuren angereichert ist. Besonders geeignet für Patienten mit hepatischer Enzephalopathie oder nach Ösophagussklerosierung.
  - **Survimed® renal** → eiweißarme, elektrolytarme und flüssigkeitsreduzierte Sondennahrung, die besonders für Patienten mit erhöhten Retentionswerten oder präterminaler Niereninsuffizienz geeignet ist.

Chemisch definierte Diät (CDD)

Die chemisch definierte Diät ist eine Oligopeptid-Diät, bei der die Nährstoffe weitgehend abgebaut sind. Die CDD ist ballaststofffrei, fettarm und ermöglicht die schnelle und vollständige Resorption aller Nährstoffe im oberen Dünndarmabschnitt unabhängig von Verdauungsfermenten. Sie reduziert die Stuhlmenge und Stuhlfrequenz und kann v. a. bei entzündlichen Darmerkrankungen, Strahlentherapie, Chemotherapie und beim Kurzdarmsyndrom angewendet werden sowie bei pathologischem Stoffwechsel, z. B. Diabetes mellitus. Die CDD darf auch jejunal verabreicht werden und wird in flüssiger und pulverisierter Form angeboten. CDD ist teurer als NDD.

Beispiel: Survimed® OPD → Voll resorbierbare Oligopeptiddiät, die eiweißreich und MCT-reich ist. Besonders geeignet für Patienten mit Kurzdarmsyndrom, Strahlenenteritis, Colitis ulcerosa, akuter Morbus Crohn und chron. Pankreatitis.

Pflege des Patienten mit Sondenernährung

- Hygienische Händedesinfektion vor jedem Sondieren bzw. Zusammenstecken des Ernährungspumpensets
- Einmal tgl. gesamtes Ernährungssystem mit Tropfkammer wechseln
- Vor jedem Sondieren die Lage der Sonde kontrollieren
- Applikation der Nahrung per Bolus ist als intermittierende Tropfsonde (entspricht am ehesten der physiologische Ernährung), per Schwerkraft oder als kontinuierliche Sondenernährung über eine Ernährungspumpe möglich. Letzteres Verfahren ist jedoch nicht physiologisch, da sich kein Hunger- bzw. Sättigungsgefühl einstellen kann
- Spritzen, die zum Sondieren verwendet werden, nach jeder Mz vaporisieren oder verwerfen → keine Spritze mit Nahrungsresten 24 Std. am Bett des Patienten liegen lassen: idealer Nährboden für Keime
- Die Nahrung darf max. 8 Std. im Beutel der Ernährungspumpe hängen (Keimzahl ↑)

- Nach jedem Sondieren die Sonde mit Tee/Wasser/NaCl 0,9 % durchspülen. Nicht mit Fruchtsaft oder -tee, da sonst die Nahrung ausflockt
- Aspiration von Mageninhalt → Regelmäßig Magenrest bestimmen und entsprechend weniger neue Nahrung dazu sondieren, Patient mit dem Oberkörper 45° hochlagern, erst 30 Min. nach dem Sondieren wieder flacher legen
- Regelmäßig die Sondenfixierung am Nasenflügel kontrollieren → Dekubitusgefahr
- Darmgeräusche abhören, Bauch abtasten: weich, gebläht, hart, ...
- Auf regelmäßigen Stuhlgang achten, d.h. etwa alle 2–3 Tage, Stuhlmenge und -konsistenz beobachten und dokumentieren
- Regelmäßig Gewicht kontrollieren, mind. 1 x pro Woche
- Weitere Pflegehinweise siehe unter 2.15 Gastrointestinale Sonden.

Komplikationen

- Durchfälle → entstehen meist bei zu schneller Nahrungsapplikation, zu hoher Osmolarität, zu hoher bzw. zu niedriger Temperatur der Nahrung
- Sonde ist verstopft → besonders bei kontinuierlicher Gabe über eine Duodenalsonde bzw. längerer Ernährung über PEG-Sonde möglich → zur Prophylaxe regelmäßig bzw. nach jeder Bolusgabe die Sonde mit Tee/NaCl 0,9 % durchspülen → bei Verstopfung die Sonde mit Cola so lange anspülen, bis sie wieder durchgängig ist
- Übelkeit und Bauchschmerzen bei Unverträglichkeit von Soja (ist in vielen Sondennahrungen enthalten)
- Infektion der Eintrittstelle der PEG-Sonde → insgesamt sehr selten, mit Betaisodona-Lösungen® abtupfen und bis zum Abheilen steril und trocken verbinden.

Dumping-Syndrom

- Frühes Dumping-Syndrom
  - Symptome ca. 15 Min. nach der Mz: Blässe, Schweiß, Singultus, Druckgefühl im Oberbauch, Übelkeit, Erbrechen bis hin zum Kreislaufkollaps
  - Ursache ist die zu schnelle Füllung des oberen Dünndarmanteils mit hyperosmolarer Nahrung. Diese hat einen hohen Flüssigkeitseinstrom aus dem Plasma ins Darmlumen zur Folge, der so groß sein kann, daß eine Hypovolämie mit den o.g. Symptomen ausgelöst wird
  - Einzelne Nahrungsportion reduzieren bzw. langsamer sondieren
- Spätes Dumping-Syndrom
  - Symptome ca. 1–4 Std. nach der Mz: wie beim Frühsyndrom, zusätzlich Hypoglykämie mit Zittrigkeit
  - Ursache ist die schnelle Resorption großer Kohlenhydratmengen, die zunächst eine Hyperglykämie hervorruft. Anschließend folgt die Phase der Hypoglykämie mit ihren typischen Begleiterscheinungen
  - Häufige, kleinere Mz, Osmolarität der Nahrung senken.

3

3.11 Stomapflege

Das Stoma ist eine operativ geschaffene Körperöffnung. Es wird unterschieden zwischen künstlichem Darmausgang, auch als Anus praeter (AP) bezeichnet, und künstlicher Harnableitung.

3.11.1 Künstliche Darmausgänge

	OP-Technik	Indikation	Lokalisation	Ausscheidung
Sigmoidostomie	Endständige Colostomie im Bereich des Sigmas nach Entfernung von Schließmuskel, Mastdarm und Teilen des unteren Dickdarmes	• Rektumkarzinom • Verletzungen • Morbus Hirschsprung • Analatresie	Linker Unterbauch	• Fördert ab ca. 4. Postop. Tag • Winde gehen vorher ab • Anfangs flüssig • Ab ca. 8. postop. Tag geformte Konsistenz
Hartmann-Operation	Endständige Sigmoidostomie bei ausgeleitetem Querschnitt des Colons	Um Mastdarm, After und untere Dickdarmanteile zu entlasten	Siehe Sigmoidostomie	Siehe Sigmoidostomie
Transversostomie	• Doppelläufige, selten endständige AP-Anlage im Bereich des Quercolons • Colon wird schlingenförmig auf den Bauch vorgelagert, die vordere Darmschlinge eröffnet und an der Bauchdecke fixiert • Es entsteht ein hinführender Schenkel, der den Stuhl nach außen befördert und ein wegführender Schenkel, der nachfolgende Darmabschnitte entlastet • Beide Schenkel können wieder miteinander verbunden werden	• Zur Nahtschonung nach Operationen im Darmtrakt • Distale Erkrankungen des Colons • Perforationen • Entzündungen • Inoperable Tumore	Linker oder rechter Oberbauch	• Fördert ab dem 6. postop. Tag • Konsistenz je nach Lokalisation breiig bis fest
Coecostomie	Seitlich eröffneter und ausgeeiteter Darm	• Als Überlaufventil • Notfallmaßnahme bei Verdacht auf Ileus • Historischer Charakter	Rechter Unterbauch in Leistengegend	• Fördert sofort Stuhl • Flüssiger, aggressiver Stuhl

	OP-Technik	Indikation	Lokalisation	Ausscheidung
Endständige Ileostomie	Ausgeleiteter Querschnitt des Ileums	• Entzündliche Darmerkrankungen • Kongenitale Mißbildungen • Verletzungen	Rechter Unterbauch	• Fördert ab dem 5. postop. Tag • Die Eindikkung des Stuhls durch den Dickdarm fehlt → flüssige bis breiige Konsistenz • Aggressiver Stuhl
Loop Ileostomie	• Doppelläufige AP-Anlage im Bereich des Ileums • Anlage siehe Transversostomie	Zur Entlastung des Colons	Rechter Unterbauch	Siehe endständige Ileostomie

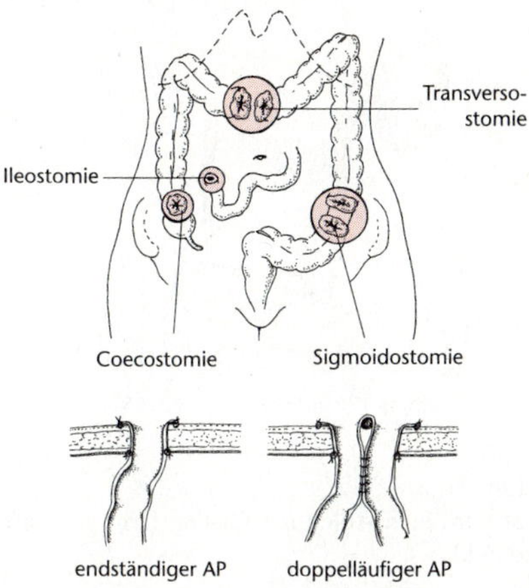

Abb. 3.16: Stomatypen [A 300-190]

3.11.2 Künstliche Harnableitung oder Urostomien

Indikationen

- Ureterabgangsstenosen
- Verletzungen
- Radiogene Blase nach Strahlenbehandlung
- Fehlbildungen, Tumore

- Entzündliche oder degenerative Erkrankungen
- Neurogene Blase.

Ureterocutaneostomie

Bei dieser Stomaanlage werden ein oder beide Harnleiter an der Bauchdecke, in der Flanke oder im Rücken, ausgeleitet.

Transureteroureteocutaneostomie

Der kürzere Ureter wird retroperitoneal mit dem längeren verbunden und dieser als Stoma nach außen geleitet.

Ileum- und Colon-Conduit oder Bricker Blase

In ein isoliertes Stück Ileum oder Colon von 15–20 cm Länge werden beide Ureter eingepflanzt. Das eine Ende des Darmes wird blind verschlossen, das andere prominent ausgeleitet. Das Ileum-Conduit (Abb. 3.17) ist im rechten Unterbauch lokalisiert, das Colon-Conduit im linken Unterbauch.

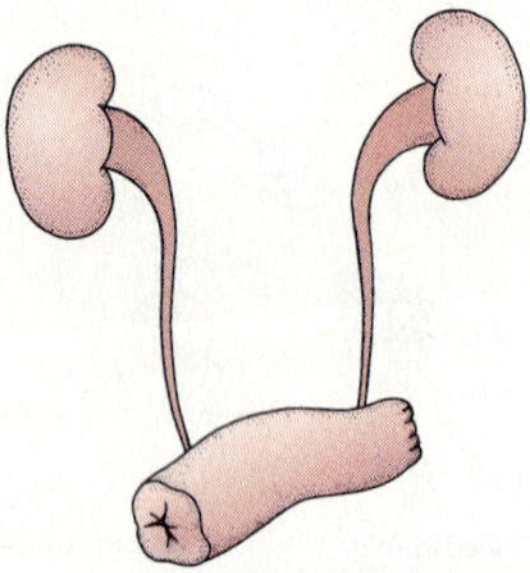

Abb.: 3.17: Bricker-Blase [A 300-157]

Hautlappenconduit

Aus der Bauchhaut wird eine Ableitung für den Urin geschaffen, in die beide Ureter eingepflanzt sind.

Komplikationen

- Hautirritationen durch Undichtigkeiten des Versorgungssystems und Kontakt von Stuhl mit der Haut, mechanische Beanspruchung beim Versorgungswechsel
- Allergien auf Hautschutzmaterialien → keine Versorgung mit Klebefläche verwenden, Pilzinfektionen, Follikolitis
- Blutungen, Nekrosen, Granulationspolypen
- Darmprolaps → hervorgetretener, über dem Hautniveau stehender Darm oder Stomaretraktion → zurückgezogenes, unter dem Hautniveau liegendes Stoma
- Hernie, als Vorwölbung der Bauchdecke erkenntlich, z. B. bei Bindegewebsschwäche oder Stomaanlage im Rektusmuskel

- Stenosiertes Stoma → Verengung des Darms im Bereich des Durchtritts durch die Bauchdecke.

3.11.3 Pflegemaßnahmen bei Stomata

Monitoring

- Regelmäßig Abdomen hinsichtlich Bauchdeckenspannung, Darmgeräusche, Umfang, Perfusion und Hautkolorit beurteilen
- Für ausreichende Analgesie unter Berücksichtigung der Darmperistaltik sorgen.

Lagerung

Die direkte Lagerung auf dem Stoma bis zur abgeschlossenen Wundheilung vermeiden. Durch regelmäßigen Lagerungswechsel kann die Darmperistaltik angeregt werden. Zur Entlastung der Bauchdecke postoperativ eine Knierolle unterlegen.

Ernährung

Vorerst wird eine tief und offen hängende Magenablaufsonde beibehalten. Der Nahrungsaufbau richtet sich nach den Angaben des Chirurgen.

Ausscheidung

- Regelmäßig Darmgeräusche überprüfen
- Flüssigen Stuhl in die Flüssigkeitsbilanz einbeziehen
- Beutel nach Bedarf entlüften oder Stuhl ausstreifen
- Auf regelmäßigen Stuhlgang achten, Frequenz und Konsistenz des Stuhls richtet sich nach der Art des Stomas (☞ 3.11.1)
- Stuhl hinsichtlich Konsistenz, Farbe, Beimengungen, Geruch und Menge kontrollieren
- Zum Anregen der Magen-Darm-Passage, nach Rücksprache mit dem Chirurgen, regelmäßig Anus dehnen und Einläufe durchführen.

Wundversorgung

Postoperative Wundversorgung

Bei der Stomaneuanlage kommt es postoperativ zu einem Wundödem. Der Darm sieht aufgequollen und prall aus. Dadurch kann es bei der Stomaversorgung zur Einengung des Darmes kommen. Stomata, die erst einige Tage nach der Anlage Stuhl fördern, werden deshalb nicht mit einem Beutelsystem versorgt. Den Anus praeter mit einer Wundgaze, z.B. Adaptic®, abdecken und mit NaCl 0,9% getränkten Kompressen feucht halten. Das NaCl 0,9% fördert die Wundheilung und hilft, das Ödem abklingen zu lassen. Sobald der erste Stuhl abgesetzt wird, aber frühestens nach 24 Std., erfolgt die Stomaversorgung mit einem Beutelsystem (Abb. 3.18). Bei einem Ileostoma muß sofort ein Beutel geklebt werden, um die Haut vor aggressivem Stuhl zu schützen.

3

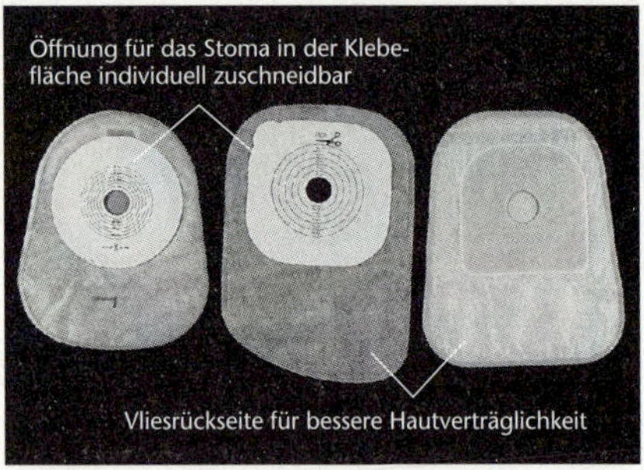

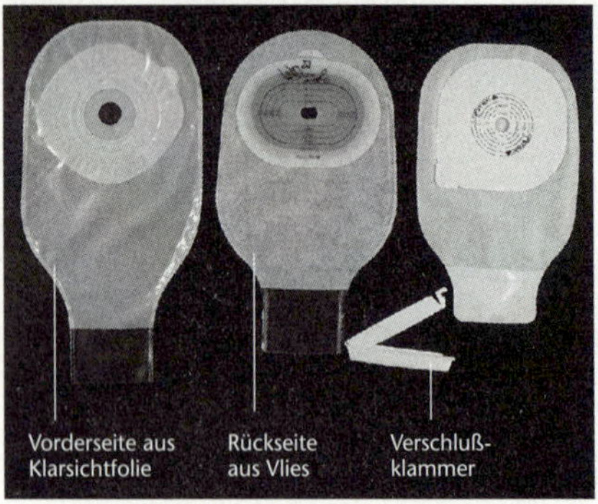

Abb. 3.18: Stomabeutel [M 148]

Klebeflächen und Haftschutzmaterialien

Um das Beutelsystem auf der Haut zu befestigen, gibt es Systeme, die mit Klebeflächen oder mit Haftschutzmaterialien ausgestattet sind. Die Ansprüche an das Versorgungssystem bezüglich der Haftung sind

- Hautschutz, d.h. optimale Abdichtung zum Schutz der Haut vor Kontakt mit aggressiven Ausscheidungen
- Hautverträglichkeit mit geringem Allergierisiko
- Gute Haftung.

Klebeflächen

Mikroporöse Klebeflächen weisen in der Regel ein geringeres Allergierisiko als Zinkoxidkleber auf. Um Hautirritationen zu verhindern, sollten Klebeflächen nur von Patienten mit sehr widerstandsfähiger Haut benutzt werden.

Haftschutzmaterialien

Haftende Materialien sind als Hautschutz sehr gut geeignet. Es wird zwischen natürlichen und synthetischen Hautschutzmaterialien unterschieden.

Das **natürliche** Hautschutzmaterial ist **Karaja**

- Aus Indien stammendes Baumharz des Sterculia-Baumes
- Polysaccharid mit niedrigem Molekulargewicht, kann bis zum 340fachen seines eigenen Molekulargewichts aufnehmen d.h. hygroskopisch (wasseraufnehmend) wirksam und schützt somit die peristomale Haut vor Ausscheidungen
- Anschmiegsames, flexibles Material
- Haftet auch auf feuchter Haut
- Fördert die Wundheilung bei Hautirritationen
- Bei großer Flüssigkeitsaufnahme verliert Karaja seine Form und zerfließt.

Die **synthetischen** Hautschutzmaterialien bestehen aus **Gelatine, Zellulose und Pektin**

- Zellulose und Gelatine wirken hydroaktiv und schützen die Haut vor Kontakt und den Folgen aggressiver Ausscheidungen
- Pektin hat eine granulationsfördernde Wirkung und unterstützt somit den Heilungsprozeß
- Formbeständig auch bei großer Flüssigkeitsaufnahme
- Leichte, rückstandslose Entfernung.

Stomaversorgungssysteme

Es gibt einteilige oder zweiteilige Versorgungssysteme. Die Wahl des Systems richtet sich nach Kriterien wie z.B. Lage, Form und Ausscheidung des Stomas, Beschaffenheit der Haut oder Kleidungsgewohnheiten. Es muß individuell für jeden Patienten gewählt werden.

Einteilige Versorgung

Bei dieser Versorgung sind Beutel und Klebefläche oder Hautschutzmaterial miteinander verschweißt. Das System muß, wenn der Beutel nicht zu entleeren ist, mindestens einmal täglich, sollte aber nicht öfter als zweimal täglich gewechselt werden.

Zweiteilige Versorgung

Das System setzt sich aus Basisplatte als Klebefläche oder Hautschutzmaterial mit Rastring und einem Versorgungsbeutel als Gegenstück zum Rastring zusammen. Hierbei kann die Basisplatte bei vollem Beutel kleben bleiben, und es wird nur der Beutel ausgewechselt. Die Platte kann bei guter Haftung über mehrere Tage belassen werden. Der Beutel sollte einmal täglich gewechselt werden. Die zweiteilige Versorgung hat den Vorteil, daß der AP durch Abnahme des Beutels gut zu beurteilen ist, ohne die Haut durch Abziehen der Basisplatte zu strapazieren.

Wechseln des Beutelsystems

Vorbereitung

- Alle benötigten Materialien und Hautschutzmaterialien zurechtlegen
- Stomaplatte der Größe des AP entsprechend zurechtschneiden

Bei der ersten Beutelanlage muß eine Schablone angefertigt werden, die der Größe des Stomas genau entspricht. Die Schablone sollte mit dem Datum versehen sein. Sie muß nach dem Abklingen des Wundödems neu angeglichen werden und mit oben und unten, rechts und links gekennzeichnet sein

- Patienten altersgerecht informieren, Bett abdecken, Evtl. bei älteren Patienten Einmalrasierer

Durchführung

- Aus hygienischen Gründen Platte und Beutel immer zusammen entfernen, damit der Stuhl im Beutel bleibt, Hautschutzmaterial nicht ziehen, sondern von oben nach unten abrollen
- Mit speziellem „Pflasterentferner", z.B. Dermasol®, lassen sich Hautschutzmaterialien und Klebeflächen hautfreundlich ablösen. Eventuell verbliebene Reste können ebenso problemlos damit entfernt werden
  - Kein Wundbenzin zum Pflasterentfernen benutzen, da es die Haut zu sehr austrocknet
- Stoma zirkulär von außen nach innen reinigen, zum Reinigen ein weiches Tuch und warmes Wasser verwenden, bei starker Verschmutzung evtl. eine pH-neutrale Seife oder eine spezielle Reinigungslotion, z.B. von Comfeel®, benutzen, Seifenreste gut abwaschen
  - Tumorpatienten, die im Stomabereich bestrahlt wurden, dürfen nicht mit Seife gereinigt werden, um die dort strapazierte Haut nicht noch mehr zu beanspruchen
  - Bei der zweiteiligen Versorgung läßt sich der Rastring der Platte sehr gut mit einem feuchten Watteträger reinigen
  - Nach Möglichkeit keine normalen Hautpflegeprodukte verwenden. Speziell ausgerichtete Hautpflegeserien für Stomapatienten anwenden, die die Haut pflegen und schützen
- Stoma hinsichtlich Ödem, Perfusion und Wundheilung beurteilen, bei Bedarf rasieren, um einer Follikolitis vorzubeugen
- Hautschutzplatte vor dem Anbringen auf die Heizung legen oder in der Hand halten. Sie wird durch Wärme weicher und flexibler, womit ein besseres Anschmiegen und Haften erreicht wird
- Neue Klebefläche oder Hautschutzplatte von unten nach oben anbringen, damit die Platte gut klebt, Unebenheiten der Haut mit Stoma-Paste ausgleichen, verbleibende Haut bis zur Schleimhaut ebenso zum Schutz mit Paste abdecken

Eine selbst angerührte Stoma-Paste aus Stomahesive-Puder® und Glycerin ist für die Neugeborenenhaut verträglicher. Sie läßt sich auch leichter modellieren, da die Konsistenz selbst bestimmt werden kann

Hautschutzpaste läßt sich am besten mit einem nassen Finger modellieren

- Die Platte auf Dichtigkeit prüfen
- Das Hautschutzmaterial darf direkt auf der Naht und den Fäden kleben. Es fördert die Wundheilung.

Beutelwechsel bei zweiteiliger Versorgung

- Alle benötigten Materialien vorbereiten, Patient altersgerecht informieren
- Beutel von oben nach unten abziehen
- Reinigung siehe oben
- Der Rastring der Platte läßt sich sehr gut mit einem feuchten Watteträger reinigen

- Platte auf Dichtigkeit hin genau überprüfen, evtl. mit Hautschutzpaste abdichten
- Stoma beurteilen
- Neuen Beutel von unten nach oben anbringen.

3.12 Grundlagen der Transfusion

Blut und Blutderivate werden transfundiert, um einen Mangel an Blut oder einzelner Blutkomponenten zu beheben.

3.12.1 Unterscheidungsmerkmale und Konservierung

AB0-System

Im AB0-System gibt es 4 Blutgruppen: A, B, AB und 0. Diese bezeichnen das Blutgruppenantigen auf der Erythrozytenmembran und anderen Membranen des Menschen.
Zur Antikörperbildung kommt es durch Auseinandersetzung mit körperfremdem Blutgruppenantigen. Im 1. Lebensmonat geschieht dies durch enterale oder parenterale Zufuhr von Antigenen. Es wird unterschieden zwischen regulären und irregulären Antikörpern. Zu den regulären Antikörpern zählen die A- und B-Antikörper, die als Anti A bzw. Anti B bezeichnet werden. Sie sind hämolytisch wirksam. Irreguläre Antikörper entstehen durch Sensibilisierung mit körperfremden Blutgruppenantigenen bei z.B. Schwangerschaft oder Bluttransfusion und befinden sich jahrelang im Serum.

Rhesus-System

Im Rhesus-System gibt es 5 verschiedene Antigene: D, C, c, E, e. Die Rhesusantigene befinden sich ausschließlich an der Erythrozytenmembran. Alle Gruppen können in einem fremden Organismus die Bildung von Antikörpern auslösen, wobei D die stärkste Antikörperbildung hervorruft. Nur im Notfall darf einem Rh-negativem Empfänger Rh-positives Blut transfundiert werden. Sonst immer Rh gleiches Blut verwenden.

Kell-System

Im Kell-System gibt es zwei Antigeneigenschaften: K (Kell)-negativ und K (Kell)-positiv. Das Kell-Antigen kann eine starke Antikörperbildung hervorrufen. Aus diesem Grund wird immer Kell-gleiches Blut transfundiert.

Blutkonservierung

Blut wird durch den Zusatz von Stabilisatoren und Kühlung zwischen 2–6 °C in einem erschütterungsfreien Kühlschrank konserviert. Das Konservieren des Blutes verzögert den Alterungsprozeß des Blutes. Verwendet wird derzeit ACD-

Stabilisator und CPD-Stabilisator. Die Kühlkette gilt als unterbrochen bei einer Konserventemperatur von + 10 °C. Diese Temperatur wird erreicht bei einer Lagerung der Konserve bei Raumtemperatur für 20 Min. Dies muß berücksichtigt werden, wenn z. B. intraoperativ nicht benötigte Blutkonserven aus dem OP ohne Kühltasche oder Styroporbox auf die Intensivstation mitgegeben werden.

ACD-Stabilisator

- Bestehend aus Zitronensäure, Natrium citricum und Dextrose
- Zitrat hemmt durch Ausfällen von Kalzium die Blutgerinnung
- Dextrose wird für den Erythrozytenstoffwechsel benötigt und erhält damit die Überlebensdauer der Erythrozyten
- Kühlung bei 4–6 °C im erschütterungsfreien Kühlschrank
- Konservierungsdauer maximal 21 Tage.

CPD-Stabilisator

- Bestehend aus Zitronensäure, Natrium citricum, Dextrose und Natriumdihydrogenphosphat
- Natriumdihydrogenphosphat unterstützt den Erythrozytenstoffwechsel
- Geringerer Anteil an Zitrat
- Kühlung bei 4–6 °C im erschütterungsfreien Kühlschrank
- Konservierungsdauer maximal 21 Tage.

CPD-Adenin-1-Stabilisator

- Adeninzugabe zum CPD-Stabilisator
- Verbesserte Überlebensrate der Erythrozyten
- Kühlung bei 4–6 °C im erschütterungsfreien Kühlschrank
- Konservierungsdauer maximal 35 Tage.

Alterungsbedingte Veränderungen des Blutes

Trotz der Zugabe von Stabilisatoren kommt es verzögert zur Alterung und damit zu Veränderungen des Blutes.

- Verkürzte Lebensdauer der Erythrozyten → nach 21 Tagen nur noch 70 % der anfänglichen Erythrozytenzahl nachweisbar
- Granulozyten bleiben nur ca. 24 Std. erhalten
- Thrombozytenzahl nimmt ab → nach 6 Std. 50–70 %, nach 24–48 Std. 5–10 % der Ausgangsmenge
- Gerinnungsfaktoren, außer Faktor V und Faktor VIII, sind in konserviertem Blut stabil
- Kalium strömt aus der Zelle, Natrium in die Zelle → extrazellulärer Kaliumanstieg
- pH-Wert sinkt
- Nach 1 Woche Lagerung Anstieg des Ammoniak, daher Vorsicht bei nieren- oder leberinsuffizienten Patienten
- Entstehung von Mikroaggregaten aus zerfallenen Thrombozyten und Leukozyten → Verwendung eines Filters bei der Transfusion nötig.

3.12.2 Blut- und Blutderivate

Vollblutkonserve

- Vollblut wird mit Stabilisator versetzt und in einem PVC-Beutel bei 4–6 °C in einem erschütterungsfreien Kühlschrank aufbewahrt
- Konserve ist beschriftet mit: Konservennummer, Blutgruppe, Rh-Faktoren, Kell-Antigen, Entnahme- und Verfallsdatum
- An der Blutkonserve befindet sich ein dünnes Plastikröhrchen, in dem sich unsteriles Blut des Spenders für die Durchführung von prätransfusionellen Untersuchungen befindet
- Erythrozyten trennen sich durch Sedimentation vom Plasma, und es ensteht aus sedimentierten Thrombozyten, Leukozyten und Fibrinausfällungen eine „Grenzhaut", die sogenannte „Buffy coat" → wird durch Verwendung eines Filters abfiltriert
- Rötlich gefärbtes Plasma → Zeichen einer Hämolyse
- Erwärmung bei Zimmertemperatur
- Makrofilter 170 µm verwenden
- Nicht verwendete Blutkonserve in einem erschütterungsfreien Kühlschrank lagern bzw. umgehend in die Blutbank zurückbringen
- Kleine Mengen z. B. als 50 ml Baby-Beutel in der Blutbank von der Hauptkonserve (500 ml) abziehen lassen → reduziert Kostenfaktor.

Frischblutkonserve

- Vollblut mit maximaler Lagerungsdauer von 72 Std.
- Lagerung bei 2–6 °C im erschütterungsfreien Kühlschrank
- Gefahr der Lues-Übertragung in den ersten 48 Std.
- Transfusion erfolgt ohne Mikrofilter.

Erythrozytenkonzentrat

- Gewinnung durch Zentrifugation einer Vollblutkonserve und Abpressen des Plasmas
- Gewaschene Erythrozyten: zusätzlich mit NaCl 0,9 % bis zu 6 x spülen
- Zufügen von Stabilisator und Kühlung bei 2–6 °C
- Erythrozytenkonzentrat wird verwendet, um eine Volumenüberladung zu vermeiden

1 Erythrozytenkonzentrat hat mit ⅔ geringerem Plasmagehalt die gleiche Sauerstoffbindungskapazität wie 1 Vollblutkonserve

- Weitere Indikationen: Autoimmunerkrankungen, Allergie gegen Fremdplasma, chronische Anämie, chronische Herzinsuffizienz und schwere Leberfunktionsstörungen
- Blutgruppen-, Rh-Faktor- und Kell-Antigen-gleiches Erythrozytenkonzentrat transfundieren
- Bei Zimmertemperatur erwärmen
- Makrofilter 170 µm verwenden
- Nicht benötigte Erythrozytenkonzentrate müssen, ohne die Kühlkette zu unterbrechen, in einem erschütterungsfreien Kühlschrank gelagert werden bzw. umgehend in die Blutbank zurück

- Kleine Mengen z.B. als 50 ml Baby-Beutel in der Blutbank von der Hauptkonserve (500 ml) abziehen lassen → reduziert Kostenfaktor.

Thrombozytenreiches Plasma

- Gewinnung durch Zentrifugieren von Vollblut mit gleichzeitigem Abpressen des thrombozytenhaltigen Plasmas
- Nur ⅔ der in der Vollblutkonserve enthaltenen Thrombozyten werden durch diese Methode gewonnen
- 72 Std. maximale Lagerungsdauer bei Zimmertemperatur
- 24 Std. bei Lagerung in 4 °C
- Makrofilter 170–200 µm verwenden
- ABO- und Rh-identisch transfundieren, da noch eine geringe Anzahl von Erythrozyten vorhanden sind.

Thrombozytenkonzentrat

- Gewinnung durch Zentrifugieren von thrombozytenreichem Plasma
- Thrombozytenzahl geringer als im thrombozytenreichen Plasma
- Effektivste Thrombozyten-„Ausbeute“ maximal 2 Std.
- Makrofilter 170–200 µm verwenden
- ABO- und Rh-identisch transfundieren.

Fresh frozen Plasma (FFP)

- Gewinnung durch Zentrifugieren von Vollblut unmittelbar nach der Spende
- Gerinnungsfaktorreiches Plasma ohne zelluläre Bestandteile wird in PVC-Beutel gepreßt und bei –40 °C tiefgeforen und aufbewahrt
- 5 Jahre maximale Lagerungsdauer
- Blutgruppengleiches FFP verwenden, nur AB-Plasma ist universal einsetzbar
- Erwärmung in Wasserbad oder besser Mikrowellenerwärmer bis 37 °C
- Makrofilter 170–200 µm verwenden
- Maximal 2 Std. als Gerinnungspräparat zu verwenden.

Plasmapräparate

Plasmapräparate werden aus einem Spenderpool gewonnen. Sie werden blutgruppenunabhängig verabreicht.

- Albuminlösungen 5 und 20 %:
  - Isolierte Albuminfraktionen des menschlichen Plasmas
  - Sehr teuer, deshalb Indikation streng stellen
  - Kurzinfusion
- Plasmaproteinlösungen
  - Albumin und Globulin des menschlichen Plasmas
  - Kurzinfusion
- Immunglobuline
  - Globuline des menschlichen Plasmas, die durch Fällung gewonnen werden
  - Kurzinfusion
- Hyperimmunglobuline
  - Immunglobuline mit hohem Antikörpertiter gegen bestimmte Krankheiten z.B. Röteln, Tetanus, Hepatitis oder den Rh-Faktor D
  - I.v.-Injektion.

Gerinnungspräparate

- Humanfibrinogen:
  - Gerinnbares Fibrinogen
  - Auflösung des Präparates zur Kurzinfusion mit 100–200 ml Aqua ad injektionem, so daß eine 1–2%ige Lösung entsteht
  - Gefahr der Hepatitisübertragung
  - Bei 4 °C 2 Jahre haltbar
- Fraktion I nach Cohn
  - Fibrinogen, Gerinnungsfaktoren, insbesondere Faktor VIII und Faktor XIII
  - Nach Auflösen der Trockensubstanz als Kurzinfusion verabreichen
- Faktor VIII Präparat zur Behandlung der Hämophilie A und des v. Willebrandt-Jürgens Syndrom
- Faktor VIII Konzentrat
  - Gefriergetrocknetes Präparat
  - Gewinnung durch Fraktionierung von gepooltem Frischplasma
  - Einsatz bei der Behandlung von Hämophilie A
  - Gefahr der Hepatitisübertragung
  - Schonendes Auftauen bei 4–8 °C
  - Makrofilter 170 µm verwenden
  - Nach Auflösen der Trockensubstanz als Kurzinfusion verabreichen
- Kryopräzipiat
  - Gewinnung durch Gefriertrocknung von Frischplasma
  - Weißes, gelatineartiges Präzipitat mit Fibrinogen und Faktor VIII
  - Sofort verbrauchen oder 12 Monate maximale Lagerungsdauer bei-30 °C
  - Einsatz bei der Behandlung von Hämophilie A und v. Willebrandt-Jürgens-Syndrom
  - Blutgruppengleiche Transfusion
  - Erwärmung auf 37 °C
  - Spätestens 6 Std. nach dem Auftauen transfundieren
  - Makrofilter 170 µm verwenden
- Faktor IX Präparat
  - Faktor IX, II, X und in geringer Menge Faktor VII
  - Einsatz bei der Behandlung von Hämophilie B
  - Nach Auflösen der Trockensubstanz i. v.-Injektion
- Prothrombinkomplex (PPSB)
  - Prothrombin (Faktor II), Prokonvertin (Faktor VII), Stuart-Prower-Faktor (Faktor X) und antihämophiles Globulin B (Faktor IX)
  - Gewinnung durch Fraktionierung von gepooltem Plasma
  - Gefriergetrocknetes Präparat
  - Bei 4 °C 2 Jahre haltbar
  - Nach Auflösen mit Aqua dest. als Kurzinfusion verabreichen
  - Makrofilter 170 µm verwenden
- Faktor XIII Präparat
  - Gewinnung aus menschlichem Plazentagewebe
  - Einsatz bei akuter Leukämie, chronisch-degenerativen Lebererkrankungen und nach größeren operativen Eingriffen.

3.12.3 Transfusion vorbereiten und durchführen

Vor jeder Bluttransfusion werden verschiedene Untersuchungen vom Arzt durchgeführt, um eine Unverträglichkeitsreaktion zu vermeiden.
- Bestimmung von AB0-Blutgruppe, Rhesus-Faktor und Kell-Antigen
- Kreuzprobe
- Antikörpersuchtest
- Unmittelbar vor der Transfusion Bed-Side-Test (Abb. 3.19), um Verwechslungen auf der Station zu vermeiden.

3

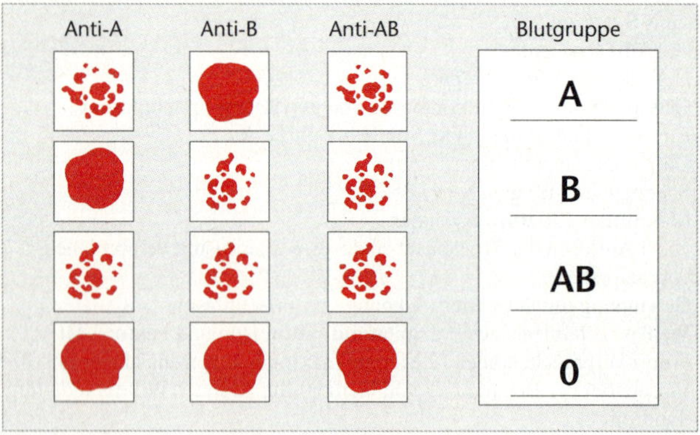

Abb. 3.19: Bed-Side-Test Karte zur Blutgruppenbestimmung [A 300-157]

Pflege
- Blutkonserve 30 Min. bei Raumtemperatur aufwärmen, im Notfall im Blutwärmer auf 35–37 °C erwärmen
- Transfusionssystem mit entsprechendem Filter bereitlegen
- Ist kein peripherer oder zentraler Zugang vorhanden, Material zum Legen einer peripheren Infusion vorbereiten
- Keine Transfusion über einen Silastic-Katheter durchführen
- Konservenbegleitschein mit Konservenetikett vergleichen sowie Identität des Empfängers überprüfen
- Blutkonserve mit entsprechendem Transfusionssystem verbinden und Leitung luftleer füllen.

Überwachung
- In den ersten 20 Min. besteht Anwesenheitspflicht am Bett des Patienten
- RR in der 1. Stunde viertelstdl., restliche Zeit halbstdl. messen
- EKG überwachen oder halbstdl. Herzfrequenz bestimmen
- Hautfarbe, Atmung und Urinausscheidung des Patienten überwachen

- Konservenbeutel mit etwas Restblut 24 Std. für evtl. Kontrolluntersuchungen im erschütterungsfreien Kühlschrank aufheben
- Evtl. Transfusionszwischenfälle werden auf dem Transfusionsprotokoll vermerkt
- Transfusionsprotokoll in der Patientenkurve abheften
- Menge des transfundierten Blutes oder Blutderivates genau bilanzieren.

Aufgaben des Arztes

- Vorlegen eines Transfusionprotokolles mit Namen und Blutgruppe des Empfängers, Blutgruppe des Spenders, Konservennummer, Transfusionsmenge und -geschwindigkeit, Namen des transfundierenden Arztes und der überwachenden Pflegekraft
- Transfusionssystem wird durch den Arzt an den peripheren oder zentralen Zugang angeschlossen
- Blut- und Blutderivate dürfen nicht parallel zu hyperosmolaren Infusions- oder Medikamentenlösungen, Fettlösungen und hypotonen Lösungen gegeben werden.

Die Gabe von Blut oder Blutbestandteilen ist allein dem Arzt vorbehalten. Das Pflegepersonal unterstützt die Transfusion durch Vor- und Nachbereiten des Materials und die Beobachtung des Patienten. Gerade im Alltag auf Intensivstationen verwischen hier oft die Grenzen zwischen ärztlichen und pflegerischen Tätigkeiten.

Transfusionsfilter

Ein Transfusionsfilter hat die Aufgabe, im Konservenblut enthaltene Mikroaggregate aus gealterten und zerfallenen Thrombozyten und Leukozyten zurückzuhalten. Ein Filter kann je nach Kapazität für mehrere Konserven verwendet werden. Hierbei müssen die Herstellerangaben beachtet werden. Für Leukozytenkonzentrate gibt es Spezialfilter.

Filterarten

Mikrofilter

- Oberflächenfilter → bestehend aus Nylonnetzen mit 10–40 μm Maschenweite, die Filtration erfolgt entsprechend der Porengröße, z. B. Pall Ultipor®, Biotest MF 10®
- Tiefenfilter → bestehend aus groben Netzen und gepackter Kunststoffwolle, die Filtration erfolgt entsprechend der Porengröße und durch Bindung der Mikroaggregate durch Adhäsivkräfte, z. B. Swank®
- Kombinationsfilter → bestehend aus Elementen von Oberflächen- und Tiefenfiltern, die Filtration erfolgt fraktioniert durch die von oben nach unten abnehmende Porengröße, z. B. Bentley®, Fenwal®, Intersept®
- Einsatz bei Erythrozytenkonzentraten und Vollblutkonserven.

Makrofilter
- Standardtransfusionsfilter mit einer Porengröße von 170 µm
- Einsatz bei Frischblut, Warmblut, Thrombozytenkonzentraten, Kryopräzipitat und Faktor VIII-Konzentrat.

3.12.4 Transfusionszwischenfall

Man unterscheidet zwischen hämolytischem und nicht-hämolytischem Transfusionszwischenfall.
Die Ursache des hämolytischen Transfusionszwischenfalles ist die versehentliche Transfusion blutgruppenungleichen Blutes.
Ursachen eines nicht-hämolytischen Transfusionszwischenfalles:
- Fieberreaktion auf im Blutpräparat enthaltene Pyrogene
- Bakterielle Reaktion auf bakterielle Verunreinigung des Blutpräparates
- Allergische Reaktion auf im Blutpräparat enthaltene Fremdeiweiße.

Symptome
- Fieber und Schüttelfrost
- Kopf-, Brust- und Gliederschmerzen
- Schmerzen entlang der Transfusionsvene
- Tachypnoe
- Tachykardie und RR-Abfall
- Übelkeit und Erbrechen
- Gesichtsrötung
- Speziell bei hämolytischem Transfusionszwischenfall → Somnolenz, erweiterte Pupillen, anaphylaktischer Schock (☞ 6.7.4), Blutung im Operationsgebiet und Zeichen des akuten Nierenversagens (☞ 8.5).

Treten ein oder mehrere Symptome auf, Transfusion sofort unterbrechen! Blutkonserve zur erneuten Kreuzprobe in Blutbank schicken. Massive Hämolyse kann eine Austauschtransfusion erfordern.

Komplikationen
- Akutes Nierenversagen
- Disseminierte Intravasale Koagulation (☞ 10.2).

Therapie und Pflege beim hämolytischen Transfusionszwischenfall

Monitoring
- EKG und engmaschig RR überwachen
- SaO_2 messen
- Bewußtseinslage beurteilen (☞ 3.13.8)
- Pupillenkontrolle (☞ 3.13.7)
- Hautkolorit beobachten

- Auf Schmerzzeichen achten
- Überwachen der Medikamentenverabreichung, z.B. Katecholamine, Kortikosteroide und Volumen.

Atmung

Eine zunehmende Ateminsuffizienz erfordert Intubation und Beatmung (☞ 4.1 und 4.3).

Ausscheidung

- Flüssigkeit genau bilanzieren
- Auf ausreichende Urinausscheidung achten
- Urin auf Aussehen und Beimengungen kontrollieren.

Therapie

- Steigerung der Urinausscheidung durch Erhöhung der Infusionsmenge, Verabreichung hyperosmolarer Lösungen, z.B. Mannit 20%®, Diuretikagabe und Dopamindauerinfusion in Nierendosis → 2–4 µg/kg/Min.
- Urin wird durch Gabe von Natriumbikarbonat alkalisiert, um die durch Zellzerfall entstehende Harnsäure zu neutralisieren
- Oligo- bzw. Anurie, Hyperkaliämie und Anstieg des Serumkreatinins erfordern eine Hämodialyse.

3.12.5 Austauschtransfusion

Bei einer Austauschtransfusion wird Patientenblut durch Spenderblut schrittweise ersetzt. Der Austausch findet über einen zentralen Zugang statt.

Indikationen

- Hyperbilirubinämie, z.B. Hydrops fetalis
- Sepsis
- Disseminierte Intravasale Gerinnung (DIC)
- Hämolytischer Transfusionszwischenfall
- Vereinzelt bei Vergiftungen und Methämoglobinämie.

Material

- ACD- oder heparinisiertes Erythrozytenkonzentrat mit FFP im Mischungsverhältnis 1:1
- 2–3 fache Menge vom Blutvolumen des Patienten
- Bei NG 3 x 85 ml/kgKG
- Blutgruppe und Rh-Faktor je nach Indikation:
  - Rh-Inkompatibilität: gleiche Blutgruppe, Rh-Faktor negativ
  - ABO-Inkompatibilität: 0-Erythrozyten, AB-Plasma, Rh-Faktor des Patienten
  - Andere Indikationen: identische Blutgruppe und Rh-Faktor
  - Im Notfall: 0-Erythrozyten, AB-Plasma, Rh-Faktor negativ

- Blut bis max. 37 °C erwärmen
- Bei ACD konserviertem Blut Calciumglukonat 10 %® richten, da Citrat Kalzium bindet und eine Hypokalzämie auftreten kann
- Bei heparinisiertem Blut Protamin® richten, um Heparinwirkung am Ende der Austauschtransfusion aufzuheben
- Bed-side-Testkarte, Transfusions- und Austauschprotokoll, Patientendokumentation und Uhr bereitlegen. Blutentnahmeröhrchen, z. B. für Elektrolyte, Blutbild, Gerinnung, Kreuzprobe, Bakteriologie und Virologie
- Intubationsbesteck, O_2-Anlage, Maske, Ambubeutel, Notfallmedikamente
- Steriler Tisch mit Austauschset, großem sterilen Lochtuch, sterilen Spritzen und sterilen Tupfern
- Steriler Kittel, Mundschutz, Haube, sterile Handschuhe.

Austauschtransfusion durchführen

- Austauschset an den zentralen Zugang entsprechend der beiliegenden Anweisung anschließen
- Die einzelnen Austauschportionen sind vom Gewicht des Patienten abhängig:
  - FG ≤ 1500g: 3–5ml
  - FG ≥ 1500g: 5–10ml
  - NG ≥ 2500g: 10–20ml
  - Größere Patienten entsprechend mehr
- Über den vorhandenen 4-Wegehahn erfolgen:
  - Eine Blutentnahme
  - Spritzen des entnommenen Blutes in den dafür vorgesehenen Abfallbeutel
  - Abziehen des Blutes aus der Konserve
  - Blutgabe über den zentralen Zugang
- Der Austausch wird mit der Rückgabe einer zusätzlichen Portion zur Anhebung des Hämatokrit beendet
- Bei ACD konserviertem Blut Calciumglukonat 10 %®-Gabe entweder: alle 50 ml Blut = 1 ml oder alle 100 ml Blut = 2 ml
- Die Konserve muß alle 5 Min. gewendet werden, um einen Hämatokritabfall zum Ende der Austauschtransfusion zu verhindern
- Rest der Blutkonserve 24 Std. aufheben
- Dauer der Austauschtransfusion hängt von der Indikation ab, z. B. Antikörperelimination 1 Std., Bilirubinentfernung 2 Std. und darf 3 Std. nicht überschreiten
- Laboruntersuchungen:
  - Vor der AT → Blutgruppe, direkter Coombstest, großes Blutbild, Bilirubin gesamt/direkt, Elektrolyte, Blutzucker, Blutgasanalyse, CRP, Gerinnung, Virologie, Bakteriologie, Kreuzprobe, bei NG zusätzlich TSH und Guthrie
  - Während der AT → Blutgasanalysen, evtl. Gerinnung
  - Nach der AT → großes Blutbild, Bilirubin, Gesamteiweiß, Elektrolyte, Blutzucker, Gerinnung, Blutgasanalyse
- Verbandwechsel und evtl. neue Fixation des zentralen Zuganges.

Pflege

Nach der Austauschtransfusion wird ggf. die Phototherapie fortgesetzt.

Die Wirkung lebenswichtiger Medikamente wird durch die Austauschtransfusion reduziert, so daß eine zusätzliche Gabe erforderlich ist.

Monitoring
- Engmaschig RR überwachen
- Rektale Temperaturmessung für die Dauer der Austauschtransfusion
- Kontinuierliche respiratorische Überwachung pO_2, pCO_2, SaO_2- (☞ 4.3.4)
- Atemmuster hinsichtlich Frequenz, Tiefe und Atemnotzeichen beurteilen
- EKG überwachen → Hypokalzämiegefahr durch ACD-Konservierungsmittel → verlängerte QT-Zeit und Asystoliegefahr durch zu schnelle Calciumglukonat 10%®-Gabe
- ZVD messen, um Hypervolämie rechtzeitig zu erkennen (☞ 3.14.7)
- Bewegungsmuster beobachten → Übererregbarkeit, Zittrigkeit und evtl. Krampfanfälle weisen auf eine Hypokalzämie hin.

Lagerung
- Rückenlagerung
- Extremitäten fixieren, evtl. Sedierung erforderlich.

Ernährung

Der Patient muß nüchtern sein. Aus diesem Grund wird der Magen abgesaugt und eine Magenablaufsonde gelegt. Je nach Grundkrankheit eine parenterale Flüssigkeits- und Kalorienzufuhr durchführen.

3.13 Klinische Überwachung

3.13.1 Atemrhythmen und Atemqualität

Man unterscheidet zwischen physiologischen und pathologischen Atemtypen. Pathologische Atemrhythmen gehören zu den ersten Zeichen einer bestimmten Erkrankung. Es kommt zu einer Störung des Atemzyklus durch zentrale Ursachen oder Veränderung der Atemmechanik.

Die jeweiligen Atemrhythmen unterscheiden sich hinsichtlich Atemfrequenz, Atemtiefe, Thoraxexkursionen, evtl. wird ein Spirogramm durchgeführt.

Physiologische Atemrhythmen

Abdominalatmung
An der Abdominalatmung sind hauptsächlich das Zwerchfell und die Bauchmuskulatur beteiligt. Sie ist typisch für das Neugeborenen- und Säuglingsalter bis zum 5. Lebensmonat.

3

Thorakalatmung
An der Thoraxatmung sind Thorax und die Interkostalmuskeln beiteiligt. Sie ist typisch für das spätere Kleinkind- und Schulkindalter. Im frühen Kleinkindalter findet man die Kombination beider Atemrhythmen.

Pathologische Atemrhythmen

Cheyne-Stokes-Atmung
Atemfrequenz und -tiefe sind langsam zu- und dann wieder abnehmend. Zum Teil treten Atempausen auf.

Ursachen
- Unreife Atemregulation beim FG
- Schädigung des oberen Hirnstammes
- Vergiftungen, z. B. Tabletten, Urämie
- Schwere Herzinsuffizienz (☞ 6.2).

Biot-Atmung
Gleichmäßig, tiefe Atmung mit immer wiederkehrende Atempausen.

Ursachen
- Unreife Atemregulation beim FG
- Hirnstammschädigung
- Hirnverletzung
- Spinale Meningitis
- Opiateinnahme.

Kußmaul-Atmung
Die Atmung ist regelmäßig und tief.

Ursachen
Azidose bei Niereninsuffizienz, Coma diabeticum (☞ 9.10), Intoxikationen.

Schnappatmung
- Kurze, tiefe Atemzüge mit geöffneten Mund
- Abwechselnd mit unterschiedlich langen Atempausen
- Einsatz der Mundbodenmuskulatur
- Für Gasaustausch unzureichend.

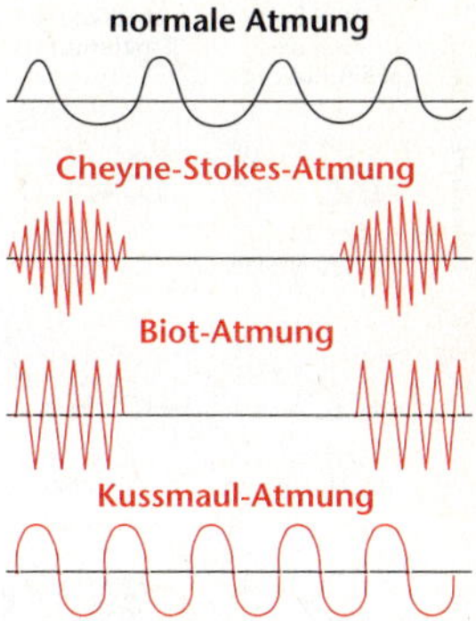

Abb. 3.20: Atemrhythmen [A300-157]

Ursachen

Schwere zentrale Hypoxie, Präfinal.

Hyperventilation

Es erfolgt eine flache und sehr schnelle Atmung. Bei Pfötchenstellung des Patienten an Hyperventilationstetanie denken!

Ursachen

Psychisches Problem.

Maschinenatmung

- Absolut regelmäßige Atemzüge
- Konstante Atemtiefe
- Nicht durch unspezifische Atemreize zu beeinflussen.

Ursachen

Fehlsteuerung des Atemzentrums, z. B. beim Schädel-Hirn-Trauma.

Atemqualität

Die physiologische Atmung ist gleichmäßig, ruhig und frei von Anstrengung. Durch bestimmte Erkrankungen kann es dabei zu Veränderungen kommen. Folgende pathologische Atemqualitäten lassen sich unterscheiden:

- Dyspnoe → Atemnot mit Einsatz der gesamten Atemhilfsmuskulatur, in- und exspiratorisch möglich (Abb. 3.21)
- Orthopnoe → starke Dyspnoe, Patient will aufrecht sitzen, um die Atemhilfsmuskulatur optimal einsetzen zu können
- Nasenflügelatmung → Aufblähen der Nasenflügel in der Inspiration, um eine Vergrößerung der Einatemfläche zu erzielen
- Mundbodenatmung → Mundboden senkt sich in der Inspiration zur Vergrößerung der Einatemfläche
- Schonatmung → flache, tachypnoeische Atmung mit Seitendifferenz bei Thoraxschmerzen infolge Erguß oder Pleuritis.

3.13.2 Atemgeräusche

Stridor

Ein Stridor ist ein pfeifendes Atemgeräusch, das durch eine Verlegung oder Verengung der Atemwege entsteht. Abhängig vom Ort tritt er in- oder exspiratorisch auf.

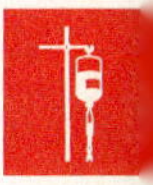

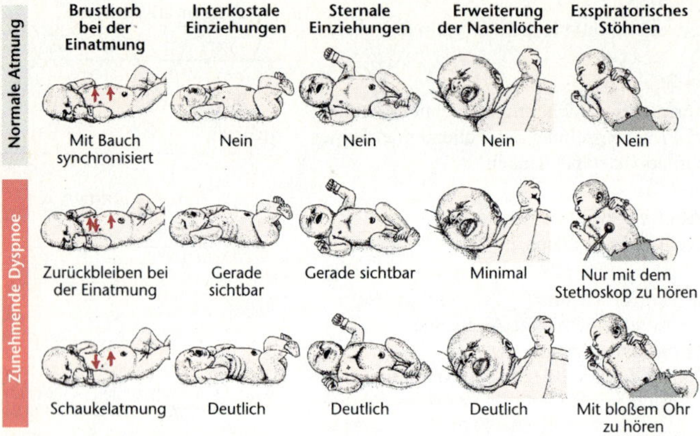

Abb. 3.21: Sichtbare und hörbare Dyspnoe-Zeichen. Aus: The Lippincott Manual of Nursing Practise, 5th. Ed.,1991

Inspiratorischer Stridor

Verlegung oder Verengung der Atemwege oberhalb der Bifurkation, z. B. bei Epiglottitis, Laryngitis, Tracheitis, Laryngomalazie, Tracheomalazie, Ödem nach allergischer Reaktion, Konnataler Stridor bei weicher Epiglottis, Pierre-Robin-Syndrom, Makroglossie und doppeltem Aortenbogen.

Exspiratorischer Stridor

Verlegung oder Verengung der Atemwege unter der Bifurkation z. B. bei Asthma bronchiale, Bronchitis und Pneumonie.

Husten

Husten ist ein reflektorisch oder willkürlich ausgelöster starker Exspirationsstoß, der Fremdkörper aus den Luftwegen entfernt.

Stakkatohusten → Serie von 10–20 Hustenstößen am Ende mit einem lauten, ziehenden Inspirationsgeräusch, z. B. bei Keuchhusten und ohne Inspirationsgeräusch bei Mukoviszidose.

Bellender Husten, verbunden mit rauher Stimme → Pseudokrupp

Reizhusten → trocken oder keuchend, z. B. bei Laryngotracheobronchitis

Feuchter Husten → produktiv mit Sekretauswurf bei Bronchitis oder Pneumonie

Unterdrückter Husten → zum Vermeiden von Schmerzen bei Pleuritis oder Pneumonie.

Giemen

Dieses Geräusch entsteht, wenn die Exspirationsluft verengte Bronchien passiert, z. B. bei Asthma bronchiale und Bronchitis.

Stöhnen und Pressen

Der Patient verlängert durch eine Engstellung der Stimmritze das Exspirium, um einen Alveolenkollaps hinauszuzögern und damit den Gasaustausch zu verbessern, z.B. bei IRDS (☞ 5.1.1).

3.13.3 Apnoe

Eine Apnoe ist ein Atemstillstand von über 20 Sek. Dauer mit nachfolgender Bradykardie und Zyanose.

Zentrale Apnoe

Bei einer zentralen Apnoe fehlen Gasfluß und Atembewegungen.

Ursachen

- Unreife Frühgeborene
- Hirnblutungen
- Meningitis
- Elektrolyt- und Stoffwechselstörungen
- Hyperbilirubinämie
- Krampfanfall
- Temperaturinstabilität
- Hyperoxie.

Zentrale Apnoen könne durch sanftes Anstoßen des Patienten oder festes Streichen der Fußsohlen unterbrochen werden. In manchen Fällen hat sich die Atemunterstützung durch einen Nasen-CPAP bewährt. Zusätzlich wird eine medikamentöse Therapie mit z.B. Theophyllin durchgeführt. Theophyllin stimuliert das Atemzentrum, verbessert die Lungencompliance, die mukociliäre Clearance und die Zwerchfellkontraktilität. Nebenwirkungen sind Tachykardie, Unruhephasen und Hypertonie.

Obstruktive Apnoe

Bei einer obstruktiven Apnoe fehlt der Gasfluß, Atembewegungen sind hingegen vorhanden.

Ursachen

- Sekretverlegung
- Nasal eingeführte Sonden
- Fehlbildungen im Nasen-Rachen-Raum, z.B. Pierre-Robin-Syndrom, Choanalatresie, Makroglossie
- Überhöhter Flow von O_2-Nasensonden
- Extreme Kopflage → sowohl ausgeprägte Reklination als auch starkes Vorbeugen des Kopfes zur Brust können beim FG zur Apnoe führen.

Obstruktive Apnoen sind vermeidbar durch ein regelmäßiges, gründliches Absaugen des Nasen-Rachen-Raumes, richtige Lage des Kopfes,

Bauchlagerung bei Pierre-Robin-Syndrom und Makroglossie, angepaßten O_2-Flow über Nasensonden, oral gelegte Sonden und rechtzeitige Operation bei Choanalatresie.

3.13.4 Auskultation

- Das Auskultieren erfolgt in einem warmen Raum
- Körperteil entkleiden und den Schalltrichter des Stethoskopes vollständig aufsetzen, ggf. kalten Schallkopf erwärmen z.B. durch Reiben der Schallfläche
- Patienten altersentsprechend aufgeklären
- Störfaktoren, z.B. knisternde Kleidung, Haare oder eine äußere Geräuschaufnahme durch unvollständig aufgesetzten Schalltrichter, vermeiden.

Lunge auskultieren

Die Lunge wird dorsal, ventral und lateral, symmetrisch von den Lungenspitzen bis zum Zwerchfell auskultiert. Spontanatmende Patienten werden, soweit möglich, zu einer langsamen und tiefen Atmung aufgefordert, sie sollen sich vorstellen, einen Luftballon aufzublasen oder eine Kerze auszublasen. Bei beatmeten Patienten muß die Auskultation von der Pflegeperson regelmäßig zu jeder Pflegerunde mit folgenden Fragestellungen durchgeführt werden.
- Ist die Lunge belüftet?
- Sind die Atemgeräusche seitengleich?
- Ist Sekret vorhanden?

Trockene Rasselgeräusche
- Entstehen durch Schleimmembranen oder -fäden in den Bronchien
- Der Luftstrom versetzt sie in Schwingung und erzeugt ein brummendes, pfeifendes oder giemendes Geräusch.

Feuchte Rasselgeräusche
- Entstehen, wenn die Bronchien mit dünnflüssigem Schleim oder entzündlichem Exsudat gefüllt sind
- Beim Durchströmen von Luft wird ein Geräusch erzeugt, ähnlich dem Einblasen von Luft in ein wassergefülltes Glas
- Frequenz und Häufigkeit der dadurch enstehenden „Luftblasen" hängt von der Größe der betroffenen Bronchien ab
- Kleinblasige Rasselgeräusche → Endverzweigung der Bronchien
- Grobblasige Rasselgeräusche → große Bronchialäste
- Alle Rasselgeräusche werden am besten in der Inspiration wahrgenommen.

Abgeschwächte Atemgeräusche
Sie entstehen durch Flüssigkeits- oder Luftansammlungen im Thorax z.B. Pleuraerguß, Pneumothorax, sowie bei Atelektasen.

Knistern

Ist die Entfaltung der Alveolen, z.B. durch Surfactantmangel oder zähes Sekret erschwert, ensteht bei der Entfaltung ein sogenanntes „Entfaltungsknistern". Es tritt z.B. beim IRDS und bei bettlägerigen Patienten, die bestimmte Lungenabschnitte nur ungenügend belüften, auf (☞ 5.1.1).

Abdomen auskultieren

Das Auskultieren des Abdomens gibt Aufschluß über die Peristaltik des Darmes. Beim gesunden Patienten hört man glucksende, gurrende und schnurrende Geräusche über dem Abdomen.

Abgeschwächte oder fehlende Darmgeräusche

- Paralytischer Ileus
- Schlackenarme Kost
- Pathologischer Inhalt des Peritoneums, z.B. Eiter
- Schwere Pankreatitis
- Appendizitis, v.a. im rechten Unterbauch.

Gesteigerte Darmgeräusche

- Hungerperistaltik, Diarrhoe
- Peristaltische Geräusche an einer festen Stelle treten vor einer Stenose auf.

3.13.5 Palpation

Eine Palpation ist eine Tastuntersuchung aller zugänglichen Körperregionen zum Feststellen von Temperatur, Abwehrspannung, Elastizität, Druck- und Schmerzempfindlichkeit, Lage und Größe einzelner Körperorgane.

Abdomen palpieren

Beim Palpieren des Abdomens ist eine völlige Bauchdeckenentspannung nötig. Der Patient liegt ausgestreckt in Rückenlage. Das Kopfende des Bettes nicht zu flach stellen. Die Beine im Kniegelenk leicht anwinkeln. Der Untersuchungsraum muß warm sein. Soweit möglich den Patienten zu einer ruhigen gleichmäßigen Atmung durch den Mund auffordern. Die Palpation mit warmen Händen durchführen.

Erhöhte Abwehrspannung und Druck-, Schmerzempfindlichkeit

Nekrotisierende Enterokolitis, Peritonitis, Appendizitis, Gastrointestinale Blutung, Pankreatitis.

Elastizitätsveränderungen

Ödeme, Aszites, starker Gewichtsverlust → stehende Bauchhautfalte.

Eingefallenes Abdomen

Hypertrophische Pylorusstenose, Kachexie, Diarrhoe.

3

Vorgewölbtes Abdomen

Meteorismus, Aszites, Morbus Hirschsprung, Mukoviszidose, Nekrotisierende Enterokolitis, Peritonitis.

Hepatomegalie

Infektionen, Rechtsherzinsuffizienz (☞ 6.2.1), chronische Hepatitis, Tumoren, Stoffwechselstörungen.

3.13.6 Hautkolorit

Die gesunde Haut hat eine rosige Farbe, ist warm, geschmeidig und intakt. Das Beurteilen des Hautkolorit erfolgt bei Tageslicht.

Pathologisches Hautkolorit

- Blässe
  - Generalisiert bei Anämie, Nierenerkrankungen, Krebs, Baucherkrankungen, Sepsis und Schock → plötzlich auftretend
  - Partiell bei Minderdurchblutung oder Gefäßverschlüssen einer Extremität, z.B. periorale Blässe „blasses Munddreieck"
- Zyanose → Blaufärbung der Haut
  - Zentrale Zyanose → arterielles Blut ist ungenügend mit O_2 gesättigt, z.B. bei Herzvitien und pulmonalen Erkrankungen, sichtbar als periorale Zyanose „blaues Munddreieck"
  - Periphere Zyanose → arterielles Blut ist ausreichend mit O_2 gesättigt, jedoch erhöhte Ausschöpfung in der Peripherie oder verlangsamter Blutfluß z.B. bei Gefäßanomalien, Unterkühlung und Herzinsuffizienz
  - Zungen- und Hautfarbe ermöglichen die Unterscheidung, bei einer peripheren Zyanose ist die Zungenfarbe rosig und die Hautfarbe zyanotisch, bei einer zentralen Zyanose ist beides zyanotisch
  - Zyanose bei farbigen Kindern äußert sich als aschgraue Verfärbung der Haut, besser zu beurteilen an den Schleimhäuten
- Ikterus → Gelbfärbung der Haut
  - Bilirubineinlagerung in der Haut bei Konzentration des indirekten Bilrubins > 5mg/dl
  - Bei Gallengangsstenose oder -atresie, Hyperbilirubinämie, Hepatitis und nach einer Hämolyse (☞ 11.4)
- Rötung
  - Generalisiert bei Hypertonie, Fieber und Sepsis im Anfangsstadium
  - Partiell bei entzündlichen Prozessen, Morbus Cushing, Diabetes mellitus, rheumatischem Fieber und Exanthemen
- Pigmentierung
  - Hyperpigmentierung mit Braunfärbung der Haut, z.B. nach Strahlentherapie, bei Morbus Addison (Nebennierenunterfunktion) oder Arsenintoxikation
  - Hypopigmentierung, z.B. bei Albinismus, nach Schuppenflechte, Flechte und Syphilis

- Marmorierung
  - Bei Minderdurchblutung durch Herzinsuffizienz, Unterkühlung, Gefäßverschlüssen und bei sterbenden Patienten.

3.13.7 Pupillenkontrolle

Bei mittlerer Helligkeit sind normale Pupillen isokor, mittelweit und rund. Die Pupillenkontrolle (Abb. 3.22) ist ein fester Bestandteil der neurologischen Überwachung. Es werden Pupillenweite, -form, -position, eventuelle -differenz und die Lichtempfindlichkeit überprüft.

Pupillenweite

Die Pupille kann: maximal eng, eng, mittelweit, maximal weit, isokor (gleiche Pupillenweite auf beiden Seiten) und anisokor (unterschiedliche Pupillenweite) sein.

Pupillenerweiterung = Mydriasis

- N. okkulomotorius-Schädigung oder -Lähmung bei Hirnblutung, Hirnödem
- Symphatikusreizung bei Streß und Unruhe
- Medikamente, z.B. Atropin® (8 Std. anhaltend), Neosynephrin-AT®, Dolantin®, Suprarenin® und Scandicain®
- Intoxikationen, z.B. Tollkirsche
- Bei komatösen Patienten werden die Pupillen mit zunehmender Komatiefe weiter
- Ungleich weite Pupillen deuten auf eine einseitige Schädigungsursache hin.

Pupillenverengung = Miosis

- Schädigung oder Lähmung der zentralen Sympathikusbahn, z.B. Mittelhirnsyndrom, Hornersches Syndrom
- Medikamente, z.B. Fentanyl®, Dipidolor®, Prostigmin®, Morphin® und Pilocarpin®
- Nikotin und Alkohol.

Pupillenform

Die Pupillenform kann normal rund oder entrundet sein. Entrundete Pupillen können bei Infektionen des Innenauges, Mittelhirnläsion, SHT, nach Operationen oder angeborenen Mißbildungen auftreten.

Lichtreaktion

Eine gesunde Pupille verengt sich auf Lichteinfall und eine Konvergenzbewegung (Patient fixiert Zeigefinger des Untersuchers, der sich aus einer Entfernung von 1 m schnell auf 10 cm nähert) prompt. Zur Kontrolle der direkten Lichtreaktion wird eine Lampe seitlich auf die Pupille eines Auges gerichtet, während das andere Auge mit der Hand abgeschirmt, aber nicht abgedeckt, wird. Auf diese Weise wird auch die konsensuelle Lichtreaktion beobachtet. Die Lichtreaktion kann

	Beschreibung	Wacher Patient	Komatöser Patient
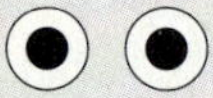	beidseits mittelweit	normale Pupillenform	normale Pupillenform
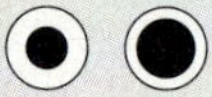	rechts mittelweit, links weit	periphere N. okkulomotorius-Schädigung oder Lähmung, links	linksseitige Hirnblutung
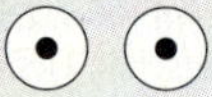	beidseits maximal eng	Nikotin- oder Alkoholabusus, Opiate z. B. Fentanyl, Dormicum, Cholinesterasehemmer, z. B. Prostigmin	Schädigung oder Lähmung der zentralen Sympathikusbahn
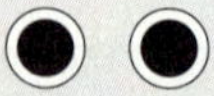	beidseits maximal weit	Atropin, Tollkirschen-intoxikation, Streß und Unruhe	Hirnödem, Hypoxie, Intoxikationen
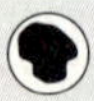	entrundet	Infektionen des Innenauge, SHT, Operationen oder Fehlbildungen am Auge	

Bulbusstellung	Beschreibung	Lokalisation der Schädigung
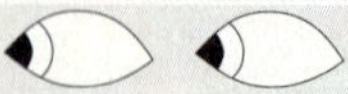	beidseits seitliche Bulbusstellung	leichte Hirnstammschädigung
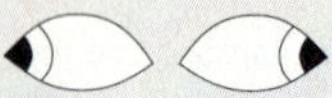	Bulbusstellung divergent	schwere Hirnstammschädigung
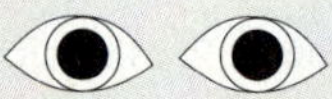	Bulbi gerade, Pupillen weit, Lichtreaktion dauerhaft negativ	keine intakten Hirnstammfunktionen
	kurzzeitig negative Lichtreaktion	Medikamentenwirkung
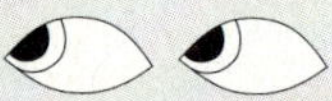	Bulbusstellung seitlich und nach oben, Patient schaut zum Blutungsherd	bei Hirnblutung zur betroffenen Seite

Abb. 3.22: Pupillenkontrolle [A 300-157]

prompt, träge, negativ, direkt bei plötzlicher Belichtung oder konsensuell bei Belichtung der gegenseitigen Pupille sein.

Eine träge Lichtreaktion kann auf erhöhten Hirndruck hinweisen. Bei komatösen Patienten verlangsamt sich die Lichtreaktion und fällt evtl. ganz aus.

Eine Pupillenstarre tritt bei Läsion des Sehnerven, Lähmung des N. okkulomotorius, Mittelhirnläsion und traumatischer Schädigung des Auges auf. Sie kann ein- oder beidseitig sein.

Bulbusstellung

Die normale Bulbusstellung ist geradeaus. Die pathologische Bulbusstellung kann geradeaus, seitlich, unten oder oben sein.
Seitliche Bulbusstellung zur gleichen Seite bei leichter Schädigung des N. okkulomotorius, divergent bei schwerer.
Eine nach oben und seitlich gerichtete Bulbusstellung ist Zeichen für eine Blutung im Frontallappen. Der Patient schaut seinen Herd an.
Eine gerade Bulbusstellung bei maximal weiten, lichtstarren Pupillen tritt bei einem Ausfall der Hirnfunktion auf.

3.13.8 Bewußtseinslage

Die normale Bewußtseinslage ist gekennzeichnet durch die uneingeschränkte Wahrnehmung der Umwelt und der eigenen Person, Verhalten entsprechend dem Alter, dem Entwicklungsstand und der jeweiligen Situation. Zur Beurteilung der Bewußtseinslage werden die Eltern einbezogen. Sie kennen ihr Kind oder seine Reaktionen am besten.

Keine Diskussionen über den Zustand des Kindes am Bett!

Eine Einschränkung der Bewußtseinslage kann z.B. bei Akoholabusus, Krampfanfällen, Elektrolytentgleisungen, SHT, Infektionen oder Schock eintreten (☞ 6.7).

Benommenheit

- Aktivitäten und Denkabläufe verlangsamt
- Patient ist ansprechbar und orientiert
- Schlafbedürfnis.

Somnolenz

- Aktivitäten und Denkabläufe stark verlangsamt
- Verstärktes Schlafbedürfnis
- Erweckbar durch Anruf oder leichte Reize
- Örtliche, keine zeitliche Orientierung.

Sopor

- Tiefschlaf
- Erweckbar für kurze Zeit durch starke Reize
- Unkontrollierte Reaktion auf die Reize
- Schutzreflexe herabgesetzt.

Koma

Bewußtlos, nicht erweckbar. Die Reflexe sind erloschen.

3.13.9 Glasgow Coma Score

Der Glasgow Coma Score (GCS) wird zur Verlaufsbeobachtung von Patienten mit einer Hirnschädigung oder zur Beurteilung des Bewußtseinszustandes verwendet. Es wird die verbale, motorische Reakion und das Augenöffnen beurteilt. Die verbale Reaktion wird für Patienten unter und über 24 Monate unterschieden. Für jeden einzelnen Bereich werden Punkte vergeben. Die Summe aller Bereiche ermöglicht die Beurteilung der Komatiefe. Ein GCS von < 7 spricht für eine gefährliche Komatiefe.

3

Glasgow Coma Score

Augenöffnen	
Spontanes Augenöffnen	4
Augenöffnen auf Anruf	3
Augenöffnen auf Schmerzreiz	2
Kein Augenöffnen	1
Verbale Antwort < 24 Lebensmonate	
Kontakt normal, verfolgt, lacht	5
Kontakt inkonstant, Lacht nicht situationsbezogen	4
Zeitweise erweckbar	3
Nicht erweckbar, Unruhe	2
Tief komatös, kein Kontakt	1
Verbale Antwort > 24 Lebensmonate	
Verständliche Sprache	5
Verwirrt, unzusammenhängendes Sprechen, desorientiert	4
Inadäquate Sprache	3
Unverständliche Laute	2
Keine verbale Äußerung	1
Motorische Antwort	
Sofort motorische Reaktion auf Aufforderung	5
Abwehr eines Schmerzreizes gezielt	4
Abwehr eines Schmerzreizes ungezielt	3
Auf Schmerzreiz werden alle 4 Extremitäten gestreckt	2
Keine motorische Reaktion auf Schmerzreize	1

3.13.10 Krampfanfälle

Eine abnorme zerebrale elektrische Entladung führt zu Störung von Bewußtsein und Motorik (☞ 3.13.8 und 3.13.11).

Ursachen

- Kernikterus
- Hirnblutung
- Asphyxie

- Meningitis, Encephalitis
- Stoffwechselstörung, z.B. Hyperammoniämie, Hypoglykämie, Hypokalzämie, Hypomagnesämie, Phenylketonurie, Ahornsirup-Krankheit und Fruktoseintoleranz.

Anfallsdefinition

- Tonisch → Anspannung verschiedener Muskeln
- Klonisch → stoßende Bewegungen
- Myoklonisch → blitzartiges Muskelzucken.

Pflege

Beim Auftreten eines Krampfanfalles sofort den Arzt rufen, um eine Therapie einzuleiten oder bei bekanntem Krampfleiden ggf. rektale Verabreichung von Antiepileptika nach vorheriger ärztlicher Anordnung.

- Während des Krampfanfalls den Patienten vor Verletzungen schützen
- Die Schutzreflexe des Patienten sind nicht intakt, so daß es leicht zur Aspiration von Speichel kommen kann: wenn möglich den Patienten in Seitenlage bringen
- Nach dem Krampfanfall den Nasen-Rachen-Raum gründlich absaugen.

Monitoring

- Kündigt sich der Anfall durch eine Vorahnung des Patienten an?
- Bewegungsmuster während des Anfalls?
- Welche Körperteile sind betroffen?
- Ist ein Speichelfluß vorhanden?
- Anfallsdauer?
- Bewußtseinslage während und nach dem Anfall überprüfen
- Herzfrequenz, RR und SaO_2 kontrollieren
- Treten Enkopresis oder Enuresis auf?
- Evtl. EEG- und Videoüberwachung durchführen
- Medikamentengabe überwachen, z.B. Trapanal®-Narkose beim Status epilepticus (☞ 7.9).

3.13.11 Bewegung

Normale Bewegungen verlaufen geordnet, angepaßt, zielgerichtet, symmetrisch und mit einer aufrechten Körperhaltung bei KK und Jugendlichen. Bei der Bewegungsbeobachtung wird zusätzlich der Muskeltonus beurteilt.

Beweglichkeitsstörungen

- Überschießende Bewegung → bei Angst und nervösen Patienten
- Unkoordinierte Bewegung → im Verlauf verschiedener Erkrankungen, Veränderungen z.B. im Schriftbild
- Stereotype Bewegung → ständiges Wiederholen einer Bewegung, z.B. bei Hospitalismus und anderen psychischen Erkrankungen

- Eingeschränkte Bewegung → bestimmte Bewegungen sind aufgrund einer Erkrankung des Bewegungsapparates nicht möglich
- Krämpfe → unwillkürliche Kontraktion einzelner Muskeln oder Muskelgruppen.

Extrapyramidale Bewegungsstörungen

- Parkinson-Syndrom → Unbeweglichkeit, verstärkter Muskeltonus, Zittern
- Choreatisches Syndrom → kurze, schnelle Zuckungen einzelner Muskeln oder Muskelgruppen, die unwillkürlich und nicht zu unterdrücken sind
- Dystonisches Syndrom → langsam auftretende und endende Tonussteigerung, die mehrere Sekunden anhält, Drehung von Kopf und Rumpf
- Athetose → schraubenförmige, schnelle Bewegungen und ständig wechselnde bizarre Stellung der Extremitäten
- Ballistisches Syndrom → plötzliche, schnelle und schleudernde Bewegungen von Kopf und Rumpf.

Kleinhirnfunktionsstörung

- Nystagmus
- Störung von Gleichgewicht und Bewegungskoordination
- Zittern mit zunehmender Stärke während der Annäherung an einen Gegenstand
- Gestörte Feinmotorik
- Stockende Sprache.

Beweglichkeit fördern

- Frühzeitige Mobilisation, z.B. Aufsetzen und Aufstellen nach Operationen unter Berücksichtigung von Schmerzempfindungen des Patienten, evtl. vorherige Analgesie
- Patienten zur Mithilfe beim Waschen oder Betten auffordern
- Krankengymnastik
- Reflexzonenmassage.

3.13.12 Flüssigkeitsbilanzierung

Das Erstellen der Flüssigkeitsbilanz dient zur Kontrolle und Aufrechterhaltung des Wasserhaushaltes und zum Überwachen der Nierenfunktion.

Flüssigkeitsbilanz

- Ausgeglichen → Einfuhr=Ausfuhr
- Positiv → Einfuhr > Ausfuhr
- Negativ → Einfuhr < Ausfuhr

Die angestrebte Bilanz und die Häufigkeit der Bilanzerstellung hängt vom Krankheitsbild und vom klinischen Zustand des Patienten ab.

Indikationen

- Massiver Flüssigkeitsverlust, z.B. Durchfall, Erbrechen, Diabetes insipidus
- Olig- oder Anurie, z.B. HUS, akutes Nierenversagen (☞ 8.5)

- Angestrebte Minusbilanz, z.B. Lungenödem, Hirnödem, Herzinsuffizienz (☞ 6.2)
- Forcierte Diurese, z.B. Intoxikationen, Verbrennungen.

Bilanz erstellen

Zur Einfuhr zählen

- Infusions- und Medikamentenlösungen
- Katheterspülflüssigkeit
- Flüssig- oder Sondennahrung
- Getränke
- Feste Nahrung wird nur zu 50% bilanziert.

Zur Ausfuhr gehören

- Urin → Menge durch Abwiegen der Einmalwindeln, Anbringen eines Urinauffangbeutels oder über einen liegenden Blasendauerkatheter bestimmen
- Magensekret → Menge im Auffangbeutel bestimmen
- Erbrochenes → wenn möglich abwiegen oder Menge schätzen
- Durchfällige Stühle.

Bilanzberechnung

- Flüssigkeitseinfuhr-Flüssigkeitsausfuhr = Flüssigkeitsbilanz
- Die Einfuhr von Blut und Blutderivaten und den Blut- oder Plasmaverlust über Drainagen und Wunden in der Blutbilanz gegenüberstellen
- Die Flüssigkeitsbilanz in der Patientenkurve dokumentieren.

3.13.13 Schmerzen

Akute Schmerzen sind zeitlich begrenzt, gut zu lokalisieren, reversibel und haben eine organische Ursache. Der Patient schont reflektorisch die betroffene Stelle und stellt sie ruhig, um Folgeschäden zu vermeiden.
Chronische Schmerzen haben hauptsächlich chronisch kranke Patienten, z.B. Onkologische Patienten, Patienten mit Colitis ulcerosa.
Schmerzen sind ein besonders wichtiges Thema in der pädiatrischen Intensivpflege, da die Kinder nicht nur aufgrund ihrer Erkrankung, sondern auch durch diagnostische, therapeutische und pflegerische Maßnahmen Schmerzen spüren. Ziel ist es, die Schmerzen nicht nur zu behandeln, sondern auch vorausschauend zu vermeiden.

Schmerzeinschätzung

Beobachtungen am Patienten

- Herzfrequenzanstieg
- Blutdruckanstieg
- Tachypnoe oder Bradypnoe als Schonung bis hin zu Apnoe bei sehr starken Schmerzen

- Verbale Äußerung je nach Alter → Weinen, Schreien oder verbalen Hinweis auf den Schmerz
- Veränderung des Muskeltonus
- Schonhaltung der betroffenen Körperregion oder sogar des ganzen Körpers
- Abwehren von Berührungen der betroffenen Stelle
- Schwitzen der Handinnenflächen
- Veränderter Gesichtsausdruck
- Periphere Kühle
- Unruhe, Angst, weite Pupillen.

3

Befragung des Kindes und der Eltern

- Spezielle Worte oder Gesten erfragen, mit denen das Kind Schmerzen äußert
- Eltern fragen, wie sie ihr Kind trösten oder wie sie versuchen, Schmerzen zu lindern.

Hilfsmittel zur Schmerzerfassung

- Wong-Baker Gesichtsskala für Kinder ab 3 Jahre (Abb. 3.23)
- Die Gesichter werden dem Kind erläutert
  - Gesicht 1 ist froh, weil es keine Schmerzen hat
  - Gesicht 2 hat ein bißchen Schmerzen
  - Gesicht 3 hat noch stärkere Schmerzen
  - Gesicht 4 sagt, es tut noch mehr weh
  - Gesicht 5 tut es ziemlich stark weh
  - Gesicht 6 leidet unter sehr starken Schmerzen

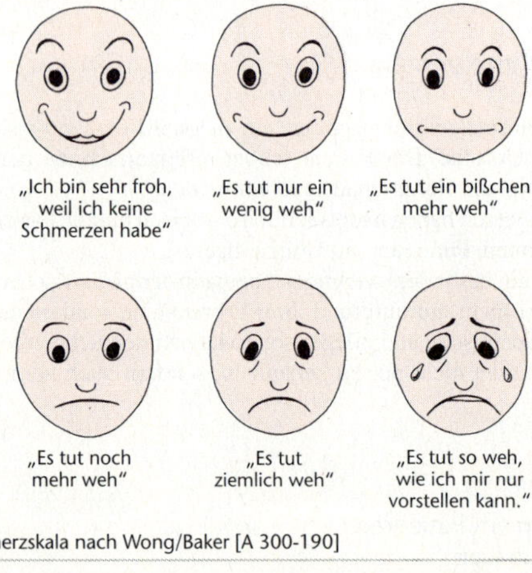

Abb. 3.23: Schmerzskala nach Wong/Baker [A 300-190]

- Numerische Skala für Kinder ab 8 Jahre:
  - Dem Kind wird erklärt, daß am Anfang der Linie bei 0 eine Person steht, die keine Schmerzen hat und am Ende bei 10 eine Person mit sehr starken Schmerzen
  - Von 1–9 nehmen die Schmerzen an Stärke zu
  - Das Kind soll den entsprechenden Schmerzwert für sich suchen

0	1	2	3	4	5	6	7	8	9	10

Abb. 3.24: Numerische Skala für Kinder ab 8 Jahre

Schmerzen therapieren

Nichtmedikamentös

- Kälte bei akuten oder Wärme bei chronischen Schmerzen anwenden
- Betroffene Körperregion lagern zur Entlastung
- Ggf. die betroffene Stelle massieren
- Bewegungsübungen
- Patienten ablenken mit eigenem Spielzeug, Anhören von bekannter Musik oder von Hörspielen, Geschichten vorlesen
- Äußere Reize verhindern oder vermindern, die zum Herabsetzen der Schmerztoleranz führen können, z. B. lauter Alarm oder EKG-Ton, ungenügende Ruhepausen u. a.
- Angstzustände vermeiden, da diese ebenfalls zum Herabsetzen der Schmerztoleranz führen und Schmerzen indirekt verstärken
  - Eltern oder andere wichtige Bezugspersonen in die Pflege einbeziehen
  - Geringer Wechsel des betreuenden Pflegepersonals
  - Genaue patientengerechte Aufklärung vor pflegerischen oder ärztlichen Maßnahmen.

Medikamentös

Eine medikamentöse Sedierung bei gleichzeitig fehlender Analgesie kann zu schweren Unruhezuständen führen. Umgekehrt steigern Angst und Unruhe das Schmerzempfinden und erschweren die Schmerzbehandlung. Bei Kindern sollte keine intramuskuläre Verabreichung erfolgen, da dies zum Leugnen von Schmerzen, aus Angst vor der Injektion, führen kann. Deshalb nach alternativen Verabreichungsformen von Medikamenten suchen.

3

Peripher wirksame Analgetika

Medikament	Wirkung	Nebenwirkung	Besonderheiten
Paracetamol z. B. Ben-u-ron®	• Analgetisch • Fiebersenkend • Wirkungseintritt bei oraler Gabe nach ½-2 Std.	• Lebertoxisch • Dauerhafte Einnahme führt zu Nierenschäden	Nicht bei Leberschäden verwenden
Metamizol z. B. Novalgin®	• Fiebersenkend • Analgetisch, vor allem bei Schmerzen im Magen-Darm-Trakt • Spasmolytisch • Rascher Wirkungseintritt	• Hautallergie • Agranulozytose • RR-Abfall	Gabe als Kurzinfusion, sehr langsam i. v., als Tropfen oder als Suppositorium
Acetylsalicylsäure z. B. Aspirin®, Aspisol®	• Fiebersenkend • Analgetisch • Entzündungshemmend in höheren Dosen • Thrombozytenaggregationshemmend in niedrigen Dosen • Wirkungseintritt nach 1 Std.	• Erhöhte Blutungsneigung • Übelkeit • Reye-Syndrom • Auslösen eines Asthmaanfalles	Spiegelkontrollen bei hohen Dosen

Zentral wirkende Analgetika

Agonisten

Medikament	Wirkung	Nebenwirkung	Besonderheiten
Fentanyl z. B. Fentanyl-Janssen®	• Analgetisch • Leicht sedierend	• Atemdepression • Miosis • Bronchospasmus	• Nur bei beatmeten Patienten bzw. zur Intubation • Entzugserscheinungen nach der Zufuhr
Piritramid z. B. Dipidolor®	Analgetisch	• Atemdepression • RR-Abfall	• Beatmete Patienten i. v. • Spontanatmende Patienten als Kurzinfusion
Morphin z. B. Morphin-Merck®	• Analgetisch • Sedierend	• Atemdepression • RR-Abfall • Allergie • Bradykardie • Miktionsstörung	• Gewöhnungseffekt bei chronischer Zufuhr • Entzugserscheinungen nach der Zufuhr
Pethidin z. B. Dolantin®	Analgetisch	• Geringe Atemdepression • Krampfauslösend • Magenprobleme	Geringe Suchtgefahr

Partielle Agonisten

Medikament	Wirkung	Nebenwirkung	Besonderheiten
Tramadol z. B. Tramal®	Analgetisch	• Übelkeit • Erbrechen	I. v., als Tropfen und Suppositorium Nicht bei Früh- und Neugeborenen verwenden
Buprenorphin z. B. Temgesic®	Analgetisch	• RR-Abfall • Atemdepression	Sublingual, bei Kindern ab 4 Jahren, wenn sie verstehen, daß sie die Tabletten nicht schlukken sollen

3.14 Apparative Überwachung

Jeder Mitarbeiter muß zu Beginn seiner Tätigkeit auf der Intensivstation in die Funktion der Geräte eingewiesen und mit der MedGV vertraut gemacht werden.

3.14.1 Elektrokardiogramm

Das Elektrokardiogramm (EKG) wird bei jedem Patienten kontinuierlich abgeleitet. Es zeigt die elektrische Aktivität des Herzens und ermöglicht die Beurteilung von Herzfrequenz und Herzrhythmus.
Um Störungen rechtzeitig zu erfassen, die Alarmgrenzen altersentsprechend einstellen. Durch Verbindung des Monitors mit einem Schreiber können Arrhythmien aufgezeichnet und besser beurteilt werden.

Beobachtbare Abweichungen vom EKG

- Störungen der Herzfrequenz: Bradykardie-Tachykardie
- Herzrhythmusstörungen: supraventrikulär-ventrikulär, AV-Überleitungsstörungen
- Einfluß von Medikamenten, z.B. Herzfrequenzsteigerung bei Suprarenin®-Perfusor
- Elektrolytentgleisungen, z.B. hohe T-Welle bei Hyperkaliämie
- Art des Herzstillstandes: Asystolie, Kammerflimmern, elektromechanische Entkoppelung

Zusätzlich zur Monitorüberwachung mindestens einmal pro Schicht den Puls palpieren, da die ermittelte Pulsqualität Aufschluß über die lokalen bzw. allgemeinen Durchblutungsverhältnisse gibt. Dient auch der Überprüfung der Monitoranzeige.

EKG-Ableitungen

„Modifizierte Brustwandableitung"

Drei Ableitungselektroden in den Farben Rot, Gelb, Schwarz oder Grün. Plazierung der Elektroden:

- Rote Elektrode: Oberhalb der rechten Klavikula
- Gelbe Elektrode: Oberhalb des linken Rippenbogens in der mittleren Axillarlinie
- Schwarze/Grüne Elektrode: Oberhalb der linken Klavikula.

Brustwandableitung nach Wilson

Das 5-Elektroden-System ermöglicht eine präzisere EKG-Überwachung. Es dient der Lokalisation von Störungen im Reizleitungssystem und wird vor allem bei Patienten mit Herzerkrankungen oder nach kardiochirurgischen Eingriffen angelegt.

Plazierung der Elektroden

- Rote Elektrode: An der rechten Medioklavikularlinie, direkt unterhalb der Klavikula
- Gelbe Elektrode: An der linken Medioklavikularlinie, direkt unterhalb der Klavikula
- Grüne Elektrode: Zwischen dem 6. und 7. Interkostalraum auf der linken Medioklavikularlinie oder auf der linken Hüfte
- Schwarze Elektrode: Rechte Hüfte
- Weiße Elektrode: Brustwandableitungen V_{1-6}.

Fehlerquellen und Störungen bei der EKG-Überwachung

Fehlende EKG-Kurve

- Kabel richtig in Monitorbuchse?
- Ableitung richtig gewählt?
- Alle Kabelteile richtig zusammengesteckt?
- Sichtbarer Defekt am Elektrodenkabel?
- Kleben Elektroden richtig, ist Elektrodengel feucht genug?

Ständige Artefakte, Alarme

- Elektroden feucht genug und korrekt geklebt?
- Ableitung und Amplitude richtig gewählt?
- Alarmgrenzen patientengerecht eingestellt?
- Ist der Patient sehr unruhig?

Pflege

- Klebestellen der Elektroden so wählen, daß die Übertragung nicht durch Bewegungsartefakte gestört, aber die Atemexkursionen des Thorax miterfaßt werden

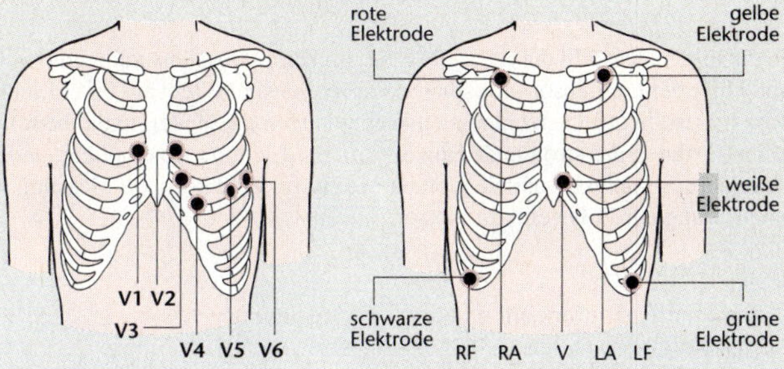

Plazierung der Elektroden bei Brustwandableitungen

Plazierung der Elektroden für V2-Position mit 5-fachem Elektrodenkabel

- **V1: Überprüfung der Entwicklung von rechten Schenkelblöcken**
- **V4 und V5: Überwachung von ST-Segmentveränderungen**

Abb. 3.25: 5-poliges Kabel und Ableitung [A 300-157]

- Vor dem Aufkleben der Elektroden → Haut des Patienten gut reinigen und trocknen, ggf. mit hautverträglichem Mittel entfetten
- Bei der täglichen Körperpflege Elektrodenstellen wechseln, um Hautläsionen zu vermeiden
- Frequenz und Rhythmus können zusätzlich durch Lautstellen des Systolentons akustisch überwacht werden
  - Besonders wichtig bei pflegerisch-therapeutischen Eingriffen, wie z.B. Absaugen, Intubieren oder während Tätigkeiten, bei denen der Blick auf den Monitor nicht möglich ist
  - 💡 Wegen der ohnehin lauten Geräuschkulisse auf der Intensivstation die Indikation zum Lautstellen des Systolentons individuell prüfen.

Besonderheit der EKG-Ableitung: Überwachung der Atmung

Über zwei EKG-Elektroden wird während der Atembewegungen die Veränderung des transthorakalen Widerstandes aufgezeichnet ≅ Impedanzmessung.

- Um tiefe und flache Atemzüge zu erfassen, die Empfindlichkeit am Monitor entsprechend sensibel einstellen
- Bei apnoegefährdeten Kindern oder zur zusätzlichen Überwachung beatmeter Patienten kann die Apnoezeit individuell eingestellt werden

💡 Die apparative Überwachung der Atmung gibt keine Auskunft über die Atemqualität, so daß die klinische Beobachtung durch das Pflegepersonal unerläßlich ist (☞ 3.13). Zudem wird sie oft durch Artefakte, wie Bewegungen, falsche Elektrodenposition oder überlagerte EKG-Impulse (= Koinzidenz-Alarm) gestört → System überprüfen!

3

3.14.2 Pulsoxymetrie

Das Pulsoxymeter mißt die arterielle SaO_2 im Kapillarsystem während der Systole mit Hilfe der Lichtabsorptionsmethode. Der Sensor besteht aus einer Lichtquelle, die Infrarotlicht in verschiedenen Wellenlängen aussendet, und einem Detektor, der die durch das strömende Blut absorbierte Lichtmenge empfängt und in ein elektrisches Signal umwandelt. Voraussetzung für eine korrekte Messung ist die Registrierung der Pulswelle im Sensor.

Vorteile

- Kontinuierliche Information über die Oxigenierung
- Keine Kalibrierung, kurze Stabilisierungszeit nach dem Anlegen
- Keine thermische Hautschädigung.

Nachteile

- Hyperoxämien werden, v.a. bei FG mit HbF, nicht erkannt
- Eingeschränkte Meßergebnisse bei peripherer Vasokonstriktion, schlechter Perfusion und erheblicher Anämie
- Ungenaue Meßwerte bei $SaO_2 \leq 60\,\%$
- MetHb, COHb und HbF werden nicht berücksichtigt → falsch hohe Sättigungswerte
- Beeinflußbarkeit durch Phototherapieleuchten, Infrarotheizungen

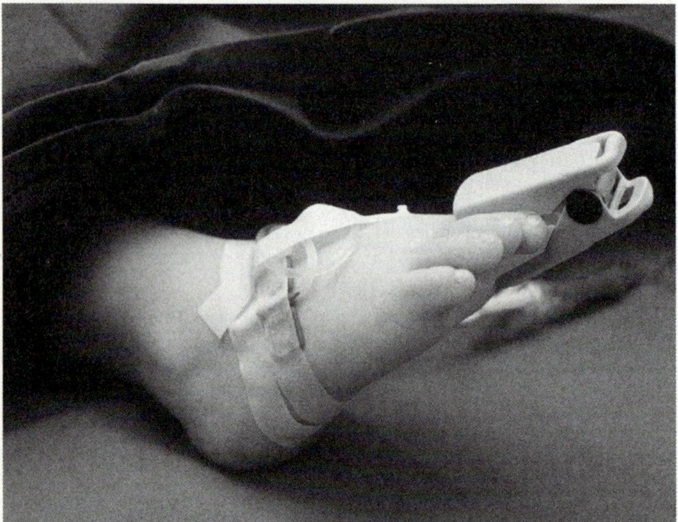

Abb. 3.26: Pulsoxymetrie [K 303]

- Hohe Empfindlichkeit gegenüber Bewegungsartefakten
- Druckstellen möglich.

Pflege

- Applikationsort: bei FG/NG Handteller, Daumengrundgelenk und Mittelfuß → zirkuläre Einschnürungen vermeiden. Bei größeren Patienten Finger und Zehen, ggf. Ohrläppchen und Nasenrücken
- Sensor so fixieren, daß sich Lichtquelle und Detektor gegenüberliegen. Zur hautschützenden Fixierung eignen sich Klettmanschette oder selbsthaftende Mullbinden, z.B. Peha Haft®
- Um Druckstellen zu vermeiden, Applikationsort regelmäßig, mindestens einmal pro Schicht wechseln
- Bei gleichzeitigem Einsatz von Phototherapie oder Infrarotheizstrahler → Sensor abdunkeln, z.B. mit Klettmanschette
- Alarmgrenzen bei Patienten unter Sauerstofftherapie und bei beatmeten Patienten unbedingt eng einstellen

  Wegen der Gefahr der Frühgeborenen-Retinopathie bei beatmeten oder sauerstoffabhängigen FG obere Alarmgrenze auf 96 % einstellen!

3.14.3 Transkutane Sauerstoffpartialdruckmessung

Zur kontinuierlichen transkutanen Messung des Sauerstoffpartialdruckes ($tcpO_2$) wird die Transoxode verwendet. Die auf 43–44 °C aufgeheizte Elektrode bewirkt eine Hyperämisierung der Haut und mißt den durch die Haut diffundierenden Sauerstoff. Im allgemeinen besteht eine gute Vergleichbarkeit zwischen kutanem und arteriellem pO_2, bei NG ist er nahezu identisch.

Vorteile

- Kontinuierliche, unblutige Überwachung des $tcpO_2$ → reduziert Anzahl der Blutgasanalysen
- V.a. bei FG, die in Streßsituationen schnell mit Abfall des $tcpO_2$ reagieren, wichtige direkte Kontrolle bei pflegerischen Maßnahmen.

Nachteile

- Lange Stabilisierungszeit: 5–10 Min. bei guter Hautperfusion
- Verzögerte Reaktion auf $tcpO_2$-Veränderungen bei schlechter Hautperfusion
- Lokale Hautrötungen bis Verbrennungen möglich, v.a. bei extrem unreifen FG
- Häufiges Kalibrieren erforderlich, sehr empfindliche Elektrodenmembran.

Gründe für ungenaue Meßergebnisse

- Gestörte Mikrozirkulation, Kreislaufzentralisation
- Herzvitien mit Zyanose oder Herzinsuffizienz
- Ausgeprägte Ödeme der Haut
- Hypothermie
- Therapie mit Vasodilatatoren
- Beschädigte, zerkratzte Elektrode

- Schlecht klebende Elektrode, Luft zwischen Haut und Elektrode

Die Transoxode kann nicht als Ersatz für die Blutgasanalyse angesehen werden. Sie dient lediglich zur Überwachung der $tcpO_2$-Werte → gemessene Werte durch eine BGA überprüfen! Die Vergleichswerte erst nach der Entnahme des kapillären Blutes notieren, wegen der Meßverzögerung.

3

Auswirkungen der Hyperoxie

- Schädigung der Gefäßendothelzellen der Retina (Frühgeborenen-Retinopathie) und der Typ I-Pneumozyten in den Alveolen (bronchopulmonale Dysplasie)
- Atemdepression bei NG mit chronischer Hyperkapnie.

Auswirkungen der Hypoxie

- Hypoxisch-ischämische Läsionen von Gehirn (Krämpfe, Hirnblutungen), Niere (prä- und intrarenales Nierenversagen), Darm (NEC, Perforationen), Lunge (PPHN, ANS)
- Störung von Stoffwechsel: Azidose, Hypokalzämie, Hyper- oder Hypoglykämie; und derTemperaturregulation.

Pflege

- Applikationsort: Bei FG/NG mit offenem Ductus Botalli Elektrode präduktal, d.h. im oberen Thoraxbereich befestigen → Hyperoxämien bei Sauerstofftherapie können rechtzeitig erkannt werden
- Elektrode nicht auf Knochenvorsprünge, Gelenke, ausgeprägte Ödeme, Narben oder Ekzeme kleben
- Transmitterlösung auf Elektrode aufbringen (Aqua dest. oder spezielle Lösung je nach Sonde) und Elektrode luftfrei auf ggf. entfettete Haut kleben → Luft unter der Elektrode verursacht falsch hohe $tcpO_2$-Werte
- Elektrode erst nach den Pflegemaßnahmen am Kind wechseln → kontinuierliche Überwachung des Kindes bei belastenden pflegerischen Maßnahmen, z.B. Trachealtoilette
- Elektrode nach spätestens 4 Std. wechseln → besonders bei verminderter Hautperfusion ist die Verbrennungsgefahr erhöht! Es darf sich höchstens ein leichtes Erythem bilden, keine Blasen. Ggf. Elektrode häufiger wechseln oder Temperatur der Elektrode reduzieren

  Je niedriger die Elektrodentemperatur gewählt wird, desto größer ist die Differenz zum arteriellen pO_2
- Alarmgrenzen individuell nach Rücksprache mit dem Arzt und unter Berücksichtigung der arteriellen pO_2-Vergleichswerte einstellen:
  - FG unter Sauerstofftherapie: 30–50 mmHg
  - NG unter Sauerstofftherapie: 40–60 mmHg
  - Durch das HbF erreichen FG/NG trotz niedriger $tcpO_2$-Werte normale SaO_2-Werte ≥ 90 %. HbF kann aufgrund spezieller Eiweißketten besser Sauerstoff aufnehmen → bereits geringe Anstiege der pO_2-Werte führen zu starker Zunahme der SaO_2. HbF gibt den Sauerstoff allerdings auch schlechter an das Gewebe ab

- Nach dem Wechsel der Elektrode Anlaufzeit beachten, erst dann angezeigte Werte dokumentieren. Bei schlechter Hautperfusion verlängern sich Stabilisierungszeit und Meßgenauigkeit
- Regelmäßig alle 4–6 Std. Elektrode kalibrieren
- $tcpO_2$-Veränderungen dokumentieren, die therapeutische oder pflegerische Maßnahmen zur Folge haben, z.B. Reduktion der Beatmungsparameter.

3.14.4 Transkutane Kohlendioxidpartialdruckmessung

Zur kontinuierlichen Messung des transkutanen Kohlendioxidpartialdruckes ($tcpCO_2$) wird bei FG/NG und älteren Sgl. die Transkapnode eingesetzt. Die Transkapnode funktioniert ähnlich wie die Transoxode, für Einsatz und Handhabung gelten die gleichen Kriterien (+ 3.14.3). Je nach Gerät wird die Elektrode auf eine Temperatur von 41–45 °C aufgeheizt. Der Mittelwert von 43 °C hat sich bei der Überwachung des pCO_2 bei NG und auch bei älteren Patienten bewährt. Durch die Hyperämisierung der Haut ist der transkutan gemessene pCO_2 höher als der arterielle pCO_2. Der gemessene Wert kann durch einen Korrekturfaktor umgerechnet werden, der sich aus der Heizleistung der Elektrode ergibt. Durch eine Blutgasanalyse kann die Differenz ebenfalls überprüft werden.

Auswirkungen der Hyperkapnie (metabolisch nicht kompensiert)

- Intrakranieller Blutfluß steigt → erhöhte Hirnblutungsgefahr
- Respiratorische Azidose → Lungengefäßkonstriktion → ANS, PPHN
- Tachykardie, Herzrhythmusstörungen, Blutdrucksteigerung
- Somnolenz, Koma ($tcpCO_2 \geq 80$ mmHg), Muskelkloni, Krämpfe.

Auswirkungen der Hypokapnie

- Tetanie, Krampfanfälle
- Zerebrale Minderperfusion mit hypoxisch-ischämischen Folgen (+ 3.14.3).

Alarmgrenzen

- Angestrebt sind Werte eines Lungengesunden, d.h. 35–45 mmHg
- Bei Lungenerkrankungen, z.B. BPD, werden auch höhere $tcpCO_2$-Werte toleriert, wenn diese metabolisch kompensiert sind → Alarmgrenzen immer patientenorientiert einstellen und mit dem Arzt absprechen

Die meisten Transkutanmonitore enthalten Kombisensoren zur simultanen Messung von $tcpO_2$ und $tcpCO_2$.

3.14.5 Kapnometrie

Mit dem Kapnometer kann das endexspiratorische CO_2 ($ETCO_2$) kontinuierlich nicht-invasiv über Infrarot-Spektroskopie gemessen werden. Gleichzeitig erfolgt die Messung der Atemfrequenz. Am Monitor wird ein digitaler Wert sowie eine CO_2-Verlaufskurve, das sogenannte Kapnogramm, dargestellt.

Bei Lungengesunden entspricht die endexspiratorisch gemessene CO_2-Konzentration der CO_2-Konzentration in den Alveolen. Da zwischen den Alveolen und dem Blut ein Gleichgewicht der Gase herrscht, entspricht der $ETCO_2$ dem arteriellen pCO_2 → kontinuierliche $paCO_2$-Messung beim beatmeten Patienten möglich.

Beim Gesunden „shunten" 1–5 % (–7 %) des HZV an der Lunge vorbei, d. h. dieser Anteil des Blutes nimmt nicht am alveolären Gasaustausch teil → schon unter physiologischen Bedingungen liegt der tatsächliche $paCO_2$ 1–2 mmHg über dem mit dem Kapnometer gemessenen Wert. Wird der Shunt unter pathologischen Bedingungen noch größer, z. B. durch pathologische Kurzschlußverbindungen im Herzen oder im Gefäßbereich, weichen die gemessenen Werte noch weiter von dem tatsächlichen $paCO_2$ ab.

Möglichkeiten der $ETCO_2$-Messung

- Im Hauptstrom des Exspirationsgases: Meßküvette zwischen Tubus und Beatmungssystem einsetzen
  - Genaue Meßwerte und kurze Ansprechzeit
  - Kapnometer mindestens einmal tgl. kalibrieren
  - Falsche Werte werden gemessen, wenn Meßküvette verschmutzt oder mit Wasserdampf beschlagen ist
  - Nachteilig ist die Erhöhung des Atemwegswiderstandes durch die Meßküvette
  - Da die Meßküvette relativ schwer ist und den Totraum erhöht, wird sie bei FG/NG selten eingesetzt
- Im Nebenstromverfahren: über einen patientennah eingesetzten Adapter wird kontinuierlich ein Teil der Ausatemluft in das Analysegerät angesaugt
  - Der Adapter ist auch für FG/NG gut geeignet, da er ein geringes Totraumvolumen und ein geringes Gewicht hat
  - Zeitverzögerte Anzeige der Werte und geringe Aussagekraft bei hohen Beatmungsfrequenzen bzw. Tachypnoe des Patienten bei niedriger Beatmungsfrequenz
  - Falsche Meßwerte werden angezeigt, wenn die Gasleitung durch Flüssigkeit verstopft ist: Abgang der Leitung muß nach oben zeigen
- Die Kapnometrie wird verfälscht bei Beatmung mit Geräten, die mit Continous Flow arbeiten. Sie ist nicht einsetzbar bei der Hochfrequenz-Oszillationsbeatmung aufgrund zu kleiner Tidalvolumen.
- Bei Kindern besonders wichtig: Hat das Kapnogramm ein Plateau? Sonst Gefahr der alveolären Minderventilation!

Interpretation des Kapnogramms (Abb. 3.27)

- Abfall des $ETCO_2$ oder steigende Differenz zum gemessenen $paCO_2$ bei:
  - Verschlechterter Lungenperfusion oder alveolärer Ventilation, z. B. bei Sekretstau in den Alveolen
  - Alveolo-kapillärer Diffusion, z. B. bei Lungenödem
  - Gestörtem Verhältnis von Ventilation/Perfusion und Diffusion/Perfusion
  - Zunahme arteriovenöser Shunts

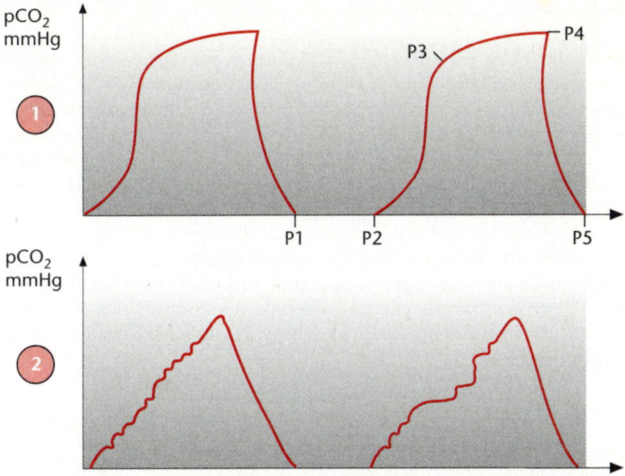

Abb. 3.27: Kapnogramm [A 300-157]. Abb.1: Strecke P1-P2: Beginn des Exspirationsvorgangs. Es findet eine Entleerung des oberen Totraumvolumens der Atemwege statt. In diesem Bereich entspricht die CO_2-Konzentration der Inspirationsluft praktisch Null. P1-P2 befindet sich auf der Basislinie des Kapnogramms. Strecke P2-P3: Jetzt wird zunehmend Luft aus den unteren Toträumen des Respirationstraktes exspiriert, welches aufgrund von Vermischung mit alveolären Luftanteilen ansteigende CO_2-Konzentration aufweist. Strecke P3-P4: In diesem Zeitabschnitt wird primär alveoläres Gas exspiriert. Hier findet sich ein leicht ansteigendes Plateau. Den Endpunkt dieser Strecke stellt der Punkt 4 dar, an dem der sog. Endexspiratorische CO_2-Partialdruck ($ETCO_2$) erreicht wird. Er stellt annähernd den arteriellen PCO_2 dar. Strecke P4-P5: Inspirationsphase. Durch den raschen Einstrom von CO_2-freiem Inspirationsgas fällt die Kurve steil ab.
Abb.2: Pulmonale Probleme, z. B. eine Obstruktion, führen zum Verschwinden des Plateaus und langsameren Kurvenanstieg.

- Abflachung des Plateaus und langsamer Kurvenanstieg bei pulmonaler Obstruktion
- Ein Abwandern der Grundlinie von Null spricht für Kondenswasser in der Meßkammer bzw. Gasleitung oder für die Rückatmung von CO_2
- Ein mäßiger Abfall des $ETCO_2$ deutet auf ein Leck im Beatmungssystem hin oder eine Atemwegsobstruktion, zunehmende Auskühlung des Patienten oder eine Tubusdislokation in einen Hauptbronchus
- Fehlendes Kapnogramm bei Diskonnektion, Tubusobstruktion, Respiratordefekt → Beatmung überwachen.

Pflege

- Kapnometer regelmäßig kalibrieren, Herstellerempfehlung beachten
- Alarmgrenzen unter Berücksichtigung der durch BGA gemessenen pCO_2-Werte einstellen
- Verschmutzte, beschlagene Meßküvetten austauschen.

3.14.6 Blutdruckmessung

Der arterielle Blutdruck (AP) ergibt sich aus der Förderleistung des Herzens und dem peripheren Gefäßwiderstand → AP = HZV x sytemischer Gefäßwiderstand. Der aus der Herzsystole resultierende Höchstwert des Blutdruckes ist der systolische Wert (AP_{SYS}). Der diastolische Wert (AP_{DIA}) ist der minimale Blutdruck während der Herzdiastole. Der arterielle Mitteldruck (MAP) wird durch die Mittelung der arteriellen Pulskurve berechnet → $MAP = AP_{DIA} + \frac{1}{3} (AP_{SYS} - AP_{DIA})$ oder $MAP = \frac{1}{3} (2 \times AP_{DIA} + AP_{SYS})$. Er gilt als relatives Maß für die Organperfusion.

- Die Normwerte des Blutdruckes sind altersabhängig
- Invasiv und nicht-invasiv gemessener Blutdruck sind in der Regel nicht identisch. Unter Normalbedingungen beträgt der Unterschied zum Manschettendruck 8–16 mmHg, kann aber je nach hämodynamischer Situation auf 25–30 mmHg ansteigen.

Nicht-invasive Blutdruckmessung

Verfahren zur nicht-invasiven Blutdruckmessung: palpatorisch, auskultatorisch, dopplersonografisch und oszillometrisch.

Bei Patienten mit niedrigen RR-Werten ist bei der palpatorischen und auskultatorischen Methode der Puls oft nicht tastbar, bzw. die Korotkoff-Töne nicht hörbar → Blutdruck-Überwachung oszillatorisch, z. B. mit dem Dinamap®. Bei der Oszillationsmethode steigt der Manschettendruck über den systolischen Blutdruck. Sobald beim Ablassen der Luft wieder Blut in die Arterie einströmen kann, werden die Amplituden der pulsatorischen Druckschwankungen vom Gerät empfangen und digital angezeigt.

Bei der oszillometrischen Blutdruckmessung beachten

- Richtige Manschettengröße: ⅔ des Oberarmes/-schenkels oder Oberarm-/Oberschenkelumfang x 0,6–1,2 cm
- Korrekt angelegte Manschette
- Entsprechender Arm bzw. entsprechendes Bein muß ruhig und auf Herzhöhe liegen
- Nicht an der Extremität messen, an der periphere Infusionen und Medikamente verabreicht werden oder ein arterieller Zugang liegt
  - Bei dialysepflichtigen Patienten niemals am Shunt-Arm messen → Schmerzen, falsch niedrige diastolische Werte und Gefahr des Shuntverschlusses durch Thrombosierung!
- Plötzlich abweichende Blutdruckmessungen ein- bis zweimal kontrollieren, bevor therapeutische Maßnahmen eingeleitet werden
- Bei häufigen automatischen Messungen → Manschette mehrmals pro Schicht an eine andere Extremität angelegen, sonst Gefahr von Durchblutungsstörungen. Zum Hautschutz ggf. passenden, enganliegenden Schlauchverband unter der Manschette anlegen.

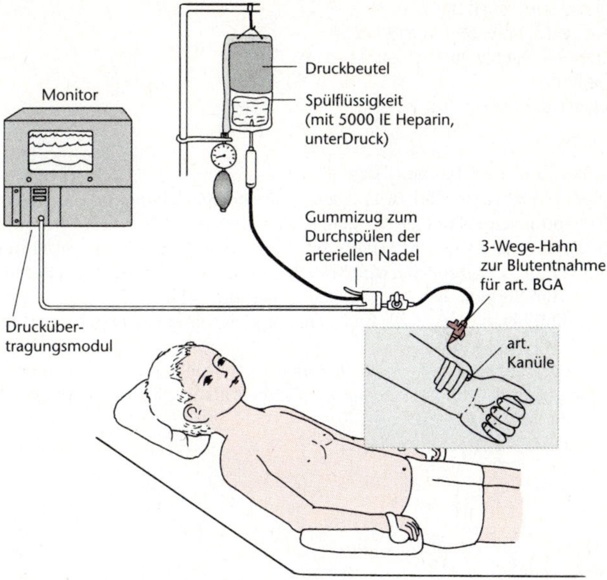

Abb. 3.28: Invasive Blutdruckmessung [A 300-157]

Invasive Blutdruckmessung

Die invasive oder arterielle Blutdruckmessung ist durch die Verbindung einer arteriell liegenden Kanüle mit einem Druckaufnehmer (= elektromechanischer Wandler) möglich. Das Meßverfahren beruht darauf, daß der arterielle Druck über eine Flüssigkeitssäule auf die Membran im Druckaufnehmer übertragen wird. Diese Druckänderungen an der Membran werden als elektrische Signale kontinuierlich an den Monitor weitergeleitet und angezeigt (Abb. 3.28).

Indikationen

- Instabile Kreislaufverhältnisse
- Verabreichung vasoaktiver Medikamente
- Häufige Blutgasanalysen.

Vorteile

- Kontinuierliche meßgenaue Darstellung des arteriellen Druckes mit Arterienkurve
- Schnelles Erkennen hämodynamischer Störungen
- Direkte Beobachtung der hämodynamischen Auswirkung von Herzrhythmusstörungen.

Druckmeßbestandteile

- Druckaufnehmer und Verstärker
- Arterielle Kanüle und Schlauchsystem
- Monitor
- Heparinisierte Dauerspülung.

3

Referenzpunkt und Nullabgleich

Um genaue Meßergebnisse zu erzielen, muß der Druckaufnehmer in Höhe des **Referenzpunktes** positioniert werden. Als Referenzpunkt für alle invasiv gemessenen Werte (AP, ZVD, PAP, LAP) gilt die Einmündung der Vv. cavae in den rechten Vorhof → Abstand Sternum Matratzeoberkante in 5 Teile teilen, Referenzpunkt $^2/_5$ vom Sternum bzw. $^3/_5$ von Matratzenkante (Abb. 3.29).

Beim **Nullabgleich** (Abb. 3.29) findet ein Ausgleich mit dem umgebenden atmosphärischen Druck statt.

- Dreiwegehahn zur Atmosphäre hin öffnen. Atmosphärendruck wird durch den Nullabgleich als Nulldruck gemessen und dient als Vergleichswert für die übertragenen Patientendrucke

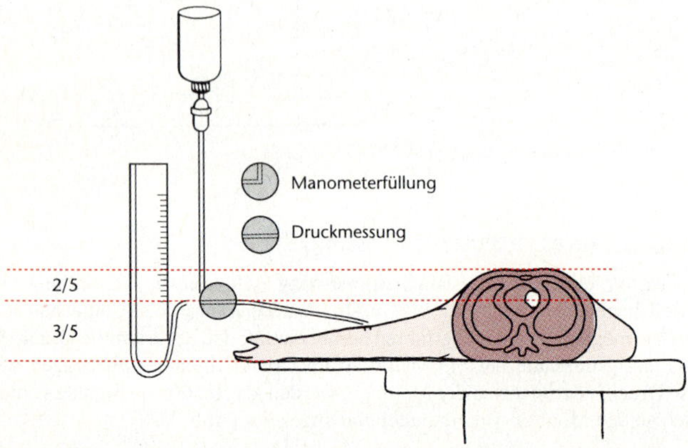

Abb. 3.29: Nullabgleich bei invasiver Druckmessung [A 300-157]

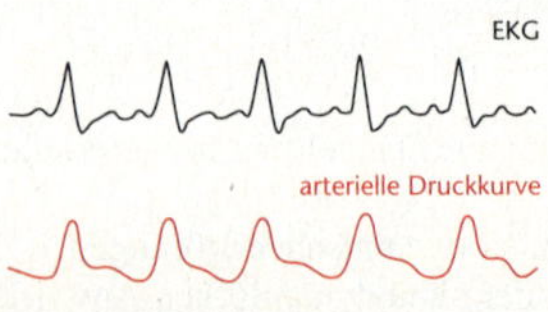

Abb. 3.30: Arterielle Druckkurve und EKG [A 300-157]

- Nullabgleich mindestens einmal pro Schicht und nach jedem Lagewechsel des Patienten durchführen.

Fehlerquellen bei der Messung
- Gedämpfte Druckkurve → Luftblasen, Blutkoagel im Schlauchsystem, Kanülenspitze wandständig, zu nachgiebige Schläuche, falscher Referenzpunkt, Leckage im Verbindungssystem, „spastische Arterie", Bewegungsartefakte
- Zu hohe Druckwerte → „Schleuderzacke" durch zu langes Schlauchsystem, Nullabgleich fehlerhaft, Referenzpunkt zu niedrig angesetzt.

Fehlt plötzlich die Druckkurve auf dem Monitor, folgendes überprüfen:
- Wie geht es dem Patienten?
- Wie sieht das EKG-Bild aus?
- Ist der nicht-invasive Blutdruck meßbar?
- Sind peripher und zentrale Pulse tastbar?
- Wurde eine lebensbedrohliche Situation des Patienten ausgeschlossen, mit der technischen Fehlersuche beginnen. Hierbei sollte systematisch von der Arterienkanüle bis zum Monitor alles überprüft werden.

Komplikationen
- Blutungen bei Diskonnektion oder Leckagen des Schlauchsystems, Hämatome
- Thrombosen, Luftembolien, Infektion
- Arterienspasmus bis zur Ischämie der betreffenden Extremität mit notwendiger chirurgischer Intervention
- Gangrän nach versehentlicher intraarterieller Injektion.

Pflege ☞ 3.5

3.14.7 Zentralvenöse Druckmessung

Der zentralvenöse Druck (ZVD) ermöglicht Aussagen über die Funktion des rechten Herzens, über das zirkulierende Blutvolumen und den zentralen Venentonus. Er wird durch den intrathorakalen Druck und durch Obstruktion zentraler Venen beeinflußt. Die Messung erfolgt über einen an der Einmündung der Vv. cavae in den rechten Vorhof liegenden ZVK. Bei mehrlumigem ZVK → ZVD immer über den distalen (= endständigen) Schenkel ermitteln.
Die Messung erfolgt entweder hydrostatisch mit einer Wassersäule oder elektronisch über einen Druckwandler (☞ 3.14.6). Für die Meßgenauigkeit sind korrekter Referenzpunkt und Nullabgleich entscheidend. Durchführung der Druckmessung vgl. invasive Blutdruckmessung.
Normwert: 4–10 mmHg

Indikationen

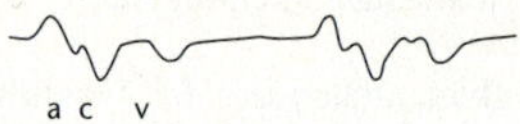

Abb. 3.31: ZVD-Kurve [A 300-157]

- Überwachung und Steuerung von Volumensubstitutionen
- Störungen des Flüssigkeitshaushaltes, z.B. bei septischem oder hypovolämischem Schock, Verbrennungen, Niereninsuffizienz
- Beeinträchtigte Myokardfunktion, z.B. bei Herzinsuffizienz, nach kardiochirurgischem Eingriff
- Bei einer Beatmung mit hohen Drücken (PEEP, MAD, Pin).

Veränderungen des ZVD

- Anstieg des ZVD → Hypervolämie, Herzbeuteltamponade, Rechtsherzinsuffizienz, Lungenembolie, intrathorakale Drucksteigerung (z.B. PEEP, Pneumothorax), gesteigerter Venentonus (z.B. Katecholamingabe)
- Erniedrigter ZVD → Hypovolämie, Gabe von Vasodilatatoren.

Fehlerquellen bei der Messung

- Fehlende ZVD-Kurve → Fehllage des Katheters, Thrombosierung der Katheterspitze, Abknicken des Katheters
- Gedämpfte ZVD-Kurve → Luftblasen oder Blutkoagel im Schlauchsystem, hyperosmolare Spülflüssigkeit, z.B. Glukose 50%
- Falscher Referenzpunkt, fehlerhafter Nullabgleich.

3.14.8 Pulmonalarterielle Druckmessung

Die pulmonalarterielle Druckmessung (PAP) kann mit Hilfe eines intraoperativ gelegten Druckmeßkatheters oder mit einem Swan-Ganz-Katheter® (Ballonkatheter) erfolgen (Abb. 3.32a). Mit einem Swan-Ganz-Katheter® können der pulmonale Kapillarverschlußdruck, das HZV und der ZVD direkt bestimmt werden. Durch die gemischt-venöse Blutentnahme und Sättigung lassen sich arteriovenöse Sauerstoffdifferenz, HZV und intrapulmonale Rechts-Links-Shunts berechnen.
Die Höhe des PAP korreliert mit dem arteriellen Blutdruck und wird durch den pulmonalen Blutfluß, den Lungengefäßwiderstand und den LAP beeinflußt. Druckänderungen ergeben sich durch die Atmung bzw. Beatmung.

Normwerte

PAP_{SYS} 15–28 mmHg, PAP_{DIA} 5–16 mmHg, PAP_{M} 9–17 mmHg

Veränderter PAP bei

- Erkrankungen der Lungengefäßbahn
- Erhöhter Lungenperfusion bei intrakardialem Shunt, z.B. ASD, VSD
- Chronischem Hochdruck in den Lungenkapillaren und Lungenvenen, im linken Vorhof oder in beiden Abschnitten, z.B. durch Mitralstenose oder -insuffizienz.

Indikationen

- Zustand nach kardiochirurgischen Operationen bei Herzfehlern mit pulmonalem Hochdruck
- Medikamentöse Therapie beim Vorliegen eines erhöhten Pulmonalarteriendruckes
- Schwere protrahierte Schockzustände
- ARDS
- Ausgeprägte Verbrennungen.

Materialien zum Legen eines Swan-Ganz-Katheters®

- Druckmeßsystem mit entsprechender Monitorverbindung, heparinisierte Dauerspülung
- Komplettes Katheterset
- Meßgerät oder Monitorkabel für die Bestimmung des HZV
- Sterile Abdecktücher, sterile Kittel, Haube, Mundschutz
- Notfallwagen und Defibrillator.

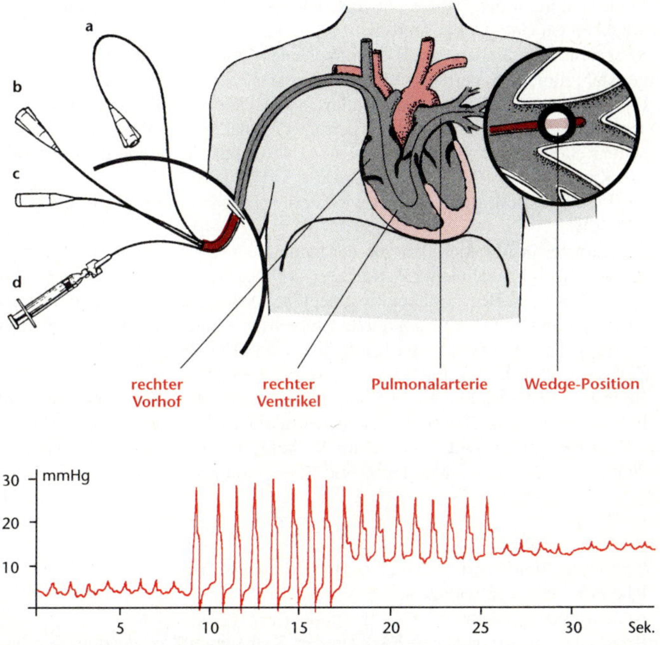

Abb. 3.32: a) Pulmonalis-Katheter [A 300-190], b) Druckkurven (Wedge-Kurve) [A 300-190]

Katheter vor dem Einführen entlüften, Ballon auf seine Dichtigkeit prüfen und an den Druckaufnehmer mit Monitorverbindung anschließen. Dadurch kann während des Einschwemmens die Lage des Katheters anhand der jeweiligen Druckkurven kontinuierlich beurteilt werden (Abb. 3.32b).

Überwachung der Pulmonalarteriellen Drücke

- Referenzpunkt und Nullabgleich korrekt bestimmen (☞ 3.14.6)
- Druckmeßkatheter mit Heparininfusion spülen. Der Wechsel des Spülsystems des Druckmeßkatheters erfolgt nach kliniksüblichem Standard
- Enge Einstellung der Alarmgrenzen nach ärztlicher Rücksprache
- Gefahr beachten, daß beim Swan-Ganz-Katheter® die Spitze in eine periphere Pulmonalarterie wandern und diese verschließen kann → Lungeninfarkt! Auf dem Monitor PCWP-Kurve beobachten → Arzt verständigen und Katheter zurückziehen, bis normale PAP-Kurve sichtbar wird
- Das Ballonlumen des Katheters sollte ständig abgestöpselt sein (z. B. durch das Aufsetzen einer Spritze), um einer versehentlichen Injektion von Flüssigkeit in den Ballon vorzubeugen
- Nach Entfernen der Spritze entleert sich der Ballon automatisch durch den umgebenden Gefäßwiderstand-nicht aspirieren!
- Pflegerische Maßnahmen, z. B. endotracheales Absaugen, können PAP-Anstiege oder pulmonalhypertensive Krisen auslösen (☞ Hypertensive Krise)!
- Die PAP-Messung ist besonders relevant bei Patienten nach kardiochirurgischem Eingriff mit pulmonaler Hypertonie. Verhältnis von PAP_M zu MAP beachten: Steigt der PAP_M über ⅔ des MAP → Gefahr der pulmonalhypertensiven Krise mit ↑ ZVD, ↓ LAP und ↓ AP
- Die Punktionsstelle des Katheters wird steril verbunden, der VW erfolgt täglich oder b. B.
- PA-Katheter in Abhängigkeit von der hämodynamischen Situation entfernen. Bei gleichzeitig liegendem LA-Katheter → Druckmeßkatheter im Abstand von 4–6 Std. ziehen. Bei intraoperativ gelegtem PA-Katheder müssen ein normaler Gerinnungsstatus, eine gekreuzte Blutkonserve und fördernde Thoraxdrainagen vorliegen → Gefahr der Nachblutung und Herztamponade
- Ziehen des Druckmeßkatheters erfolgt ausschließlich durch den Arzt
- Beim Ziehen des Pulmonaliskatheter Druckwerte der Rückzugskurve notieren: Pulmonalisdruck → Druck des rechtsventrikulären Ausflußtraktes (RVOT) → rechtsventrikulärer Druck → rechter Vorhofdruck. Die Höhe des Druckgradienten gibt Aufschluß über Herz- und Klappenfunktion.

Komplikationen

- Supraventrikuläre und ventrikuläre Herzrhythmusstörungen
- Knotenbildung der Katheterspitze
- Ballonruptur, Lungeninfarkt, Gefäßruptur
- Beim intraoperativ gelegten PA-Katheter: Katheterabriß → operative Entfernung, Blutung, Perikardtamponade.

3.14.9 Linksatriale Druckmessung

Der linksatriale Druck (LAP) stellt den linksventrikulären Füllungsdruck und damit das linksventrikuläre Volumen dar, sofern die Mitralklappe intakt ist. Er ermöglicht dadurch eine Aussage über die Funktion des linken Ventrikels. Der LAP ist vom Tonus in den zentralen Venen und dem intrathorakalen Druck abhängig. **Normwert:** 2–12 mmHg.
Der LA-Katheter wird intraoperativ direkt in den linken Vorhof eingeführt, durch eine Tabaksbeutelnaht fixiert und perkutan ausgeleitet.

Indikationen

- Aorten- oder Mitralklappenveränderungen
- Koronare Herzerkrankungen mit Funktionsstörung des linken Ventrikels
- Zur postoperativen Überwachung von kardiochirurgischen Patienten mit pulmonalem Hochdruck.

Überwachung des LA-Druckes

- Messung erfolgt entsprechend der ZVD-Messung elektronisch über einen Druckabnehmer
- LA-Katheter kontinuierlich mit Heparininfusion spülen. Katheter kann für Katecholamininfusionen verwendet werden
- Bei Jugendlichen kann über Pulmonaliskatheter der Wedge-Druck anstelle des LAP bestimmt werden (☞ 3.14.8)
- Verhältnis von LAP zu ZVD beobachten: beide sollten im Normbereich liegen. Bei akut auftretenden Abweichungen der Werte ≥ 5 mmHg → Volumenüberlastung des rechten oder linken Ventrikels
- LA-Katheter in Abhängigkeit von der hämodynamischen Situation ziehen. Der Druckmeßkatheter wird ausschließlich vom Arzt gezogen. Voraussetzungen: normaler Gerinnungsstatus, bereitstehende Blutkonserve und nach kardiochirurgischem Eingriff eine fördernde substernale Thoraxdrainage → Nachblutungsgefahr beim Ziehen.

Komplikationen

- Luftembolie der Koronar- und Hirnarterien → luftfreies Schlauchsystem verwenden und durch den Arzt anschließen lassen
- Thrombosierung und Embolisierung → kontinuierliche Heparinspülung
- Blutungen, Herztamponade nach Katheterentfernung (☞ 6.6.8).

3.14.10 Intrakranielle Druckmessung

Die intrakranielle Druckmessung dient als Grundlage zur Errechnung des zerebralen Perfusionsdruckes und zum frühzeitigen Erkennen von intrakraniellen Druckanstiegen beim SHT.
Beobachtung der Druckkurve am Monitor: gleichmäßige Schwankungen der Druckkurve sind atemabhängig und pulssynchron, der Monitor zeigt einen Mittelwert an.

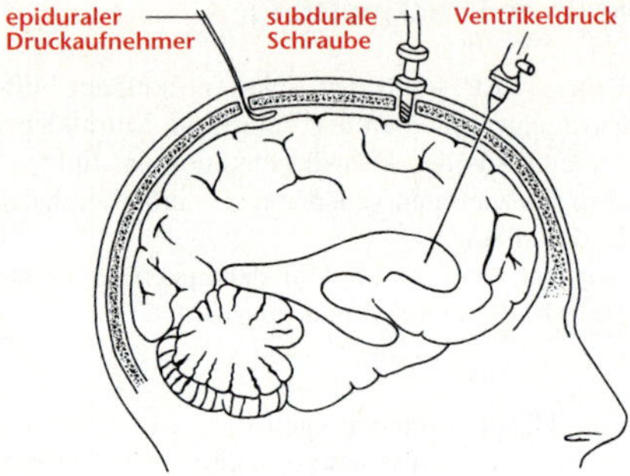

Abb. 3.33: Möglichkeiten der Ventrikeldruckmessung [A 300-157]

Zur Messung des intrakraniellen Druckes (ICP) stehen verschiedene Methoden zur Verfügung (Abb. 3.33). Referenzpunkt ist das Foramen monroi (= Verbindung zwischen Seitenventrikel und III. Hirnventrikel) → Mittellinie zwischen äußerem Augenwinkel und Gehörgang beim liegenden Patienten.

Ventrikeldruckmessung

Durch ein frontales Bohrloch wird ein Kunststoffkatheter in einen Seitenventrikel eingeführt. Der Katheter wird anschließend an einen Druckaufnehmer angeschlossen.

Vorteil: Liquor kann zu diagnostischen und therapeutischen Zwecken entnommen werden.

Nachteile: Erhöhte Infektionsgefahr. Bei generalisierter Hirnschwellung kann das Einführen des Katheters schwierig sein.

Epidurale Druckmessung

Die epidurale Drucksonde wird durch ein Bohrloch direkt zwischen der Dura mater und dem Schädelknochen plaziert.

Vorteile: Geringer invasiver Eingriff, geringeres Infektionsrisiko, Druckwandler kann bei Defekt ausgetauscht werden.

Nachteile: Keine Liquorentnahme möglich. Bei hohen ICP-Werten große Differenzen gegenüber den Ventrikeldrücken.

Subarachnoidale Druckmessung

Die subarachnoidale Schraube wird über ein Bohrloch bis zum Subarachnoidalraum vorgeschoben und mit einem Druckaufnehmer verbunden.

Vorteil: Liquorentnahme möglich.

Nachteile: Infektionsrisiko wie bei der Ventrikelmessung. Messung nur bei geschlossenem Schädel möglich. Fixierung der Schraube ist von der Dicke der Schädelkalotte abhängig.

Druckbereiche des ICP

- 0–15 mmHg → normal
- 15–30 mmHg → leicht erhöht
- 30–50 mmHg → stark erhöht
- ≥ 50 mmHg → pathologisch → **Gefahr der Hirnstammeinklemmung!**

Kurzfristiges Ansteigen des ICP, z.B. beim Husten, ist normal. Echte Hirndruckerhöhungen liegen erst vor, wenn über einen längeren Zeitraum der Normwert überschritten wird. ICP beim SHT-Patienten nie isoliert, sondern immer im Zusammenhang mit dem zerebralen Perfusionsdruck betrachten.

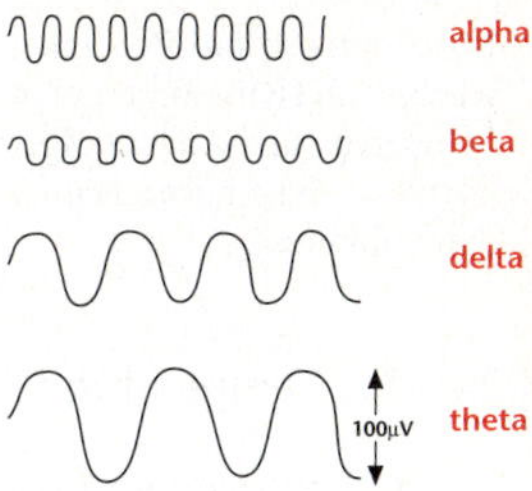

Abb. 3.34: ICP-Kurve [A 300-157]

Einflußgrößen des ICP

- Kontrollierte Hyperventilation (☞ CPP)
- Osmotherapeutika, Diuretika, Kortikosteroide
- Hypothermie
- Barbituratkoma → reduziert Hirnstoffwechsel und Hirndurchblutung
- Entlastung durch Ablassen von Liquor über die Ventrikeldrainage (☞ 3.8)
- Operative Dekompression.

Zerebraler Perfusionsdruck

Der zerebrale Perfusionsdruck (CPP) errechnet sich aus der Differenz zwischen mittlerem arteriellem Blutdruck (MAP) und intrakraniellem Druck (ICP) → CPP = MAP-ICP.

Die Hirndurchblutung unterliegt einer Autoregulation, die von CPP, MAP und HZV unabhängig ist. Erst wenn der MAP (Normbereich 50–100 mmHg) über- oder unterschritten wird, kommt es zu einer verminderten oder gesteigerten Hirnperfusion. Die Autoregulation kann durch zerebrale Schädigungen aufgehoben oder gestört sein. Dann entspricht die Hirndurchblutung der Höhe des CPP. Je nach Höhe des CPP kann es zur Mangeldurchblutung mit nachfolgender Hirnschädigung oder bei zu starker Durchblutung zum ICP-Anstieg, ebenfalls mit Schädigung des Gehirns, kommen.

Um eine ausreichende Perfusion des Gehirns zu gewährleisten, wird bei neurochirurgischen Patienten ein CPP von mindestens 50 mmHg, beim NG/Sgl. von mindestens 30 mmHg angestrebt.

Einflußgrößen des CPP

- Arterieller pCO_2
  - Sinkt der $paCO_2$ ≤ 35 mmHg, z.B. durch Hyperventilation, kontrahieren sich die Hirngefäße → Hirndurchblutung ↓
  - Steigt der $paCO_2$ ≥ 40 mmHg, z.B. durch Hypoventilation, erweitern sich die Hirngefäße → Hirndurchblutung ↑
- Arterieller pO_2
  - Fällt der paO_2 ≤ 50 mmHg → Hirndurchblutung ↑↑

  - $paO_2 \geq 90$ mmHg führt zur Konstriktion der Hirngefäße → Hirndurchblutung ↓
- Körpertemperatur: Bei sinkender Körpertemperatur reduzieren sich Hirnstoffwechsel und Hirndurchblutung. Fieber steigert Durchblutung und O_2-Verbrauch
- Schmerzen und Angst steigern Hirndurchblutung
- Blutviskosität: hoher Hämatokritwert reduziert, niedriger steigert die Hirndurchblutung.

3.14.11 Temperaturmessung

Die Körpertemperatur wird reguliert über die Wärmeproduktion und Wärmeabgabe. Die Steuerung der Temperatur erfolgt im Hypothalamus, der über Reizbahnen mit inneren und äußeren Thermorezeptoren in Verbindung steht.
Die Temperatur wird intermittierend (mit Digitalthermometer) oder kontinuierlich (mit einer Temperatursonde) ermittelt. Die Differenz bei gleichzeitiger Messung von Körperkern- und Körperschalentemperatur gilt als indirektes Kriterium für die Herzleistung.

Messen der Körperkerntemperatur

- **Rektal** → Meßsonde mit Einmalhülle schützen, Hülle zur besseren Gleitfähigkeit leicht einfetten und vorsichtig 3–5 cm rektal einführen. Bei unruhigen Kindern Rektalsonde am Oberschenkel fixieren. Mindestens einmal pro Schicht Sonde für 15 Min. aus Rektum entfernen, Anus inspizieren → Gefahr von Druckstellen und zur Gegenkontrolle der Temperatur mit dem Digitalthermometer
  - Wegen des relativ harten Sondenmaterials bei FG/NG auf die kontinuierliche rektale Temperaturmessung verzichten. Absolute Kontraindikationen sind manifeste NEC oder NEC-Verdacht und erhöhte Blutungsneigung
- **Intravesikal** → über Silikon-Blasenkatheter mit Temperaturfühler. Sehr gut für Intensivpatienten geeignet, keine Gefahr von Druckstellen. Erst ab Größe 8 Ch. verfügbar
- **Ösophageal** → durch Plazieren der Sonde im unteren Drittel des Ösophagus ist präzise Messung der Kerntemperatur möglich. Länge der Sonde vor dem nasalen Einführen bestimmen: Sternummitte-Nasenspitze-Ohrläppchen. Nase wegen Dekubitusgefahr mit HCV oder Schaumstoff abpolstern, Sonde gut fixieren
- **Temperaturmessung im Gehörgang** → durch die Beteiligung des Trommelfells an der Blutversorgung des Hypothalamus kann die zentrale Temperatur über Infrarotstrahlung mit einem Ohrthermometer gemessen werden. Kurze Meßdauer, leichte Handhabung (Abb. 3.35)
- **Axillar** → Thermometer in die trockene Achselhöhle legen; es muß gut von Haut umgeben sein. Meßdauer ca. 8–10 Min., bei unruhigen Kindern sind Fehlmessungen möglich. Die axilläre Temperatur liegt etwa 0,5 °C niedriger als die rektale.

Zum besseren Vergleich bei einem Patienten immer die gleiche Meßmethode anwenden. Manche Thermometer haben verschiedene Einstellungen (Ohr/rektal/axillar), daher korrekten Meßmodus vor der Messung einstellen.

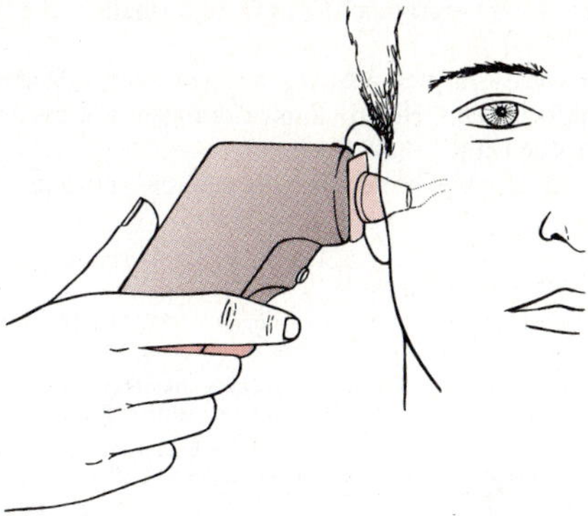

Abb. 3.35: Innenohrtemperaturmessung [A 300-157]

Messen der Körperschalentemperatur

Mit einer nach außen isolierten Klebeplatte wird die Meßsonde an der Fußsohle oder Handinnenfläche befestigt. Dabei auf guten Hautkontakt achten. Die Meßsondenstelle mindestens 1 x/Schicht, bei schlechter Hautperfusion zu jeder Pflegerunde wechseln → Gefahr von Druckstellen.

Bei Patienten mit liegender Arteriendruckmessung in der Art. femoralis kann durch die kontinuierliche Bestimmung der Hauttemperatur die Perfusion des Beines überwacht werden. Eine steigende Temperaturdifferenz zum anderen Bein kann auf eine Abnahme der arteriellen Blutversorgung hinweisen (☞ 3.5).

Temperatureinteilung	
Hypothermie	≤ 36,0 °C
Normale Temperatur	36,1–37,5 °C
Subfebrile Temperatur	37,6–38,0 °C
Febrile Temperatur	38,1–40,5 °C
Hyperpyrexie	≥ 40,5 °C

Hypothermie

Die Hypothermie ist meistens Folge einer Kälteexposition oder einer Wärmeregulationsstörung.

Absinken der Körpertemperatur um 1 °C vermindert den O_2-Bedarf um 7 %.

Der myokardiale O_2-Bedarf steigt unter Kältezittern um das 500fache der Norm.

Auswirkungen der Hypothermie auf den Organismus

- Metabolische Azidose, Elektrolytverschiebungen, z. B. Hyperkaliämie, Hyponatriämie

- Sauerstoff- und Energieverbrauch ↑ → pO_2 ↓, postnataler Gewichtsverlust, Hypoglykämie
- Inaktivierung von Surfactant → Atemstörungen, Atemstillstand bei KT ≤ 24 °C
- Herz-Kreislaufbelastung, Herzrhythmusstörungen, Kammerflimmern bei KT ≤ 28 °C, Asystolie bei KT ≤ 22 °C
- Hirnschädigung → hypothermes Hirnödem durch Kreislaufinsuffizienz.

Symptome

Kerntemperatur	Klinik und Befunde
37–34 °C	Leichte Erregung bis Verwirrung, HF ↑, RR ↑, AF ↑, blaß-marmoriertes Hautkolorit, kühle Haut, gesteigerte Schmerzempfindlichkeit, Kältezittern
34–30 °C	Erschöpfung und Apathie, Kreislaufzentralisation, Bradykardie und Arrhythmie, RR ↓, Bradypnoe, Analgesie, verminderte Reflexe
30–27 °C	Stupor bis Koma, Mydriasis, extreme Bradykardie/-arrhythmie, evtl. Kreislaufstillstand, Bradypnoe, Reflexlosigkeit, Paralyse
< 27 °C	Kreislaufstillstand, Apnoe

Pflege

Maßnahmen zum Aufwärmen

Bei einer Körpertemperatur **unter 32 °C** muß der Patient durch Peritonealdialyse oder an kardiochirurgischen Zentren mittels extrakorporaler Zirkulation erwärmt werden.

Bei einer Körpertemperatur **über 32 °C** kann der Patient durch externe Maßnahmen aufgewärmt werden:

- Zimmer aufheizen, Bett mit Wärmflasche oder warmen Tüchern, warmen Kirschkernsäckchen vorwärmen. Patient mit vorgewärmter Kleidung oder Decken bedecken
- Wärmestrahler anwenden, Extremitäten in Watte einpacken
- Patienten auf Wärmematte legen, z. B. Variotherm®, evtl. damit zudecken oder „warm-touch® Decken" auflegen. Wärmematte auf max. 37 °C einstellen
  Haut sorgfältig inspizieren, da wegen verminderter Hautperfusion erhöhte Verbrennungsgefahr besteht!
- Magenspülungen und Einläufe mit 37 °C warmer Flüssigkeit, z. B. NaCl 0,9 %
- Infusionen und Transfusionen im Wasserbad (37 °C) oder über einen Durchlauferhitzer anwärmen
- Bei beatmeten Patienten auf ausreichende Zufuhr von warmem, angefeuchtetem Atemgas achten (max. 5 °C über Kerntemperatur).

Langsam aufwärmen → 1 °C pro Stunde, sonst erhöhte Gefahr der peripheren Vasodilatation mit Blutdruckabfall.

Überwachung des Patienten

- Engmaschig EKG, RR, zentrale und periphere Temperatur kontrollieren → wenn KT um 1 °C steigt, erhöht sich HF um 5–10 Schläge/Min. → auf Rhythmusstörungen achten! Durch sinkenden peripheren Widerstand kann es zu re-

lativer Hypovolämie mit RR ↓ kommen: Volumengabe nach ärztlicher Anordnung
- Ggf. Intubation und Beatmung bis Normothermie erreicht ist
- SaO_2, $ETCO_2$ überwachen

💡 Keine Transkapnode bzw. Transoxode zur pO_2/pCO_2-Überwachung → sehr ungenaue Meßergebnisse und erhöhte Verbrennungsgefahr durch Sensortemperatur
- Urin genau bilanzieren, ggf. mit Blasendauerkatheter (integrierte Temperatursonde) → Polyurie, Kältediurese bei Temperaturen < 32 °C. Hohe Flüssigkeitsverluste durch Volumengaben ausgleichen
- Pupillenweite und -reaktion kontrollieren, auf spontane Bewegungen und Reflexe achten
- Patienten wegen der verminderten Hautperfusion auf Antidekubitusmatratze lagern, Hautdurchblutung beurteilen
- Kältezittern mit Dolantin® unterdrücken (Arzt) → durch negativ-inotrope Wirkung Blutdruckabfall möglich.

Fieber und Hyperthermie

Fieber: Entsteht durch Sollwertverstellung im Hypothalamus, z.B. beim SHT durch zentrale Regulationsstörung.
Hyperthermie: Folge von unzureichender Wärmeabgabe oder von einer Störung der Wärmeregulation, z.B. bei Flüssigkeitsmangel, Wärmestau, Infektion, Allergie oder nach Operationen durch Resorption zerstörter Körperzellen.

Auswirkungen auf den Organismus

- Sauerstoffverbrauch ↑ (gesamt, myokardial und zerebral)
- Herz-Kreislaufbelastung, Tachykardie, -arrhythmie, Kollapsgefahr, Kreislaufzentralisation, metabolische Azidose, Tachypnoe
- Bewußtseinsstörung, Desorientiertheit, Halluzinationen, bei Temperaturen ≥ 41 °C zerebrale Schädigung

💡 Beim Frühgeborenen sind die Auswirkungen noch schwerwiegender: Flüssigkeitsverlust ↑↑, Gewichtsverlust ↑↑, Hypernatriämie, Hyperbilirubinämie, Apnoen → Mortalität ↑.

Symptome

- Tachykardie, Tachypnoe, Unruhe, Benommenheit, Schüttelfrost, evtl. Fieberdelirien, Fieberkrämpfe
- Gerötetes Gesicht, glänzende Augen, heiße trockene Haut am Körperstamm, ggf. kühle Extremitäten → Kreislaufzentralisation
- Trockene Mundschleimhaut, Durst, Appetitlosigkeit
- Konzentrierte geringe Urinausscheidung
- Allgemeines Unwohlsein, Frösteln, Licht- und Geräuschempfindlichkeit, Kopf- und Gliederschmerzen.

Pflege

Überwachung des Patienten

- Kontinuierlich EKG, RR und Körperkern-, -schalentemperatur überwachen → bei Fieberabfall und Öffnen der Peripherie kann durch eine relative Hypovolämie ein Blutdruckabfall auftreten
- Bewußtseinslage beurteilen
- Atmung, SaO_2 und CO_2 beobachten
- Urin bilanzieren
- Ggf. auf ärztliche Anordnung Volumen substituieren → ↑ Flüssigkeitsverlust über Atmung und Haut.

Maßnahmen zum Fiebersenken

- Patienten entkleiden oder nur mit leichtem Baumwollstoff bedecken, vor Zugluft schützen!
- Bettwäsche und Kleidung bei Bedarf wechseln
- Ausreichend Flüssigkeit anbieten
- Kühlende Ganzkörperwaschung mit Eukalyptus- oder Pfefferminzzusatz (☞ 2.2)
- Feuchte, dünne Baumwollkompressen großflächig auf Stamm und Kopf legen → wirken durch Verdunstungskälte fiebersenkend, Effekt kann durch Pfefferminzöl oder Eiselemente im Wasser verstärkt werden
  - Kompressen nicht auf die Extremitäten legen → periphere Vasokonstriktion führt zur verstärkten Kreislaufbelastung
- Wadenwickel oder kalte Wickel an Armen und Beinen → Kontraindikation: Kreislaufzentralisation
- Trockene Kälteanwendung: Eiskrawatten oder Eisblasen auf Bezirke mit großen, oberflächlich verlaufenden Blutgefäßen auflegen, z.B. Leistenbeugen, Achselhöhlen
  - Kühlaggregate nie auf die nackte Haut legen, immer mit dünnem Tuch umhüllen → lokale Erfrierungswunden möglich, häufig kontrollieren!
- Hypothermiegerät, z.B. Variotherm®, oder Kühlkissen
  - Bei zentralisierten Patienten nur Körperstamm und Kopf auf die Kühlmatte legen. Das Gerät auf eine Temperatur von 5–7 °C unter der Körperkerntemperatur einstellen. Um Extremitäten vor verstärkter Vasokonstriktion zu schützen → in Watte einpacken oder in warme Felle, Socken, Handschuhe etc. hüllen
- Interorganische Kühlung durch kühle (raumtemperierte) Magenspülungen, Einläufe, Peritonealdialyse, Hämodialyse oder extrakorporale Zirkulation
- Medikamentöse Therapie
  - Fiebersenkende Medikamente, z.B. Paracetamol, Metamizol
  - Neurovegetative Blockade, z.B. mit Dolantin®, Dipidolor®, Atosil® → soll körpereigene Wärmeproduktion und Gegenregulation bei Wärmeentzug hemmen. Erfahrungsgemäß zeigt die Anwendung des „Lytischen Cocktails" (Dolantin®, Atosil® und Dehydergin®) gute Ergebnisse. Die Medikamente langsam und unter kontinuierlicher Kreislaufkontrolle verabreichen.

- Langandauernden Wärmeentzug nur in Verbindung mit der neurovegetativen Blockade anwenden, um die zentrale Gegenregulation mit erhöhtem Energieverbrauch zu vermeiden
- Lokal oder generalisiert angewandte Kälte führt zu Gefäßkonstriktion mit der Gefahr von Hautläsionen (Erfrierungswunden) oder Druckstellen → Haut regelmäßig inspizieren, Kühlelemente immer in dünne Tücher hüllen, nie direkt auf die nackte Haut legen.

Beatmung

4

Birgit Mielke, Birgit Marx, Christine Wagner

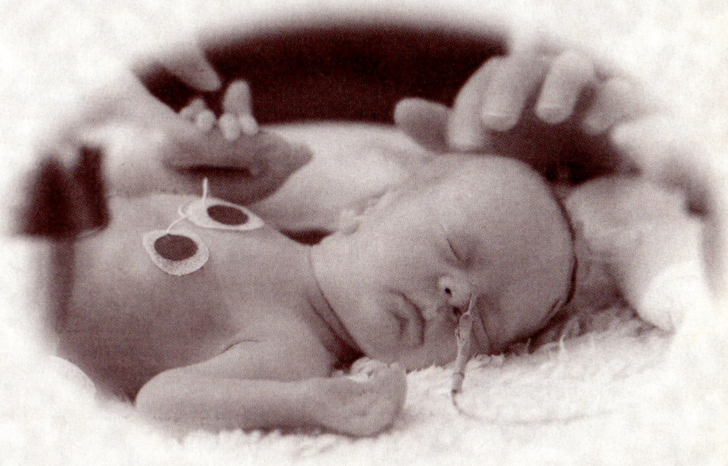

4.1 Intubation

Eine Intubation ist das Einbringen eines Tubus über Nase oder Mund in die Trachea, d.h. nasotracheal bzw. orotracheal.

	Vorteil	Nachteil
Orale Intubation	Schnelle Intubation, z.B. in Notfallsituationen oder bei Kurznarkosen	Schlechte Toleranz des Tubus, schwierige Mundpflege
Nasale Intubation	Sichere Fixierung, leichtere Durchführung der Mundpflege, bessere Toleranz des Tubus	Schwierigere Technik, oft nur kleinlumiger Tubus möglich, Risiko der Sinusitis (ältere Kinder) Druckläsion der Nasenschleimhaut

4

Indikationen

- Reanimation
- Atemwegsobstruktion durch Epiglottitis, Granulome, Zysten
- Beatmung bei Operationen
- Ateminsuffizienz, z.B. bei Pneumonie, ARDS
- Schutz vor Aspiration bei Magenspülung
- Neurologische Störungen wie SHT, Status Epilepticus
- Entlastung bei Herzinsuffizienz, Herz-Kreislauf-Versagen
- Sekretentfernung, z.B. Mukoviszidose, Atelektasen.

4.1.1 Intubationsmaterial

Endotrachealtuben

Tubus	Anwendung	Beschreibung	**Besonderheit**
Oxford-Non-Kinking-Tuben	• Orotracheale Intubation • Einsatz bei Routinenarkosen	• Rechtwinklig gebogen • Steifes Material, Abknicken nicht möglich	Hoher Cuffdruck erforderlich
Woodbridge-Tuben	• Orotracheale Intubation • Einsatz im HNO-Bereich und bei Operationen mit speziellen Lagerungen	• Latexbeschichtete Metallspirale • Abknicken oder Kompression nicht möglich • Blockmanschette	Verletzungsgefahr bei nasotrachealer Intubation
Magill-Tuben	Naso- oder orotracheale Intubation	• 45° angeschrägte Spitze bei oralem Tubus • Nasaler Tubus an der Spitze, flötenschnabelartig • Dünnwandiger Weichgummi oder Kunststoff	Mit oder ohne Blockmanschette
Kuhn-Tuben	Orotracheale Intubation	• Anatomisch angepaßte Krümmung • Weichgummi • Blockmanschette	

Endotrachealtuben

Tubus	Anwendung	Beschreibung	**Besonderheit**
Carlens-Tuben	• Orotracheale Intubation des linken Hauptbronchus • Einsatz in der Thoraxchirurgie	Weichgummi	2 Blockmanschetten zur Blockung in Trachea und linkem Hauptbronchus
White-Tuben	• Orotracheale Intubation des rechten Hauptbronchus • Einsatz in der Thoraxchirurgie	Weichgummi	2 Blockmanschetten zur Blockung in Trachea und rechtem Hauptbronchus

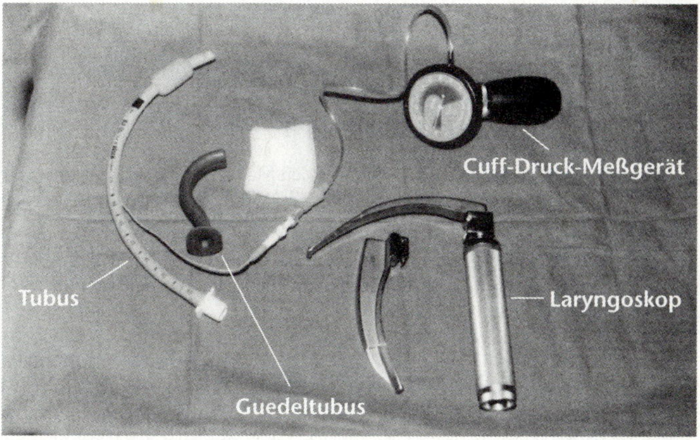

Abb. 4.1: Intubationsbesteck [O 139]

Tubusgröße

Abhängig von Alter und Größe des Patienten. Größenangabe erfolgt nach dem Innendurchmesser (I.D.) in mm. Je kleiner der Innendurchmesser, desto größer der Atemwegswiderstand. Die Auswahl der Tubusgröße richtet sich nach der Faustregel oder den Richtlinien zur Auswahl von Tuben für Kleinkinder und Kinder (s. Tabelle).

- Als Anhaltspunkt für die Tubusgröße bei Kindern gilt folgende Formel: I.D. in mm = (16 + Alter in Jahren)/4
- Der Außendurchmesser ist von der Dicke des Tubusmaterials abhängig und wird in Charriere (Ch) angegeben: 1 Ch. = ⅓ mm
- Der Umfang des kleinen Fingers des Patienten gilt als Maß für den Außendurchmesser des Tubus.

Tubuslänge

Die Länge ist vom Alter und der Größe des Patienten abhängig. Nasale Tuben sind länger als orale. Die Tubusspitze liegt 2 cm unterhalb des Kehldeckels in Höhe der Medialenden der Clavicula.

Blockmanschetten

- Tuben mit Blockmanschetten werden erst bei Kindern ab 8 Jahren eingesetzt
- Ist der Cuffdruck über einen längeren Zeitraum höher als der Kapillardruck mit 25 mmHg, kommt es zu Perfusionsstörungen der Trachealschleimhaut. Bei Cuffdrücken unter 25 mmHg ist noch eine ausreichende Perfusion vorhanden
- Cuffdruck 1–2 mal pro Schicht mit Cuffdruck-Manometer, z. B. Cuffwächter®, überprüfen.

High volume-low pressure Cuff (Großvolumen-Niederdruck-Ballon)

Durch den erhöhten Volumenanteil der Manschette vergrößert sich die Auflagefläche. Der Cuff läßt sich dann mit weniger Druck entfalten, dadurch sinkt die Druckbelastung auf die Trachealschleimhaut. Es werden 30–40 ml Luft zum Befüllen des Systems benötigt.
Es gibt auch Systeme für Trachealtuben, die den Manschettendruck automatisch unter dem Kapillardruck von 25 mmHg halten, z. B. Lanz™ System.

Laryngoskop

- Besteht aus Handgriff und Spatel, der Spatel wird mit dem Handgriff konnektiert
- Im Handgriff befindet sich eine Lichtquelle, die die Sichtverhältnisse bei der Intubation verbessert.

Gerade Spatel

Beim geraden Spatel, z. B. Foregger, Guedel oder Miller, wird der Kehldeckel aufgeladen → günstig bei NG und KK, da bei ihnen Kehlkopf und Kehldeckel höher liegen.
Als Komplikation kann durch das Hebeln vor allem die vordere Schneidezahnleiste verletzt werden.

Spatelgrößen

00	0	1	2	3	4
extrem kleine FG	FG	NG und KK	Kinder	Erwachsene	große Erwachsene

Gebogene Spatel

Der gebogene Spatel, z. B. McIntosh, ist der Zungenform angepaßt und liegt vor dem Kehldeckel. Bei Zug in Griffrichtung stellt sich der Kehldeckel auf. Die Gefahr der Zahnverletzung ist gering. Die seitliche Schienung des Spatels schiebt die Zunge nach links und ermöglicht eine bessere Sicht. Ein leichter Druck von außen auf den Kehldeckel unterstützt das Aufrichten der Epiglottis.

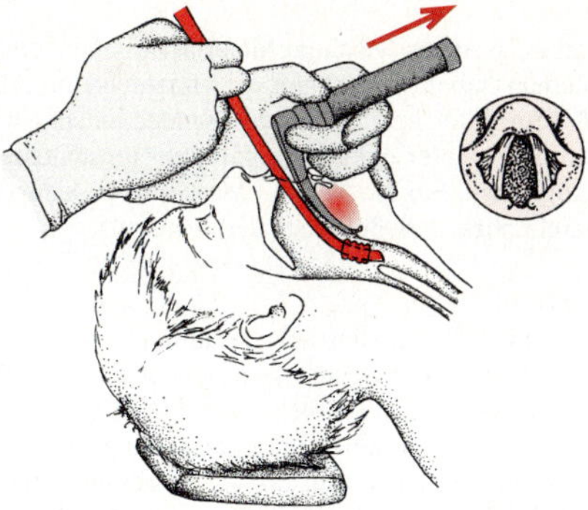

Abb. 4.2: Intubation und Blick auf aufgeladenen Kehldeckel [A 300-157/190]

Spatelgrößen

1	2	3	4
NG und KK	Kinder	Erwachsene	große Erwachsene

Für extrem kleine Frühgeborene ist der Salingspatel geeignet. Er wird mit einer Schraubarretierung an einem speziellen Handgriff befestigt. Im Handgriff befindet sich eine Lichtquelle.

Intubationszangen

Hilfe, um den Tubus durch den Kehlkopf in die Trachea vorzuschieben. Die Form der Zange, z. B. Magillzange, ist der Anatomie des Nasenrachenraumes angepaßt. Weil der Cuff durch die geriffelte Zangenspitze perforiert werden kann, sollte der Tubus entweder ober- oder unterhalb des Cuffs gegriffen werden. Die abgerundete Spitze schützt vor Verletzungen.
Bei extrem kleinen Frühgeborenen kann auch eine Kniepinzette als Intubationszange verwendet werden.

Führungsstäbe

Führungsstäbe werden in den Tubus eingeführt, um als Schienung die orotracheale Intubation zu erleichtern. Der Tubus wird stabilisiert und kann nach Bedarf zurechtgebogen werden. Bei reinen Metallführungsstäben besteht hohe Verletzungsgefahr, sie dürfen deshalb nicht aus der Tubusspitze herausragen. In der Regel werden Führungsstäbe mit gummibeschichtetem, verformbarem Metall verwendet. Auf den Führungsstab wird Gleitmittel gegeben, damit er nach der Intubation problemlos entfernt werden kann.

Vor der Intubation nach dem Einbringen des Führungsstabes in den Tubus den herausragenden hinteren Teil umbiegen, um ein Vorschieben des Stabes über das Tubusende hinaus zu vermeiden.

4

Beatmungsmasken

Beatmungsmasken müssen aus weichem Material bestehen, ein möglichst niedriges Totraumvolumen haben und wegen der zunehmenden Allergien latexfrei sein. Sie werden dem Alter und Größe des Kindes entsprechend ausgewählt. Mund und Nase müssen unter der Maske luftdicht umschlossen sein, um eine Beatmung zu ermöglichen. Bei Masken mit Maskenwulst kann der nötige Auflagedruck, um luftdicht abzuschließen, reduziert werden.

Beatmungsbeutel

Beatmungsbeutel werden für die künstliche Beatmung von Patienten aller Altersstufen eingesetzt. Ihre Größe richtet sich nach dem Gewicht des Patienten. Es gibt verschiedene Systeme. Günstig sind solche, die für kontrollierte Beatmung, assistierte Beatmung und Spontanatmung verwendbar sind. Der Beutel soll mit einem Druckbegrenzungsventil versehen sein, das sich öffnet und überschüssiges Beatmungsgas in die Atmosphäre ausströmen läßt, wenn der Patient durch zu hohe Inspirationsdrücke gefährdet ist. Zur zusätzlichen O_2-Zufuhr → O_2-Schlauch an Beatmungsbeutel anschließen.

Pharyngealtuben

Mit Pharyngealtuben werden die oberen Luftwege frei gehalten. Sie verhindern, daß der Zungengrund nach hinten fällt und dadurch der Kehlkopf verlegt wird.

Oropharyngealtuben nach Guedel

- Nicht bei wachen Patienten anwenden, da ständiger Würgereiz entsteht → Aspirationsgefahr
- Innen hohl → Absaugen des Nasen-Rachen-Raumes möglich
- Zusammenbeißen der Zähne nicht möglich
- Tubus wird vom Arzt mit der Spitze in Richtung Gaumen zeigend eingeführt und mit einer 180° Drehung in die richtige Lage gebracht.

Tubusgrößen

00–0	1–2	2–3	3–4	4–5
FG/NG	Kinder	Jugendliche	Frauen	Männer

Nasopharyngealtuben nach Wendel

- Werden über die Nase in den Rachen eingeführt
- Tubuslänge = Abstand von der Nasenwurzel bis zum Ohrläppchen.

4.1.2 Ablauf und Assistenz bei der Intubation

Vorbereitung des Materials

- Laryngoskop und Spatel, Intubationszange (z.B. Magillzange), Beatmungsmaske und -beutel entsprechend dem Alter des Patienten zurechtlegen und auf Funktion überprüfen (☞ 4.1.1)
- Tubus ebenso dem Alter entsprechend bereitlegen, zusätzlich einen größeren und

einen kleineren Tubus mit angewärmten NaCl 0,9% benetzen, um ihn geschmeidiger zu machen, Blockmanschette auf Dichtigkeit überprüfen (☞ 4.1.1)

- Spritze zum Blocken der Manschette, Hautschutzmaterial und Pflaster zum Fixieren
- Funktionstüchtige Absaugvorrichtung mit altersentsprechenden Absaugkathetern, unsterile Handschuhe zum Eigenschutz, zur Trachealtoilette sterile Handschuhe, Spritzen und NaCl 0,9% (☞ 4.2.1)
- Beatmungsgerät, vom Arzt überprüft, Stethoskop, sterile Handschuhe für den Arzt
- O_2-Wandanschluß mit Sauerstoffschlauch
- Venöser Zugang, Medikamente in Standarddosierungen aufgezogen
  - Valium®, Dormicum® oder Hypnomidate® zur Sedierung
  - Norcuron® oder Succinylcholin zum Relaxieren
  - Bei Kindern über dem ersten Lebensjahr Atropin® als Parasympatolytikum zur Vagusblockade, mindestens 0,01 mg/kg, da es sonst zu einer paradoxen Bradykardie kommen kann
  - Ausreichend NaCl 0,9% zum Vor- und Nachspritzen
  - Notfallmedikamente bereitstellen
- Bei zu erwartenden Intubationsschwierigkeiten, altersentsprechenden Führungsstab oder eine gekühlte Sonde z. B. Magensonde, Absaugkatheter bereitlegen, um den Tubus „auffädeln" zu können

💡 Beim „Auffädeln" wird die Magensonde oder der Absaugkatheter durch den Tubus vorgeschoben. Das untere Ende ragt mehrere cm aus dem Tubus heraus. Der Arzt kann jetzt die Sonde nasal vor bzw. in die Trachea einbringen und darüber den Tubus vorschieben

- Alle benötigten Materialien griffbereit legen.

Vorbereitung des Patienten

- Patienten altersentsprechend aufklären
- EKG-Monitor und O_2-Sättigung anschließen
- Assistieren beim Legen einer Venenverweilkanüle
- Kind ca. 4–6 Std. nüchtern lassen; Magen absaugen, auch bei Notfallintubationen Mageninhalt vorher absaugen, um einer Aspiration vorzubeugen
- Säuglinge und Kleinkinder auf dem Rücken in Schnüffelstellung lagern (☞ Abb. 4.3)

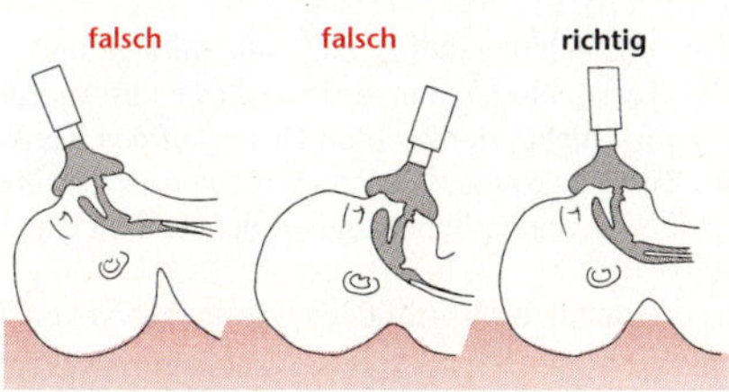

Abb. 4.3: Schnüffelstellung [A 300-157]

- Größere Kinder: Kopf leicht überstrecken (Esmarch-Handgriff), Schulterrolle unterlegen (☞ Abb. 4.4)
- FG und NG vor Auskühlung schützen, z.B. durch Wärmelampe.

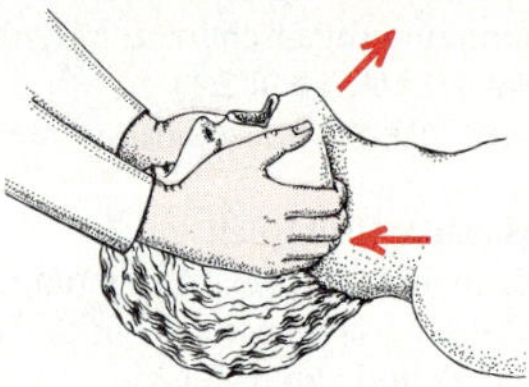

Abb. 4.4: Esmarch-Handgriff [A 300-190]

Durchführung der Intubation

- EKG, SaO_2, RR, bei Säuglingen $tcpCO_2$ und $tcpO_2$ kontinuierlich kontrollieren, Systolenton am Monitor laut stellen
- Medikamente nach Anordnung verabreichen
- Patienten sedieren (Arzt), Nasen-Rachen-Raum und Magen absaugen, neuen Absaugkatheter bereitlegen, Oberkörper zur Auskultation entkleiden
- Kopf in „Schnüffelposition" lagern (Abb. 4.3): dabei den Kopf auf einem Intubationskissen oder Lagerungshilfsmittel lagern und leicht überstrecken

💡 Wenn der Kopf zu weit oder zu wenig überstreckt wird, ist der Kehlkopf für den Arzt nur schwer oder gar nicht einzustellen. Bei Früh- und Neugeborenen darf der Kopf nicht überstreckt werden

- Patienten relaxieren (Arzt) → bei FG/NG ist das Relaxieren i.d.R. nicht erforderlich, bei Patienten mit Epiglottitis darf nicht relaxiert werden (☞ 5.3.1)

💡 Zur Orientierung für den Arzt die Überwachungsparameter regelmäßig ansagen

- Sauerstoffmaske vor Mund und Nase halten, bei Eintritt des Atemstillstandes Maskenbeatmung. Vorsicht: bei FG wegen Retinopathierisikos Hyperoxie meiden
- Mit Maskenbeatmung Patienten präoxigenieren, O_2-Bedarf richtet sich nach der SaO_2
- Intubation durch den Arzt
- Tubus, Laryngoskop anreichen; bei Bedarf Intubationszange

💡 Die Intubation wird erleichtert, wenn die Pflegekraft auf Anordnung des Arztes den Tubus etwas vorschiebt oder leichten Druck auf den Kehlkopf ausübt

- Vor dem Fixieren Tubuslage unter Beutelbeatmung vom Arzt überprüfen lassen:
  - Einseitige Intubation ausschließen: seitengleiche Thoraxexkursion vorhanden
  - Intubation des Ösophagus ausschließen: Auskultation von Thorax und Abdomen
  - Klinische Zeichen beachten, z.B. normale SaO_2–, HF- und CO_2-Werte, rosiges Hautkolorit, Nebenluft bei Tubusleck

- Tubus fixieren und ggf. an das Beatmungssystem anschließen, endotracheal absaugen
- Unmittelbar nach einer Intubation die durch Maskenbeatmung in den Magen gelangte Luft absaugen. Zur Entlastung und Aspirationsprophylaxe eine Magenablaufsonde legen und tief und offen hängen
- Tubuslage mit Röntgenbild überprüfen lassen. Um die korrekte Tubuslage zu erhalten, muß der Tubus in Kopfmittellage des Patienten geröntgt werden
- Nach ca. 30 Min. erste Blutgasanalyse durchführen.

Probleme und Komplikationen

- Intubation nicht möglich, einseitige Intubation
- Intubation des Ösophagus, Aspiration von Mageninhalt
- Verletzung der Zähne oder Zahnleisten
- Blutung und Ödembildung, Infektionen
- Kreislaufreaktionen: Bradykardie, Herzstillstand
- Tubusobstruktion, z. B. durch Schleim, Abknickung oder Cuffhernie
- Verletzung der Trachealschleimhaut → Langzeitschäden, z. B. Trachealstenosen
- Pneumothorax
- Laryngospasmus.

4.2 Pflege des beatmeten und relaxierten Patienten

Monitoring

- Kontinuierlich EKG überwachen, RR regelmäßig messen
- SaO_2, $ETCO_2$ oder bei Neugeborenen $tcpCO_2$ und $tcpO_2$ kontrollieren
- Regelmäßige BGA
- Mindestens 3–4stdl. Lunge auskultieren
  - Sind Atemgeräusche vorhanden oder nicht?
  - Sind die Atemgeräusche normal oder verändert?
  - Ist Sekret vorhanden, das abgesaugt werden muß?
  - Muß der Arzt verständigt werden?
- Beatmungsparameter regelmäßig kontrollieren, eingestellte Werte mit Meßwerten (z. B. BGA) vergleichen und dokumentieren.

4.2.1 Pflege des intubierten Patienten

Tubuspflege

- Auf feste Fixierung des Tubus achten, beim Tubus fixieren Patienten evtl. sedieren, nach jeder Versorgungsrunde Tubusmarke überprüfen, Tubusgröße und -marke müssen genau dokumentiert und schnell erkennbar sein. Bei oraler Intubation gilt die Markierung in cm ab Zahnreihe und bei nasaler Intubation ab Nasenflügel
- Zur Prophylaxe nach jeder Versorgung des Patienten die korrekte Fixierung der Beatmungsschläuche überprüfen. Sie dürfen weder Zug noch Druck auf den Tubus ausüben
  - Hilfreich ist es, den Tubus kurz vom Beatmungssystem zu dekonnektieren, zu schauen, in welche Richtung sich der Tubus spontan dreht und dann in genau dieser Position die Schläuche zu fixieren
  - Bei intubierten Kindern, die den Kopf bewegen und drehen können, das Schlauchsystem nicht starr an den Gitterstäben der Kinderbetten festbinden. Eine Lageveränderung könnte die Selbstextubation zur Folge haben. Das Schlauchsystem in diesem Fall frei **hängend** mit Klettmanschetten am Bett fixieren, so daß bei abrupten Kopfbewegungen das Schlauchsystem Spiel hat und in der Bewegungsrichtung „mitgehen“ kann
- Um die Nase durch häufigen Pflasterwechsel vor Haut- und Schleimhautläsionen zu schützen, ist es sinnvoll, als Hautschutz einen Hydrocolloidalverband (HCV) anzubringen. Dazu ein Dreieck in Größe der Nase zuschneiden. Die Spitze des Kegels ca. ½ cm am Naseneingang nach innen einschlagen, den Rest auf der Nase fixieren
- Geblockte Tuben zu jeder Versorgungsrunde entblocken, Dauer richtet sich nach der Toleranz des Patienten, Überwachungsparameter müssen stabil bleiben
  - Nach dem Entblocken endotracheal absaugen (Trachealtoilette) → Im subglottischen Raum sammelt sich infektiöses Sekret aus dem NRR an, das beim Entblocken des Cuffs in die Lunge rutscht und zu Infektionen führen kann
  - Tuben mit einem High Volume-low Pressure Cuff nicht entblocken
- Trachealsekret zur mikrobiologischen oder viralen Untersuchung, auf Anordnung des Arztes, steril entnehmen
- Mund- und Nasenpflege nach internem Standard durchführen
- Cuffdruck kontrollieren (☞ 4.1.1): Cuff mit soviel Luft füllen, daß die Trachea bei der Inspiration abgedichtet ist
- Auf Tubusleck achten: Tubus schließt die Trachea nicht luftdicht ab und Luft strömt während der Inspiration neben dem Tubus nach außen
  - Symptome: Nebenluft ist oft ohne Stethoskop hörbar oder durch Auskultieren eines Ausatemgeräusches vor dem Mund erkennbar („Schnorcheln“), Sekret im Mund wirft Blasen und blubbert, ggf. aufgeblähter Magen
  - Bei nicht blockbaren Tuben evtl. Rachenraum austamponieren, bei geblockten Tuben Cuffdruck überprüfen
  - Ist das Tubusleck so groß, daß der Patient nicht mehr ausreichend beatmet wird, so ist evtl. eine Umintubation nötig.

Überblähen des Cuffs verursacht eine Minderdurchblutung der Schleimhaut und kann Trachealstenosen zur Folge haben.

Tubusobstruktion

Ansammlung z.B. von Sekret im Tubus führt zu einer kompletten Verlegung des Lumens. Dies kann eine Umintubation erforderlich machen.
Die Tubusobstruktion ist immer eine akute Notfallsituation, die rasches, ruhiges und gezieltes Handeln erfordert. Um einen reibungslosen Ablauf zu gewährleisten, sollte eine zusätzliche Pflegeperson zur Assistenz bereit stehen.

Erkennungsmerkmale einer Tubusobstruktion

- Bei Volumenkontrollierter Beatmung gibt die obere Druckgrenze am Beatmungsgerät bei jedem Atemzug Alarm. Ausschließen, daß kein Beatmungsschlauch abgeknickt ist oder der Patient hustet
- Der Tubus ist mit dem Absaugkatheter nicht mehr durchgängig
- Patient wird evtl. unruhig, Atemnot, SaO_2-Abfall, $ETCO_2$ oder $tcpCO_2$-Anstieg
- Evtl. Herzrhythmusstörungen, Bradykardie und Blutdruckabfall
- Keine Thoraxexkursionen zu erkennen, Lunge auskultatorisch nicht belüftet
- Manuelle Beatmung mit Beatmungsbeutel nicht möglich.

Maßnahmen

- Ist das Tubuslumen nicht vollständig, sondern nur teilweise verlegt, besteht die Möglichkeit den Tubus durch Spülen und endotracheales Absaugen mit α-Chymotrase® wieder frei zu bekommen. Dazu ist meist ein mehrmaliges Spülen und Saugen erforderlich. Die α-Chymotrase® mit Hilfe des Beatmungsbeutels und 3–4 Inspirations-Hüben instillieren
- Bei Verdacht auf Tubusobstruktion sofort Arzt informieren und zweite Pflegeperson hinzuziehen, zweite Pflegeperson bereitet Reintubation vor
  - Patienten evtl. sedieren und relaxieren
  - Magen gründlich absaugen
  - Patienten zur Intubation lagern (☞ Intubation), alten Tubus entblocken und entfernen; Reintubation wie herkömmliche Intubation

Bei Patienten in schlechtem Allgemeinzustand besteht die Gefahr eines Herz-Kreislauf-Stillstandes mit nachfolgend notwendiger Reanimation (☞ CPR).

Atmung

- Eigenatmung des Patienten beobachten, um festzustellen ob er mit der eingestellten Beatmungsform zurecht kommt oder evtl. eine andere benötigt
- Thoraxexkursion beobachten, z.B. gleichmäßiges Heben und Senken beider Thoraxhälften
- Patienten mit Sekretproblemen oder Atemwegsobstruktionen können über das Beatmungsgerät inhalieren
- Ggf. Thorax abtasten (Hautemphysem?).

Lagerung

Intubierte Patienten können, soweit es der Patient toleriert, in jeder Lagerung gelagert werden (☞ 2.4). Bei Patienten mit pulmonalen Problemen fördert der regelmäßige Wechsel zwischen Bauch- und Rückenlage das Ventilations-Perfusionsverhältnis und dient der Sekretmobilisation.

- Bei Lagerung und Fixierung des Schlauchsystems Zug, Druck oder Hebelwirkung auf den Tubus vermeiden
- Das Schlauchsystem so am Bett befestigen, daß noch ausreichend Spielraum bei Spontanbewegungen des Kindes bleibt und eine Selbstextubation nicht möglich ist.

Ernährung

- Eine enterale Ernährung kann nur über eine Magensonde erfolgen und soll baldmöglichst beginnen
- Bei FG/NG während des Sondierens einen Schnuller anbieten, um den Saug- und Schluckreflex zu erhalten oder zu trainieren (☞ Basale Stimulation/orale Stimulation).

Ausscheidung

Bei Beatmung mit PEEP-Werten ≥ 5 cm H_2O ist der renale Blutfluß reduziert. Es kommt zu einer venösen Abflußstauung und gesteigerter ADH-Sekretion mit rückläufiger Ausscheidung. Zur genauen Flüssigkeitsbilanzierung ggf. Blasendauerkatheter legen.

Endotracheales Absaugen

Ziel: Entfernen von Sekret aus der Lunge, um die Atemwege freizuhalten und Infektionen sowie Atelektasen zu verhindern.
Der Absaugvorgang muß steril und für den Patienten so schonend wie möglich durchgeführt werden. Nur bei Bedarf und nicht routinemäßig durchführen. Die Häufigkeit ist von der Sekretmenge abhängig, den Zeitpunkt durch regelmäßige Auskultation ermitteln.

Material

Absaugkatheter aus weichem, durchsichtigem, knickfestem und atoxischem Kunststoff. Die Größe darf ⅔ des Tubusinnendurchmessers nicht überschreiten und die Länge muß dem Tubus entsprechen. Ein zu großer Katheter erzeugt einen hohen intrapulmonalen Sog mit Atelektasenbildung.

Herkömmliche Absaugkatheter	• Sogbegrenzung an der Absauganlage muß eingestellt werden • Um ein Festsaugen an der Trachealschleimhaut zu verhindern, Katheter ohne Sog bis zum Widerstand einführen. Dann um ca. 0,5 cm zurückziehen und mit Sog unter leichten Drehbewegungen absaugen
Luftkissenkatheter z. B. Aero-Flo® oder Gentle-Flo®	• Kein Ansaugen der Trachealschleimhaut möglich → Katheter besitzt große Seitenaugen am Katheterende • Damit sich das atraumatisch wirkende Luftkissen bilden kann, muß der Katheter mit Sog eingeführt werden • Sogbegrenzung an der Absauganlage ist nicht nötig • Das Einführen des Katheters ist um so schonender, je stärker der Sog ist • Der Luftkissenkatheter kann ohne Sogunterbrechung wieder herausgezogen werden • Verkürzte Absaugdauer, da bei gleicher Saugleistung und Sekretmenge schon während des Einführens abgesaugt wird
Geschlossenes Absaugsystem (Abb. 4.5), z. B. Trachcare®	• ☞ Trachealtoilette mit geschlossenem Absaugsystem.

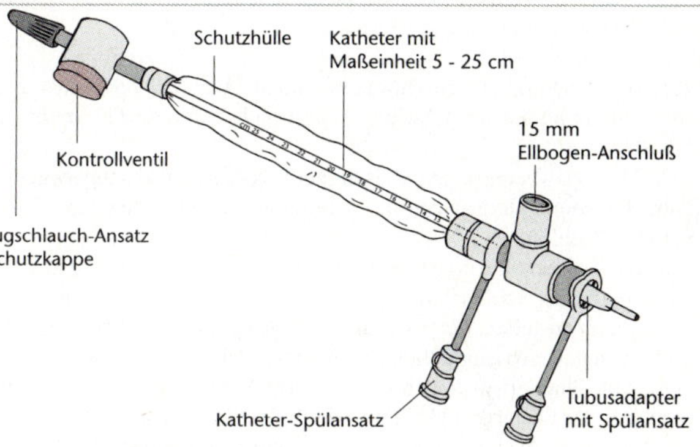

Abb. 4.5: Geschlossenes Absaugsystem [A 300-157]

Vorbereitung des Materials

- Intakte Absaugvorrichtung mit verstellbarem Sog, FG, NG und Sgl. mit 0,2 mbar und größere Kinder mit 0,4 mbar absaugen, Absaugschlauch, evtl. mit Fingertip, sterile Absaugkatheter, Größe sollte max. ⅔ des Tubuslumens ausfüllen
- Aqua dest. oder Desinfektionslösung zum Durchspülen des Absaugsystems
- Evtl. Gleitmittel für Absaugkatheter, z. B. Silko-Spray®
- Unsterile und sterile Einmalhandschuhe
- Stethoskop
- Zum Spülen angewärmtes NaCl 0,9 %, um eine Bronchokonstriktion zu vermeiden, steril in eine Spritze aufziehen
- Beatmungsbeutel, Maske, Sauerstoffschlauch und O_2-Flowmeter.

Vorbereitung des Patienten

- Ggf. inhalieren und vibrieren
- Altersentsprechend informieren, mit Eltern absprechen, ob sie zusehen möchten und auch können
- Monitoring wie EKG, SaO_2, $ETCO_2$, $tcpCO_2$ oder $tcPO_2$ überprüfen, bei instabilen Patienten Systolenton laut stellen
- Auskultation beider Lungenseiten, ggf. Magensonde zur Aspirationsprophylaxe öffnen
- Patient lagern, Sekretdrainagenlagerung, bei sehr unruhigen Patienten Hände fixieren oder Hilfsperson zuziehen, in manchen Fällen ist auch eine Sedierung nötig
- Ggf. Beatmungsparameter nach Anordnung des Arztes zum präoxygenieren erhöhen.

Durchführung

Das endotracheale Absaugen kann je nach hausinternem Standard alleine oder mit einer Hilfsperson durchgeführt werden.

- Hände desinfizieren
- Bei hustenden Kindern den Thorax mit einem Handtuch oder einer Stoffwindel abdecken, damit das ausgehustete Sekret nicht mit dem Thorax in Berührung kommt.
- NaCl 0,9 % griffbereit legen, Absauggerät vor jedem Absaugvorgang kontrollieren, Diskonnektionsalarm am Beatmungsgerät löschen, ggf. Heizung auf „Stand by“ stellen
- Handschuh öffnen und eine sterile Seite der Verpackung unter den Tubus legen, damit sie für das Schlauchsystem als sterile Ablage dienen kann
- Absauggerät anstellen, Verpackung des Absaugkatheters öffnen, sterilen Handschuh anziehen, Absaugkatheter entnehmen, Überwachungsparameter prüfen, SaO_2 sollte über 95 % liegen, Tubus vom Beatmungsgerät diskonnektieren, Tubus mit der unsterilen Hand unterhalb des Konnektors anfassen, Tubus mit NaCl 0,9 % anspülen, Menge dazu nach internem Standard, Katheter ohne Sog bis zu einem spürbaren Widerstand rasch einführen, Tubus einige Millimeter zurückziehen, Katheter mit Sog herausziehen
- Bei Gentle-Flo®-Absaugkathetern von Mallinkrodt kann der Katheter mit Sog eingeführt werden. Durch vier große elliptische Seitenaugen am Ende des Katheters werden Verletzungen der Trachealschleimhaut verhindert. Auch Drehbewegungen beim Entfernen des Katheters sind deshalb nicht mehr nötig
- Ein Absaugvorgang darf nicht länger als 10 Sek. dauern! Bei auftretenden Bradykardien oder Sättigungsabfällen ist der Absaugvorgang sofort abzubrechen.
- Für jeden Absaugvorgang ist ein neuer Absaugkatheter zu verwenden
- Sekret hinsichtlich Menge, Farbe, Konsistenz und Geruch beurteilen
- Tubus mit dem Beatmungsgerät konnektieren und auf Funktion überprüfen, Überwachungsparameter kontrollieren, NRR absaugen, Handschuh über zusammengerollten Katheter stülpen und entsorgen, Absaugschlauch durchspülen
- Falls nötig, Patienten beruhigen

- Lunge auskultieren und Absaugvorgang falls nötig wiederholen, ggf. vor erneutem Absaugen Kopf drehen
- Tubuslage und Thoraxexkursion überprüfen
- Hände desinfizieren
- Beatmung nach Möglichkeit wieder zügig auf die Ausgangswerte reduzieren
- Dokumentation über Sekretbeurteilung, Belastbarkeit des Patienten und Beatmungsparameter zur Trachealtoilette.

- Zur besseren Sekretmobilisation kann ein „künstlicher Hustenstoß" erzeugt werden. Mit dem Beatmungsbeutel die Lunge mit einem hohem Tidalvolumen blähen. Anschließend den Beutel schlagartig loslassen. Durch den hohen exspiratorischen Flow wird eine Sogwirkung erzeugt und ein „künstlicher Hustenstoß" entsteht. Dieser Sog bewirkt, daß Trachealsekret in größere Bronchien oder die Trachea befördert wird und somit besser abgesaugt werden kann
- Da der rechte Bronchus in einem flacheren Winkel als der linke vom Hauptbronchus abgeht, wird auch beim Drehen des Kopfes meist nur der rechte Bronchus abgesaugt. Am häufigsten finden sich Sekretstau und Atelektasen im linken Unterlappen der Lunge. Liegt das Tubusende mindestens 3 cm vor der Carina, besteht die Möglichkeit, auch in den linken Bronchus zu kommen. Bei oraler Intubation und der Fixierung des Tubus im linken Mundwinkel ist die Wahrscheinlichkeit am größten, in den linken Bronchus zu gelangen
- Bei sehr instabilen Patienten ist es sinnvoll, mit dem geschlossenen Absaugsystem, z.B. Trachcare®, abzusaugen.

Komplikationen

- Herzrhythmusstörungen, Bradykardie oder Asystolie, insbesondere wenn der Absaugvorgang zu lange dauert
- Je größer das Katheterlumen, desto größer ist die Sogwirkung in den Atemwegen, übermäßiger Sog kann Erstickungsängste und retrosternale Wundschmerzen provozieren
- Je dicker der Absaugkatheter, desto größer ist die Berührungsfläche mit dem Tubus → es kommt zu Adhäsionskräften und der Katheter läßt sich nur schwer vorschieben
- Hypoxämie, Atemstillstand, Bronchospasmus
- Brech- oder Hustenreiz mit Aspirationsgefahr
- Atelektasen → bei zu langem Absaugvorgang kann die Inspiration völlig blokkiert werden, es kommt zur Atelektasenbildung
- Infektionen beim Patienten, aber auch beim Personal und anderen Patienten durch Keimverschleppung
- Perforationen, besonders bei vorgeschädigtem Gewebe, Feinsog an einer herkömmlichen Katheterspitze mit einer endständigen und zwei seitlichen Öffnungen kann ein Einstülpen des Bronchialepithels in die Öffnung bewirken → Die Folge ist das Auftreten von entzündlichen Infiltrationen der Schleimhaut, Erosionen, Ulzerationen und Hämorrhagien, Infektionen werden begünstigt
- Sekretansammlung im Tubusinneren mit folgender Tubusobstruktion (☞ 4.2.1)

- Beatmung mit hohem PEEP führt zu einem erhöhten intrathorakalem Druck, der venöse Rückstrom wird behindert, das Herzzeitvolumen (HZV) sinkt, bei plötzlichem PEEP-Verlust mit Alveolarkollaps durch das endotracheale Absaugen, erweitern sich die komprimierten Lungenkapillaren und der pulmonale Gefäßwiderstand wird reduziert → der venöse Rückstrom erhöht sich schlagartig, eine akute Rechtsherzbelastung mit anschließend folgender Linksherzbelastung tritt ein → kann bei stark kreislaufinstabilen Patienten gefährlich werden
- Durch Husten oder Gegenpressen steigt der intrathorakale Druck, der venöse Rückstrom zum Herzen ist behindert, der erhöhte ZVD führt zu einer Stauung der Epiduralvenen, bei gestörter Autoregulation z. B. SHT steigt dadurch der intrakranielle Druck → Gefahr der Einklemmung von Hirnstamm ins Foramen Magnum (☞ SHT/Einklemmung).

Trachealtoilette mit geschlossenem Absaugsystem

Das geschlossene Absaugsystem, z. B. Trach-care®, ist als fester Bestandteil in das Beatmungssystem integriert. Das System kann ohne hygienische Nachteile oder Bedenken 24 Std. belassen werden. Wenn in den Spülansätzen Beläge erkennbar werden oder sich in der Schutzhülle Feuchtigkeit befindet, muß das System sofort gewechselt werden.

Indikationen

Ösophagusatresie mit postoperativer Fistel, Oszillationsbeatmung, Beatmung mit hohem PEEP, schlechte Belastbarkeit, Tbc und HIV-positive Patienten.

Beurteilung eines geschlossenen Systems

Vorteile	Nachteile
Beatmung wird nicht unterbrochen, bei Beatmung mit PEEP geringer PEEP-Verlust	Komplexes System bewirkt eine gewisse Hebelwirkung, bei Verwendung im Inkubator teilweise nachteilig
Geringe Kontaminationsgefahr für Patient und Anwender, Schutz vor Kreuzinfektion	Arbeiten mit dem System ist anfangs gewöhnungsbedürftig und unhandlich
Geringer Zeitaufwand im Vergleich zur herkömmlichen Methode	Sekretbeurteilung wird durch das relativ weit entfernte Kontrollventil erschwert
Nur geringe SaO_2-Abfälle	
Der Vorgang kann alleine ausgeführt werden	
Absaugen bei speziellen Lagerungen möglich	
Verbrauch von Einwegmaterial wird reduziert	

Vorbereitung

- Vor dem ersten Einsatz Katheter genau abmessen und Farbmarkierung dokumentieren
- System mit sterilen Handschuhen zwischen Tubuskonnektor und Beatmungssystem integrieren
- Am Kontrollventil den farbigen Tagesaufkleber in geschlossener Position anbringen, damit ersichtlich ist, wann das System gewechselt werden muß

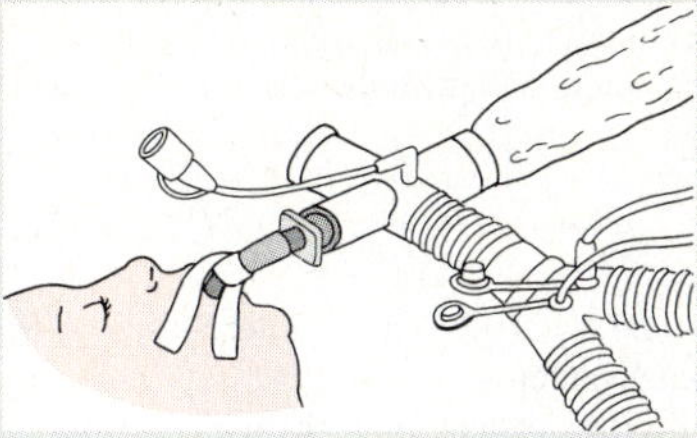

Absaugen mit dem Trach-Care-System:
Schlauch auf T-Stück stecken und mit dem Beatmungsschlauch konnektieren.
Spülansatz geschlossen, auf der Oberseite des T-Stücks.
T-Stück mit dem Endotrachealtubus verbinden.

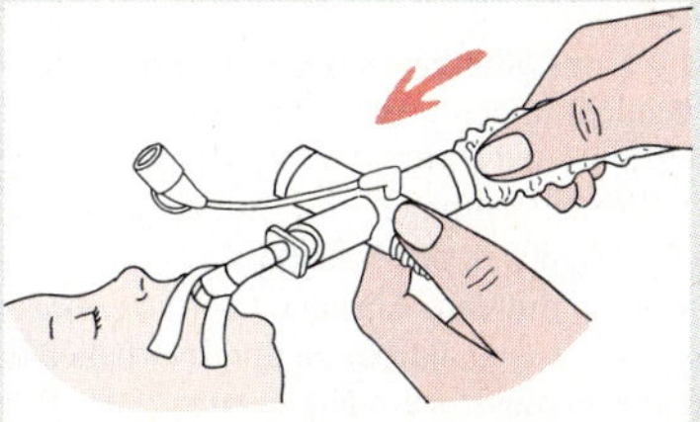

T-Stück mit einer Hand halten, den Absaugkatheter mit der anderen Hand in den Endotrachealtubus schieben (10-12,5 cm), Absaugen erfolgt durch Drücken des Kontrollventils.

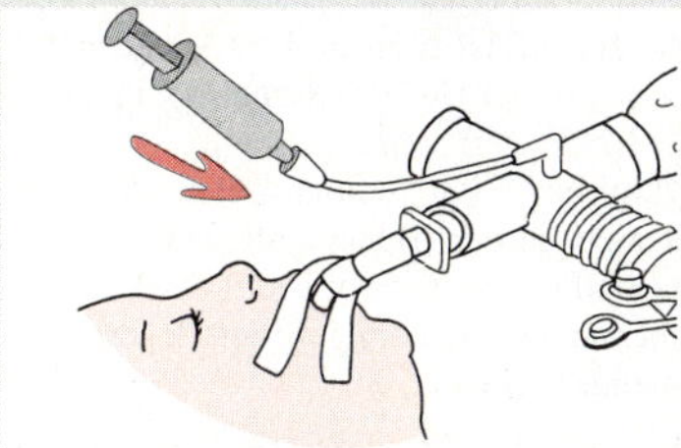

Bronchial-Lavage:
Über den Spülansatz kann Spülflüssigkeit instilliert werden.
Während des Spülvorgangs wird nicht abgesaugt.

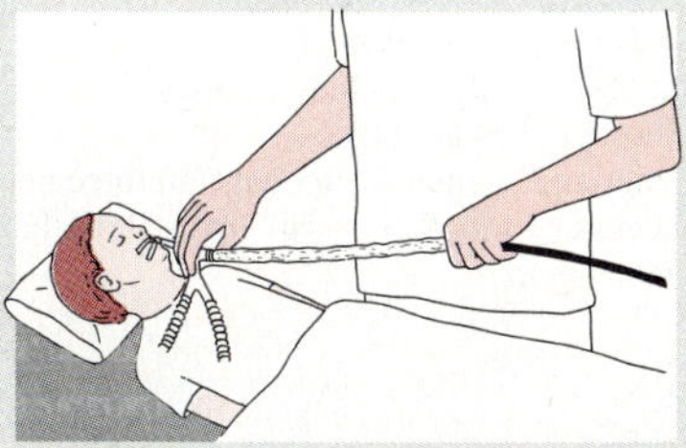

Beim Zurückziehen des Katheters T-Stück festhalten. Katheter muß nach dem Absaugen gespült werden (Kontrollventil drücken, Spülflüssigkeit langsam in den Spülansatz instillieren).

Abb. 4.6: Durchführung der Absaugung mit dem Trach-care®-System (Fa. Kendall) [A 300-157]

- Vor dem Anschluß an den Patienten das Absaugkontrollventil drücken, um die gewünschte Saugleistung am Vakuum einstellen zu können
- Sog der Absauganlage um 0,1–0,2 mbar erhöhen, da das geschlossene Absaugsystem einen höheren Widerstand hat

- Bei instabilen Patienten an der HFOV nach Rücksprache mit dem Arzt evtl. vor dem Absaugen MAD um 2 mbar erhöhen
- Allgemeine Vorbereitung wie bei konventioneller Methode.

Durchführung (☞ Abb. 4.6)

- Hände desinfizieren
- NaCl 0,9 % griffbereit legen, evtl. 10 ml NaCl 0,9 % mit steriler Spritze aufziehen, um Konnektor und Tubus durchzuspülen
- Absaugvorrichtung und Sog kontrollieren, Absaugschlauch mit dem Anschlußstutzen des Kontrollventils verbinden
- Über den rosa Spülansatz NaCl 0,9 % installieren, dabei Ansatzstück leicht nach oben halten, damit NaCl 0,9 % nicht in den Beatmungsschlauch zurückläuft, mit einer Hand das Ansatzstück am Tubus festhalten, mit der anderen den Katheter zügig einführen, Schutzhülle dabei immer nach hinten abstreifen, sonst blockiert der Plastikwulst das Vorschieben des Katheters
- Nie während des Spülvorgangs absaugen, mit dem Absaugen wird erst begonnen, wenn der Katheter ganz eingeführt ist. Sog aktivieren durch Drücken des Kontrollventils und dabei den Katheter herausziehen; Katheterende in „Parkposition" ziehen → schwarze Markierung unterhalb des blauen Spülansatzes
- Bläht sich die Schutzhülle des Katheters auf, ist er zu stark zurückgezogen → Katheter wieder einführen, um die Luft aus der Hülle in Richtung Fingertip zu streifen, die sich dort über ein „One-Way-Ventil" entleert
- Katheter über blauen Ansatz mit 2 ml NaCl 0,9 % durchspülen, dabei nach unten halten, damit Spülflüssigkeit nicht in den Tubus läuft, mit etwas Luft Restflüssigkeit aus dem Spülansatz entfernen, Kontrollventil schließen, mit Schutzkappe versehen und seitlich neben das Beatmungssystem legen
- Nachsorge entsprechend konventioneller Methode.

- Das Vorschieben und Zurückziehen des Katheters erfordert Erfahrung, um nicht unnötigen Zug am Tubus zu verursachen
- Zur Entnahme von Trachealsekret Auffangbehälter an das Kontrollventil anschließen und wie beschrieben absaugen
- Die Auskultation eines oszillierten Patienten ist nur bei Unterbrechung der Oszillation und Beutelbeatmung möglich. Dabei ist die Belastbarkeit des Patienten zu berücksichtigen.

4.2.2 Pflege des relaxierten Patienten

Die Pflege erfordert ein Höchstmaß an Konzentration und Aufmerksamkeit, da der Patient in fast all seinen körperlichen Funktionen von äußeren Einflüssen und Maßnahmen abhängig ist.
Relaxantien wirken auf die quergestreifte Muskulatur und führen zum Aussetzen der Spontanatmung, wobei das Bewußtsein und die Schmerzempfindung voll erhalten bleiben.

Indikationen

- Intubation
- Gegenatmen des Patienten vermeiden („fight the respirator")
- Nach großen Bauchoperationen um die Bauchpresse auszuschalten z.B. bei Gastroschisis
- Bei hohen Beatmungsdrucken (≥ 30 mbar) in Kombination mit einer vorgeschädigten Lunge z.B. Zwerchfellhernie, ARDS.

Häufig eingesetzte Medikamente

Norcuron®

Wirkstoff: Vecuronium
Dosierung: ED 0,1 mg/kg, als DTI 0,05–0,1 mg/kg/h
Wirkung: Wirkt nicht depolarisierend, Wirkungseintritt nach ca. 40 Sek., Wirkdauer 30–45 Min.
NW: sehr selten anaphylaktische Reaktionen möglich, ansonsten keine kardiovaskulären NW
Applikation: i.v., als DTI lichtgeschützt 12 Std. haltbar

Pancuronium®

Wirkstoff: Pancuronium
Dosierung: ED 0,1 mg/kg, als DTI 0,05–0,1 mg/kg/Std.
Wirkung: Wirkt nicht depolarisierend, Wirkdauer bis zu einer Stunde
NW: Blutdruckabfall und Tachykardie möglich
Applikation: i.v.

Lysthenon®

Wirkstoff: Suxamethoniumchlorid
Dosierung: ED 1–1,5 mg/kg
Wirkung: depolarisierend, Wirkdauer nur wenige Minuten
NW: Muskelzuckungen, allerg. Hautreaktionen, Kalium-Freisetzung möglich, Gefahr von Asystolie und Kammerflattern besonders bei Patienten mit großen Zelluntergängen z.B. bei Verbrennungen und SHT u.a. neuromuskulären Erkrankungen
Applikation: i.v., auch i.m.-Gabe möglich

Monitoring

- EKG, Blutdruck, CO_2, SaO_2, Temperatur
- Sedierung und Relaxierung überwachen. Ein relaxierter Patient muß immer ausreichend sediert sein, da er sonst bei vollem Bewußtsein **alle** an ihm durchgeführten Handlungen und Gespräche über ihn miterlebt, ohne sich in irgendeiner Form mitteilen zu können. Zur Sedierung eignet sich z.B. eine Dormicum®-DTI oder zur Analgosedierung eine Fentanyl®/Dormicum®-DTI. Die Pupillengröße wird in regelmäßigen Abständen kontrolliert, um eine ausreichende Sedierung zu gewährleisten. Relaxierte Patienten werden gegenüber auditiven und visuellen Reizen empfindlicher, so daß sie in einem Einzelzimmer untergebracht werden. Gegen Lichtimpulse schützt ein leichtes Tuch, das über die Augen des Patienten gelegt wird. Der Tag-/Nachtrhythmus sollte

möglichst eingehalten werden. Da die Wahrnehmungsfähigkeit des Patienten bzw. der Grad seiner „Bewußtlosigkeit" nicht mit hundertprozentiger Sicherheit definiert werden kann, sollte man sich immer so verhalten, als sei der Patient bei vollem Bewußtsein, jedoch nicht in der Lage, zu kommunizieren. Tips im Umgang mit relaxierten Patienten:

Pflege

- Vor jeder Maßnahme Initialberührung am Stamm durchführen
- Somatische Stimulationen (☞ 2.2.1)
- Klar, deutlich und einfach sprechen
- Immer mit den gleichen Worten begrüßen und verabschieden → evtl. mit den Eltern den Wortlaut absprechen und auf einem Zettel notieren, der ans Bett gehängt wird
- In normaler Tonlage sprechen, der Patient ist „bewußtlos", aber nicht taub
- Überlagerung von Geräuschen und mehreren Stimmen im Raum vermeiden, d.h. umsichtig und leise arbeiten, nicht mit mehreren Personen gleichzeitig reden
- Keine Gespräche im Zimmer über den Zustand des Patienten. Trotz ausreichender Analgosedierung können Gesprächsfetzen und andere Geräusche wahrgenommen werden
- Augenpflege (☞ 2.1.4), Mundpflege (☞ 2.1.2) Körperpflege (☞ 2.1).

Atmung

- Kontrollierte, maschinelle Beatmung mit PEEP, um Atelektasen zu vermeiden
- Regelmäßig endotracheal absaugen nach Auskultation bzw. mindestens 1 x pro Schicht
- Vibrationsmassage und Inhalation zur Sekretolyse, da der Patient nicht husten kann
- Kinetische Therapie (Lagerungstherapie), damit möglichst alle Lungenbereiche optimal belüftet und perfundiert werden.

Lagerung

Ziel: Kontrakturen- und Dekubitusprophylaxe und zur Steigerung des Wohlbefindens des Patienten (☞ 2.4).

- 30°-Lagerung
- 90°-Lagerung nach Bobath, zeitlich eng begrenzen: Dekubitusgefahr
- 135°-Lagerung
- Schiefe Ebene
- 5-Kissen-Lagerung.

Ernährung

Die enterale Ernährung scheitert häufig an der Analgosedierung und der damit verbundenen reduzierten Magen-Darm-Peristaltik. Zum Sondieren der Nahrung den Oberkörper hochlagern, um ein Zurücklaufen der Nahrung und Mikroaspirationen zu vermeiden.

Bei parenteraler Ernährung Magen-pH kontrollieren, da sich ein Streßulkus entwickeln kann.

Ausscheidung

Bei beeinträchtigter MDP häufige Lagerungswechsel und Bauchmassage durchführen. Zur Obstipationsprophylaxe leicht verdauliche Nahrung und ggf. Laxantien verabreichen, ggf. Einläufe machen.
Beim relaxierten Patienten einen DK legen, bei kurzer Relaxierung die Blase nur leicht beklopfen.

4.3 Beatmung

4.3.1 Vorbereitung des Respirators

Vor jeder Inbetriebnahme muß das Beatmungsgerät auf seine korrekte Bestükkung bzw. auf seine Funktionstüchtigkeit überprüft werden. Hierzu gibt es teilweise von den jeweiligen Herstellerfirmen individuelle Checklisten. Generell müssen aber alle Geräte auf folgende Ausstattung und Funktion geprüft werden.

Ausstattung

- Schlauchsystem vollständig?
- Größe des Schlauchsystems beachten, da die Systeme ein unterschiedliches kompressibles Volumen aufweisen, z. B. beim Servo 300: Bis 15 kg KG kleine Schlauchsysteme verwenden, ab 15 kg KG große Schlauchsysteme
- Schlauchsystem passend für Beatmungsform? → z. B. kurze, starre Schläuche für HFOV
- Soll der Respirator mit Inhalationsoption verwendet werden?
- Ist das Befeuchtersystem vollständig und funktionstüchtig?

Funktion

- Wird der maximale Spitzendruck aufgebaut? Stimmt der eingestellte Spitzendruck mit dem gemessenen überein?
- Ist das Schlauchsystem dicht?
  - Test: Lange Inspirationszeit bei druckbegrenzter/druckkontrollierter Beatmung einstellen → gewünschter Spitzendruck muß gehalten werden
- Funktionieren alle Alarmsysteme optisch und akustisch?
- Ist der Messwert der O_2-Konzentration identisch mit der Einstellung? Tolerable Abweichung ± 6 %
- Mechanisches Überdruckventil auf z. B. 30 mbar einstellen.

4.3.2 Beatmung und Beatmungsformen

IMV/IPPV

Bei dieser kontrollierten Beatmungsform verabreicht das Gerät eine festeingestellte Frequenz mit einem begrenzten Druck und einer definierten Inspirationszeit. Der Patient kann spontan in der Exspirationszeit auf PEEP-Niveau atmen, wobei aber keine Synchronisation mit den vom Gerät gelieferten Atemhüben möglich ist (kein Trigger). Die IPPV unterscheidet sich von der IMV-Beatmung nur durch die höhere Frequenz, bei der reflektorisch eine Spontanatmung meist nicht mehr möglich ist.

Pflege

- Einstellung der oberen Druckgrenze kontrollieren. Problem: wenn der Patient bei seinem spontanen Atemzug die Exspiration einleiten möchte, das Gerät jedoch gleichzeitig seinen kontrollierten Hub verabreicht, so kann der Spitzendruck gefährlich ansteigen → Pneumothoraxgefahr
- Ebenso kann es beim Husten des Patient zu gefährlichen Druckanstiegen kommen.

Volumenkontrollierte Beatmung

Bei dieser Beatmungsform verabreicht das Gerät eine garantierte Mindestfrequenz an volumenkontrollierten Atemhüben, während der voreingestellten Inspirationsdauer und voreingestellten Pausenzeit. Das eingestellte Tidalvolumen bleibt immer gleich, der aufgebaute Spitzendruck ist von der Compliance der Lunge abhängig und somit variabel. Zusätzlich kann eine Triggerschwelle eingestellt werden, die es dem Patienten ermöglicht, sich weitere volumenkontrollierte Atemhübe zu holen.

Diese Beatmungsform wird i.d.R. bei lungengesunden Patienten angewendet, z.B. zur postoperativen Nachbeatmung.

Pflege

- Obere Druckgrenze eng einstellen, d.h. ca. 5 mbar über dem Spitzendruck. Bei Verschlechterung der Compliance steigt der Spitzendruck an, ebenso bei Obstruktionen der Lunge/des Tubus/des Schlauchsystems oder beim „air trapping“
- Hyperventilation möglich, da jeder Trigger mit einem Atemhub beantwortet wird → Alarmgrenzen für exspiratorisches Minutenvolumen eng einstellen.

Druckkontrollierte Beatmung

Bei dieser Beatmungsform verabreicht das Gerät eine garantierte Mindestfrequenz an druckkontrollierten Atemhüben. Das eingestellte inspiratorische Druckniveau bleibt immer gleich. Das erforderliche Tidalvolumen ist von der Compliance der Lunge abhängig und somit variabel. Zusätzlich kann eine Triggerschwelle eingestellt werden, die es dem Patienten ermöglicht, sich weitere druckkontrollierte Atemhübe anzufordern. Bei dieser Beatmungsform kann kein AMV eingestellt werden.

Diese Beatmungsform wird vorwiegend bei lungenkranken Patienten eingesetzt, z.B. bei ARDS als „inverse ratio ventilation", aber auch bei Tubusleckagen, die durch die druckkontrollierte Beatmung kompensiert werden. Auch SHT-Patienten, bei denen ein konstantes intrathorakales Druckniveau erwünscht ist, um die Veränderungen des ICP durch einen evtl. schwankenden mittleren Atemwegsdruck so gering wie möglich zu halten, werden häufig druckkontrolliert beatmet.

Pflege

- Um Veränderungen der Lungencompliance frühzeitig zu erfassen, ist die regelmäßige Kontrolle der gemessenen Tidalvolumina bzw. des exsp. MV erforderlich. Enge Alarmeinstellung des exsp. MV
- Besonders bei der Inverse ratio ventilation mit PEEP kann es durch den hohen intrathorakalen Druck zum Abfall des HZV kommen → engmaschig Herz-Kreislauf- sowie Nierenfunktion kontrollieren, häufig ist der Einsatz von Katecholaminen indiziert (☞ 6.9) Beatmungsparameter und ihre klinische Relevanz – Atemzeitverhältnis.

Druckregulierte volumenkontrollierte Beatmung

Bei dieser Beatmungsform verabreicht das Gerät eine garantierte Mindestfrequenz an volumenkontrollierten Atemhüben, die jedoch druck*reguliert* abgegeben werden. D.h. das Gerät macht zunächst einige Testatemhübe, mit denen die Compliance der Lunge gemessen wird. Anhand dieser Messungen wird für das gewünschte Tidalvolumen der niedrigste Druck ermittelt, so daß jeder einzelne Atemhub mit einem vorher ermittelten konstanten Druck verabreicht wird. Bei Änderungen der Compliance paßt sich das Gerät den veränderten Bedingungen an und verändert das Druckniveau automatisch, um immer den niedrigsten erforderlichen insp. Spitzendruck aufzubauen. Bei dieser Beatmungsform ist eine Pausendauer nicht wirksam.
Dieser Beatmungsmodus kann bei allen Patienten, die eine Beatmung benötigen, angewendet werden.

Pflege

- Die obere Druckgrenze muß mind. 5 mbar über dem tatsächlichen Spitzendruck eingestellt werden, da sonst nur geringere Drucke als erforderlich aufgebaut werden können und somit der Patient kein konstantes Tidalvolumen erhält
- Nach jeder Diskonnektion des Beatmungssystems, z.B. beim Absaugen, werden neue Testatemhübe zur Complianceermittlung gestartet. Bei niedriger Beatmungsfrequenz sollte, zum schnelleren Erreichen des eingestellten Tidalvolumens, die manuelle Inspiration mehrmals ausgelöst werden.

SIPPV

Bei dieser kontrollierten Beatmungsform verabreicht das Gerät eine festeingestellte Frequenz mit einem begrenzten Druck und einer definierten Inspirationszeit.
Jeder Atemhub kann synchronisiert verabreicht werden, jeder Trigger des Patienten wird mit einem synchronisierten-kontrollierten Atemhub beantwortet.

Pflege

Es besteht die Gefahr der Hyperventilation, da der Patient mit einer für die Ventilation ausreichen Frequenz beatmet wird, sich aber mit jedem Trigger einen zusätzlichen Hub anfordern kann → CO_2- und AMV-Grenzen sinnvoll einstellen.

SIMV

Bei dieser assistierten Beatmungsform verabreicht das Gerät eine garantierte Mindestfrequenz an kontrollierten Atemhüben (Volumen- oder Druckkontrolliert), die vom Patient angetriggert werden können. Zwischen diesen Atemhüben kann der Patient ohne Unterstützung des Gerätes spontan auf PEEP-Niveau atmen. Das Gerät liefert dafür einen exspiratorischen Basisflow. Egal wie oft der Patient triggert, es werden keine zusätzlichen Atemhübe vom Gerät geliefert. Wenn der Patient in einem SIMV-Zyklus nicht triggert, erhält er den eingestellten SIMV-Hub kontrolliert. Diese Beatmungsform wird zum Entwöhnen des Patienten vom Respirator eingesetzt.

Deshalb sollte bei der SIMV-Beatmung auf die inspiratorische Pausendauer verzichtet werden, da der Patient zu einem physiologischen Atemmuster zurückfinden soll. Eine insp. Pause jedoch nicht physiologisch ist.

Pflege

- Überwachung und Dokumentation der Spontanatmung, um die SIMV-Frequenz schrittweise zu reduzieren
- Auf Erschöpfungszeichen und Atemrhythmus des Patienten achten. CO_2-Grenzen sinnvoll einstellen.

SIMV (VK) und Druckunterstützung

Bei dieser Beatmungsform verabreicht das Gerät eine garantierte Mindestfrequenz an volumenkontrollierten Atemhüben, die vom Patient angetriggert werden können. Zwischen diesen Atemhüben kann der Patient spontan auf PEEP-Niveau atmen, wobei er zu jedem spontanen Atemhub eine Druckunterstützung erhält. Wenn der Patient in einem SIMV-Zyklus nicht triggert, erhält er nur die volumenkontrollierten SIMV-Hübe. Auf die Einstellung einer insp. Pausendauer sollte verzichtet werden, s. SIMV.

Pflege

- Überwachung und Dokumentation der Spontanatmung, um die Druckunterstützung schrittweise zurücknehmen zu können
- Beim Umschalten von kontrollierter auf synchronisierte Beatmung zunächst auf Tachypnoe („Hecheln") und Unruhe des Patienten achten. Ggf. ist anfangs eine Sedierung erforderlich
- Der Patient trainiert v.a. in der Spontanatmungsphase seine Atemmuskulatur → auf Erschöpfungszeichen achten
- Ist keine Druckunterstützung mehr notwendig, kann die SIMV-Frequenz langsam auf 4–6 /Min. reduziert werden → Extubation
- CO_2-Grenzen sinnvoll einstellen.

SIMV (DK) und Druckunterstützung

Bei dieser Beatmungsform verabreicht das Gerät eine garantierte Mindestfrequenz an druckkontrollierten Atemhüben, die vom Patient angetriggert werden können. Zwischen diesen Atemhüben kann der Patient spontan auf PEEP-Niveau atmen, wobei er zu jedem spontanen Atemhub eine Druckunterstützung erhält. Wenn der Patient in einem SIMV-Zyklus nicht triggert, erhält er nur die druckkontrollierten SIMV-Hübe.

Pflege

s. SIMV (VK) + Druckunterstützung

Druckunterstützte Beatmung

Bei der druckunterstützten Beatmung handelt es sich um eine reine Spontanatmungsform. Der Patient atmet auf PEEP-Niveau und erhält bei *jedem* Trigger eine Druckunterstützung. Das damit erreichte Tidalvolumen ist von der Compliance der Lunge abhängig und kann nicht eingestellt werden. Mit zunehmender resp. Aktivität wird die Druckunterstützung langsam reduziert, bis eine reine CPAP-Atmung vorliegt bzw. der Patient extubiert werden kann.

Pflege

- Da keine garantierte Atemfrequenz vorgegeben ist, muß die Atemkapazität des Patienten engmaschig überprüft sowie die untere Alarmgrenze des exsp. MV knapp unter dem erwünschten Mindestvolumen eingestellt werden
- Um rechtzeitig eine Hyperventilation zu erkennen, muß die obere exsp. MV-Alarmgrenze knapp eingestellt werden. CO_2-Grenzen sinnvoll einstellen. I.d.R. ist ein Apnoealarm nach 15 Sek. im Gerät selbst aktiviert und nicht von außen einstellbar.

Volumenunterstützte Beatmung

Bei der volumenunterstützten Beatmungsform handelt es sich ebenfalls um eine Spontanatmung auf PEEP-Niveau, bei der jede Triggerung mit einer Volumenunterstützung beantwortet wird. Hierbei muß das insp. MV/Tidalvolumen eingestellt werden, das jeden spontanen Atemzug des Patienten unterstützt. Der insp. Spitzendruck ist von der Compliance der Lunge abhängig und kann nicht eingestellt, sondern wird nur durch die Einstellung der oberen Druckgrenze begrenzt. Die Volumenunterstützung nach und nach reduzieren, bis eine CPAP-Atmung vorliegt bzw. der Patient extubiert werden kann.

Pflege

- Da keine garantierte Atemfrequenz vorgegeben ist, muß die Atemkapazität des Patienten engmaschig überprüft sowie die untere Alarmgrenze des exsp. MV knapp unter dem vorgewählten insp. MV eingestellt werden
- Um rechtzeitig eine Hyperventilation zu erkennen, muß die obere exsp. MV-Alarmgrenze knapp eingestellt werden. CO_2-Grenzen sinnvoll einstellen. I.d.R. ist ein Apnoealarm nach 15 Sek. im Gerät selbst aktiviert und nicht von außen einstellbar.

CPAP

Bei der „continuous positive airway pressure“-Atmung handelt es sich um eine reine Spontanatmung auf PEEP-Niveau. Es werden PEEP, Flow und FiO_2 eingestellt. Der PEEP bewirkt einen Atelektasenschutz und erhöht die funktionelle Residualkapazität, der Flow stimuliert die Inspiration des Patienten. Somit wird auch die Surfactantausschüttung der belüfteten Alveolen unterstützt. Der CPAP kann entweder über einen endotrachealen oder nasopharyngealen Tubus verabreicht werden. Indikationen für den Einsatz des CPAP sind z.B. die Entwöhnung nach Langzeitbeatmung, ANS 1° bei FG/NG, bei respiratorischer Anpassungsstörung oder nach der Extubation zur Atemunterstützung. Die O_2-Gabe sollte beim nasalen CPAP 40% nicht überschreiten, da bei höherem O_2-Bedarf i.d.R. die Indikation zur Beatmung besteht.

4

Pflege

- ☞ 4.5
- Beim endotrachealen CPAP ist zu bedenken, daß die Totraumventilation v.a. bei FG sehr hoch ist, da die Exspiration ausschließlich über den Tubus erfolgt → Tubus kürzen, CO_2-Grenzen sinnvoll einstellen, auf Erschöpfungszeichen achten.

Hochfrequenzoszillationsbeatmung (HFOV)

Bei der HFOV handelt es sich um eine CPAP-Beatmung mit Oszillationsschwankungen. Das dabei verabreichte Tidalvolumen ist kleiner als das Totraumvolumen, es beträgt ca. 2–2,5 ml/kg KG. Die Frequenz wird in Hertz (Hz) angegeben (1 Hz = 60 Schwingungen/Min.). Während bei der konventionellen Beatmung in der Inspiration hohe Drucke auf die Alveolen einwirken, herrscht bei der HFOV während der In- und Exspirationszeit ein nahezu konstanter Druck in den Alveolen = MAD. Durch den konstanten MAD und die geringen Volumenschwankungen in der In- und Exspiration bleiben die Alveolen offen. Um Druck- und Schwingungsverluste zu vermeiden, müssen die Beatmungsschläuche kurz, starr und glatt sein.

Die HFOV kann mit IMV-Beatmung kombiniert werden z.B. beim Infant Star.

Prinzip

Der Mechanismus der HFOV ist noch nicht sicher geklärt, es existieren unterschiedliche Theorien: Durch Turbulenzen im Bereich der Luftwegsbifurkation kommt es zur Diffusionserhöhung. Eine Änderung des Strömungsgeschwindigkeitsprofils des Gasflusses führt zu einer stärkeren Gasmischung.

Der MAD beeinflußt die Oxygenierung → je mehr Alveolen geöffnet sind desto größer ist der Gasaustausch.

Die Amplitude und Frequenz wirken auf die Ventilation → je höher die Amplitude und niedriger die Frequenz desto größer ist das Tidalvolumen und die CO_2-Elimination.

Indikationen

- ANS, Zwerchfellhernie, PPHN, schwere Pneumonie
- Barotrauma unter konventioneller Beatmung.

Komplikationen

- Lungenemphysem → pO_2 ↓, SaO_2 ↓, pCO_2 ↑, HZV ↓, RR ↓, HF ↑
- Blutdruckabfall.

Pflege

- Vitalparameter kontrollieren: EKG, RR, zentrale und periphere Temperatur, Hautperfusion, Bewußtseinslage
- Auf eine mögliche Spontanatmung des Kindes achten. Gegenpressen vermeiden → evtl. Kind sedieren
- Beatmung überwachen durch CO_2, SaO_2, regelmäßige Blutgasanalysen, sinnvoll eingestellte Alarmgrenzen, seitengleiche leichteThoraxvibration
  Bei Abnahme der Thoraxvibration: Tubusdislokation, Tubusobstruktion ausschließen
- Empfehlenswert ist das endotracheale Absaugen mit dem geschlossenen Absaugsystem. Beim Einsatz der HFOV als Rescue-Therapie, also *nach* konventioneller Beatmung, ist primär eine häufige Trachealtoilette notwendig, da unter der HFOV eine verstärkte Sekretolyse entsteht. Um einen Druckverlust des MAD zu vermeiden, kann der MAD nach ärztlicher Rücksprache vor dem Absaugen um 2–3 mbar erhöht werden. Der Flow des Exspirationsgases wird durch den Einsatz des geschlossenen Absaugsystems nicht wesentlich behindert, d.h. der CO_2 steigt nicht an
- Regelmäßiges Umlagern (Seiten-, Rücken- und Bauchlage) zur besseren Perfusion und Ventilation aller Lungenabschnitte. Die Lagerung wird durch das starre, kurze Schlauchsystem erschwert, bes. im Inkubator. Wenn möglich, den Patienten auf eine offene Wärmeeinheit legen
- Bei hohem MAD genau Flüssigkeit bilanzieren
- Das Kind ist der sehr lauten Geräuschkulisse des Beatmungsgeätes kontinuierlich ausgesetzt. Gezielte akustische und taktile Stimulationen während der Pflegemaßnahmen geben dem Kind konkrete Anregungen. Die Ruhephasen durch Dämpfung der eintönigen Geräuschkulisse, z.B. durch Wattepolster an den Ohren und Mützchen, unterstützen.

Auskultation des Thorax kann nur während der Unterbrechung der HFOV durchgeführt werden, wenn der Patient spontan atmet bzw. manuell mit dem Beatmungsbeutel beatmet wird.

4.3.3 Beatmungsparameter und ihre klinische Relevanz

Die maschinelle Beatmung beinhaltet zahlreiche Risiken für den Patienten. Um Komplikationen rechtzeitig zu erkennen, ist eine kontinuierliche und geschulte Überwachung notwendig. Dies bedeutet die Kenntnis über die einzelnen Beatmungsparameter und ihre Auswirkungen auf den menschlichen Organismus.
Die Oxygenierung wird beeinflußt durch: FiO_2, Inspirationszeit, PEEP und P_{in}.
Die Ventilation ist abhängig von: P_{in}, Beatmungsfrequenz, PEEP, Inspirationszeit und einer ausreichenden Exspirationszeit.

4

Atemzeitverhältnis (I:E)

Das Atemzeitverhältnis wird durch die Einstellung Inspirationszeit (T_{in}) zu Exspirationszeit (T_{ex}) bestimmt. Normalerweise beträgt das I:E Verhältnis 1:2.
Die Länge der Inspirationszeit wird bestimmt durch Alter (FG/NG 0,3–0,5 Sek., KK ≥ 0,5 Sek.), Erkrankung und Beatmungsmuster. Die Inspirationszeit muß so gewählt werden, daß dem Patienten das benötigte Tidalvolumen verabreicht werden kann, um eine ausreichende Oxygenierung zu gewährleisten. Die Inspirationszeit kann maximal 80% des Atemzyklus betragen, die restlichen 20% werden zur Exspiration benötigt, s. IRV.

Längere Inspirationszeit ≅ MAD ↑ ≅ insp. Tidalvolumen ↑ → Gefahr für Barotraumen ↑

In der Exspirationsphase soll eine vollständige Ausatmung gewährleistet werden. Wird das Atemzeitverhältnis zwischen I:E umgekehrt (von 1:1 bis maximal 4:1), kann eine verbesserte Oxygenierung bei schweren Lungenschäden z. B. ARDS erreicht werden. Dieses Beatmungsmuster wird als Inverse ratio ventilation (IRV) bezeichnet. Wegen der erheblichen Beeinträchtigung der Herz-Kreislauffunktion bedarf sie einer strengen Indikationsstellung. Oft sind hierbei Katecholamine zur Kreislaufunterstützung notwendig.
Durch starke Verkürzung der Exspirationszeit kann es zu einer unvollständigen Ausatmung, mit stufenweisem Anstieg des endexspiratorischen Druckes kommen = „air trapping" Phänomen → Kreislaufbelastung ↑ durch Behinderung des venösen Rückstromes (☞ PEEP).

Überblähte Lunge langsam über einige Herzaktionen entblähen. Plötzliches Entblähen → massiver Abfall des intrathorakalen Druckes und des pulmonalen Gefäßwiderstandes → ↓ Vorlast des linken Ventrikels → Blutdruckabfall.

Inspiratorischer Spitzendruck (P_{in})

Der inspiratorische Spitzendruck ist abhängig vom Inspirationsflow, von der Resistance und der Compliance der Lunge. Der Druckanstieg ist umso steiler, je größer der Inspirationsflow und je kleiner die Compliance ist.
Bei druckbegrenzter oder druckkontrollierter Beatmung kann nur der eingestellte Beatmungsdruck vom Gerät aufgebaut werden. Das von den pulmonalen Widerständen abhängige Tidalvolumen ist daher variabel. Volumengesteuerte Beatmungsformen verabreichen ein konstantes Tidalvolumen. Complianceveränderungen führen zu Änderungen des inspiratorischen Spitzendruckes.

Positiv endexspiratorischer Druck (PEEP)

Der Atemwegsdruck sinkt am Ende der Exspiration nicht auf Null ab, sondern wird auf einem positiven Druckniveau gehalten.

Angestrebte PEEP-Einstellung = Best-PEEP → maximale Gewebsoxygenierung bei geringstem FiO_2

Wirkungen des PEEP

- Erhöhung der funktionellen Residualkapazität
- Reduktion des intrapulmonalen Rechts-Links-Shuntes → Erhöhung des pO_2
- Eröffnung der Atelektasen und Vermeidung eines Alveolenkollapses
- Vermindertes HZV durch

 - Stauung des venösen Rückstromes → ZVD ↑
 - Erhöhten pulmonalen Gefäßwiderstand → PAP ↑
 - Verminderten myokardialen Blutfluß, Verlagerung des Intraventrikularseptums
 - Neurale und humorale Depression des linken Ventrikels
- Verminderter zerebraler Perfusionsdruck durch erhöhten intrakraniellen Druck und vermindertes HZV
- Veränderter renaler Blutfluß, Wasserretention → als Kompensationsmechanismus des Körpers, um den verminderten venösen Rückstrom zum Herzen auszugleichen
- Reduzierter intestinaler und hepatischer Blutfluß
- Überblähung der gesunden Alveolen und Erhöhung des physiologischen Totraumes
- Erhöhte Gefahr eines Barotraumas: Pneumothorax, -mediastinum, -perikard, Hautemphysem.

Inspiratorische Sauerstoffkonzentration (FiO_2)

Der FiO_2 muß so hoch sein, daß ein normaler Sauerstoffpartialdruck erreicht werden kann (☞ 3.14.3).

Wirkungen des FiO_2

- Reduktion des pulmonalen Gefäßwiderstandes bei $pO_2 \geq 90$ mm Hg
- Pulmonale Sauerstofftoxizität bei Konzentrationen ≥ 50 %. Es kommt zu Lungenveränderungen mit Verdickung der Alveolarmembranen, interstitielles und interaalveoläres Ödem, Atelektasen
- Frühgeborenenretinopathie.

Mittlerer Atemwegsdruck (MAD)

Der MAD berechnet sich aus PEEP, Inspirationszeit, P_{in}, Druckplateau und Exspirationszeit und wirkt auf den pO_2.
Ein hoher MAD reduziert das HZV und damit die Sauerstofftransportkapazität.

Pflege

Monitoring

- EKG und RR engmaschig überwachen. Durch den erhöhten intrathorakalen Druck können das HZV und der RR sinken → kompensatorisch ↑ HF
- Ggf. Katecholaminperfusoren kontrollieren
- Bei hohen PEEP, hohen insp. Spitzendrücken und langer Inspirationszeit auf Stauungszeichen der oberen Körperhälfte achten → Bewußtseinslage und Pupillen regelmäßig kontrollieren
- ZVD kontrollieren

  💡 ZVD immer in der Exspirationsphase messen und zusammen mit MAD notieren. Während der Exspirationsphase herrscht der niedrigste intrathorakale Druck. MAD-Veränderungen beeinflussen die ZVD-Höhe
- Zentrale und peripher Temperatur feststellen, Hautperfusion beurteilen.

4

Atmung

- Ventilation und Oxygenierung über SaO_2, pO_2 und pCO_2 kontrollieren, nach regelmäßigen Blutgasanalysen Alarmgrenzen nachregulieren
- Bei PEEP-Beatmung ≥ 5 cm H_2O geschlossenes Absaugsystem verwenden
- Regelmäßig Lunge auskultieren, auf gleichmäßige Belüftung und Atemgeräusche achten
- Ggf. Sekretmobilisation durch Inhalation von Mukolytika und Sekretolytika über das Beatmungssystem
- Auf Spontanatmung des Patienten achten

💡 Gegenhusten und -pressen muß vermieden werden, da eine hohe Pneumothoraxgefahr besteht → Patienten sedieren und ggf. relaxieren.

Ausscheidung

Genau Flüssigkeit bilanzieren, ggf. Blasendauerkatheter legen.

Lagerung

Regelmäßig Patienten umlagern, um ein gutes Perfusions- und Ventilationsverhältnis in allen Lungenabschnitten zu erreichen.

4.3.4 Überwachung des Beatmungsgerätes

- Alarmgrenzen am Beatmungsgerät einstellen und regelmäßig kontrollieren
- Auf Sterilität im Umgang mit dem Schlauchsystem achten, System steril zusammenbauen, so wenig wie möglich diskonnektieren, bei nötiger Diskonnektion Ansätze steril ablegen
- Auf Funktionsfähigkeit der Befeuchtung achten: Ist der Befeuchter warm? Beatmungsschläuche und Bakterienfilter regelmäßig nach internem Standard wechseln
- Anfallendes Kondenswasser häufig entleeren. Feuchtigkeit im Beatmungssystem bietet für Keime ein optimales Wachstumsmilieu! Schlauchsysteme mit integrierter Schlauchheizung bevorzugen, damit kein Kondenswasser anfällt. Kondenswasser nicht auf den Boden entleeren!
- Beatmungsschläuche vor Zug und Diskonnektion sichern.

Blähen der Lunge

Die manuelle oder maschinelle Inspiration erfolgt möglichst synchron zur Inspiration des Patienten. Zu starkes, rasches Blähen führt zur Hyperventilation und vermindert evtl. den Atemantrieb des Patienten. Bei fehlender Spontanatmung wird die Beatmungsfrequenz altersentsprechend eingestellt.

Indikationen

- Schlechte Belastbarkeit während und nach der Trachealtoilette
- Reanimation (☞ 12)
- Plötzliche respiratorische Verschlechterung

- Pulmonalhypertensive Krisen (☞ 6.6.6)
- Spontanatmung über den Tubus

Maschinelles Blähen der Lunge

Das maschinelle Blähen der Lunge dem manuellen vorziehen. Die Betätigung der Taste „manuelle Inspiration“ am Beatmungsgerät löst einen Atemhub aus. Dieser ist dabei durch die eingestellten Beatmungsparameter wie z.B. Pin, PEEP, FiO_2 oder Inspirationsdauer genau definiert. Unkontrolliertes Blähen kann besonders bei Frühgeborenen zu einem Pneumothorax (☞ 5.3.9) führen.

Manuelles Blähen der Lunge

Zum manuellen Blähen der Lunge nur einen Beatmungsbeutel mit Überdruckventil und PEEP-Aufsatz verwenden. Bei Sauerstoffbedarf Beatmungsbeutel über einen Sauerstoffschlauch mit dem O_2-Wandanschluß verbinden. Der O_2-Bedarf richtet sich nach der SaO_2.

4.3.5 Maskenbeatmung

Die Maskenbeatmung ist eine künstliche Beatmung mit Hilfe einer Beatmungsmaske und eines Beatmungsbeutels.

Indikationen

- Zum Präoxigenieren vor einer Intubation
- Manuelles Überblähen der Lunge bei Frühgeborenen zur Atemerleichterung
- Plötzlicher Atemstillstand.

Material

- Funktionstüchtige Absaugvorrichtung
- Unsterile Handschuhe und Absaugkatheter
- Stethoskop
- Beatmungsbeutel und -maske der Größe des Kindes entsprechend, O_2-Flowmeter mit Sauerstoffschlauch
- Lagerungshilfsmittel
- Medikamente lt. Anordnung des Arztes.

Durchführung

- Ggf. Patienten altersgerecht informieren
- EKG, SaO_2, evtl. $tcpCO_2$, $tcpO_2$ und RR überwachen, Systolenton laut stellen
- Magen absaugen
  - Wird der Magen beim Beatmen versehentlich mit Luft gefüllt, kommt es zum Reflux von Mageninhalt. Zur Aspirationsprophylaxe den Magen vor jeder Maskenbeatmung, bzw. auch währenddessen absaugen
- Evtl. sedierende und relaxierende Medikamente verabreichen (Arzt), Patient in „Schnüffelposition“ lagern (☞ 4.1)
- Maskenbeatmung durch den Arzt

- FG zur Atemerleichterung und Atelektasenprophylaxe ggf. nach jedem Absaugvorgang 3–5 x überblähen
- Thoraxexkursionen auskultieren und beobachten zur Effektivitätskontrolle der Beatmung, regelmäßig die Überwachungsparameter ansagen.

Komplikationen

- Beatmung des Magens
- Aspiration
- Pneumothorax (☞ 5.3.9)
- Insuffiziente Beatmung.

4.4 Entwöhnung vom Respirator

4.4.1 Extubation

Die Extubation des Patienten immer planen und gut vorbereiten. Für die Extubation einen günstigen Zeitpunkt wählen, d.h. nicht unmittelbar vor dem Schichtwechsel, nicht in der größten Streßphase und auch nicht unbedingt nachts, wenn außer dem diesthabenden Arzt kein weiterer Arzt erreichbar ist, der im Falle einer notwendigen Reintubation helfen könnte.
Die Extubation wird von einer erfahrenen Intensivschwester oder einem Arzt durchgeführt.

Voraussetzungen für die Extubation des Patienten sind:

- Geringer Beatmungsbedarf, d.h. $FiO_2 \leq 40\%$, niedrige Frequenz und Pin, assistierte Beatmungsform mit ausreichendem Spontanatmungsanteil
- Patient ist beim endotrachealen Absaugen gut belastbar, hustet beim Absaugen oder spontan
- Patient ist neurologisch unauffällig, bzw. wach
- Stabile Hämodynamik, kein Fieber
- Guter Ernährungszustand des Patienten.

Komplikationen

- Aspiration (☞ 5.3.7)→ Patient war nicht nüchtern/nicht abgesaugt
- Atelektase → Tubus während der Exspiration gezogen
- Schleimhaut- oder Trachealverletzungen durch nicht entblockten Cuff
- Kehlkopfschwellung → inspiratorischer Stridor → Atemnot, Zyanose
- Apnoe, Bradykardie → tritt besonders häufig bei FG auf.

Vorbereitung des Patienten

- Altersentsprechend informieren
- 4–6 Std. vorher nüchtern lassen → Infusionsmenge erhöhen
- Oberkörper 45° hochlagern, Kopf leicht reklinieren
- FG evtl. auf den Bauch legen → Hängebauchlage oder BL auf einem Steg (☞ 2.4)
- Transkapnode rechtzeitig vorher kleben
- Streß vermeiden, d.h. keine „große Versorgungsrunde" starten
- Magensonde tief und offen hängen, ggf. Mageninhalt aspirieren
- Kurz vor der Extubation endotracheal, im NRR und den Magen absaugen.

Vorbereitung des Materials

- Absauganlage prüfen, Absaugkatheter bereithalten
- Ambubeutel und Maske
- Reintubationsbesteck und Medikamente im Zimmer kontrollieren
- Ggf. Nasentropfen und Cortisonspray
- Ggf. O_2-Vernebler oder O_2-Nasensonde
- Ggf. Inhaliersystem mit Inhalationsmedikamenten vorbereiten

  Nach Langzeitbeatmung, bei bekannter Tracheomalazie, bei BPD, bei zuvor schwieriger Intubation sowie häufig bei Patientn mit Trisomie 21 muß mit Stridor bzw. Obstruktion gerechnet werden
- Monitoring kontrollieren: Systolenton lautstellen, SaO_2 und CO_2 überwachen.

Durchführung der Extubation

- Tubuspflaster mit Alkohol oder mit Pflasterlöser befeuchten, dann vorsichtig entfernen
- Ggf. Cuff entblocken
- Mit dem Ambubeutel über den noch liegenden Tubus 2–3 Atemhübe zum Blähen und Oxygenieren der Lunge verabreichen, dann *während* der *Inspiration* den Tubus „herausblasen"
- Sofort über das Nasenloch Sekret absaugen, in dem der Tubus lag, da oft gerade dahinter ein Schleimpfropf sitzt
- NRR absaugen, evtl. die Rachenhinterwand reizen, um Hustenreflex auszulösen, dabei jedoch den Patienten nicht zu sehr belasten
- Ggf. Nasentropfen und Cortisonspray verabreichen
- Ggf. Kaltluftvernebler für 30 Min. installieren, O_2-Gabe nach Bedarf.

4.4.2 Pflege und Überwachung nach der Extubation

In der ersten Viertelstunde darf der Patient nicht unbeobachtet bleiben, auch danach sind weiterhin engmaschige Kontrollen nötig.

- Atmung hinsichtlich Frequenz, Einziehungen, Nasenflügeln und Atemgeräuschen wie z.B. Stridor kontrollieren
- Atemerleichternde Lagerungen durchführen (☞ 2.4)
- Vitalparameter überwachen: EKG, SaO_2, CO_2, Temperatur (periphere Tempe-

ratur sinkt bei großer Anstrengung/Streß des Patienten, FG kühlen bei großer Belastung schnell aus, Fieber erhöht den O_2-Bedarf)
- Bewußtseinslage kontrollieren → Eintrübung bei insuffizienter Atmung durch CO_2-Narkose möglich
- Hautkolorit beobachten → Zyanotisches Munddreieck? Generalisiert Zyanose? Blässe? Marmorierte Haut? Kaltschweißigkeit bei Hyperkapnie?
- Nach ca. 30 Min. BGA durchführen und Alarmgrenzen des Monitorings anpassen
  - **Symptome bei Hyperkapnie:** vermehrte Hautdurchblutung – Kaltschweißigkeit – Somnolenz – Koma durch CO_2-Narkose – arterielle Vasodilatation → ICP-Anstieg – venöse Vasokonstriktion – Herzrhythmusstörungen – Azidose – Hyperkaliämie
  - **Symptome bei Hypokapnie:** verminderte Hautdurchblutung – Blässe – Somnolenz – Koma – evtl. „Pfötchenstellung" – arterielle Vasokonstriktion, v. a. zerebral → Hirnperfusion ↓ – venöse Vasodilatation → HZV ↓, RR ↓ – Herzrhythmusstörungen – Alkalose – Hypokaliämie
- Sorgfältige Physiotherapie ist sehr wichtig, um
  - Sekret zu mobilisieren
  - Atelektasen vorzubeugen
  - Erschöpfung des Patienten zu vermeiden, der bei starker Sekretion „zulaufen" kann
- Mund- und Nasenpflege, ggf. Anfeuchten der Atemluft über Vernebler notwendig
- Ist der Patient respiratorisch stabil, kann nach 6 Std. wieder mit der enteralen Ernährung begonnen werden → ggf. Infusion reduzieren
- Dokumentation.

Kriterien zur Reintubation

- Wenn der CO_2-Wert über das tolerable Maß steigt, d. h. der Patient entwickelt eine resp. Azidose ohne Aussicht auf schnelle Erholung bzw. wenn der hohe CO_2-Wert andere Probleme verursacht, z. B. Eintrübung des Patienten
- Patient erschöpft sich: maximaler Einsatz der Atemhilfsmuskulatur, Einziehungen, Nasenflügeln, Mundbodenatmung, steigender O_2-Bedarf, abfallende Temperatur zentral/peripher
- Evtl. massiver insp./exsp. Stridor, der sich nach Inhalation nicht bessert und zur Atemnot führt
- Exzessive Sekretbildung → Obstruktion, die zur Erschöpfung des Patienten und zur Hyperkapnie führt
- Atelektase
- Sinkendes HZV → anfangs kompensatorische Tachykardie, RR↓, periphere Temperatur ↓.

4.5 Pflege und Überwachung bei nasalem CPAP

Der CPAP ist eine assistierte Spontanatmungsform des Patienten (☞ 4.3.2). Der CPAP kann über einen endotrachealen und über einen nasopharyngealen Tubus verabreicht werden.

Beim „nasalen CPAP" wird zunächst die passende Tubusgröße ausgewählt, d.h. bei zuvor intubierten Patienten nimmt man die gleiche Größe oder ½ Größe kleiner, ansonsten etwa die Größe des kleinen Fingers. Dann wird die Distanz Ohrläppchen – Nasenspitze minus 1 cm abgemessen und der Tubus bis zu dieser Länge über ein Nasenloch eingeführt. Alternativ kann die korrekte Tubusposition erreicht werden, indem der Arzt den Larynx mit einem Laryngoskop einstellt und den Tubus unter Sicht bis oberhalb des Kehlkopfes vorschiebt. Die ermittelte Tubusmarke wird dokumentiert. Anschließend wird der Tubus an das CPAP-System angeschlossen. I.d.R. wird der nasale CPAP mit 4l/Min. Flow, 4 mbar PEEP und bedarfsorientierter O_2-Einstellung verabreicht.

Komplikationen

- Durch den PEEP kann die Exspiration behindert werden, was eine CO_2-Akkumulation mit Entwicklung einer respiratorischen Azidose, vermindertem AMV, reduziertem venösen Rückstrom, Herzinsuffizienz und neurologischer Eintrübung durch CO_2-Narkose zur Folge hat → PEEP ↓
- Extraalveoläre Gasansammmlungen wie Emphysem, Pneumomediastinum, Pneumothorax, Pneumoperikard
- Tubusobstruktion durch ungenügend abgesaugtes Sekret
- Überblähung des MDT durch hohen Flow → CPAP bei V.a. NEC kontraindiziert
- Schleimhautverbrennung, -austrocknung bei zu hoher Heizungstemperatur/Flow.

Pflege

Monitoring

- EKG, Atmung, SaO_2, CO_2, Temperatur, Bewußtseinslage und Aussehen überwachen
- Da der Patient gegen den PEEP ausatmet bzw. über diese „Schwelle", kann eine CO_2-Akkumulation bis hin zur CO_2-Narkose entstehen → ggf. PEEP reduzieren
- Um den PEEP-Verlust über den Mund zu reduzieren, muß der Mund geschlossen sein, dies kann man z.B. durch die Gabe eines Schnullers erreichen, ggf. muß der Flow zur Kompensation erhöht werden
- Durch den hohen Flow trocknen die Schleimhäute stärker aus → Bepanthen®-Nasenspülungen durchführen, häufige Mund- und Nasenpflege, auf gute Befeuchtung des Atemgases achten

- Die Ausatmung erfolgt beim nasalen CPAP i.d.R. über den Mund und nicht über den Tubus → deshalb muß der Tubus nicht gekürzt werden.

Atmung

- Bei der Physiotherapie/Versorgungsrunde ist darauf zu achten,
  - ob der Patient spontan oder nach Stimulation hustet
  - ob er Stimme hat
  - wie die Belastbarkeit ist → Bradykardie oder SaO_2-Abfall nach Tubusentfernung?
  - wie das Sekret beschaffen ist
  - wie hoch der O_2-Bedarf ohne Tubus bzw. bei Belastung ist
  - wie sich das Atemmuster, das Hautkolorit und die periphere Temperatur ändern
- Bei FG/NG im Inkubator die gleiche O_2-Konzentration wie am CPAP einstellen, um beim Ziehen des nasalen Tubus durch den Patienten selbst bzw. bei den Versorgungsrunden durch die Pflegekraft SaO_2-Abfälle zu vermeiden
- Sehr instabile, kraftlose Patienten, die nicht husten können bzw. eine sehr oberflächliche (Hechel-)Atmung zeigen, nach der Vibration/dem Absaugen mit Ambubeutel und Maske 2–3 x überblähen, um Atelektasen vorzubeugen, die Residualkapazität zu erhöhen und somit wieder eine Reserve bis zur nächsten Versorgung aufzubauen
- Beim nasalen CPAP kann über den liegenden Tubus abgesaugt werden, allerdings darf der Tubus nie angespült werden → Aspirationsgefahr.

Lagerung

Da aufgrund des hohen Flows im Rachen häufig Blähungen entstehen, wird der Patient vorwiegend auf dem Bauch gelagert, evtl. in leichter Oberkörperhochlage. Hierdurch wird das Zwerchfell entlastet und die Atmung erleichtert.

Ernährung

V.a. bei „nasalem" CPAP kommt es durch den kontinuierlichen Gasfluß schnell zur Überblähung des Magens bzw. auch zu Ernährungsstörungen.

- Magensonde hoch und offen hängen → Aspirationsprophylaxe
- Evtl. Anzahl der Mahlzeiten erhöhen, um die Einzelportionen zu reduzieren
- Regelmäßig Bauch massieren.

4.6 Tracheotomie

Indikationen

- Notfallmaßnahme bei Verlegung der Atemwege, z.B. durch Fremdkörper oder Ödeme
- Erschwerte oder nicht mögliche endotracheale Intubation bei mechanischen

Hindernissen wie Tumoren, Stenosen oder traumatischen Hindernissen wie Kehlkopfverletzungen
- Langzeitbeatmung.

Trachealkanülen

Trachealkanülen gibt es in unterschiedlichen Materialien und in unterschiedlichen Größen. Sie sind mit und ohne Cuff, mit einem High Volume-low Pressure Cuff (Abb. 4.7) oder als Sprechkanüle erhältlich.

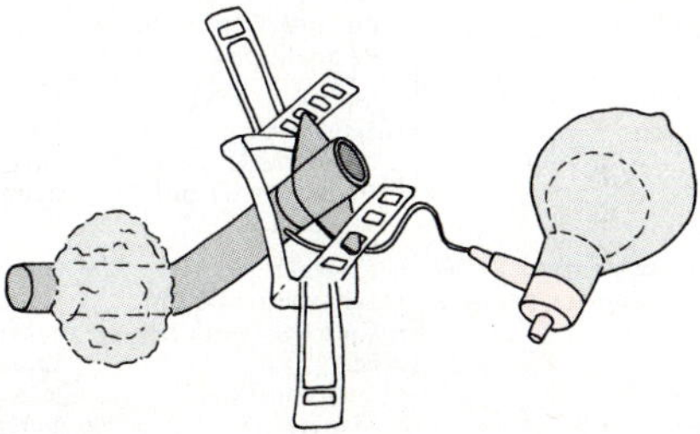

Abb. 4.7: Trachealkanüle mit high volume-low pressure Cuff [A 300-157]

Unterschiede bei den Trachealkanülen

	Indikation	Vorteile	Nachteile
Silberkanüle	• Infizierte Stomata • Ältere Patienten • TU-Patienten als Platzhalter oder bei Blutungsgefahr	• Sterilisierbar • Lange Tragedauer über Monate bis Jahre • Mit Sprecheinsatz	• Starr, schwer • Prädistiniert für Ulkus und Granulome
Tracoe-Kanüle	• Langzeittracheotomierte • TU-Patienten als Platzhalter	• Weich, besteht aus PVC • Individuelle Anpassung • Tragedauer bis zu einem Jahr	• Empfindliches Material • Sehr gute Pflege wichtig
Mediplast-Kanüle	• Beatmete Patienten • Sauerstoffabhängige Patienten	• Material PVC-frei • Sprechkanüle • Kanüle und Adapter einzeln erhältlich • Tragedauer 6–12 Monate	Sprechventil sitzt sehr fest, die Gefahr der Sekretverlegung besteht
Tracheoflex-Kanüle	• Beatmete Patienten • Kurzzeittracheotomierte • Ersttracheotomie	• Weich • Material aus PVC • Mit Drahtskelett • Mit Niederdruckcuff • Tragedauer bis zu 3 Monaten	Absaugschwierigkeiten wegen 90° Winkel

4

	Indikation	Vorteile	Nachteile
Tracheoflex-Kurzkanüle	Sprechkanüle für Kurzzeittracheotomierte	• Leichte Handhabung • Leichte Pflege • Vielfältige Ausstattung wie Adapter für künstliche Nase, Hustenkappe und Plastikmembrane	
Optimiert Kinderkanüle	Besonders für Sgl. geeignet	• Material aus PVC • Keine Drahtspirale • Adapteransatz steht vor • Als Sprechkanüle mit Perforation einsetzbar	
Resinyl-Kanüle	Bougieren von Tracheostomas	• Material aus PVC • Sehr weich • Sehr variable Größen • Tragedauer bis zu 3 Monaten	• Sehr dickwandig • Absaugschwierigkeiten durch starke Biegung
Silikon-Kanüle	Laryngektomierte Patienten mit Provox-Prothese	• Sprechkanüle • Sehr weich und kurz • Gute Hautverträglichkeit • Tragedauer 6–12 Monate	• Patient muß beim Sprechen Kanüle zuhalten • Sprechventil nicht einsetzbar • Gute Fixierung nötig
Shiley-Kanüle			• Sehr starr • Starke Biegung • Ulkusgefahr
Portex-Kanüle		In sehr kleinen Größen erhältlich	

Durchführung

Die Anlage des Tracheostomas erfolgt in Intubationsnarkose. Dabei wird die Luftröhrenvorderwand eröffnet, bei Kindern gespalten und bei Erwachsenen exzisiert, um die Kanüle einzuführen. Bei der **Koniotomie** wird zwischen Schild- und Ringknorpel eröffnet. Sie wird hauptsächlich in Ausnahmefällen notfallmäßig angewendet. Es kann noch zwischen der **oberen**, **mittleren** und **unteren Tracheotomie** unterschieden werden.

Pflege

Postoperative Übernahme

Patientenplatz vorbereiten

- Monitoring → EKG, RR, SaO_2, $ETCO_2$ und ggf. $tcpCO_2$, $tcpO_2$
- Beatmungsgerät vom Arzt auf Funktionstüchtigkeit überprüft, einsatzbereite Absaugvorrichtung mit passenden Absaugkathetern, Beatmungsbeutel, -maske und O_2-Flowmeter mit Sauerstoffschlauch
- Alle Materialien zur Trachealtoilette, Metalline-Schlitzkompressen, sterile Kompressen, Spritzen und NaCl 0,9 %

- Trachealkanülen, eine Nummer größer, kleiner und in gleicher Größe, Tubus in gleicher Größe
- Weiches Haltebändchen zum Fixieren der Kanüle z. B. TG-Schlauchverband, Schere
- Röntgen-Platte.

Postoperative Versorgung

- Beatmung und Monitoring anschließen
- Für ausreichende Analgesie sorgen
- Tracheostoma inspizieren, auf Nachblutungen oder Schwellung achten
- Trachealtoilette (☞ 4.2.1)
- Röntgen-Thorax zur genauen Lagebestimmung der Kanüle
- Dokumentation von Kanülengröße und Marke.

Tracheostomapflege

Material

- Alle Materialien zur Trachealtoilette (☞ 4.2.1)
- Lagerungshilfsmittel
- Metalline-Schlitzkompressen, sterile Kompressen, Spritzen und NaCl 0,9 %
- Weiches Haltebändchen
- Sterile Handschuhe
- Schere.

Durchführung (Abb. 4.9)

Die Tracheostomapflege sollte in der Regel 1 x täglich im Anschluß an die GKW erfolgen. Bei Bedarf z. B. bei sehr starker Sekretproduktion wird sie häufiger nötig, um ein trockenes, sauberes Stoma zu erhalten.

- Patienten altersgerecht informieren, Monitoring kontrollieren, evtl. Systolenton laut stellen, endotracheal absaugen
- Bei sehr lebhaften, unruhigen Patienten Hilfsperson zuziehen, um ein versehentliches Herausrutschen der Kanüle zu vermeiden
- Lagerungshilfsmittel unter Schulterblätter positionieren, damit der Kopf überstreckt ist und der Hals gut zugänglich ist
- Alle Verpackungen öffnen, Kompressen mit NaCl 0,9 % befeuchten
- Alten Tracheostoma-Verband entfernen, sterile Reinigung mit den befeuchteten Kompressen, mit trockenen Kompressen Stoma abtrocknen, Beurteilung des Tracheostomas auf Rötung, Infektion, Druckulzerationen und Lagekontrolle der Kanüle, Metalline und Haltebändchen anbringen

💡 Das Bändchen muß sicheren Halt für die Kanüle gewährleisten. Um Druckstellen, Hautläsionen und gestaute Jugularvenen zu vermeiden, nicht zu eng anlegen. Tip: ein Finger der Pflegekraft muß noch zwischen Bändchen und Hals passen

💡 Um ein versehentliches Lockern des Bändchens zu verhindern, dieses immer vorne verknoten (Druckstellen vermeiden) und möglichst auf dem Flansch (flügelförmige Haltevorrichtung an der Kanüle) positionieren

- Stomabeurteilung genau dokumentieren.

Komplikationen
- Nachblutungen bei frisch angelegtem Stoma
- Infektionen des Tracheostomas als auch der Lunge
- Verletzungen durch unvorsichtiges Arbeiten
- Kanülenfehllage (Abb. 4.8), z.B. subkutan → Hautemphysem
- Druckulzera, Granulome
- Tracheoösophagealfistel.

4

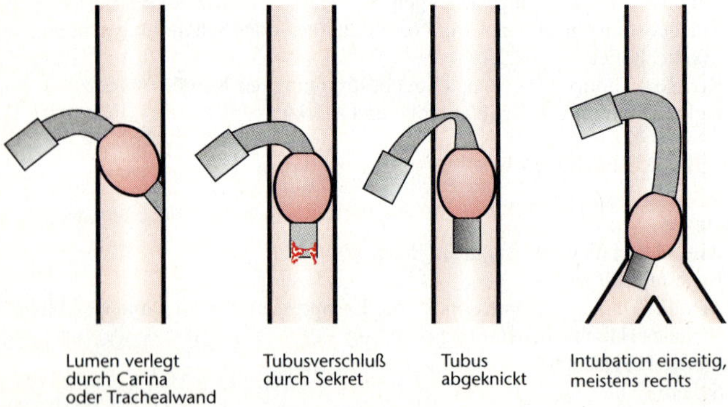

Abb. 4.8: Fehllage des Trachealtubus [A 300-157]

Kanülenwechsel

Die Trachealkanülen müssen in regelmäßigen Zeitabständen laut Angaben des Herstellers gewechselt werden, da die Materialien nur begrenzte Zeit voll einsatzbereit sind.
Eine Kanülenfehllage, defektes Material oder eine Kanülenobstruktion machen den Kanülenwechsel ebenso erforderlich.

Vorbereitung des Patienten
- Monitoring überprüfen → EKG, RR, SaO_2, $ETCO_2$ oder $tcpCO_2$, $tcpO_2$
- Systolenton laut stellen
- Altersentsprechend informieren
- Auskultation beider Lungenflügel, ggf. Trachealtoilette durchführen, NRR absaugen
- Lagerungshilfsmittel unter die Schulterblätter positionieren, damit der Kopf überstreckt und der Hals gut zugänglich ist
- Bei unruhigen Patienten zum Fixieren Hilfsperson zuziehen, evtl. Eltern.

Material (Abb. 4.9)

- Alle Materialien zur Trachealtoilette (☞ 4.2.1)
- Schere
- Neue Kanüle
- Metalline-Schlitzkompresse
- Weiches Haltebändchen.

Durchführung

- Patienten endotracheal und NRR absaugen
- Alle Verpackungen steril öffnen, Cuff der neuen Kanüle auf Funktion überprüfen, evtl. Marke einstellen, neue Kanüle ggf. mit Olivenöl aus der Apotheke gleitfähig machen
- Alten Tracheostoma-Verband entfernen, alte Kanüle entblocken, Kanüle und Beatmungsgerät diskonnektieren, Kanüle entfernen, neue Kanüle zügig und vorsichtig einführen, Beatmungsgerät konnektieren

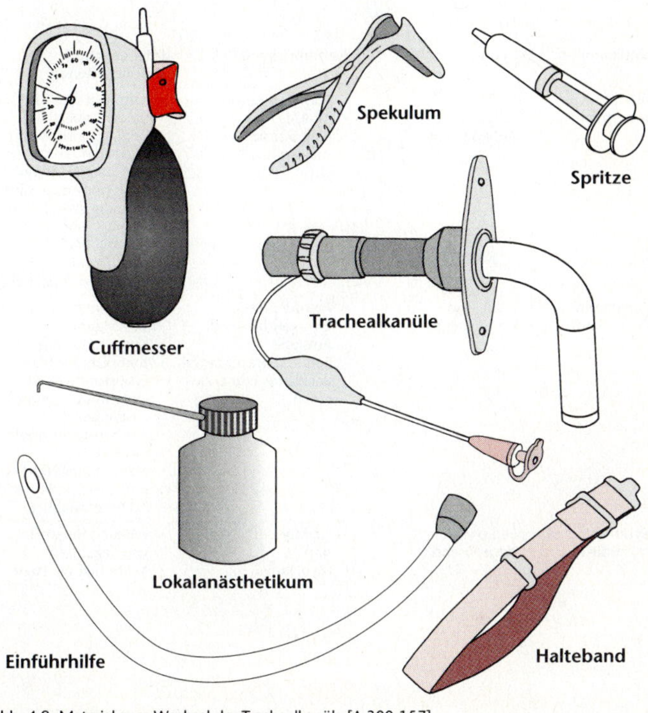

Abb. 4.9: Material zum Wechsel der Trachealkanüle [A 300-157]

- Zum leichteren Einführen die Kanüle quer zur Trachea ansetzen und mit einer 90° Drehung einführen
- Kanüle blocken, erneut endotracheal absaugen, Überwachungsparameter kontrollieren
- Tracheostomapflege durchführen (☞ Tracheostomapflege), Kanüle auf richtige Lage kontrollieren
- Dokumentation.

Komplikationen

Kanülenfehllage, SaO_2-Abfall mit Bradykardie, Verletzungen durch unvorsichtiges Arbeiten.

4

4.7 Medikamente

Medikament	Wirkung	Nebenwirkung	Pflegerische Besonderheiten
Valium® Diazepam	• Sedierend • Angstlösend • Antikonvulsiv	• Atemdepression • RR-Abfall • Bradykardie • Ataxien	• Schmerzhafte i. m. und i. v.-Injektion • Wirkung innerhalb von Minuten • Evtl. paradoxe Wirkung mit Angst- und Erregungszuständen • Kumulationsgefahr • Nur mit NaCl 0,9 % oder 5 und 10%iger Glukose kompatibel
Dormicum® Midazolam	• Sedierend • Angstlösend	• Atemdepression • Geringer RR-Abfall • Amnesie • Evtl. zerebrale Krampfanfälle bei Frühgeborenen	• Wirkung innerhalb von Minuten • Kurze Halbwertszeit • Kumulationsgefahr • Evtl. paradoxe Wirkung mit Erregungszuständen • Kann rektal instilliert werden • Nur mit NaCl 0,9 % und Glukose 5 oder 10 % kompatibel
Hypnomidate® Etomidate	• Sedierend • Angstlösend	• Geringe Atemdepression • Myoklonien	• Wirkung innerhalb von Sekunden • Kurze Halbwertszeit

Medikament	Wirkung	Nebenwirkung	Pflegerische Besonderheiten
Norcuron® Vecuronium	• Relaxation der quergestreiften Muskulatur • Nichtdepolarisierendes Muskelrelaxans		• Wirkung innerhalb von Sekunden • Vor Licht schützen • Norcuron aufgelöst vor Licht schützen und innerhalb von 12 h verwenden • Nur kompatibel mit NaCl 0,9 %, Glukose 5 % oder Ringerlösung
Lysthenon® Succinylcholin	☞ 4.2.2		
Atropin®	• Vagusblockade → Herzfrequenz steigt • Drüsensekretion im NRR und den Bronchien wird gehemmt • Relaxierung der Bronchialmuskulatur	• Peristaltik im MDT wird gehemmt • Körpertemperatur steigt durch die Hemmung der Schweißdrüsensekretion → „Atropin-Fieber" • Weite, lichtstarre Pupillen und Sehstörungen • Evtl. Erregungszustände, Unruhe	
α-Chymotrase® Alpha-Chymotrypsin	• Bronchialsekret verflüssigen durch Inhalation • Lockern von Schleimansammlungen, verflüssigen von Blutgerinnseln und fibrinösem Exsudat durch intrabronchiale Installation • Antiphlogistisch	Evtl. anaphylaktische Reaktion	

Pflege bei respiratorischen Erkrankungen

5

Anja Messall

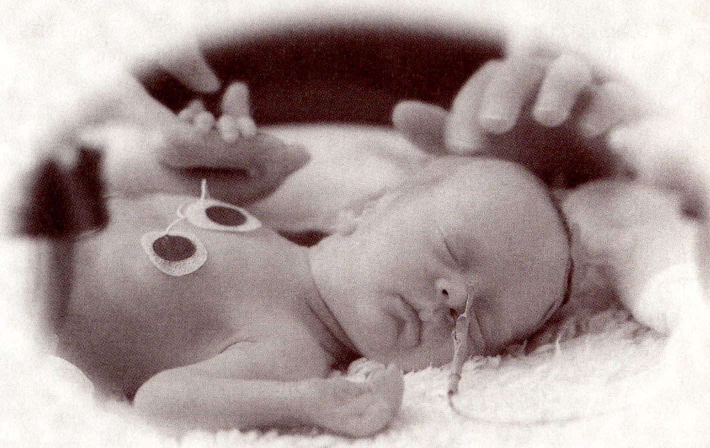

5.1 Neonatale Lungenerkrankungen

5.1.1 Idiopathic respiratory distress syndrome (IRDS)/Atemnotsyndrom (ANS)

Beim IRDS besteht ein primärer Surfactantmangel (☞ 5.1.7). Vom IRDS sind aus diesem Grund vorwiegend Frühgeborene < 35. SSW betroffen.

Symptome

- Tachydyspnoe, Nasenflügeln, exspiratorisches Stöhnen
- Evtl. Zyanose
- Kreislaufinstabilität
- Hyperkapnie, Hypoxie
- Abgeschwächtes Atemgeräusch.

5

Komplikationen

- Bronchopulmonale Dysplasie (☞ 5.1.6)
- Ductus arteriosus Botalli (☞ 5.2.2)
- Nekrotisierende Enterokolitis (☞ 9.6)
- Pneumothorax (☞ 5.3.9)
- Hirnblutung (☞ 7.2).

Pflege

Grundsatz: Minimal handling but not minimal care!

Monitoring

- EKG-und RR überwachen → bei Kreislaufinstabilität RR invasiv messen
- Kontinuierlich SaO_2, pO_2 und pCO_2 messen
- Regelmäßige Blutgasanalysen, angestrebte Werte:
  - pH ≥ 7,30
  - SaO_2 88–96%
  - paO_2 40–70 mmHg
  - $paCO_2$ 35–45 mmHg

💡 Eine Hyperkapnie führt zur respiratorischen Azidose, welche die Surfactantbildung hemmt.

- Temperatur kontrollieren → Hypo- und Hyperthermie steigern den O_2-Verbrauch
- Medikamentenperfusoren überwachen, z.B. positiv inotrope Medikamente (☞ 6.9).

Atmung

- In den ersten 24 Std. wird kaum Sekret produziert, deshalb nur bei Bedarf NRR absaugen, Notwendigkeit genau überprüfen, keine Physiotherapie durchführen → bedeutet vermeidbaren Streß für den Patienten

- Pflege im Doppelwandinkubator mit der Möglichkeit der O_2-Zufuhr
- Einsatz eines Nasen-CPAP in der Frühphase des IRDS (☞ 5.1.1)
- Bei unzureichender Spontanatmung und pCO_2-Anstieg → Intubation und Beatmung
- Surfactantverabreichung (☞ 5.1.7)
- Evtl. HFOV (☞ 4.3.2)
- Notwendigkeit der Trachealtoilette immer neu prüfen → Auskultation, rascher pCO_2-Anstieg
- Vor dem Absaugvorgang präoxygenieren → Vorsicht: Hyperoxie.

Lagerung

- Atemerleichternd: vorwiegend Bauchlagerung auf einem Steg, Hängebauchlagerung (☞ 2.4)
- Regelmäßig Lagerung wechseln, um das Ventilations-/Perfusionsverhältnis zu verbessern.

Ernährung

- Nasen-CPAP kann zum geblähten Abdomen und zu Verdauungsstörungen führen → Magensonde hoch und offen hängen
- Ein geblähtes Abdomen führt außerdem zum Zwerchfellhochstand und beeinträchtigt somit die Atmung
  - Darmmobilisation zum Entblähen durch Bauchmassage, warme Leibwickel, Darmrohr und Einläufe
- Bei schlechtem Allgemeinzustand vorsichtiger Nahrungsaufbau
- Treten Bauchprobleme auf, Nahrung frühzeitig absetzen
- Flüssigkeitsrestriktion.

Ausscheidung

Flüssigkeit genau bilanzieren.

5.1.2 Mekoniumaspiration

Die Mekoniumaspiration tritt gehäuft bei übertragenen NG auf. Eine Asphyxie ist Auslöser für den intrauterinen Abgang von Mekonium, das mit den ersten Atemzügen aspiriert werden kann. Als Folge der Bronchialobstruktion durch Mekonium können Atelektasen, Emphyseme und eine „sterile" chemische Pneumonitis entstehen.

Symptome

- Auffallend ist der Abgang von grünem, mekoniumhaltigem Fruchtwasser.
- Das Kind ist mit Mekonium verschmiert. Finger- und Zehennägel, Haut und Nabelschnur sind gelblich-grün gefärbt
- Atemdepression, Tachdyspnoe, Stöhnen
- Blässe und Zyanose
- Bradykardie, Hypotonie.

Komplikationen

- Pneumothorax → Aufgrund der Mekoniumobstruktion kann es zu überblähten Lungenbezirken kommen, die das Auftreten eines Pneumothorax begünstigen (☞ 5.3.9)
- PPHN (☞ 5.2.1)
- Hypoxisch-Ischämische Encephalopathie
- Nekrotisierende Enterokolitis (☞ 9.6)
- Disseminierte intravasale Gerinnung (☞ 10.2)

Kreißsaal

Reanimationseinheit vorbereiten

- Auf ausreichende Wärmezufuhr achten, warme Tücher bereithalten
- Mehrere 2 ml Spritzen mit angewärmtem NaCl 0,9 %
- Dicklumige Absaugkatheter.

Kind versorgen

- Mekonium vor dem 1. Atemzug aus dem Rachen und Magen entfernen, um eine Aspiration zu verhindern
- Maskenbeatmung und atemstimulierende Maßnahmen unbedingt vermeiden
- Rachenraum und Kehlkopf werden mit dem Laryngoskop eingestellt
- Mekonium sichtbar
  - Trachea mit dicklumigem Absaugkatheter absaugen, da der Tubus nur für dünne Absaugkatheter durchgängig ist
  - Anschließend Intubation und gründliche Bronchiallavage, bis klare Spülflüssigkeit abzusaugen ist → Vorsicht: zu häufiges Absaugen kann Surfactant auswaschen
- Kein Mekonium sichtbar: keine Intubation erforderlich
- Bei extremer Bradykardie Kreislaufstabilisierung → Intubation, Beatmung, Suprareningabe (☞ 6.9)
- Alle Vorgänge zügig durchführen.

Pflege

Monitoring

- EKG und RR überwachen, wegen drohender Brady-/Tachykardie aufgrund eines Hypoxieschadens → möglichst invasiven Blutdruck messen
- Ggf. ZVD messen (☞ 3.14.7)
- Katecholaminzufuhr überwachen (☞ 6.9)
- Der pCO_2 wird zur Prophylaxe einer PPHN zwischen 30–35 mmHg und der pH-Wert des Blutes im alkalischen Bereich gehalten, soweit dies bei schwerer Lungenschädigung mit vertretbaren Beatmungsparametern möglich ist
- SaO_2 an rechter Hand und Fuß messen, um eine PPHN frühzeitig zu erkennen, pCO_2-Anstieg und SaO_2-Abfall können auf eine beginnende PPHN hinweisen

- Neurologische Beurteilung, da durch die Asphyxie evtl. neurologische Auffälligkeiten mit Krampfanfällen auftreten können
- Regelmäßig Temperatur überwachen, angestrebt wird eine Normothermie
- Abdomen gut beobachten, da es durch die meist schlechte Kreislaufsituation zur NEC kommen kann (☞ 9.6)

Atmung

- Folgendes Beatmungsmuster anstreben → P_{in} ↓, AF ↑, PEEP zwischen 2–4 mbar, FiO_2 anfangs bei 1,0
- Ggf. ist der Einsatz der Hochfrequenzoszillation nötig (☞ 4.3.2)
- Regelmäßige, gründliche Trachealtoilette mit unterstützender Vibrationsmassage (☞ 2.2.2) durchführen → evtl. noch vorhandene Mekoniumpartikel werden dabei entfernt
- Vor der Trachealtoilette präoxygenieren evtl. hyperventilieren
- Bei der Trachealtoilette (☞ 4.2.1) ist mit verminderter Belastbarkeit zu rechnen, ggf. zu zweit absaugen
  Streß erhöht den O_2-Verbrauch → ggf. zusätzlich sedieren und analgesieren
- Zum schonenden Absaugen und zum PEEP-Erhalt ist die Verwendung eines Trach-Care® von Vorteil (☞ 4.2.1)
- Extubation bei guter Spontanatmung und unauffälligen respiratorischen Parametern.

Lagerung

Drainagelagerungen und atemunterstützende Lagerungen durchführen → Kreislauf beachten.

Ausscheidung

Flüssigkeit genau bilanzieren und ggf. Blasendauerkatheter legen.

Ernährung

- Magenablaufsonde legen
- Bei stabilem Kreislaufverhältnis und unauffälligem Abdomen frühzeitig mit Nahrung beginnen.

5.1.3 „Wet-lung-syndrome"

Beim „Wet-lung-Syndrom" ist die Resorption der fetalen intrapulmonalen Flüssigkeit verzögert. Dies führt zu einer vorübergehenden pulmonalen Anpassungsstörung.
Risikofaktoren sind überhöhte Flüssigkeitszufuhr bei der Mutter, Sectio caesarea, sehr kurze Austreibungsperiode und eine Asphyxie des Kindes.

Symptome

- Tachydyspnoe, Stöhnen
- SO_2-Abfälle mit daraus resultierendem O_2-Bedarf
- Erhöhter pCO_2.

Pflege

Monitoring

- Pflege im Doppelwandinkubator mit der Möglichkeit der O_2-Zufuhr
- SO_2, pCO_2 und pO_2 überwachen.

Atmung

Ggf. erfolgt eine O_2-Zufuhr über den Inkubator, O_2-Vernebler oder über eine O_2-Nasensonde oder -brille.

Lagerung

Atemunterstützende Lagerung und Drainagelagerungen durchführen.

5

Ausscheidung

Flüssigkeit genau bilanzieren.

5.1.4 Neonatale Pneumonie mit RS-Viren

Der Respiratory-syncytial-Virus (RSV) wird aerogen und durch Schmierinfektion mit der Tränenflüssigkeit und dem Nasen-Rachen-Sekret übertragen. Beim Erwachsenen verläuft die Erkrankung als banaler Infekt ab, bei Frühgeborenen und Säuglingen kann sie jedoch lebensbedrohlich werden.
Es kommt zu einer entzündlichen Schwellung und zur Schädigung des Bronchialepithels in deren Verlauf sich Nekrosen bilden können. Folge ist eine Atemwegsobstruktion mit einem erhöhtem Atemwegswiderstand. Atelektatische und überblähte Lungenbezirke liegen dicht nebeneinander.

Symptome

- Tachydyspnoe, Husten, Schnupfen, Apnoeanfälle, Giemen
- Fieber
- Nahrungsverweigerung oder Trinkschwäche
- Evtl. pCO_2-Anstieg und SaO_2-Schwankungen.

Pflege

Der Patient wird isoliert und mit Kittel gepflegt.

Monitoring

- EKG überwachen, wegen möglicher Bradykardien infolge einer Apnoe
- Kontinuierlich SaO_2, pO_2 und pCO_2 messen
- Regelmäßige Blutgasanalysen
- Atemmuster hinsichtlich Frequenz, Tiefe und Rhythmus beobachten
- Temperatur kontrollieren
- Medikamentengabe z.B. $ß_2$-Mimetika, Steroide und Virazole®–Inhalation überwachen.

Atmung

- O_2-Gabe und Atemluft mit einem Warmluftvernebler anfeuchten
- Regelmäßige Vibrationsmassage und Absaugen des NRR
- Inhalation mit einem Mukolytikum, z. B. Tacholiquin®, Mucosolvan®, um das Sekret zu verflüssigen (☞ 5.3.10)
- Evtl. Nasen-CPAP, um die Atemarbeit zu erleichtern (☞ 4.3.2)
- Schwere Ateminsuffizienz erfordert Intubation und Beatmung
- Evtl. Inhalation mit Virazole®.

Lagerung

Drainagelagerungen und atemerleichternde Lagerungen durchführen (☞ 2.4).

Ernährung

- Vermehrte Atemarbeit erfordert ein erhöhtes Kalorienangebot
- Flüssigkeitsverlust über die Lunge beachten, ggf. zusätzlich Flüssigkeit anbieten oder zuführen
- Die Nahrung sollte ausschließlich sondiert werden, da die Dyspnoe die orale Nahrungsaufnahme erschwert und Aspirationsgefahr besteht
- Magensonde erschwert zusätzlich die Atmung, da FG und Sgl. bis zum 5. Lebensmonat über die Nase atmen, Magensonde bei jeder Nahrungsgabe erneut oral legen oder ggf. parenteral ernähren.

Ausscheidung

Flüssigkeit genau bilanzieren.

Virazole®-Inhalation

Die Virazole®-Therapie ist eine Therapiemöglichkeit bei RSV-Pneumonie. Die Wirksamkeit ist noch nicht ausreichend in Studien nachgewiesen.

- Virazole® (Wirkstoff: Ribavirin) verhindert, daß sich die Viren vermehren
- Einsatz vorzugsweise bei Patienten mit Herzfehlern, BPD, ehemalige FG, Immundefekten, respiratorischer Insuffizienz und Beatmung
- Pflegepersonal muß sich mit einer Laser-Chirurgie-Maske schützen, diese filtert Virazole®-Partikel ≥ 1 µm zu 99 % aus der Atemluft
- Patient sollte ausschließlich von nichtschwangerem Personal betreut werden, da Virazole® teratogen wirken kann
- Maximale Arbeitsplatzkonzentration bei einer 8 Std. Schicht 1360 µg/m³.

Verabreichung

- Inhalativ mit einem Small Particle Aerosol Generator (SPAG)
- Durchschnittliche Partikelgröße beträgt 1–2 µm
- Bei spontanatmenden Patienten erfolgt die Inhalation über eine O_2-Maske, bei beatmeten Patienten über ein T-Stück im Inspirationskanal
  - In den Exspirationsschenkel muß ein Aerosolfilter eingebaut werden, um das Beatmungsgerät vor Virazole®-Niederschlägen zu schützen. Der Wechsel des Filters muß alle 5–9 Std. erfolgen

- Vernebler 5 Min. vor den Pflegemaßnahmen ausstellen, um die Virazole®-Konzentration in der Luft zu verringern
- Anwendungsdauer 3–5 Tage.

Nebenwirkungen

Beim Patienten:

- Anaphylaktischer Schock
- Pneumonie, Pneumothorax (☞ 5.3.8 und 5.3.9)
- Erhöhte Digitalistoxizität.

Beim Personal:

- Schleimhautreizungen
- Kontaktlinsentrübung
- Übelkeit, Kopfschmerzen.

5.1.5 Zwerchfellhernie

Das Zwerchfell entwickelt sich aus 3 Anlagen, die von vorn, hinten und seitlich vorwachsen. Bei einer Entwicklungshemmung können Teile des Dünn- und Dickdarmes, der Leber und der Milz in den Thorax gelangen. Die Entwicklung der betroffenen Lungenhälfte wird dadurch beeinträchtigt und das Herz auf die Gegenseite verdrängt. Der Zwerchfelldefekt befindet sich zu ~ 90% links, ~ 10% rechts und 1–2% beidseitig.

Bei der Zwerchfellhernie treten intestinale Begleitfehlbildungen gehäuft auf. Eine Malrotation des Darmes ist immer vorhanden.

Symptome

Die Ausprägung der Symptome hängt von dem Ausmaß der in den Thorax verlagerten Organe und von dem entwickelten funktionstüchtigen Lungengewebe ab.

- Bei ausgeprägtem Befund akuter Verfall mit Zyanose und Bradykardie nach der Geburt
- Zyanose, Tachydyspnoe
- Tachydyspnoe ist konstant und verschlimmert sich, wenn das Kind schreit oder später die Nahrung trinkt
- Die Herztöne sind bei linksseitiger Hernie auf der rechten und die Darmgeräusche auf der linken Thoraxseite zu hören
- Aufgrund der fehlenden Darmanteile im Bauchraum ist das Abdomen kahnförmig eingefallen.

Komplikationen

PPHN ☞ 5.2.1

Kreißsaal

In der Regel ist die Zwerchfellhernie durch einen präpartalen Ultraschallbefund bereits bekannt, so daß sich das Reanimationsteam auf eine entsprechende Erstversorgung vorbereiten kann.

Reanimationseinheit vorbereiten

- Auf optimale Wärmezufuhr achten
- Zusätzliche eine dicklumige Magensonde bereitlegen.

Erstversorgung

- Bei Ateminsuffizienz sofort intubieren
- Keine Maskenbeatmung, da dabei der Magen-Darm-Trakt aufgebläht wird
- Herz und Lunge werden dadurch zur Gegenseite verdrängt und komprimiert → Entwicklung eines Low cardiac output möglich
- Magenablaufsonde zur Dekompression des Magens legen und Inhalt aspirieren
- Beim Transport Patienten auf die betroffene Lungenseite mit 30° erhöhtem Oberkörper lagern, um eine optimale Belüftung der gesunden Lunge zu erzielen.

Präoperative Pflege

Erst wenn sich das Kind in einem stabilen Zustand befindet, wird es der Operation zugeführt.

Monitoring

- EKG, RR und ZVD überwachen → nach Möglichkeit invasiven Blutdruck
- pO_2, pCO_2 und SaO_2 kontinuierlich messen
- Zur Prophylaxe einer PPHN wird der pCO_2 zwischen 30–35 mmHg und der pH-Wert des Blutes im alkalischen Bereich gehalten, soweit dies mit vertretbaren Beatmungsparametern möglich ist
- Messung von SaO_2 an rechter Hand und Fuß zur frühzeitigen Erkennung einer beginnenden PPHN, der angestrebte SaO_2-Wert liegt zwischen 92–98 % → eine Hypoxämie unbedingt vermeiden
- Rapider SaO_2-Abfall, pCO_2-Anstieg und Bradykardie lassen an einen Pneumothorax denken
- Regelmäßige Blutgasanalysen
- Katecholaminzufuhr und Volumengaben überwachen (☞ 6.9)
- Auf Schmerzzeichen achten, ggf. analgesieren (☞ 3.13.3).

Atmung

- Beatmungsmuster: P_{in} ↓ < 30 mbar, AF ↑, PEEP 2 mbar
- Ggf. ist der Einsatz der Hochfrequenzoszillation nötig (☞ 4.3.2)
- Gründliche Trachealtoilette, um pCO_2-Anstieg durch Sekretverlegung zu vermeiden

💡 Erhöhte pCO_2-Werte führen zur respiratorischen Azidose. Eine PPHN wird begünstigt

- Vorher präoxygenieren, d.h. $SaO_2 \geq 95\,\%$ und ggf. analgosedieren
- Bei der Trachealtoilette ist mit verminderter Belastbarkeit zu rechnen, ggf. zu zweit absaugen
- Der Einsatz eines Trach-Care® ermöglicht ein schonendes Absaugen (☞ 4.2.1).

Lagerung

- Patienten um 30° mit dem Oberkörper hochlagern
- Dekubitusprophylaxe wegen der Immobilität und evtl. schlechten Kreislaufverhältnissen durchführen. (☞ 2.3.1).

Ernährung

- Die Magenablaufsonde beibehalten und regelmäßig auf Durchgängigkeit prüfen
- Patienten ausschließlich parenteral ernähren.

Ausscheidung

- Einläufe zur Darmreinigung durchführen → dadurch wird das Volumen der in den Thorax verlagerten Darmschlingen reduziert
- Flüssigkeit genau bilanzieren
- Verluste über die Magenablaufsonde ersetzen.

Postoperative Pflege

Monitoring

- pO_2, pCO_2 überwachen, SaO_2 weiterhin an rechter Hand und Fuß messen
- Anfangs noch pCO_2-Werte zwischen 30–35 mmHg und den Blut-pH im alkalischen Bereich halten.
- Abdomen regelmäßig hinsichtlich Umfang, Bauchdeckenspannung, Perfusion, Hautkolorit, Venenzeichnung, Darmgeräuschen und Schmerzempfindlichkeit beurteilen.
- Analgesie muß ausreichend sein, sollte aber die Magen-Darm-Peristaltik so wenig wie möglich beeinträchtigen.

💡 Periphere Hypothermie, Tachykardie, Blutdruckanstieg und weite Pupillen können auf Schmerzen hinweisen (☞ 3.13.7).

Atmung

- Meist lange Beatmungszeit durch Lungenhypoplasie
- Zusätzlich wird die Beatmung durch den Zwerchfellhochstand erschwert → Zwerchfellhochstand entsteht durch die Zurückverlagerung der Darm-, Leber- und Milzanteile in den Abdominalraum
- Postoperativ nach Möglichkeit das Beatmungsmuster beibehalten
- Ggf. mit einer HFOV beginnen (☞ 4.3.2)
- Gründliche Trachealtoilette durchführen → bei pCO_2-Anstieg oder um ihn zu vermeiden
- Unter ausreichender Analgesie kann mit einer vorsichtigen Vibrationsmassage begonnen werden, um das Sekret zu lockern

💡 Ein erhöhter pCO_2 wird toleriert, so lange der pH kompensiert wird.

- Die auf der Seite der Lungenhypoplasie liegende Pleuradrainage maximal an einen Sog von 2 cmH_2O anschließen, um eine Mediastinalverschiebung und einen Pneumothorax der hypoplastischen Lunge zu vermeiden.

Lagerung

- Oberkörper 30° hochlagern
- Seitlicher Lagerungswechsel zur Atelektasen- und Pneumonieprophylaxe
- Beine im Hüftgelenk gebeugt lagern, um die Bauchdeckenspannung zu reduzieren.

Ernährung

- Magenablaufsonde beibehalten und regelmäßig auf ihre Durchgängigkeit prüfen
- Geht die Menge des Magensekretes zurück und setzt der Patient Stuhl ab, in Absprache mit dem Operateur den Nahrungsaufbau beginnen
- Zu Beginn Nahrungszufuhr 1–2stdl. mit Tee oder Glukose 5 %.

Ausscheidung

- Flüssigkeit mit Hilfe des liegenden Blasendauerkatheters genau bilanzieren
- Magen-Darm-Peristaltik anregen
  - Regelmäßiger seitlicher Lagerungswechsel
  - Anus dehnen
  - Auf Anordnung des Arztes Einläufe durchführen
- Menge und Aussehen des Pleurasekretes genau dokumentieren und bilanzieren.

Wundversorgung

- Operationswunde trocken und steril verbinden
- Erster Verbandwechsel erfolgt bei Bedarf, spätestens aber nach 24 Std.
- Drainageneintrittstelle regelmäßig beurteilen.

5.1.6 Bronchopulmonale Dysplasie (BPD)

Die bronchopulmonale Dysplasie (BPD) ist eine chronische Lungenerkrankung, die hauptsächlich bei beatmeten Frühgeborenen auftritt.
In der Frühphase besteht ein interstitielles und intraalveoläres Ödem. Die Alveolen sind mit eiweißreichem Exsudat gefüllt, welches sich organisiert und durch fibröses Gewebe ersetzt wird. Es zeigt sich weiterhin eine unspezifische Bronchiolitis mit fortschreitender peribronchiolärer und interstitieller Fibrose. Im Endstadium sind die Alveolen wabenförmig umgebaut, und es kann zu einer pulmonalen Hypertonie mit folgender Rechtsherzinsuffizienz kommen → Cor pulmonale (☞ 5.3.3).
BPD = O_2-Abhängigkeit ≥ 28 Tage und ≥ 35.SSW
Risikofaktoren sind Unreife, Atemnotsyndrom, Beatmung mit hohen Inspirationsdrücken und hohen O_2-Konzentrationen, persistierender Ductus arteriosus botalli, Pneumothorax und Pneumonie.

Symptome

- Patienten sind chronisch hyperkapnisch
- Atemmuster → Tachydyspnoe, Rasselgeräusche, Anfälle von Bronchospasmus und daraus resultierenden O_2-Sättigungsschwankungen

- Pulmonale Infekte, rezidivierende obstruktive Bronchitiden und asthmaartige Zustände treten gehäuft auf und können über Jahre anhalten
- Statomotorische Entwicklung und Wachstum beeinträchtigt → Patienten sind meist kleinwüchsig.

Komplikationen

Cor pulmonale (☞ 5.3.3), langdauernde Respiratorabhängigkeit.

Pflege

Monitoring

- SaO_2 überwachen
- RR- und EKG überwachen, bei Rechtsherzinsuffizienz → Gefahr von Bradykardie und Hypotonie

Die Rechtsherzinsuffizienz ist chronisch. (☞ 6.2.1)

- Atemmuster hinsichtlich Frequenz, Tiefe und Atemnotzeichen beobachten
- Kontrolle der regelmäßigen Medikamentengabe von z.B. Digitalis, Sekretolytika, Theophyllin.

Atmung

- Atemgymnastik durch Mithilfe einer Krankengymnastin, vorwiegend exspirationsfördernde Übungen → Kontaktatmen
- Vibrationsmassage, um das Sekret zu lockern
- Sekretolytische Medikamente verabreichen, z.B. Mucosolvan® (☞ 5.3.10)
- Ggf. O_2-Zufuhr über Nasensonde, Vernebler oder Brille

Kinder mit BPD und chronischer Hyperkapnie steuern ihre Atmung hauptsächlich über die O_2-Rezeptoren. Aus diesem Grund eine übermäßige Zufuhr von reinem Sauerstoff, z.B. bei einem Bronchospasmus mit SaO_2-Abfall, vermeiden. Die O_2-Rezeptoren melden „volle Sättigung“, so daß die Atmung eingestellt wird

- Bei Atemwegsobstruktion mit Bronchodilatatoren, z.B. Atrovent®, Sultanol®, und Steroiden, z.B. Pulmicort®, Sanasthmyl®, inhalieren (☞ 5.3.10).

Lagerung

- Atemerleichternd und -unterstützend lagern, Oberkörper leicht erhöht
- Zur besseren Sekretelimination aus den Alveolen Drainagelagerungen anwenden.

Ernährung

Hochkalorische Nahrungszufuhr, da ein erhöhter Energiebedarf durch die Atemarbeit besteht.

- Flüssigkeitsreduktion, damit sich in der Lunge keine Ödeme bilden
- Erschwertes Atmen erfordert für lange Zeit das Ernähren über eine Sonde
- Evtl. PEG-Anlage (☞ 3.9.2), um das Ernährungstraining zu erleichtern und zur besseren Mobilität des Patienten
- Bei oraler Flüssigkeitszufuhr besteht Aspirationsgefahr

- Häufiges orales Absaugen erschwert das spätere Ernähren, Notwendigkeit immer neu prüfen (☞ 4.2.1)
- Eß- und Schlucktraining durchführen.

Ausscheidung

- Flüssigkeitsbilanz → ausgeglichene oder leichte Minusbilanz anstreben
- Hohen Flüssigkeitsverlust über die Lunge beachten
- Die Ausscheidung wird in den meisten Fällen medikamentös, z.B. mit Lasix®, Aldactone®, unterstützt. Ziel: Vermindern des interstitiellen und intraalveolären Ödems (☞ 5.3.6)
- Stuhlausscheidung anregen → Obstipation, durch Flüssigkeitsreduktion, häufig
  - Bauchmassage
  - Evtl. Anus dehnen
  - Laktosezusatz in der Nahrung.

Entlassung

Die bronchopulmonale Dysplasie ist eine sehr langwierige Erkrankung, die vom Pflegepersonal in hohem Maße Einfühlungsvermögen und Geduld erfordert. Wichtig ist es, die Eltern frühzeitig in die Pflege einzubeziehen und anzuweisen, um ihnen das Annehmen der Krankheit, den Umgang mit ihrem Kind und eventuellen Notsituationen zu erleichtern.
Da die Eltern häufig nach der Entlassung ihres Kindes auch zu Hause die O_2-Therapie, die Vibration und das Absaugen, evtl. sogar über Trachealkanüle, fortführen müssen, ist ein umfangreiches Training bereits in der Klinik erforderlich.
Sozialdienste, die die Beschaffung der benötigten Geräte und den „Kampf um die Gelder" übernehmen, müssen frühzeitig eingeschaltet werden.

5.1.7 Surfactanttherapie

Surfactant wird ab der 24. SSW in den Typ-II-Pneumozyten gebildet. Es setzt die Oberflächenspannung der Alveolen herab und verhindert somit in der Exspiration einen Alveolenkollaps. Besteht ein Surfactantmangel, werden die Lungencompliance und die funktionellen Residualkapazität vermindert. Dies setzt die Lungenbelüftung herab und Atelektasen können entstehen.
Ein Surfactantmangel kann primär durch Unreife und Frühgeburtlichkeit, sekundär durch Hypoxie, Hypothermie, Azidose, Infektion, Beatmung und Schock (ARDS) enstehen.
In diesen Fällen ist die exogene Zufuhr von Surfactant möglich. Man unterscheidet natürlich und künstlich hergestellte Surfactantpräparate:

- Natürlich: Curosurf® (aus Schweinelungen), Alveofact®, Survanta® (aus Rinderlungen)
- Künstlich: Exosurf.

Die Anwendung von Surfactant kann prophylaktisch oder therapeutisch bei IRDS erfolgen (☞ 5.1.1). Bei ARDS (☞ 5.3.5) ist die Surfactantgabe möglich, aber es gibt noch keine ausreichenden Erfahrungen.

Komplikationen

Tubusobstruktion, gesteigerte Hirndurchblutung durch raschen pCO_2-Anstieg.

Materialien

- Tubus, ggf. mit Bypasskanal, der später zur Trachealtoilette genutzt werden kann
- Körperwarmes Surfactant
- Präparat nicht schütteln, nur schwenken, da es sonst zur Schaumbildung kommt, was das Aufziehen in der Spritze erschwert und zu einer ungenauen Dosis führt
- Sterile Aufziehkanüle
- 2–4 sterile Spritzen entsprechend der zu verabreichenden Menge und des Präparates
- Surfactant unter sterilen Bedingungen aufziehen
- Wenn kein Bypass-Tubus verwendet wird, 2–4 sterile Magensonden entsprechend dem Tubusinnendurchmesser bereitlegen
- Dem Tubus des Patienten identischen Tubus zum Abmessen der Magensonden bereitlegen
- Sterile Schere.

5

Surfactant verabreichen

Material

- In jede Spritze zusätzlich Luft aufziehen, um später eine vollständige Entleerung der Magensonden zu erzielen
- Mit Meßtubus Länge von Konnektor zur Tubusspitze messen und Magensonden auf diese Länge kürzen, die Magensonde darf nicht über das Tubusende hinausragen
- Tipp: Wenn der Tubus des Patienten gekürzt wurde, den Meßtubus an der gleichen Stelle kürzen
- Spritzen mit den Magensonden konnektieren und griffbereit auf dem sterilen Tisch anordnen.

Patient

- Die korrekte Tubuslage muß vorher mit Rö-Thorax kontrolliert werden, um eine evtl. Substitution des Surfactantpräparates in nur eine Lungenseite zu vermeiden
- Patienten ca.15 Min. vor der Surfactantgabe endotracheal und im NRR absaugen, damit er ausreichend Erholungszeit hat
- Beatmungsparameter dokumentieren
- Das Surfactantpräparat wird von 1 Arzt und mind. 1 Pflegekraft verabreicht
- Diskonnektion vom Beatmungsgerät
- Magensonde steril bis zum Anschlag im Konus einführen und Surfactant rasch instillieren
  - Tipp: Magensonde fest in Richtung Konus drücken, um eine Diskonnektion zu vermeiden

- An Beatmung anschließen
- Kind 30–60 Sek. in jeweiliger Seitenlage halten, dann bei fraktionierter Gabe nächste Instillation vornehmen.

Monitoring

- EKG und RR überwachen
- Nach der Surfactantgabe kann es zum RR-Abfall kommen. Ausgelöst wird dies durch den Abfall des Lungengefäßwiderstandes und einem dadurch resultierendem Links-Rechts-Shunt über den persistierenden Duktus arteriosus Botalli
- SaO_2, pO_2 und pCO_2 kontinuierlich messen, eine Blutgasanalyse muß die gute Korrelation der transkutanen Werte sichern.

Atmung

Wenn sich nach der Surfactantgabe die respiratorischen Parameter verbessern, die Beatmung reduzieren: FiO_2 → Frequenz → Pin → PEEP. In der Regel kann der O_2 drastisch reduziert werden.

Das endotracheale Absaugen sollte nach Möglichkeit nicht vor dem Ablauf von 6 Std., spätestens aber nach 12–24 Std. erfolgen. Bei der Auskultation darf man sich nicht von Rasselgeräuschen täuschen lassen!

- Rapider SaO_2-Abfall, pO_2-Abfall und pCO_2-Anstieg können auf eine Tubusobstruktion hinweisen. Ein sofortiges Absaugen ist nötig.

5.2 Kardiorespiratorische Anpassungsstörungen

5.2.1 Persistierende pulmonale Hypertension des NG (PPHN)

Von einer PPHN spricht man, wenn der Lungengefäßwiderstand beim NG nicht abfällt und die fetale Kreislaufzirkulation erhalten bleibt. Folge ist die Minderdurchblutung der Lunge aufgrund eines Rechts-Links-Shunts über den Ductus arteriosus Botalli und das Foramen ovale.

Ursachen

- Hypoxämie, Azidose, Polyglobulie
- Lungenerkrankungen, z.B. Mekoniumaspiration, IRDS (☞ 5.1.1)
- Chronische intrauterine Hypoxie
- Fehlbildungen, z.B. Zwerchfellhernie, Potter-Sequenz
- Herzfehler, z.B. Mitralklappenobstruktion, totale Lungenvenenfehleinmündung
- Sepsis.

Symptome

- Zyanose
- Tachydyspnoe
- Unruhe.

Diagnostik

Vom Arzt kann der Hyperoxietest durchgeführt werden. Dabei wird dem Patienten 100% O_2 zugeführt. Bei einer PPHN kommt es zum Anstieg der SaO_2 an den oberen Extremitäten und gleichbleibender SaO_2 an den unteren Extremtitäten.

Komplikationen

- Pneumothorax (☞ 5.3.9)
- Nierenversagen (☞ 8.5)
- Herzinsuffizienz (☞ 6.2)
- Disseminierte intravasale Gerinnung (☞ 10.2)
- Nekrotisierende Enterokolitis (☞ 9.6).

Pflege

Monitoring

- SaO_2 an rechter oberer und unterer Extremität überwachen
- Unterschied der SaO_2 von der rechten oberen Extremität zur unteren Extremität
  - Ist das Shuntvolumen über das Foramen ovale hoch, können obere und untere SaO_2 übereinstimmen. Die unteren Extremitäten werden über den Ductus arteriosus Botalli mit venösem Blut versorgt
- pCO_2 koniniuierlich messen → ein pCO_2-Anstieg und ein SaO_2-Abfall können auf einen Anstieg des Lungengefäßwiderstandes hinweisen
- ZVD messen (☞ 3.14.7)
- Arteriellen Blutdruck messen (☞ 3.14.6)
- Medikamentenperfusoren überwachen, z.B. Inotropika, Prostazykline und Analgosedierung
- Patienten neurologisch überwachen, da es durch eine Hypoxie zu neurologischen Auffälligkeiten, z.B. Krampfanfällen kommen kann
- Das Abdomen hinsichtlich Umfang, Bauchdeckenspannung, Venenzeichnung, Perfusion und Schmerzempfindlichkeit beurteilen, da bei schlechten Kreislaufverhältnissen eine Nekrotisierende Enterokolitis entstehen kann (☞ 9.6).

Atmung

Senken des Lungengefäßwiderstandes durch:

- Hyperventilation mit pCO_2 zwischen 30–35 mmHg
- pO_2 40–70 mmHg und $SaO_2 > 80\%$
- Medikamenteninfusion, z.B. Flolan® → Prostazyklin, das den Lungengefäßwiderstand senkt
- NO-Beatmung
- HFOV (☞ 4.3.2)
- ECMO

- Eine gründliche Trachealtoilette durchführen, um einen Anstieg des pCO_2 durch Sekretverlegung zu vermeiden
- Vor der Trachealtoilette Patienten präoxygenieren und ggf. analgosedieren
- Der Einsatz eines Trach-Care® ermöglicht ein schonendes Absaugen. (☞ 4.2.1).

Lagerung

Kontinuierlich Rücken-, Seit- und Bauchlage wechseln, um das Belüften aller Lungenbezirke zu erreichen.
Lagern auf Schaumstoff oder Gelkissen zum Vermeiden von Dekubiti (periphere Minderperfusion).

Ernährung

- Primär parenteral ernähren
- Beeinträchtigung der Magen-Darm-Perfusion durch Analgosedierung und schlechte Kreislaufverhältnisse beachten → Magenablaufsonde legen und regelmäßig Magen-pH kontrollieren
- Magen-pH unter 3 erfordert eine medikamentöse Streßulkusprophylaxe
- Vorsichtiger Nahrungsaufbau erst bei stabilen Kreislaufverhältnissen und unauffälligem Abdomen.

Ausscheidung

- Flüssigkeit über einen liegenden Blasendauerkatheter genau bilanzieren
- Evtl. die Ausscheidung durch Diuretikagabe unterstützen.

5.2.2 Persistierender Ductus arteriosus Botalli Frühgeborener

Der Ductus arteriosus Botalli ist eine fetale Gefäßverbindung zwischen der Aorta ascendens und der Pulmonalarterie. Nach der Geburt kommt es während der ersten Atemzüge oder unter Beatmung zu einem Anstieg des pO_2 und zu einem Abfall des pCO_2. Durch die Diffusion von O_2 in das Blut wird in der Gefäßwand des Ductus arteriosus Botalli Bradykinin freigesetzt. Bradykinin führt zur Kontraktion der Gefäßmuskulatur und somit zum Ductusverschluß.
Verschiedene Faktoren können dem Duktusverschluß entgegenwirken:

- Hypoxie
- Frühgeburtlichkeit
- Zufuhr von Minprog® → Prostaglandin E_1
- Gesteigerte Prostaglandinsynthese durch Furosemidgabe möglich
- Überhöhte Flüssigkeitszufuhr.

Findet der Ductusverschluß nicht statt, spricht man von einem persistierenden Ductus arteriosus Botalli.
Wenn unter einer konservativen Therapie mit Flüssigkeitsrestriktion und ausreichendem O_2-Angebot kein Verschluß eines klinisch bedeutenden PDA erreicht

wird, muß der Duktusverschluß operativ oder durch Indometacintherapie (Gefahr des Nierenversagens) erfolgen.

Symptome

Die Symptome treten meist erst nach 2–3 Tagen auf, wenn der Lungengefäßwiderstand abgefallen ist.

- SaO_2-Schwankungen → oft erstes klinisches Zeichen
- Hohe Differenz zwischen systolischem und diastolischem Blutdruck, aufgrund des Verlustes der Windkesselfunktion der Aorta
- Kühle Extremitäten und rasches Auskühlen bei Manipulationen
- Peripher hebende Pulse, Tachykardie
- Aufgrund des erhöhten pulmonalen Blutflusses kann sich die Atmungs- und Beatmungssituation verschlechtern → evtl. kann eine Intubation nötig sein
- Verdauungsprobleme treten aufgrund der diastolischen Minderdurchblutung des Magen-Darm-Traktes auf. Sie sind gekennzeichnet durch vermehrte Magenreste und Verschlechtern des abdominellen Befundes → NEC-Gefahr (☞ 9.6)
- Oligurie.

5

Pflege bei konservativer Therapie

Monitoring

- EKG und RR überwachen → Blutdruckamplitude beobachten
- Regelmäßig das Abdomen hinsichtlich Umfang, Bauchdeckenspannung, Venenzeichnung, Hautkolorit, Darmgeräusche und Schmerzempfindlichkeit beurteilen (☞ 3.13.5)
- SaO_2-Werte zwischen 92–98 % halten, um ein ausreichendes O_2-Angebot zu gewährleisten.

Ausscheidung

- Flüssigkeit genau bilanzieren
- Ausgeglichene oder leichte Minusbilanz anstreben
- Die diastolische Minderdurchblutung der Niere und des Magen-Darm-Traktes führen zu Ausscheidungs- und Verdauungsproblemen
- 💡 Mit einem Dopaminperfusor max. 3µg /kg/Min. kann die Nieren- und Magen-Darm-Perfusion gesteigert werden
- Die Furosemidgabe ist nicht empfehlenswert s. o.

Ernährung

Bei Verdacht auf eine nekrotisierende Enterokolitis und bei starken Verdauungsproblemen wird eine parenterale Ernährung durchgeführt. Die Flüssigkeitszufuhr reduzieren.

Pflege nach operativem Ductusverschluß

Monitoring

Aufgrund des nun erhöhten systemischen Widerstandes kann der linke Ventrikel in seiner Funktion beeinträchtigt werden. Dies erfordert eine kontinuierliches Überwachen des Kreislaufes und evtl. den Einsatz von Katecholaminen.
Periphere Hypothermie, Blutdruckanstieg, Tachykardie und weite Pupillen können auf Schmerzen oder Volumenmangel hinweisen.

Atmung

Die Extubation ist baldmöglichst anzustreben. Probleme bei der Entwöhnung können aufgrund einer Kompression der Lunge während der Operation auftreten.

Lagerung

Die ersten 24 Std. Rückenlage auf Schaumstoff, anschließend zwischen rechter Seite und Rückenlage wechseln. Die linke Seite in den ersten Tagen schonen.

Ernährung

Der nach der Operation erhöhte Blutfluß im Magen-Darm-Trakt kann zum Auftreten einer nekrotisierenden Enterokolitis (☞ 9.6) führen, wenn der Darm durch die Minderperfusion zuvor geschädigt wurde. Aus diesem Grund erfolgt die erste Nahrungszufuhr frühestens nach 24–48 Std. mit Tee, Glukose 5% oder Maltodextrin® alle 2–3 Std.

Ausscheidung

- An die linksseitig liegende Pleuradrainage einen Sog von 5 –10 cmH_2O anschließen
- Menge, Sekret und Konsistenz des Pleurasekretes beurteilen, dokumentieren und bilanzieren
- Ist die Sekretmenge ≤ 1 ml/kg/12 Std. kann die Pleuradrainage nach 24 Std. entfernt werden.

Wundversorgung

Der erste Verbandwechsel nach 24 Std. Hierfür einen dünnen Hydrokolloidalverband benutzen (☞ 3.1.2).
Bei der Pleuradrainage regelmäßig Eintrittsstelle und Fixierung überprüfen.

5.3 Weitere Atemwegserkrankungen

5.3.1 Epiglottitis

Die Epiglottitis ist eine hochakut verlaufende Entzündung und Schwellung der Epiglottis und der epiglottischen Falten, die eine rasche Verlegung der oberen Atemwege zur Folge hat. Sie betrifft meist Kinder im Alter zwischen 2–6 Jahren. Im Frühjahr und Herbst tritt die Erkrankung vermehrt auf. Der häufigste Erreger ist Hämophilus influenzae Typ B.

Symptome

- Plötzliches, hohes Fieber
- Schluckschmerz, vermehrter Speichelfluß und Nahrungsverweigerung
- Kloßige Sprache
- Inspiratorischer Stridor, interkostale Einziehungen
- Atemnot mit Zyanose.

Komplikationen

- Aspiration (☞ 5.3.7)
- Intubationsschäden
- Pneumothorax (☞ 5.3.9)
- Atelektasen
- Organmanifestationen, z.B. Meningitis, Pneumonie, Perikarditis, septische Arthritis
- Atem- und Herz-Kreislaufstillstand.

Material vorbereiten

- Materialien zum Legen einer Infusion, Infusionslösung
- Ambubeutel, Maske, O_2-Schlauch und O_2-Anlage
- Intubationsbesteck mit gebogenem Spatel, Führungsstab und starrem Tubus → nur für orotracheale Intubation
  - Der Tubus wird starr im Gefrierfach, durch Silkospray wird der Tubus gleitfähig und starr
- Notkoniotomieset
- Sedativa, z.B. Diazepam Rectiole® oder Dormicum®
- Kurzhypnotika, z.B. Hypnomidate®
- Abstrichröhrchen.

Erstversorgung

Beim Eintreffen des Kindes sollten bereits alle Vorbereitungen beendet sein, um optimale Voraussetzungen für die Erstversorgung zu schaffen.

- HF, RR, SaO_2 überwachen
- Sitzende Position des Kindes beibehalten, da eine flache Lage die komplette

Verlegung der Atemwege mit nachfolgendem Herz-Kreislauf-Stillstand auslösen kann
- O_2-Gabe über Maske oder durch Vorhalten des O_2-Schlauches
- i. v.-Zugang legen (Arzt)
- Streß verstärkt die Atemnot! Deshalb kann vor der Behandlung eine rektale Sedierung hilfreich sein
- Der Patient muß trotz der notwendigen Sedierung noch spontan atmen können!
- Keine Muskelrelaxantien verabreichen, da beim relaxierten Patient die Stimmbänder nicht mehr sichtbar sind und eine Maskenbeatmung unmöglich werden kann.
- In der Regel ist der Patient bei der Aufnahme nicht nüchtern. Trotzdem den Mageninhalt nicht absaugen, da durch den Vagusreiz eine Bradykardie oder Erbrechen mit Verlegung des Restlumens der Glottis und nachfolgender Aspiration ausgelöst werden kann

Arzt

Laryngoskopie in Intubations- und Tracheotomiebereitschaft durch erfahrenen Intubateur. Bestätigt sich die Verdachtsdiagnose, mit einem weichen, gewebefreundlichen Tubus nasotracheal intubieren. Wegen der Schwellung sollte der Innendurchmesser eine Nummer kleiner als der altersentsprechende Tubus sein (☞ 4.1.1). Wenn die Intubation nicht gelingt, muß schnellstens bronchoskopisch intubiert oder notkoniotomiert werden.
Rachenabstrich, Trachealsekret und Blutkultur entnehmen und zur mikrobiologischen Untersuchung schicken.
Sofort mit der antibiotischen Behandlung, z. B. Claforan®, beginnen.

Pflege

Montoring

EKG, RR, SO_2 überwachen.

Atmung

- Der Tubus wird bis auf 2 cm ab der Nasenspitze gekürzt, um den Totraum zu verkleinern. Zur Befeuchtung der Atemluft eine „künstliche Nase" verwenden
- Der Patient kann sofort spontan über den Tubus atmen. Um eine Selbstextubation zu vermeiden, muß der Patient meist fixiert werden (☞ 1.12.5)
  - Sind die Eltern oder eine Dauersitzwache anwesend, sollte auf das Fixieren verzichtet werden. Die Eltern können aufgrund ihrer beruhigenden Wirkung auf das Kind, soweit möglich, pflegerische Maßnahmen übernehmen
  - Zudem erhält der Patient eine Dauersedierung, die die Atmung nicht beeinträchtigt, z. B. mit Somsanit®. Somsanit® ist eine natürlich im Organismus vorkommende Substanz, die schlafinduzierend wirkt, dabei aber die Schutzreflexe erhält
- Häufigkeit der Trachealtoilette ist von der Sekretmenge abhängig, mind. alle 3–4 Std. erfolgen

- Auf ausreichende Sedierung vor der Trachealtoilette achten, ggf. nach ärztlicher Absprache einen Bolus von der Dauersedierung geben
- Extubation kann meist nach 2–3 Tagen erfolgen → oft ist schon zuvor Nebenluft hörbar, da der Kehldeckel abgeschwollen ist, und der Tubus somit nicht mehr ganz abdichtet
- Glottisinspektion vor der Extubation
- Zur Extubation ist unbedingt Material zur Reintubation und zur Inhalation vorzubereiten.

Lagerung

Der Oberkörper wird leicht erhöht gelagert. Die atemerleichternde V-Lagerung oder T-Lagerung (☞ 2.4) sind möglich.

5

Ernährung

Zur Aspirationsprophylaxe erhält der Patient eine Magenablaufsonde, die regelmäßig auf ihre Durchgängigkeit überprüft wird.

5.3.2 Status asthmaticus

Ausgelöst durch Allergie, Infekte, Medikamentenwirkung oder durch körperlich-psychische Belastung kommt es beim Asthmaanfall zur Ausschüttung von Histamin. Dies führt zum Bronchospasmus, Schleimhautödem und zur vermehrten Sekretbildung mit Verlegung der Atemwege. Überblähte und atelektatische Bereiche liegen dicht nebeneinander.
Durch pO_2-Abfall und pCO_2-Anstieg kommt es zu einer pulmonalen Vasokonstriktion mit Rechtsherzbelastung.
Bleibt ein Asthmaanfall trotz adäquater Therapie über Stunden bis Tage bestehen, spricht man vom Status asthmaticus. Der Status asthmaticus ist lebensbedrohlich.

Asthma-Score nach Wood (Am J Dis Child 123 (3) : 227–8 1972)

	0	1	2
p_aO_2	70–100 bei Raumluft	≤ 70 bei Raumluft	≤ 70 bei 40 % O_2
Zyanose	fehlt	bei Raumluft	bei 40 % O_2
Atemgeräusch	normal	ungleich	vermindert bis fehlend
Einsatz der Atemhilfsmuskulatur	fehlt	mäßig	maximal
Exspiratorisches Giemen	fehlt	mäßig	deutlich
Bewußtseinslage	normal	vermindert oder agitiert	Koma

Bewertung:
≥ 5 Punkte → drohende Ateminsuffizienz
≥ 7 Punkte + pCO_2 ≥ 65 mmHg → Ateminsuffizienz

Symptome

- Einsatz der Atemhilfsmuskulatur
- Dyspnoe, Orthopnoe mit verlängertem und angestrengtem Exspirium
- Zyanose
- Bewußtseinseintrübung
- Zeichen einer Herzinsuffizienz (☞ 6.2).

Medikamentöse Unterstützung

- Sultanol®, Bricanyl® und Theophyllin®
- Pulmicort®
- Mucosolvan® bzw. Fluimicil® (☞ 5.3.10).

Pflege

Monitoring

- SaO_2 kontinuierlich überwachen
- Regelmäßige Blutgasanalysen
- Engmaschig RR messen
- Neurologische Überwachung.

Atmung spontanatmender Patient

- Angefeuchteten O_2 über eine Nasensonde oder -brille oder über einen Vernebler zuführen
- Verstärkte Atemnot durch Unruhephasen vermeiden → evtl. sedieren

Atemdepression und Apnoe möglich

- Patienten zu einer effektiven Atmung mit Hilfe der Lippenbremse auffordern = „Auto-PEEP"
- Inhalationen mit Bronchodilatatoren, z. B. Sultanol®, Atrovent® und mit sekretolytischen Medikamenten, z. B. Tacholiquin®, Mucosolvan® (☞ 5.3.10)
- Vibrationsmassage zur Sekretolyse
- Atemübungen mit Unterstützung einer Krankengymnastin durchführen, z. B. Kontaktatmen.

Beatmete Patienten

- Ist mit der bestehenden O_2-Zufuhr von 40 % max. ein pO_2 von 70 mmHg zu erreichen und steigt der pCO_2 über 65 mmHg bei niedrigem pH, sind die Intubation und Beatmung erforderlich
- Die Intubation unter Ketanest® und Dormicum®-Narkose und Norcuron® durchführen, bei Gabe von Atropin® kann das Sekret eindicken
- Beatmungsmuster: PEEP 0–2 mbar, AF ↓, P_{insp} ↑, lange Exspirationszeit
- Pneumothoraxbesteck bereitlegen, da die meist erforderlichen hohen Inspirationsdrücke die Pneumothoraxgefahr erhöhen.

Die Lungencompliance ist beim Status asthmaticus verschlechtert. Dies erfordert meist hohe Inspirationsdrücke.

Lagerung

- Sitzende Position wird vom Patienten bevorzugt
- Zur Entspannung „Kutschersitz“: in sitzender Position den Oberkörper nach vorn beugen und die Arme auf die Knie stützen oder auf ein Eßtablett, das ins Bett gestellt werden kann
- Dehnlage, z. B. T-Lage.

Ernährung

- Ausreichende Flüssigkeitszufuhr zur Sekretolyse
- Flüssigkeitsverlust über die Lunge beachten
- Die Kalorienzufuhr leicht erhöhen, da die vermehrte Atemarbeit den Energieverbrauch erhöht.

5.3.3 Cor pulmonale

Beim Cor pulmonale kommt es durch eine Erkrankung der Lunge oder der Lungengefäße zu einer Rechtsherzhypertrophie und zur pulmonalen Hypertonie. Vorausgehende Grunderkrankungen sind meist parenchymatöse Lungenerkrankungen, z. B. Mukoviszidose, Bronchopulmonale Dysplasie, Lungengefäßobstruktionen, Asthma bronchiale oder Thoraxfehlbildungen.

Symptome

- Tachydyspnoe
- pO_2-Abfall und pCO_2-Anstieg
- Evtl. Zyanose
- Müdigkeit, Bewußtseinstrübung
- Jugulare Venenstauung, erhöhter ZVD, Stauungsleber, Ödeme, überproportionale Gewichtszunahme und evtl. Tachykardie als Zeichen der Rechtsherzinsuffizienz (☞ 6.2.1).

Pflege

Monitoring

- EKG und RR überwachen
- Atemmuster hinsichtlich Frequenz, Tiefe und Atemnotzeichen kontrollieren
- Kontinuierlich SaO_2 überwachen
- Regelmäßige Blutgasanalysen
- Bewußtseinslage prüfen
- Auf Krampfzeichen achten
- Hautkolorit beurteilen
- Pünktliche Medikamentengabe überwachen.

Atmung

Spontanatmende Patienten

- Evtl. den Patienten sedieren, um Unruhephasen zu vermeiden
- Zufuhr von angefeuchtetem und erwärmtem O_2 bei SaO_2-Werten ≤ 90 % → nur unter regelmäßiger SaO_2-Überwachung

Patienten mit chronischer Hyperkapnie steuern ihre Atmung über die O_2-Rezeptoren. Eine überhöhte O_2-Zufuhr wirkt atemdepressiv

- Inhalation mit z. B. Sultanol®, Atrovent®, Pulmicort® und Tacholiquin® je nach Grundkrankheit (☞ 5.3.10)
- Vibrationsmassage zur Sekretolyse
- Atemtraining und Erlernen von Atemtechniken mit Hilfe einer Krankengymnastin
- Fördern der effektiven Exspiration
  - Kontaktatmung v. a. Thorax- und Flankenatmung
  - durch leichten Druck auf Thorax und Flanken unterstützen und damit die Exspiration bewußt machen.

Beatmete Patienten

- Intubation und Beatmung bei zunehmender Ateminsuffizienz
- Baldmöglichst synchronisierte Beatmung und Entwöhnung
- Regelmäßige gründliche Trachealtoilette, um das meist zähe Trachealsekret zu entfernen
- Vor dem Absaugen präoxygenieren und evtl. sedieren
- Trachealtoilette durch Vibrationsmassage unterstützen.

Lagerung

- Oberkörper erhöht
- Halbmondlagerung (Abb. 5.1) v. a. zur Vibrationsmassage (☞ 2.2.2)
- V- und A-Lagerung (☞ 2.4)
- Beine anwinkeln, um die Bauchdeckenspannung zu reduzieren und damit die Zwerchfellbeweglichkeit zu verbessern.

Ernährung

- Patienten hochkalorisch ernähren, wegen der vermehrten Atemarbeit
- Orale Ernährung meist durch Dyspnoe erschwert
- Nahrung in diesem Fall über Magen-, Duodenal- oder PEG-Sonde zuführen.

Ausscheidung

- Flüssigkeit genau bilanzieren und ausgeglichene Bilanz anstreben
- Evtl. Diurese medikamentös unterstützen
- Venöser Rückstau bei Rechtsherzinsuffizienz kann zur Funktionsbeeinträchtigung der Niere führen, deshalb auf ausreichende Urinmenge achten.

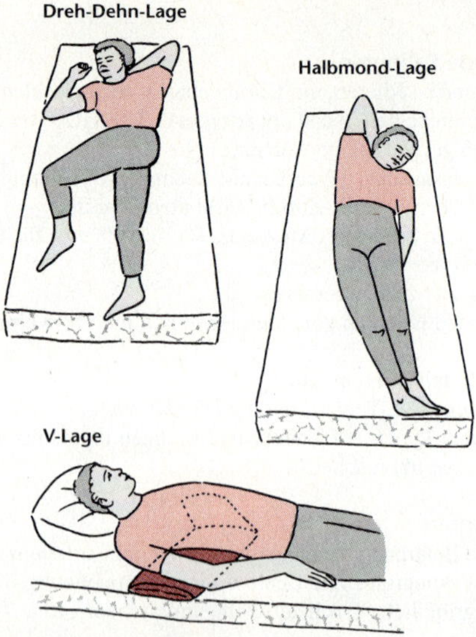

Abb. 5.1: Dreh-Dehn-Lage und Halbmondlagerung [A 300-157]

5.3.4 Lungenkontusion

Bei der Lungenkontusion führt eine Thoraxkompression zur intrathorakalen Drucksteigerung. Es kann zu unterschiedlich großen Parenchymblutungen kommen. In schweren Fällen kommt es zur Verminderung der funktionellen Residualkapazität und zum Rechts-Links-Shunt. Die Lungenkontusion wird meist durch Unfälle verursacht und ist häufig mit anderen Organverletzungen, z.B. Leber, Milz und Niere, kombiniert.

Symptome

- Tachydyspnoe bis zur schweren Ateminsuffizienz, evtl. Zyanose
- Blutiges Sputum oder Trachealsekret
- Tachykardie.

Pflege

Monitoring

- EKG und RR überwachen
- SaO_2 kontinuierlich messen
- Regelmäßige Blutgasanalysen → Hypoxämie und Hyperkapnie sind Hinweis auf eine schwere Lungenkontusion

- Atemmuster hinsichtlich Frequenz, Tiefe, Regelmäßigkeit und Atemnotzeichen beurteilen
- Auf Schmerzempfindungen des Patienten achten und ggf. analgesieren
- Neurologische Überwachung.

Atmung

- Bei leichter Lungenkontusion O_2-Gabe und Atemluft über O_2-Warmluftvernebler anfeuchten
- Bei schwerer Lungenkontusion Intubation und Beatmung mit PEEP zwischen 5–10 mmHg
- Regelmäßige Trachealtoilette, zuvor präoxygenieren und ggf. analgesieren
- Trach-Care®-Einsatz, um einen Druck- und PEEP-verlust während des Absaugens zu vermeiden (☞ 4.2.1).

Lagerung

- Oberkörper erhöht lagern, dabei den Thorax nicht überdehnen
- Abduktion und Innenrotation der Arme vermeiden → verursacht Schmerzen
- Beine anwinkeln, um die Bauchdeckenspannung zu reduzieren und die Zwerchfellbeweglichkeit zu verbessern.

5.3.5 Adult respiratory distress Syndrom (ARDS)

Durch verschiedene Erkrankungen, wie z. B. Ertrinkungsunfall, Sepsis, Pneumonie, Poly- und Schädel-Hirn-Trauma, werden Gefäßmediatoren freigesetzt, die eine erhöhte Gefäßpermeabilität der Lungengefäße bewirken.

ARDS Stadieneinteilung

- 1. Frühphase (0–24 Std.): die Gefäßpermeabilität der Lungengefäße ist gestört. Dadurch tritt eiweißreiche Flüssigkeit in das Lungengewebe ein
- 2. Exsudative Phase (24 Std.–7 Tage): das Surfactant wird durch das eiweißreiche Exsudat inhibiert
- 3. Proliferative Phase (1 bis zu mehreren Wochen): die Lunge wird bindegewebig umgebaut.

Folgen

- Die Diffusionsstrecke wird durch das Exsudat vergrößert, was einen erschwerten Gasaustausch zur Folge hat
- Abnahme der Compliance
- Vermehrter Rechts-Links-Shunt
- Erhöhte Totraumventilation.

Symptome

- Tachydyspnoe
- Zyanose → O_2-Bedarf, um einen p_aO_2 > 70 mmHg aufrechtzuerhalten
- Rechtsherzinsuffizienz (☞ 6.2.1).

Komplikationen

- Pneumonie (☞ 5.3.8)
- Lungenfibrose
- Cor pulmonale (☞ 5.3.3)
- „Low cardiac output".

Pflege

Monitoring

- EKG und RR überwachen
- Arterielle Blutdruckmessung, ggf. Einsatz von Katecholaminen, um die Herzleistung zu unterstützen
- $ETCO_2$ und SaO_2 kontinuierlich messen
- Regelmäßige Blutgasanalysen, angestrebter $paO_2 \cong 75$ mmHg
- ZVD messen (☞ 3.14.7)
- Neurologische Überwachung.

5

Atmung

- Druckkontrollierte Beatmung mit altersentsprechender AF, PEEP 5–10 mmHg, P_{insp} ↑, aber so niedrig wie möglich, FiO_2 nach Möglichkeit $\leq 0{,}6$. Ziel ist die ausreichende Oxygenierung bei verminderter Lungencompliance und erschwertem Gasaustausch
- Günstiger ist eine druckregulierte-volumenkontrollierte Beatmung
- Ggf. ist der Einsatz der HFOV nötig (☞ 4.3.2)
- Eine weitere Beatmungsmöglichkeit ist die Inversed Ratio Ventilation, bei der das I:E-Verhältnis umgekehrt angewandt wird: Inspirationszeit länger als die Exspirationszeit, dadurch verbesserter Gasaustausch

💡 Auf eine ausreichende Exspirationszeit achten, da sonst die Gefahr des Air-Trapping besteht: Vorsicht: CO_2-Verhalten → Thoraxexkursionen überwachen

- Surfactantgabe kann kurzfristig Erfolg bringen (☞ 5.1.7)
- Der hohe PEEP und Inspirationsdruck preßt das Lungensekret in periphere Lungenabschnitte, dadurch können sich Atelektasen bilden und es entstehen vermehrte Rechts-Links-Shunts
- Sekret durch Vibrationsmassage in den verschiedenen Drainagelagerungen lockern
- Medikamentöse Sekretolyse, z.B. Mucosolvan®, Fluimicil®, die systemisch oder inhalativ erfolgt (☞ 5.3.10)
- Vor dem Absaugvorgang den Patienten präoxygenieren
- Schonend absaugen, z.B. mit Trach-Care® (☞ 4.1.4).

Lagerung

- Regelmäßig Lage zwischen Rücken- und Bauchlage mind. 6–8 × pro Tag wechseln
  – Verbessert das Ventilations/Perfusionsverhältnis aller Lungenbezirke und somit den Gasaustausch

- Dadurch werden die intrapulmonalen Rechts-Links-Shunts vermindert (☞ 5.2.1)
- Oberkörper zeitweise 30–45° hochlagern, um durch das Absenken des Zwerchfelles die Atmung zu erleichtern und um den venösen Rückfluß zu mindern
- Schonender Lagewechsel mit Hilfe eines Drehbettes. Positiv ist die damit verbundene Dekubitusprophylaxe. Ist kein Drehbett vorhanden, den Patienten auf Schaumstoff oder eine Antidekubitusmatratze legen und regelmäßig umlagern
  - Auf die Funktionsstellung der Extremitäten ist zu achten.

Ausscheidung

Flüssigkeit über einen liegenden Blasendauerkatheter bilanzieren. Die angestrebte Bilanz muß ausgeglichen oder leicht negativ sein. Meist sind Diuretika, z.B. Lasix®, Aldactone® erforderlich (☞ 8.8). Bei einer überhöhten Flüssigkeitszufuhr nimmt das Lungenödem zu.

Ernährung

- Hochkalorische Ernährung
- Flüssigkeitsrestriktion
- Enterale Ernährung nach Möglichkeit der parenteralen Ernährung vorziehen.

5.3.6 Lungenödem

Bei einem Lungenödem vermehrt sich die extravasale Flüssigkeit in der Lunge. Dafür gibt es verschiedene Ursachen:

- Erhöhter Kapillardruck durch Hypervolämie, überhöhte Flüssigkeitszufuhr, Linksherzversagen und Mitralstenose
- Permeabilitätssteigerung der Kapillaren durch Sepsis, gesteigerte Ausschüttung von Histamin und Katecholaminen, Überdosierung von Opiaten, Hypnotika oder Sedativa und toxische Arzneimittelwirkung
- Kombination beider Ursachen, z.B. bei ARDS, Sauerstofftoxizität, Rauchvergiftung und Inhalation toxischer Gase, Ertrinkungsunfall, Lungenblutung und Hydrops fetalis.

Symptome

- Tachydyspnoe, charakteristische Rasselatmung beim schweren Lungenödem
- Stauungshusten „Asthma cardiale"
- Tachykardie, Unruhe, Angst
- Zentrale Zyanose mit peripherer Blässe
- Fleischwasserfarbenes, schaumiges Sputum oder Trachealsekret.

Pflege

Monitoring

- EKG überwachen
- Engmaschig RR messen, in schweren Fällen invasive Blutdruckmessung vorteilhaft
- ZVD messen (☞ 3.14.7)
- SaO_2 und evtl. pCO_2 überwachen
- Regelmäßige Blutgasanalysen
- Neurologische Überwachung
- Auf Schmerzzeichen achten, ggf. analgesieren.

5

Atmung

- Unruhige Patienten schnell beruhigen oder ggf. sedieren, um den O_2-Verbrauch zu senken
- Bei leichtem Lungenödem O_2 über eine Nasensonde, -brille oder -vernebler zuführen, um eine ausreichende Oxygenierung zu erzielen
- Bei schwerem Lungenödem ist eine Intubation und Beatmung erforderlich
- Patienten druckkontrolliert oder druckreguliert-volumenkontrolliert beatmen
- PEEP zwischen 6 und 10 cmH_2O einstellen, um in der Lunge vorhandene Flüssigkeit in die Kapillaren zu verdrängen und einen erneuten Flüssigkeitsaustritt in die Lunge zu vermeiden
- Vor dem Absaugen den Patienten präoxygenieren und ggf. sedieren, schonend absaugen (☞ 4.1.4).

Lagerung

Oberkörper 45° hochlagern, um die linksventrikuläre Vorlast zu senken und die Eigenatmung zu unterstützen.

Ausscheidung

- Flüssigkeit über den liegenden Blasendauerkatheter bilanzieren, angestrebt wird eine Minusbilanz
- Gabe von Diuretika
- Bei Oligurie evtl. Hämofiltration nötig.

Ernährung

Leichte Kost und Flüssigkeit reduzieren.

5.3.7 Aspiration

Bei der Aspiration gelangt flüssiges oder festes Material in die Atemwege, die dadurch verlegt werden. Die Atemfläche wird verkleinert und der Gasaustausch verschlechtert sich.

Es können, z.B. Magensaft, Sekret aus Nasen- und Rachenraum, feste oder flüssige Nahrung, Wasser und Fremdmaterial z.B. kleine Spielzeugteile und Perlen aspiriert werden.

Symptome

- Plötzlich auftretende Tachydyspnoe mit Stridor
- Hustenanfälle
- Zyanose
- Einseitig oder beidseitig vermindertes Atemgeräusch
- Thoraxasymmetrie.

Pflege

Monitoring

- EKG und RR überwachen, da es durch eine komplette Verlegung der Atemwege zum Herz-Kreislauf-Stillstand kommen kann
- SaO_2 messen
- Atemmuster hinsichtlich Frequenz, Tiefe und Atemnotzeichen kontrollieren
- Regelmäßige Blutgasanalysen
- Bewußtseinszustand überprüfen
- Hautkolorit beurteilen
- Kontrolle des Sputums oder Trachealsekretes auf Bestandteile des aspirierten Materials.

Atmung

- Um das Aspirat bei festen Fremdkörpern zu entfernen, wird bronchoskopiert
- Bronchoskopie wird in Kurznarkose durchgeführt, z.B. mit Dormicum® und Hypnomidate® oder Disoprivan®
- Patienten werden evtl. kurze Zeit nachbeatmet, bis das volle Bewußtsein wiedererlangt ist
- Vor der regelmäßigen und gründlichen Trachealtoilette (☞ 4.2.1) präoxygenieren und evtl. sedieren
- Vibrationsmassage, um das Sekret zu lockern.
- Nach der Extubation eine effektive Physiotherapie anschließen, da das Aspirat eine Infektion auslösen kann
- Bei schwerer Ateminsuffizienz kann eine längere Beatmungszeit erforderlich werden.

Lagerung

- Oberkörper erhöht, Beine angewinkelt lagern
- Betroffene Lungenabschnitte hochlagern
- Drainagelagerungen zur Vibrationsmassage
- V-, A-, T-Lagerung (☞ 2.4).

5.3.8 Pneumonie

Eine Pneumonie ist eine Entzündung des Lungengewebes, die durch Bakterien, Viren, Pilze oder eine allergisch/toxische Schädigung hervorgerufen wird. Die Keime werden aerogen oder hämatogen übertragen.

Pneumonieformen

- Bakterielle Pneumonien
  - Primär → Krankheit beginnt aus völliger Gesundheit, z. B. Lobärpneumonie
  - Sekundär → eine bereits bestehende Infektion greift auf das Lungengewebe über, z. B. Bronchopneumonie
- Viruspneumonie
- Interstitielle Pneumonie
- Aspirationspneumonie.

Symptome

Die Symptome einer Viruspneumonie sind meist geringer ausgeprägt.

- Tachydyspnoe
- Vermindertes Atemgeräusch
- Husten
- Exspiratorischer Stridor
- Evtl. Zyanose
- Evtl. Fieber und Schüttelfrost
- Schmerzen beim Atmen, vor allem bei Pleurabeteiligung.

Pflege

Da Unruhephasen die Atemnot verstärken können, gilt es diese zu vermeiden. Es wird ein „minimal handling" durchgeführt.

Monitoring

- EKG und RR überwachen
- SaO_2 messen, zusätzlich bei beatmeten Patienten pCO_2 überwachen
- Regelmäßige Blutgasanalysen
- Atemmuster hinsichtlich Frequenz, Tiefe und Atemnotzeichen beurteilen
- Hautkolorit beobachten
- Bewußtseinslage kontrollieren
- Regelmäßig Temperatur messen und bei Bedarf fiebersenkende Maßnahmen durchführen
- Medikamentengabe überwachen, z. B. Sekretolytika
- Bei Unruhephasen ggf. sedieren.

Atmung

- Atemgymnastik mit Hilfe einer Krankengymnastin
- Ausreichend Frischluft zuführen
- Bei ausgeprägter Atemnot angefeuchteten und erwärmten O_2 zuführen

- Vibrationsmassage und Inhalation mit Sekretolytika zur Unterstützung der Expektoration
- Treten massive Atemnot, SaO_2-Abfälle und pCO_2-Anstieg auf, so wird die Intubation und Beatmung erforderlich
- Vor der Trachealtoilette präoxygenieren und evtl. sedieren
- Vibrationsmassage.

Lagerung

- Oberkörper erhöht lagern und die Beine anwinkeln, um die Bauchdeckenspannung zu vermindern und eine verbesserte Zwerchfellbeweglichkeit zu erzielen
- Arme leicht adduziert, angewinkelt lagern, um die Dehnung der Interkostalmuskulatur zu ermöglichen
- V-, A- und T-Lagerung (☞ 2.4)
- Drainagelagerungen zur Vibrationsmassage.

Ernährung

- Im Akutstadium parenterale Ernährung
- Dann enterale Ernährung mit kalorienreicher Kost
- Ausreichend Flüssigkeit zuführen → Flüssigkeitsverlust über die Lunge beachten
- Atemnot erschwert orale Ernährung → Aspirationsgefahr
- Sgl. die Nahrung sondieren, um die Atemarbeit abzunehmen.

Ausscheidung

- Flüssigkeit bilanzieren
- Auf ausreichende Urinmenge achten
- Bei geblähtem und gespanntem Abdomen Bauchmassage, warme Bauchwickel oder Darmrohr und Einläufe durchführen, da die Atmung sonst beeinträchtigt wird
- Speziell bei Staphylokokkenpneumonie kann es zum Pleuraempyem kommen → Anlegen einer Pleuradrainage erforderlich
- Menge und Aussehen des Pleurasekretes genau dokumentieren und bilanzieren.

5.3.9 Pneumothorax

Der Pneumothorax ist eine Ansammlung von Luft im Pleuraspalt. Die betroffene Lungenhälfte kollabiert. Bei zusätzlicher Spannungskomponente kommt es zur Mediastinalverschiebung mit Verdrängung der Gegenseite.
Beim Spannungspneumothorax kommt es durch ein Ventilmechanismus bei der Inspiration zum Ansaugen von Luft in den Pleuraspalt, die in der Exspiration nicht entweichen kann. Die Folge ist ein Lungenkollaps der betroffenen Seite und eine Mediastinalverschiebung. Die großen Gefäße können abknicken, und es entsteht ein Kreislaufschock.

Ursachen

- Spontanruptur von Alveolen → meist bei großen, hageren Menschen nach kurzzeitiger körperlicher Belastung
- Staphylokokkenpneumonie
- Mukoviszidose
- Mekoniumaspiration (☞ 5.1.2)
- Zwerchfellhernie (☞ 5.1.5)
- Bei beatmeten Patienten: kontrollierte Beatmung, zu kurze Exspirationszeit, hoher PEEP, „Air-Trapping"
- Lungenverletzungen
- Bei Neuanlage oder vorhandener Pleuradrainage, die nicht funktionstüchtig ist.

5

Symptome

- Tachydyspnoe, evtl. plötzlich einsetzend
- Asymmetrische Thoraxexkursionen → betroffene Seite hebt und senkt sich nicht
- Evtl. einseitige Schmerzen
- Zyanose und Blässe
- Abgeschwächtes Atemgeräusch
- Schocksymptomatik bei massivem Pneumothorax
- Bradykardie und Hypotonie
- Bei FG Diaphanoskopie : rötliches Aufleuchten der gesamten betroffenen Thoraxhälfte.

Pflege

Monitoring

- EKG und RR wegen drohender Bradykardie und Hypotonie überwachen
- SaO_2 kontiniuierlich messen
- Regelmäßige Blutgasanalysen
- Atemmuster hinsichtlich Frequenz, Tiefe, Regelmäßigkeit und Atemnotzeichen beurteilen
- Hautkolorit beobachten
- Auf Schmerzempfindungen des Patienten achten → analgesieren.

Atmung

- Bei kleinem Pneumothorax oder Mantelpneumothorax kann eine O_2-Gabe über Nasensonde, -brille,-vernebler zur Resorption des Pneumothorax ausreichen
- Pneumothoraces, die zur Beeinträchtigung der Atmung führen, erfordern das Legen einer Pleuradrainage (☞ 3.7.2).

Lagerung

- Auf die betroffene Seite und Oberkörper erhöht lagern, sofern dort keine Drainage liegt
- Atemerleichternde Lagerung.

5.3.10 Häufig verwendete Medikamente bei pulmonalen Erkrankungen

Substanz	Wirkung	Nebenwirkung	Pflegerische Besonderheiten
• Salbutamol, z. B. Sultanol® • Terbutalin, z. B. Bricanyl®	• β_2 selektive Bronchodilatatoren • Bronchodilatation durch β_2-Stimulation	• Miktionsstörungen • RR-Anstieg oder -Abfall • Tachykardie • Reizung im Mund-Rachenbereich	• nach Anbruch lichtgeschützt lagern • 3 Monate verwendbar
Theophyllin, z. B. Bronchoparat®	• verbesserte Lungencompliance, mukociliäre Clearance und Zwerchfellkontraktion • Senkung des Atemwegswiderstande • Stimulation von Herz, Gehirn und Skelettmuskulatur • diuresesteigernd	• Tachyarrhythmie • Übelkeit, Erbrechen, Unwohlsein • Erregbarkeit, Schlaflosigkeit • Krämpfe	• Herzfrequenz und RR überwachen • regelmäßig Blutspiegel kontrollieren • Ampullen lichtgeschützt aufbewahren
Ipratropiumbromid, z. B. Atrovent®	• Anticholinergikum • Bronchodilatation durch Hemmung des Parasympathikus	• Husten • Miktionsstörung • Mundtrockenheit, Mydriasis, Akkomodationsstörungen	• Lösungsspender nach Anbruch nicht länger als 10 Wochen verwenden • nur über Mundstück inhalieren • Augen vor Kontakt schützen
Tyloxapol, z. B. Tacholiquin®	Lösen und Abtransport von Schleim und darin eingebetteten infektiösen Material, durch Herabsetzen der Oberflächenspannung an den Schleimhäuten	• Hustenreiz • Übelkeit	• Nicht bei Lungenödem anwenden • Entnahme mittels steriler Spritze
Ambroxolhydrochlorid, z. B. Mucosolvan®	• Förderung der Schleimproduktion • Stimulierung der Surfactantbildung	• selten Magenbeschwerden • Allergie	
Steroide, z. B. Sanasthmyl®, Pulmicort®	• Hemmt die Entzündung und die Schwellung • bronchodilatierend • antiallergisch	• Soor, Heiserkeit • Immunsupression • Wundheilungsstörungen • Hypertonie • Hyperglykämie	
Acetylcystein, z. B. Fluimicil®	Schwefelbrücken in den Schleimmolekülen werden gespalten, dadurch wird die Viskosität des Schleimes reduziert	• Bronchospasmus • Übelkeit	ausreichend Flüssigkeit zuführen

Pflege nach kardiovaskulären und kardiochirurgischen Eingriffen

6

Birgit Marx

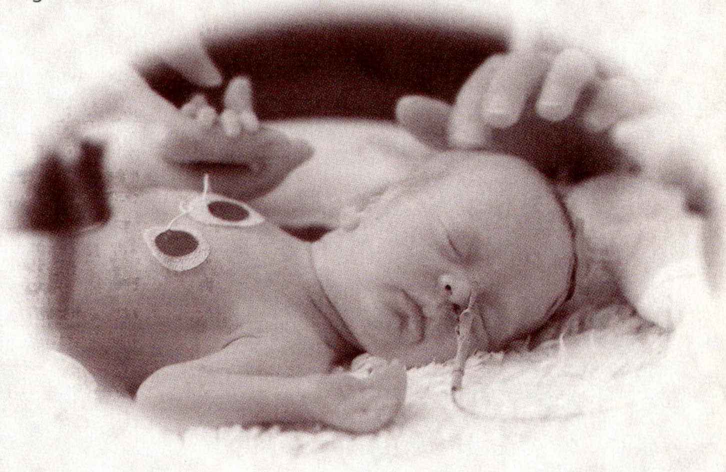

Bei der Betreuung herzkranker Kinder sind die Beobachtungen der Pflegekraft hinsichtlich Aussehen und Verhalten des Patienten von großer Bedeutung. Mit der folgenden Check-Liste können Pflegekräfte schnell und effektiv Zustand und Herzleistung des Kindes beurteilen. Je mehr Punkte zutreffen, desto bedrohlicher ist das Befinden des Patienten.

Indirekte Kriterien zur Beurteilung des Herzzeitvolumens (HZV)

Merkmal	Symptome bei niedrigem HZV
Hautfarbe	blaß, grau, fahl, marmoriert, zyanotisch (generalisiert oder akrozyanotisch)
Perfusion	peripher kühl, kaltschweißig, vermehrtes Schwitzen am Hinterkopf
Temperatur	Fieber, $\Delta T \geq 5\,°C$, Körperschalentemperatur $\leq 30\,°C$
Nierenfunktion	Oligurie (Mindesturinmenge 1 ml/kg/Std.), Anurie
Bewußtseinslage	unruhig, jammernd, somnolent, komatös (☞ 3.13.8)
Pulsqualität:	schwach fühlbarer Puls mit hoher Frequenz, peripher nicht mehr tastbar → Pulsoxymetrie versagt
Blutdruck	erniedrigt, nicht mehr meßbar
ZVD	zu hoch oder zu niedrig (☞ 3.14.7)

6

6.1 Angeborene Herzfehler

Der Zustand eines herzkranken Kindes kann sich z.B. durch Herzrhythmusstörungen oder eine pulmonale Hochdruckkrise plötzlich massiv verschlechtern. Die Patienten wie ihre Eltern befinden sich in einer Extremsituation, nicht zuletzt weil die Diagnose „Herzfehler" als permanente vitale Bedrohung empfunden wird, und benötigen deshalb eine sichere, behutsame Behandlung.

6.1.1 Duktusabhängige Herzfehler

Duktusabhängig bedeutet, daß eine ausreichende Durchblutung der Lungen oder des großen Kreislaufes nur gewährleistet ist, wenn der Duktus auch nach der Geburt offenbleibt.

Zeichen des Duktusverschlusses sind bei

- Duktusabhängiger Lungendurchblutung: rasche Entwicklung einer schweren Zyanose mit Atemnot, in der Blutgasanalyse niedrige pO_2-und SaO_2-Werte und vor allem die dekompensierte metabolische Azidose → akute Lebensgefahr!
- Duktusabhängigem großem Kreislauf: abnehmende Urinproduktion, abnehmende RR-Amplitude, kardiogener Schock (☞ 6.7.1).

Normalerweise verschließt sich der Duktus postpartal durch Muskelkontraktionen. Um ihn offenzuhalten, werden diese Kontraktionen durch den Einsatz des Medikamentes Prostaglandin E_1 (Minprog®) verhindert.

Das rechtzeitige Mischen einer neuen Infusionsspritze sowie die engmaschige Kontrolle der laufenden Infusion sind unerläßlich. Da eine Ampulle PgE_1 sehr teuer ist, entsprechend sorgfältig und gewissenhaft damit umgehen.

Nebenwirkungen von PgE_1 (Minprog®)®

- Apnoe, Hypoventilation:
  - Die Apnoe kann schlagartig auftreten → Atmung überwachen
  - Bei spontan atmenden Patienten besonders zu Beginn der PgE_1-Behandlung und nach der Extubation unter Minprog®-Gabe Apnoe möglich
  - Bei Verlegung unbedingt Ambu-Beutel und Maske mitnehmen
- Erytheme, Ödeme: Die Erytheme zeigen sich u.a. in einer lividen Verfärbung der Akren und der Augenlider, die oft auch am stärksten von der Ödembildung betroffen sind → evtl. unmöglich, Pupillen einzusehen
- Fieber: Temperatur regelmäßig kontrollieren
- Herzrhythmusstörungen, Hypotonie: EKG und Blutdruck überwachen
- Erhöhte Krampfbereitschaft: manche Kinder sind sehr berührungs- und geräuschempfindlich → auf ruhige Umgebung achten, vor Lichtreizen schützen, evtl. Bett mit Handtuch, Betthimmel oder Schutzkittel abdunkeln
- Hypoglykämie, -kalzämie: auf Zittrigkeit achten, ggf. BZ kontrollieren
- Gastrointestinale Störungen: Häufig werden gelblich-schleimige, dünne Stühle abgesetzt → normalisieren sich bei Reduktion der Dosis oder nach Absetzen des Medikaments wieder
- Blutungen, Thrombozytopenie, DIC und Nierenversagen: seltene Nebenwirkungen.

Bei einer Prostaglandin E_1 -Gabe über mehrere Wochen können sich anhaltende Fieberzustände und Periostabhebungen entwickeln, die die Berührungsempfindlichkeit zusätzlich steigern.

6.1.2 Hypoxämischer Anfall bei Fallot-Tetralogie

Die Fallot-Tetralogie (Abb. 6.1) besteht aus Pulmonalstenose, Rechtsherzhypertrophie, hochsitzendem VSD und einer über dem VSD „reitenden“ Aorta. Da die Lunge wegen der Pulmonalstenose vermindert durchblutet wird und ein Rechts-Links-Shunt über den VSD besteht, sind die Patienten zyanotisch. Säuglinge mit diesem Krankheitsbild haben ein erhöhtes Risiko, einen sog. hypoxämischen Anfall zu erleiden. Hierbei kommt es meist in den frühen Morgenstunden zu plötzlicher Unruhe, Hyperventilation und Zyanose, ausgelöst durch einen akuten Spasmus des Ausflußtraktes der rechten Herzkammer. Bewußtlosigkeit, Krampfstatus und bleibende neurologische Schäden können die Folge dieses Anfalls sein.

Pflege und Therapie

- Sauerstoffgabe über O_2 -Nasensonde, ggf. Intubation
- Beine anwinkeln und gegen den Bauch pressen → über die periphere Widerstandserhöhung werden der Rechts-Links-Shunt reduziert und das Volumenangebot im rechten Ventrikel und nachfolgend der Lunge gesteigert

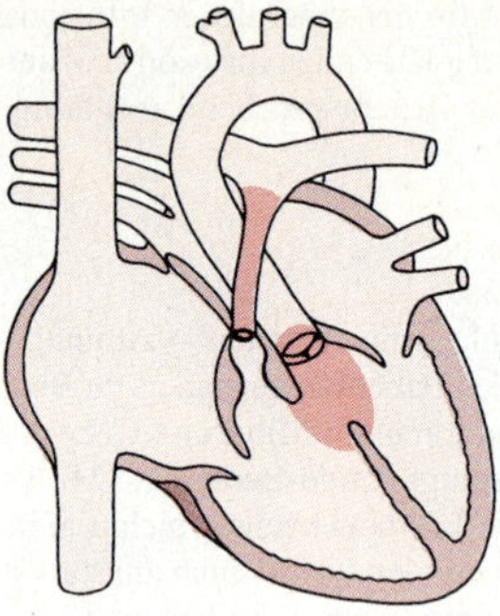

Abb. 6.1: Fallot-Tetralogie [A 300-157]

6

- Sedierung, z.B. mit Morphin oder einer Diazepam-Rectiole, um Hyperventilation und Unruhe zu beenden, das Risiko eines Krampfanfalls zu senken und evtl. die Muskelkontraktion im Ausflußtrakt zu unterbrechen
- Volumengabe, z.B. in Form von Humanalbumin 5 %, um das Volumen im rechten Ventrikel zu erhöhen
- Ggf. Gabe eines Beta-Blockers (z.B. Dociton®): blockt den Einfluß der Katecholamine auf die β_1-Rezeptoren am Herz → Kontraktilität des Myokards sinkt, Spasmus des rechten Ausflußtraktes löst sich. Eine weitere Wirkung ist die Abnahme der Herzfrequenz → Blutdruck kontrollieren.
  Eine bessere Steuerung der β_1-Blockade kann mit Brevibloc®, das eine sehr viel kürzere Halbwertszeit hat, erreicht werden.

6.2 Herzinsuffizienz

Eine Herzinsuffizienz liegt vor, wenn das Herz nicht in der Lage ist, den Körper mit der Blutmenge zu versorgen, die für die regelrechte Funktion der Organe erforderlich ist. Im Säuglings- und Kindesalter sind die Ursachen einer Herzinsuffizienz überwiegend Herz- und Gefäßfehler sowie Herzrhythmusstörungen mit zu schneller oder zu langsamer Schlagfolge.

Vitien, bei denen eine Querverbindung (Shunt) zwischen dem Körper- und dem Lungenkreislauf vorliegt, führen meistens zu einer Mischform (Rechts- und Linksherzinsuffizienz) der Insuffizienz (z.B. beim Single ventricle).

6.2.1 Rechtsherzinsuffizienz

Dekompensation des rechten Herzens und nachfolgender Rückstau des venösen Blutes in den Körperkreislauf durch chronische (z.B. Cor pulmonale, ☞ 5.3.3) oder akute Druck- und Volumenerhöhung im Lungenkreislauf (z.B. pulmonaler Hochdruck).

Symptome

- Atemnot, auch in Ruhe, mit Tachypnoe, Nasenflügeln, Einziehungen, Husten, Hyperkapnie und resp. Azidose
- Blässe, kühle Extremitäten, Schwitzen, v.a. am Hinterkopf
- Müdigkeit, Trinkschwäche, periorale Zyanose beim Trinken („blaues Munddreieck"), Akrozyanose
- Gestaute Jugularvenen, Hepatomegalie, Pleuraerguß
- Ödeme an Hand- und Fußrücken, Augenlidern, Unterschenkeln, Flanken
- Tachykardie, Herzrhythmusstörungen
- Oligurie.

6.2.2 Linksherzinsuffizienz

Akute oder chronische Insuffizienz des linken Herzens, z.B. durch arterielle Hypertonie bei nierenkranken Patienten, nach Herzoperationen oder bei Kardiomyopathie. Durch den Volumen- und Druckanstieg im linken Vorhof und in den Lungenvenen entwickelt sich ein Lungenödem.

Symptome

- Atemnot, auch in Ruhe, mit Tachydyspnoe, Hyperkapnie und resp. Azidose
- Rasselndes Atemgeräusch, Nasenflügeln, Einziehungen, Husten
- Fleischwasserfarbenes, schaumiges Trachealsekret
- Kaltschweißigkeit, Blässe, Zyanose.

Diagnostik

- Röntgen-Thorax
- EKG
- Doppler-Sonographie.

Therapie

- Sauerstoffgabe, ggf. Intubation und Beatmung
- Steigerung der Kontraktilität durch Digitalis oder Katecholamine (☞ 6.9)
- Reduktion von Vor- und Nachlast (Diuretika, Nitrate, Vasodilatatoren)
- Ursache behandeln.

Komplikationen

- Kardiogener Schock (☞ 6.7.1)
- Kreislaufstillstand (☞ 12)
- Pneumonie (☞ 5.3.8).

Pflege

Ziel aller pflegerischen Maßnahmen ist, das Herz zu entlasten und eine weitere Steigerung des O_2-und Energieverbrauches zu vermeiden. Hierzu sind eine ruhige Umgebung und die Koordination aller pflegerischen und ärztlichen Interventionen notwendig. Sehr unruhige Kinder ggf. sedieren, wenn mit alternativen Maßnahmen keine Entspannung erreicht wird.

RIDEB: Ruhe ist die erste Bürgerpflicht!

Monitoring

- EKG, RR, SaO_2 und ggf. CO_2 → BGA überwachen
- Flüssigkeit genau bilanzieren → eine Volumenüberladung belastet sowohl Herz als auch Lunge
- ZVD zur Steuerung der Diurese messen

  V. a. bei der Rechtherzinsuffizienz treten durch die Druck- und Volumenbelastung des rechten Ventrikels hohe ZVD-Werte auf
- Herzstärkende Medikamente wie z. B. Lanitop® und Katecholamin-Infusionen verabreichen und kontrollieren
- Hautfarbe, Ödeme, Belastbarkeit, Schwitzen, Stauungszeichen beurteilen.

Atmung

- Schonende, aber gründliche Physiotherapie mit Vibration und ggf. Absaugen
- Sauerstoffgabe zur Atemerleichterung über O_2-Nasensonde oder -Brille
- Ggf. Intubation und Beatmung, um dem Patienten die Atemarbeit zu nehmen.

Lagerung

- Strikte Bettruhe
- Oberkörperhochlagerung → fördert Zwerchfellaktivität, senkt Vorlast des Herzens und damit auch ZVD.

Ernährung

- Flüssigkeitsrestriktion einhalten
- Leicht verdauliche, möglichst hochkalorische Nahrung
- Häufige, kleine Mahlzeiten
- Säuglinge über eine Sonde ernähren, um die enorme Belastung beim Saugen und Trinken zu nehmen.

Ausscheidung

- Flüssigkeit genau bilanzieren, um Nierenfunktion zu beurteilen
- Ggf. Lasix® geben, um Diurese zu steigern und Lunge zu entwässern
- Gewichtskontrolle.

6.3 Herzrhythmusstörungen

Herzrhythmusstörungen (HRST) sind Störungen der Herzschlagfolge hinsichtlich Frequenz und Regelmäßigkeit. Sie lassen sich in aktive und passive HRST unterscheiden.

- Aktive HRST: untergeordnete Zentren übernehmen die Führung → es kommt zu vorzeitig einfallenden Herzaktionen, sog. Extrasystolen, oder zu schnellen HRST wie der supraventrikulären Tachykardie
- Passive HRST: die Erregungsbildung ist gestört, z. B. bei zeitweisem oder dauerhaftem Ausfall des Sinusknotens oder bei AV-Block → i. d. R. ist eine langsame Herzfrequenz die Folge.

Ursachen von HRST können Elektrolytstörungen (v. a. Kalium), BGA-Störungen, Medikamente, mechanische Interventionen (ZVK), kardiale Erkrankungen (Myokarditis), chirurgische Eingriffe oder angeborene Fehlbildungen des Leitungssystems sein.

Nicht alle HRST bedürfen einer Therapie. Zur Wertigkeit einer HRST folgende Fragen klären:

- Besteht eine Grunderkrankung, z. B. Herzfehler?
- Ist die HRST kreislaufwirksam?
- Wie häufig tritt die HRST auf?
- Läßt sich das Auftreten, z. B. durch Belastung, provozieren?
- Wie lange dauert die HRST? Kommt es zur spontanen Rückbildung?

Allgemeine Pflege bei Herzrhythmusstörungen

- Möglichst 5-poliges EKG-Kabel mit Brustwandelektrode anlegen
- RR engmaschig überwachen, v. a. bei akuter HRST
- SaO_2 und CO_2 überwachen
- Patienten bei akuter HRST nicht alleine lassen → Patient hat Angst und Panikgefühle, und die Dekompensation droht (☞ 6.7.1)
- Indirekte Kriterien eines adäquaten HZV beachten (☞ 6)
- Bei wachen Patienten ruhig und souverän auftreten, auch und gerade, wenn die Situation ernst ist
- Je nach HRST auf Notfall vorbereiten, d. h. Defibrillator ins Zimmer stellen, REA-Medikamente im Notfallwagen überprüfen, Antiarrhythmika bereithalten → Anordnungen des Arztes beachten.

  Allgemein gilt: Je schlechter das Herz, desto schlechter wird die HRST vertragen!

Artefakte im Rahmen des EKG-Monitorings (Abb. 6.2)

Schwankende Null-Linie

Ursachen: lockere oder ausgetrocknete Elektroden.

Maßnahmen: neue Elektroden aufkleben, ggf. andere Ableitung wählen.

Elektrische Störung

Ursachen: Überlagerung durch Wechselstrom z. B. in der Nähe elektrischer Leitungen oder Geräte.

Maßnahmen: Erdung, Filter und Elektrokabel überprüfen, Kabel möglichst fern von Wechselstromleitungen führen, Elektroden nach Hautentfettung tauschen.

Muskelzittern

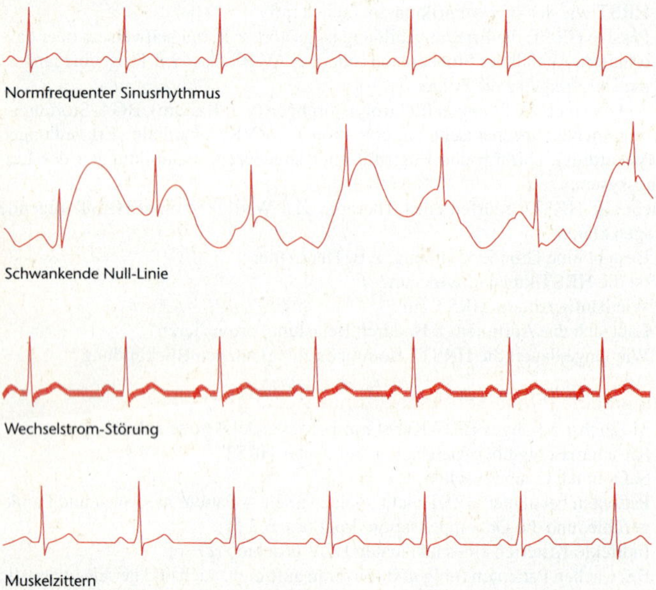

Abb. 6.2: a) Sinusrhythmus, schwankende Null-Linie, b) Sinusrhythmus, Wechselstrom-Störung, c) Sinusrhythmus, Muskelzittern [A 300-229]

Ursachen: Zittern oder Schütteln des Patienten durch Angst, Parkinson, Kälte, etc.

Maßnahmen: warme Decke, Beruhigung, ggf. während der EKG-Beurteilung etwas in die Hand geben, entspannte und bequeme Lagerung des Patienten.

6.3.1 Extrasystolen

Extrasystolen (ES) sind vorzeitig einfallende Schläge innerhalb der normalen Erregung. Sie können alle Areale des Herzens betreffen. Die Pulswelle bei ES ist immer schwächer als ein normaler Herzschlag, da durch den vorzeitigen Einfall nicht genügend Zeit für die Füllung der Ventrikel bleibt. Deshalb kann es, v.a. wenn mehrere ES in Folge auftreten, zum Blutdruckabfall kommen (Abb. 6.3).

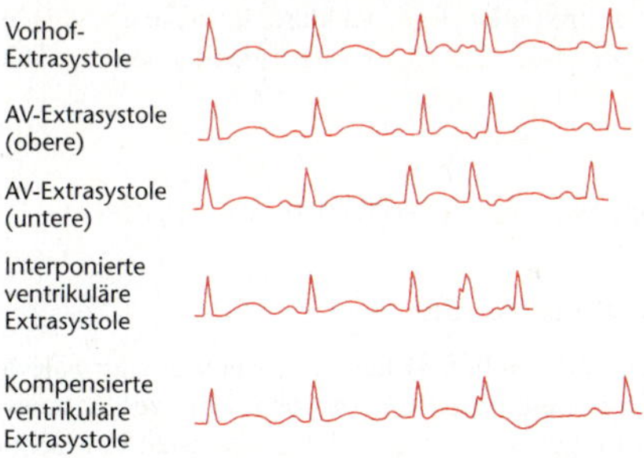

Abb. 6.3: Extrasystolen [A 300-157]

Supraventrikuläre Extrasystolen

Supraventrikuläre Extrasystolen (SVES) entstehen im Vorhof, also oberhalb der Ventrikel, daher die Bezeichnung supraventrikulär.

- Im EKG (Abb. 6.3) zeigt sich häufig eine vorzeitig einfallende P-Welle mit nachfolgend schlankem Kammerkomplex. Die P-Welle kann auch mit der vorangehenden T-Welle verschmelzen und ist häufig anders konfiguriert als die P-Welle der Normalschläge, z.B. negativ statt positiv
- Auslöser sind u.a. Elektrolytstörungen, Überlastung der Vorhöfe, z.B. bei der Mitralstenose, Myokarditis und Operationen im Vorhofbereich
  - Eine mögliche Ursache für SVES kann auch ein zu tief liegender ZVK oder Silastic®-Katheter sein → Rö-Kontrolle
- Eine Therapie ist i.d.R. nicht erforderlich. Ggf. Ursache beseitigen, z.B. ZVK zurückziehen oder Elektrolyte, meist Kalium, substituieren.

SVES können Vorläufer für z.B. supraventrikuläre ReentryTachykardien im Rahmen eines WPW-Syndroms sein, deshalb EKG und RR engmaschig überwachen und Arzt informieren. Bei Patienten mit bekanntem WPW-Syndrom z.B. Adrekar® und Kardioverter bereitstellen (☞ 12.1.3).

Ventrikuläre Extrasystolen

Ventrikuläre Extrasystolen (VES) sind vorzeitig einfallende Schläge, die ihren Erregungsursprung in den Kammern haben.

- Im EKG (Abb. 6.3) zeigen sich vorzeitig einfallende, verbreiterte QRS-Komplexe ohne vorangehende P-Welle. Anschließend folgt eine kompensatorische Pause
- Auslöser können eine Myokarditis, Digitalisüberdosierung oder Herzoperationen sein, die das Reizleitungssystem in Mitleidenschaft ziehen

- VES, besonders in Salven ab 3 bzw. 5 VES, sind oft die ersten Anzeichen einer lebensbedrohlichen Kammertachykardie, deshalb immer ernst nehmen. Den Patienten nicht unbeaufsichtigt lassen, sofort Blutdruck kontrollieren und den Arzt informieren
- Bei vereinzelt auftretenden VES mit klarer Ursache ist i.d.R. eine Behandlung nicht erforderlich. Bei VES-Salven ggf. medikamentöse Therapie mit Lidocain, Rytmonorm® oder Cordarex® (☞ 6.3.2).

6.3.2 Tachykarde Herzrhythmusstörungen

Sinustachykardie

Eine Sinustachykardie (Abb. 6.4) liegt vor, wenn die normale Sinusschlagfolge über den alters- und situationsentsprechenden Normwert ansteigt. Das EKG zeigt eine normale Abfolge von P, QRS und T, der Abstand zwischen den einzelnen Schlägen ist jedoch verkürzt.

- In der Pädiatrie treten Sinustachykardien häufig auf → Mögliche Ursachen sind Fieber, Schmerzen, Streß, kardiale und resp. Insuffizienz, Anämie, Volumenmangel und Medikamente wie Theophyllin oder Katecholamine
  - Bei Früh- und Neugeborenen entstehen so Herzfrequenzen über 200/Min., v.a. wenn diese Patienten zur Atemunterstützung Theophyllin erhalten
- Blutdruck kontrollieren, um bei kompensierter Sinustachykardie frühzeitig eine beginnende Dekompensation zu erkennen
- Zur Beendigung der Sinustachykardie die Ursache behandeln bzw. den Stressor beseitigen. Eine medikamentöse Therapie ist i.d.R. nicht erforderlich.

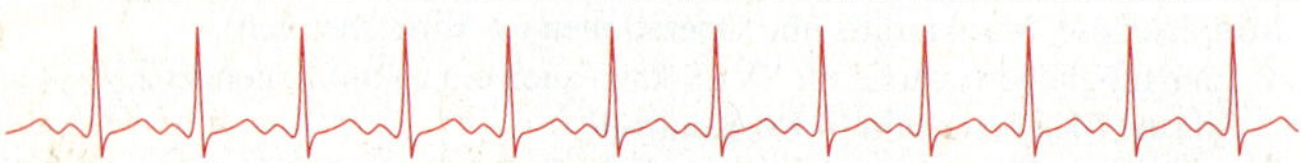

Abb. 6.4: Sinustachykardie [A 300-229]

Supraventrikuläre Tachykardie

Bei der supraventrikulären Tachykardie (SVT) handelt es sich um plötzlich auftretendes „Herzrasen" mit Frequenzen von 150–280/Min. Der Ursprung dieser Erregung liegt oberhalb der Ventrikel, also im Sinusknoten, im Vorhof oder im AV-Knoten (Abb. 6.5).

Für die häufigste Form, die paroxysmale supraventrikuläre Tachykardie, sind ein abrupter Beginn und evtl. ein spontanes Ende der SVT charakteristisch. Die Dauer eines Anfalls kann wenige Sekunden bis Stunden betragen. Oft treten vorher SVES auf.

- Im EKG zeigen sich schlanke Kammerkomplexe mit und ohne P-Wellen, die aufgrund der hohen Frequenz nicht immer sicher zugeordnet werden können. Frequenz 150–280/Min., z.T. ≥ 300/Min.
- Auslöser können z.B. Unruhe/Abwehr oder auch ein Neuroblastom sein. Bei

Säuglingen ist eine „Streßfrequenz“ über 220/Min. eher unwahrscheinlich. Oft ist kein Auslöser erkennbar

- Für den Patienten ist entscheidend, wie lange der Anfall dauert, wie hoch die Frequenz steigt, wie alt der Patient ist und ob eine kardiale Grundkrankheit vorliegt.

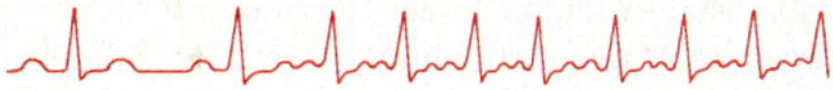

Abb. 6.5: Supraventrikuläre, paroxysmale Tachykardie [A 300-157]

Maßnahmen

Pflege

- Patienten auf Zeichen der Herzinsuffizienz untersuchen, Pulsqualität ermitteln
- Monitoring von EKG, RR, SaO_2
- Primär versuchen, die Tachykardie durch einen Vagusreiz zu beenden. In Frage kommen:
  - Eisbeutel auf das Gesicht/Stirn: Dauer ca. 10–15 Sek.
  - Eiswasser trinken lassen
  - Spateldruck auf die Zunge: Dauer ca. 10–15 Sek.
  - Zartes Massieren der Karotis auf einer Seite
  - Ggf. NRR oder endotracheal absaugen.

Arzt

- I.v.-Zugang legen, REA-Medikamente, Kardioverter und Intubationsbesteck bereitlegen
- Adrekar® i.v. spritzen 0,2 mg/kg → mit NaCl 0,9 % nachspülen, da Medikament schnell anfluten muß. Nebenwirkung von Adrekar®:Husten
- Wenn Medikamentengabe ohne Erfolg → Versuch mit transösophagealem Overdrive-pacing (☞ 6.4), Patienten zuvor analgosedieren
- Bei erfolglosem Pacing → Kardioversion mit 1–2 J/kg (☞ 12.1.3.)
- Kadioversion gelingt nicht bei ektopen Herden, d.h. wenn das auslösende Erregungszentrum außerhalb der regulären Leitungsbahnen im Vorhof liegt → dann Rytmonorm®-Stottertherapie: Alle 10 Min. 0,2 mg/kg bis zu einer Gesamtdosis von 2 mg/kg.

Wenn eine SVT öfter auftritt, Patient oder Eltern fragen, was bisher geholfen hat. Manche Patienten haben bereits eigene Strategien entwickelt, um die SVT zu beenden, z.B. einen Luftballon aufblasen.

Häufig angewandte Medikamente

Rytmonorm®
Wirkstoff: Propafenon, 1 Ampulle à 20 ml = 70 mg
Dosierung: ED 0,2 mg/kg, als Stottertherapie alle 10 Min. bis zur Gesamtdosis von 2 mg/kg; als Infusion mit 0.3 mg/kg/Std.
Wirkung: Hemmt die Reizbildung und Erregungsleitung in Vorhöfen und Kammern, wirkt membranstabilisierend an der Herzmuskelzelle
NW: V. a. Blutdruckabfall und Arrhythmien, wie z. B. Bradykardien oder auch ventrikuläre Tachykardien
Applikation: I. v. als Bolus oder Dauertropfinfusion zentral oder peripher. Als Infusion in Glucose 5 % 24 Std. haltbar; mit NaCl 0,9 % nicht kompatibel!

Adrekar®
Wirkstoff: Adenosin, 1 Ampulle à 2 ml = 6 mg
Dosierung: Nur als ED 0,2 mg/kg
Wirkung: Unterbricht den Reentry-Mechanismus durch Verlangsamung der nodalen Überleitung
NW: Asystolie, Bradykardie, Extrasystolen, Flush, Atemnot, Bronchospasmus → nur in Reanimationsbereitschaft spritzen
Applikation: Schneller i. v.-Bolus, mit NaCl 0,9 % nachspülen, HWZ ≤ 10 Sek.

Junktionale ektope Tachykardie

Die junktionale ektopeTachykardie (JET) tritt bei Kindern nach Fallot-Korrektur, Fontan-Prozedur und nach der Korrektur von AVSD auf, wenn bereits ein instabiler Kreislauf besteht. Umgekehrt kann eine JET eine instabile Kreislaufsituation dramatisch verschlechtern. Es ist deswegen außerordentlich wichtig, sie sofort zu erkennen: Im EKG sieht man bei einer Herzfrequenz um 180/Min. schlanke Kammerkomplexe mit eingestreuten, langsamen P-Wellen, die zu den Kammerkomplexen keine feste Beziehung haben. Die JET hat ohne adäquate Behandlung eine hohe Letalitätsrate.

Maßnahmen

- Medikamentöse Therapie mit z. B. Cordarex® oder Rytmonorm®
- Patienten mit einer Kühlmatte auf 34–35 °C Kerntemperatur kühlen, da bei dieser Temperatur die Tachykardie zwar nicht sistiert, aber die Frequenz oft entscheidend verlangsamt wird. Während dieser therapeutischen Maßnahme unbedingt auf eine ausreichende Analgosedierung und Dekubitusprophylaxe achten. Zudem ist es wichtig, die Extremitäten warm zu halten. (☞ 3.14.11)

Vorhofflattern, -flimmern

Beim **Vorhofflattern** (Abb. 6.6a) treten sehr schnelle, regelmäßige Vorhoferregungen mit einer Frequenz von 250–400/Min. auf, die i.d.R. im Verhältnis von 2:1, 3:1 oder 4:1 blockiert werden, so daß daraus eine normale bis erhöhte Kammerfrequenz resultiert.
Beim **Vorhofflimmern** (Abb. 6.6b) entstehen sehr schnelle, unkoordinierte Vorhoferregungen mit einer Frequenz von 400–600/Min., die eine absolute Arrhythmie der Kammeraktionen hervorrufen.

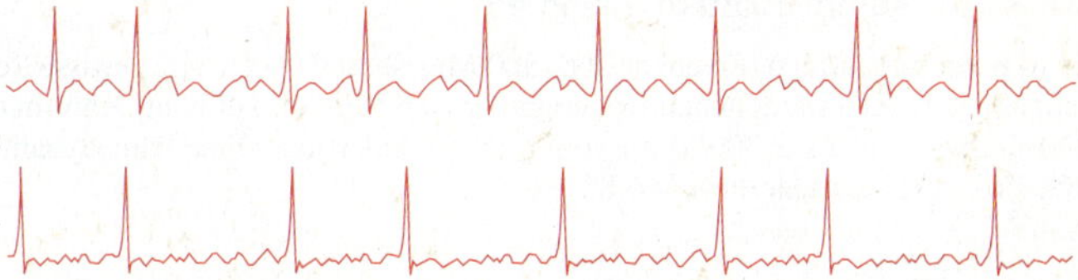

Abb. 6.6: a) Vorhofflattern, b) Vorhofflimmern [A 300-229]

In Fällen mit lebensgefährlich schneller Überleitung der Vorhofflatterwellen auf die Kammern wird der Patient sofort kardiovertiert (☞ 12.1.3). Bei weniger dramatischen Verläufen kann erst medikamentös behandelt werden.

Ventrikuläre Tachykardie

Die Kammertachykardie ist ein potentieller Notfall!Bei der ventrikulären Tachykardie (VT) entstehen Frequenzen von 140–180/Min., P-Wellen und QRS-Komplexe haben keine feste Beziehung zueinander und die QRS-Komplexe sind verbreitert (Abb. 6.7). Erste Hinweise für eine drohende VT sind VES und ein sich verschlechternder Allgemeinzustand des Patienten. Die Folge der VT ist ein zu niedriges HZV, das innerhalb kürzester Zeit zur Bewußtlosigkeit, zum Kammerflimmern und zum kardiogenen Schock führt. Dies gilt besonders für Patienten mit schwerer kardialer Grundkrankheit.

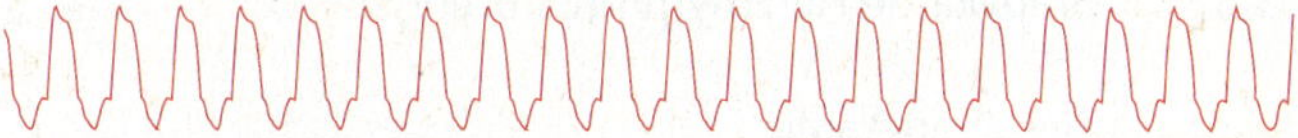

Abb. 6.7: Ventrikuläre Tachykardie [A 300-229]

Maßnahmen

Alle Maßnahmen erfolgen in Reanimationsbereitschaft!

- I. v.-Zugang legen
- Kardioversion mit 1–2 J/kg (☞ 12.1.3)
- Lidocain-Bolus (Xylocain®) 1 ml/kg i. v.
- Anschließend Lidocain-DTI mit 0.5 mg/kg/Std.
- Ggf. Einsatz des transösophagealen HSM (☞ 6.4)
- Bei Kammerflimmern defibrillieren (☞ 12.1.3).

Kammerflattern, -flimmern

Beim **Kammerflattern** (Frequenz 200–300/Min.) besteht noch eine gewisse Regelmäßigkeit der Herzaktionen, während der sich Herzmuskel beim **Kammerflimmern** (Frequenz ≥ 300/Min.) völlig unkoordiniert und ohne hämodynamische Effizienz kontrahiert (Abb. 6.8).

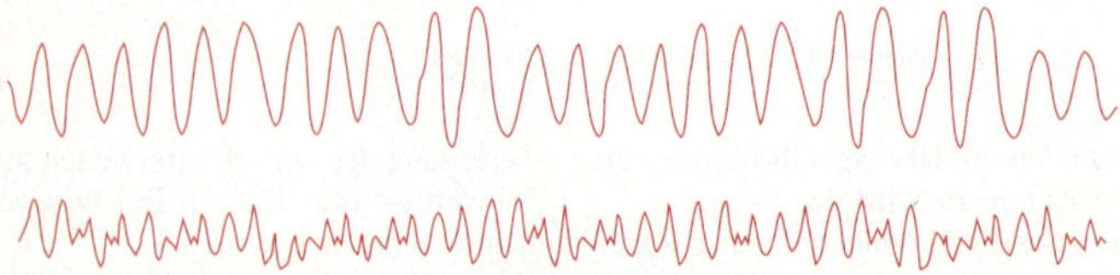

Abb. 6.8: a) Kammerflattern, b) Kammerflimmern [A 300-229]

- Auslöser sind z. B. ein schweres Low cardiac output, mechanische Reizung bei Herzkatheterisierung oder Herzoperationen, Intoxikationen wie Digitalis-Überdosierung oder Succinylcholin-Gabe
- Während des Kammerflatterns kommt es zu rapidem Abfall des HZV, metabolischer Azidose, Schockentwicklung mit Atemstillstand und Bewußtseinsverlust
- Kammerflattern kann unbehandelt schnell in Kammerflimmern übergehen
- Als Sofortmaßnahme bis zur Durchführung der Defibrillation mit der kardiopulmonalen Reanimation beginnen. Ggf. vor oder nach erfolgloser Defibrillation Adrenalin geben, um feines Kammerflimmern in grobes umzuwandeln und somit die Defibrillation zu erleichtern (☞ 12.1 Reanimation).

6.3.3 Bradykarde Herzrhythmusstörungen

Sinusbradykardie

Eine Sinusbradykardie (Abb. 6.9) liegt vor, wenn die normale Sinusschlagfolge unter den altersentsprechenden Normwert abfällt. Das EKG zeigt eine normale Abfolge von P, QRS und T, wobei der Abstand zwischen den einzelnen Schlägen verlängert ist.

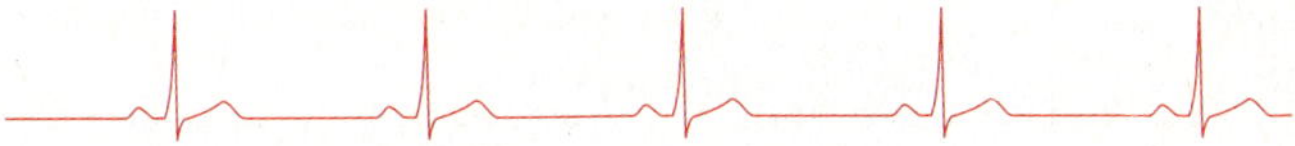

Abb. 6.9: Sinusbradykardie [A 300-229]

- Nicht pathologische Sinusbradykardien finden sich bei gut trainierten Sportlern, auch schon bei Kindern sowie unter Digitalis- oder β-Blocker-Therapie. Pathologisch tritt eine Sinusbradykardie z.B. bei erhöhtem Hirndruck (☞ 3.14.10), Hyperbilirubinämie (☞ 10.1) und Hypothyreose auf
- Eine medikamentöse Therapie ist i.d.R. nicht erforderlich, wenn die Grunderkrankung behandelt wird und das HZV zur Aufrechterhaltung des Kreislaufes ausreicht. Bei Überdosierung von Digitalis Digitalis-Antidot, bei β-Blocker-Intoxikation Atropin® oder Alupent® geben (☞ 6.9)
- Nach Operationen im Vorhofbereich, z.B. bei ASD oder FONTAN-Op, kann es zu einem kompletten oder teilweisen Funktionsverlust des Sinusknotens kommen. Die Unterbrechung der Leitung zwischen Sinusknoten und AV-Knoten führt ebenso wie der Sinusstillstand zur Bradykardie. Im schwerwiegendsten Fall fehlen die P-Wellen vollkommen.

AV-Block

Beim atrioventrikulären Block kommt es in Höhe des AV-Knotens zur verzögerten Erregungsleitung zwischen Vorhöfen und Kammern in unterschiedlicher Ausprägung (Grad 1–3, Abb. 6.10).

- Beim **AV-Block 1. Grades** ist die PQ-Zeit, d.h. die Überleitungszeit vom Vorhof auf die Kammer, verlängert
- Beim **AV-Block 2. Grades Typ I** verlängert sich die PQ-Zeit mit jedem Herzschlag, bis schließlich einem P kein QRS mehr folgt. Danach beginnt der nächste Herzschlag wieder mit einer kürzeren PQ-Zeit
- Beim **AV-Block 2. Grades Typ II** folgt generell nur jeder 2., 3. oder 4. P-Welle ein QRS-Komplex. Hierbei kann die PQ-Zeit auch normal sein, ist jedoch stets konstant
- Beim **AV-Block 3. Grades** schließlich schlagen Vorhöfe und Kammern völlig unabhängig voneinander. Die P-Welle „wandert" durch das EKG, die Kammerfrequenz als entscheidende Frequenz für ein adäquates HZV ist stark erniedrigt.

Auslöser für eine AV-Blockierung im Kindesalter sind z.B. kardiochirurgische Eingriffe, medikamentöse Therapie mit Digitals und β-Blockern (Dociton®), Scharlach oder Masern. Ein AV-Block 3. Grades kann auch angeboren sein.

Maßnahmen

- RR engmaschig kontrollieren → z.T. treten sehr niedrige Kammerfrequenzen auf, z.B. bei Säuglingen um 50/Min., bei Schulkindern um 30/Min. (☞ 6)
- Auf mögliche Schwindelanfälle und Bewußtseinstrübungen achten

Vorsicht: Adam-Stokes-Anfälle können auftreten! Durch die HRST kommt es zur zerebralen Hypoxie mit kurzer Bewußtlosigkeit. Solche Anfälle sind auch noch Jahre nach einer Fallot-, VSD- oder CAVC-Korrektur möglich.

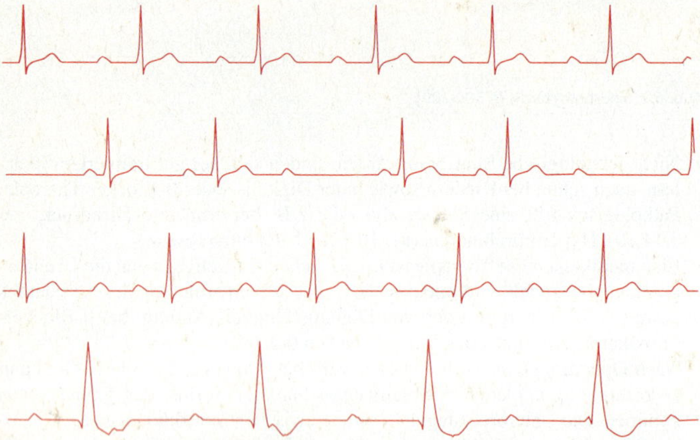

Abb. 6.10: a) AV-Block I. Grades, b) AV-Block II. Grades, Typ Wenckebach, c) AV-Block II. Grades, Typ Mobitz, d) AV-Block III. Grades [A 300-229]

Therapie

- Zur Frequenzsteigerung ggf. Alupent® i. v. als DTI geben
- Bei extremer Bradykardie temporären Herzschrittmacher legen → extrathorakal unter Analgosedierung, da die Stimulation sehr schmerzhaft ist, oder transvenös unter Bildwandlerkontrolle. Tritt keine Besserung ein → Herzschrittmacher implantieren, v. a. beim AV-Block 3. Grades.

6.4 Herzschrittmachertherapie

Indikationen für den Einsatz eines Herzschrittmachers (HSM) sind bradykarde Herzrhythmusstörungen, die ein schlechtes HZV zur Folge haben. Für einen zeitlich begrenzten HSM-Einsatz stehen verschiedene, sog. temporäre HSM zur Verfügung:

Epikardialer HSM: Die HSM-Drähte werden intraoperativ am Vorhof- oder Ventrikelmyokard angenäht und stimulieren entweder Vorhof oder Kammer oder sequentiell, d. h. beide zusammen.

Transösophagealer HSM: Die HSM-Sonde wird in den Ösophagus vorgeschoben, bis sie hinter dem linken Vorhof liegt und dann über den Ösophagus das Herz stimulieren kann.

Transthorakaler HSM: Die Elektroden werden auf den Thorax geklebt und stimulieren durch die Thoraxwand das Herz.

Ist der Einsatz eines HSM voraussichtlich über einen längeren Zeitraum notwendig, wird bei Kindern ab etwa 4 Jahren ein **endokardialer HSM** chirurgisch implantiert, bei kleineren Kindern werden epimyokardiale Elektroden verwendet.

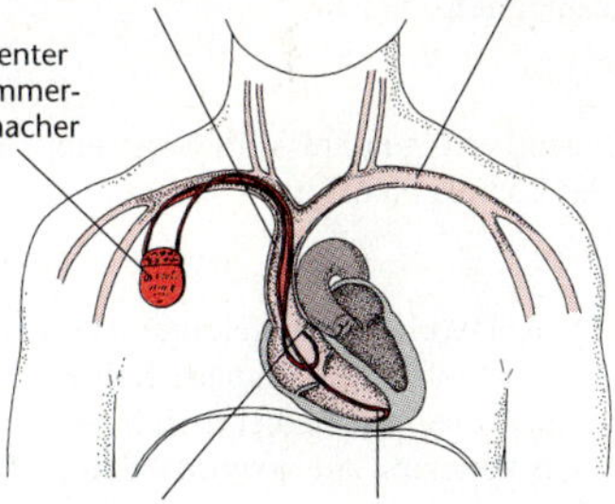

Abb. 6.11: Lage eines permanenten Herzschrittmachers [A 300-190]

6.4.1 Anschließen des HSM

Auf der pädiatrischen Intensivstation werden am häufigsten epikardiale HSM bei kardiochirurgischen Patienten verwendet. Das Anschließen der SM-Drähte an den HSM ist Aufgabe des Arztes. Beim bipolaren HSM liegt der differente, blaue Draht im Myokard, der indifferente, rote Draht am Perikard oder Zwerchfell. Über den differenten Anschluß wird der Impuls abgegeben. Unipolare HSM haben nur einen Draht mit zwei Elektroden, die beide im Myokard liegen. Postoperativ müssen das Sensing, d.h. die Wahrnehmung des HSM von Eigensignalen des Herzens, und die Funktion des HSM vom Arzt überprüft werden. Bei stabilem Sinusrhythmus des Patienten bleibt der HSM aus- oder auf „Demand-Einstellung“ eingeschaltet. Letzteres bedeutet, daß der Schrittmacher auf eine Alarmgrenze eingestellt wird. Unterschreitet die abfallende Patientenfrequenz diese Grenze, wird der HSM aktiviert.

Einstellung des Herzschrittmachers

Buchstabenfolgen geben den Funktionsmechanismus des HSM an. Dabei steht der 1. Buchstabe für den **Ort der Stimulation,** der 2. Buchstabe für den **Ort der Wahrnehmung** und der 3. Buchstabe für den **Arbeitsmodus.**

Bedeutungen der Einstellungen

VVI

1. V = Ventrikel, d.h. am Ventrikel werden die SM-Impulse abgegeben, Einstellung in Volt

2. V = Ventrikel, d.h. der HSM erkennt im Ventrikel Eigensignale des Patienten. Die Einstellung der Empfindlichkeit, d.h. der Schwelle, ab der das Signal erkannt wird, erfolgt in Millivolt
3. I = Inhibiert, d.h. der HSM blockiert die Impulsabgabe, wenn der Patient Eigensignale hat.
Weitere Einstellungsmöglichkeiten sind:

AAI
Stimulation und Sensing erfolgen am Vorhof=Atrium. Hat der Patient Eigensignale, so wird der SM-Impuls blockiert.

DDD
Das „D" steht für Dual = Vorhof und Kammer. Hierbei überwacht (=Sensing-Funktion) der HSM die Vorhöfe und Kammern. Bei entsprechendem Ausfall wird zuerst der Vorhof stimuliert und nach einer definierten Verzögerung die Kammer. Treten Eigensignale des Patienten auf, so wird die Vorhof- oder Kammerstimulation blockiert.

AOO, VOO, DOO
Die Stimulation erfolgt über Vorhof oder Kammer. Sensen kann der HSM jedoch nicht, er erkennt also *keine* Eigensignale und kann deshalb auch *keinen* SM-Impuls blockieren. Die Stimulation erfolgt starrfrequent, bei Auftreten von Eigensignalen droht ein R-auf-T-Phänomen.

Overdrive pacing
V.a. bei supraventrikulärer Tachykardie kann versucht werden, mit dem Overdrive pacing die Tachykardie zu unterbrechen. Hierzu stellt man die Stimulationsfrequenz 20–30 Schläge über die Frequenz der Tachykardie und startet diese Hochfrequenzstimulation für 2–3 Sek. oder länger. Beim Ausschalten der Overdrive-Stimulation übernimmt der Sinusknoten manchmal die reguläre Herzführung.

Dokumentation der HSM-Einstellung
Die Dokumentation der HSM-Einstellung nach Primäreinstellung bzw. nach Veränderungen sollte der Arzt vornehmen. Notiert werden müssen der Arbeitsmodus, die Frequenz, die Impulsstärke in Volt, die Impulsbreite, die Empfindlichkeitsstufe in mV und ggf. die Verzögerungszeit bei sequentiellem HSM.

Komplikationen
R-auf-T-Phänomen: Nach der Kontraktion des Ventrikels können die Herzmuskelfasern eine kurze Zeit lang nicht auf elektrische Impulse reagieren. Während dieser Periode, der sog. Refraktärzeit, repolarisieren sich die Muskelfasern und kehren in den Ruhezustand zurück. Die ventrikuläre Refraktärzeit tritt in der ersten Hälfte der T-Zacke auf dem EKG ein. Während der vulnerablen Phase, die ca. 30 ms dauert, ist das Herz besonders leicht erregbar und neigt zum Kammerflimmern. Kommt es in dieser Phase zu einer elektrischen Stimulation, z.B. durch HSM oder Defibrillation, so kann ein Kammerflimmern ausgelöst werden (☞ 6.3.2).

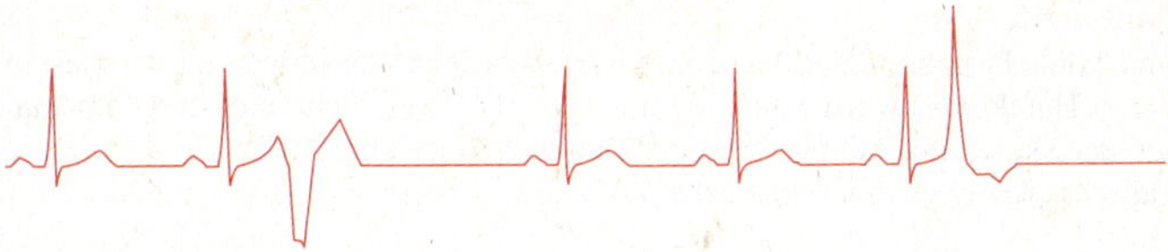

Abb. 6.12: R-auf-T-Phänomen [A 300-229]

Ösophagusulkus bei transösophagealem HSM: Der Einsatz des transösophagealen HSM ist nur im Notfall indiziert. Über die transösophageale Sonde sollte nicht länger als 24–48 Std. stimuliert werden, da nach spätestens 2 Tagen mit einem Ösophagusulkus zu rechnen ist, was im schlimmsten Fall zur Ösophagusperforation führt. Deshalb Magensonde legen, pH-Kontrolle durchführen und systemisches Antazidum geben.

6.4.2 Pflege bei HSM-Therapie

Fixierung der HSM-Drähte, -Sonde

Die Austrittstellen der epikardialen HSM-Drähte postoperativ steril verbinden, bei gutem Gerinnungsstatus einen transparenten Hydrokolloidverband anlegen.
Die transösophageale HSM-Sonde frei hängend am Nasenflügel mit Pflaster fixieren. Jede Dislokation und versehentliches Herausrutschen unbedingt vermeiden. Am Naseneingang die Sondenmarkierung mit einem wasserfesten Stift markieren und die Sonde in cm ab der Nasenspitze abmessen. Die Marke gut sichtbar in der Kurve oder am Bett dokumentieren. Ggf. Lage der Sonde unter Durchleuchtung kontrollieren.
Wenn ein transthorakaler HSM über 24 Std. in Betrieb ist, was nicht die Regel ist, da er nur im Notfall eingesetzt wird, die Haut unter den Klebelektroden auf Verbrennungen kontrollieren. Nach Absprache mit dem Arzt und in seiner Anwesenheit die Klebestellen etwas verändern. Den Patienten ausreichend analgosedieren.

EKG- und Blutdruck-Monitoring

Am EKG nach Möglichkeit eine Pacer-Erkennung einstellen, so daß Schrittmacherimpulse entsprechend mit einem „P" o. ä. Symbolen gekennzeichnet werden. Beim HSM-EKG erkennt man typische „Spikes", die den Impuls markieren. Alarmgrenzen sehr eng eingestellen, damit ein plötzlicher Schrittmacherausfall oder eine tachykarde Herzrhythmusstörung ohne großen Zeitverlust therapiert werden können. Der Monitor muß über eine Schrittmachererkennung verfügen.
Unmittelbar nach Anlegen des HSM und nach Verändern der Einstellung Blutdruckkontrollen durchführen. Blutdruckanstiege können auf Schmerzen hinweisen. Fallen am EKG einzelne, mehrere oder alle Kammerkomplexe aus, ist entweder der HSM-Output zu niedrig oder es liegt eine Elektrodendislokation vor → Elektroden sofort überprüfen. Um die Gefahrensituation zu überbrücken, wird der Einsatz eines transthorakalen HSM bzw. die Herzdruckmassage erforderlich.

Haut, Perfusion

Eine kühle Peripherie mit flachem Puls, starkes Schwitzen oder ein grau-marmoriertes Hautkolorit weisen auf ein schlechtes HZV hin. Sieht man starke Zuckungen der Skelettmuskulatur, so ist der Output zu hoch eingestellt.
Indirekte Kriterien eines adäquaten HZV.

Herzschrittmacher/Batteriewechsel

Bei Übernahme des Patienten kontrollieren, ob eine Ersatzbatterie in der Nähe ist, sich darüber informieren, wie der Wechsel funktioniert und wie das Gehäuse zu öffnen ist. Benötigt man Hilfswerkzeug? Gibt es Alarmsignale bei schwacher Batterie? Leuchtet ein Kontrollämpchen oder geht der HSM in einen anderen, energiesparenden Arbeitsmodus z. B. von VVI auf VOO über?

Muß die Batterie unter laufendem HSM gewechselt werden, so hält man am besten einen zweiten HSM mit der gleichen Einstellung bereit und steckt schnell den differenten und indifferenten Anschluß in die Buchsen des Ersatzschrittmachers bis die Batterie gewechselt ist. Notfallmedikamente bereithalten → Notfallwagen checken.

6.5 Herzkatheteruntersuchungen

Die Herzkatheterisierung dient der Diagnostik und Therapie von Herz- und Gefäßerkrankungen. Hierzu wird dem narkotisierten Patienten meist über die Femoralvene oder -arterie ein Katheter zum Herzen vorgeschoben. Über den Katheter erfolgen Druck- und Volumenmessungen und ggf. weitere Interventionen.

Vorbereitung zur Untersuchung

- Blut für großes BB, Elektrolyte, Gerinnung, Kreuzblut und ggf. zur Blutgruppenbestimmung entnehmen
- Gekreuzte Blutkonserve bereitstellen
- Zyanotische und kritisch kranke Patienten zuvor auf der Intensivstation intubieren und beatmen.

Komplikationen

- Nachblutung
- Thrombose.

- Bei Herzkatheterinterventionen wie Ballondilatation, Stent-, Coil- oder Schirmchen-Implantation treten Komplikationen z. T. bereits im HKU-Labor auf. Auf der Station ist zu beachten, daß die Nachblutungsgefahr höher ist, da größere Schleusen (8–10 Fr.) verwendet werden. Bei der Perforation eines Gefäßes kann sich ein Perikarderguß entwickeln. (☞ 6.6.8)

- Jedes neu hinzutretende Krankheitszeichen wie Bauch-, Brustschmerzen, Bewußtseinsstörung oder Doppelbilder muß die sofortige ärztliche Untersuchnung nach sich ziehen.

Vorbereitung zur Übernahme

Für die Übernahme eines beatmeten Patienten aus dem HKU-Labor sind zusätzliche Vorbereitungen des Patientenplatzes nötig:

- Heizdecke bereithalten, da die Patienten manchmal leicht hypotherm sind
- O_2-Flasche und -Schlauch, Pulsoxymeter
- Beatmungsbeutel und Maske, ggf. Intubationsbesteck
- Sandsack, zur Gefäßkompression bei arteriellen Punktionen
- Heparin-Perfusor
- Zweites Lagerungskissen, warmes Fell.

Traten während der Untersuchung Komplikationen wie Kreislaufstillstand oder Herzrhythmusstörungen auf, werden zusätzliches Monitoring und weitere Medikamenten-Perfusoren notwendig. Entsprechende telefonische Anweisungen vorher vom HK-Personal einholen.

Pflege

Monitoring

- EKG und nicht-invasiven RR alle 15 Min. messen. Wenn der Patient nach 1 Std. stabil ist → Intervall ausdehnen
- Temperatur messen → bei Fieber Arzt informieren
- Atmung: Pulsoxymetrie und CO_2-Messung endexspiratorisch oder transkutan
- Heparin-Perfusor überwachen. Die Heparinisierung dient der Thromboseprophylaxe und läuft bei arteriellem Herzkatheter mit 10 IE/kg/Std. über 24 Std., bei venösem Herzkatheter über 12 h. Blutungsgefahr ↑
- Das „Katheterbein" hinsichtlich Perfusion, Hautfarbe, Puls und Temperatur mind. stdl. beobachten. Mit dem anderen Bein vergleichen und dokumentieren
  - Arterielle Punktion: Das Bein ist kühl, blaß, evtl. leicht gestaut → Pulse kontrollieren, zum Monitoring Pulsoxymeter am Zeh und ggf. Temperatursonde an der Fußsohle anbringen, Bein in Watte einpacken, evtl. Druckverband lockern. Maßnahmen nach Rücksprache mit dem Arzt
  - Venöse Punktion: Bein ist zyanotisch, marmoriert, kühl, gestaut → Bein in Watte und warme Felle einpacken, ggf. Temperatursonde an der Fußsohle anbringen
- Auf Nachblutungen aus der Kathetereintrittstelle und auf Hämatombildung achten
- Hautkolorit beurteilen
  - Bei Blässe bedenken, daß auch innere Blutungen in das kleine Becken auftreten können
- Auf Schmerzzeichen achten, ggf. für Analgesie sorgen.

Atmung

Den Patienten so bald als möglich extubieren. Muß der Patient schnell kardiochirurgisch versorgt werden, bleibt er bis zum OP-Termin intubiert.

Lagerung

- Bettruhe für 24 Std.
- Rückenlage mit leicht erhöhtem Oberkörper
- Arterielle HKU: „Katheterbein" flach lagern, um die Perfusion des Beines zu verbessern
- Venöse HKU: „Katheterbein" hoch lagern, um den venösen Rückfluß zu erleichtern und Abflußstörungen vorzubeugen.

Ernährung

Bis 6 Std. nach der Extubation bleibt der Patient nüchtern und wird bis dahin per Infusion versorgt.

Wundversorgung

- Auf den Druckverband nach arteriellem Herzkatheter Sandsack auflegen, um die Gefäßkompression zu unterstützen
- Druckverband nicht zirkulär anlegen und nach spätestens 24 Std. entfernen
- Sterilen Pflasterverband anbringen, wenn die Katheterhülse liegen bleibt (☞ 3.4).

6.6 Operationen mit und ohne Herz-Lungen-Maschine (HLM)

Angeborene Herzfehler werden in der Regel in einem Herzzentrum operativ korrigiert. Zeitpunkt und Umfang einer solchen Palliativ- oder Korrekturoperation legt der Kinderkardiologe gemeinsam mit dem Kardiochirurgen fest.
Voraussetzung für die operative Korrektur nahezu aller Herzfehler ist der Einsatz der extrakorporalen Zirkulation (Abb. 6.13) verbunden mit einer mäßigen bis tiefen Hypothermie des Patienten. Die extrakorporale Zirkulation übernimmt die Aufgaben von Herz und Lunge und ermöglicht hierdurch dem Chirurgen freien Zugang zum Operationsgebiet mit und ohne kompletten Kreislaufstillstand. Die Hypothermie – die Körperkerntemperatur wird auf 26–15 °C abgekühlt – dient zur Reduktion des O_2-Verbrauchs und aller Stoffwechselvorgänge.
Während der extrakorporalen Zirkulation herrscht kein pulsativer Blutfluß, was eine vollständig veränderte Organperfusion zur Folge hat, aus der sich auch postoperativ Probleme ergeben können. Weitere Risiken entstehen u.a. durch den unphysiologischen Kontakt des Blutes mit Fremdmaterial im System der HLM, durch die z.T. extreme Hypothermie, durch Zugabe von Medikamenten sowie durch die möglicherweise mechanische Schädigung des Blutes durch die Roller-

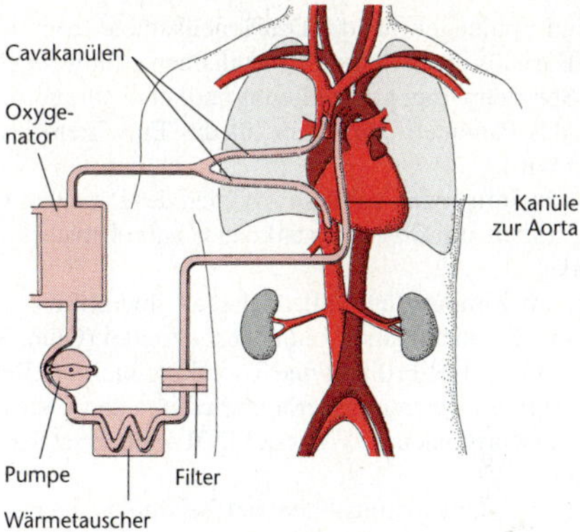

Abb. 6.13: Funktionsprinzip der extrakorporalen Zirkulation [A 300-190]

pumpen. Das Risiko der Nebenwirkungen steigt mit zunehmender Bypass- und Ischämiezeit des Herzens. Als tolerabel gelten Bypasszeiten bis zu 3 Std. und Ischämiezeiten bis 90 Min. (d.h. abgeklemmte Aorta, keine Koronarperfusion). Für die tiefe Hypothermie gelten 60 Min. als Toleranzzeit.

6.6.1 Präoperative Maßnahmen

- Dokumentationssystem vorbereiten; z.B. bei Computerdokumentation alle bisher vorhandenen Patientendaten eingeben und Konfiguration der Daten checken
- Zweite Pflegekraft zum Anschließen des Patienten an das Monitoring benennen und mit ihr den Aufnahmemodus absprechen → wer macht was?
- Der für den Patienten zuständige Arzt prüft vor der Übernahme des Patienten das Monitoring und das Beatmungsgerät auf Vollständigkeit und Funktionstüchtigkeit.

Monitoring

- Ohne HLM
  - EKG (5-poliges Kabel)
  - SaO_2
  - invasive und nichtinvasive RR-Messung
  - CO_2 ($tcpCO_2$ oder $ETCO_2$)
- Rektale und periphere Temperatur (ΔT)
- Mit HLM
  - Zusätzlich ZVD
  - Ggf. linker Vorhofdruck (LAP)
  - Ggf. pulmonalarterieller Druck (PAP).

Material

- Infusionen und Spülungen für die Druckmeßkatheter nach ärztl. Anordnung vorbereiten (Basislösungen und ggf. Medikamenteninfusionen), ausreichende Anzahl von Spritzenpumpen installieren und sinnvoll anordnen, damit beim Anschließen des Patienten keine Zeit für das Entwirren des „Kabelsalates" verschwendet wird
  Katecholamin-Infusionen vor dem Abholen des Patienten mit der aktuellen Dosierung starten, um Dosisschwankungen beim Umstecken der Infusionen zu vermeiden
- Notfallwagen im Zimmer auf Vollständigkeit überprüfen, insbesondere auf Reanimationsmedikamente und Volumenersatzmittel (Gluc. 5 %, NaCl 0,9 %, Humanalbumin 5 %), Defibrillator und Thorakotomieset in Bereitschaft halten
- Altersentsprechendes Beatmungsgerät vorbereiten und Check up durchführen (☞ 4.3.1), Herzschrittmacher (VVI oder DDD) mit Ersatzbatterie bereitlegen und überprüfen
- Thoraxdrainagensysteme bereitstellen; bei Verwendung eines Retransfusionssystems ist zunächst nur eine Thoraxsauganlage notwendig
- Bett vorbereiten, bei Eingriffen mit HLM gleich eine Kühlmatte ins Bett legen, bei voraussichtlich längerer Beatmungsdauer und Analgosedierung Schaumstoff zur Dekubitusprophylaxe verwenden
- Wird das Bett zum Abholen des Patienten aus dem nahegelegenen OP verwendet, zusätzlich mit Transportmonitor, O_2-Flasche mit Beatmungsbeutel und Maske und ggf. Reanimationsmedikamenten ausstatten. Je nach Entfernung von der Intensivstation ggf. auch Intubationsbesteck, transportablen Defibrillator und Volumenersatzmittel mitnehmen.

6.6.2 Postoperative Aufnahme

Informationen über den Operationsverlauf, evtl. Komplikationen, Rhythmusstörungen, Herzschrittmachereinsatz, Blutungen, Flüssigkeitsbilanz, Elektrolyte, derzeit laufende Infusionen und die Beatmungsparameter einholen.
Operationsprotokolle und andere schriftliche Unterlagen sowie Blutkonserven oder HLM-Blut in Empfang nehmen.

HLM-Blut nur annehmen, wenn der Name des Patienten und die Uhrzeit darauf vermerkt sind. Bei Erythrozytenkonzentraten und FFP die Uhrzeit der Entnahme oder des Auftauens kontrollieren und ggf. nachfragen.

Aufnahme des Patienten

Das Anschließen an das Monitoring ist der kritischste Moment bei der Aufnahme eines kardiochirurgischen Patienten und muß deshalb zügig und koordiniert durchgeführt werden.
Benötigt werden ein Arzt und mind. zwei erfahrene Intensivschwestern. Beim folgenden Modus wird die das Kind betreuende Schwester als „Erste Sr." bezeichnet, die helfende Schwester als „Zweite Sr.". Die folgenden Arbeitsschritte

laufen parallel ab, werden aber der Übersichtlichkeit halber nacheinander beschrieben. Die Aufnahme sollte nicht länger als eine halbe Stunde dauern.

Erste Schwester

- Zuerst die EKG-Elektroden kleben. Vorher Systolenton laut stellen, damit während des Anschließens Frequenz und Rhythmus registriert werden können, ohne auf den Monitor sehen zu müssen
- Pulsoxymeter anschließen
  - Bei sehr kalten Extremitäten kann häufig über das Ohrläppchen der zuverlässigste Wert ermittelt werden, bis die Peripherie wieder erwärmt ist
- Infusionen an den ZVK und an periphere Zugänge anschließen
- Katecholamin-Infusionen erst bei gesichertem Monitoring von EKG und RR umhängen. Ggf. zuerst doppelt laufen lassen, bis RR etwas ansteigt, dann die Infusionen vom OP abhängen. Katecholaminbolus vermeiden!
  - Alle Katecholamine an *einen* ZVK-Schenkel anschließen, der entsprechend gekennzeichnet ist (an eine Drei-Wege-Hahn-Bank einen Aufkleber „Katecholamine" anbringen)
  - ZVD-Spülung an den distalen Schenkel des ZVK anschließen, da die Spitze des Katheters unmittelbar vor dem rechten Vorhof liegt und auf den Nullpunkt geeicht wird.

Zweite Schwester

- Zuerst den nichtinvasiven Blutdruck am Oberarm messen und laut den Mitteldruck ansagen, so lange, bis der arterielle Druck angeschlossen und auf Null geeicht worden ist
  - Nie an dem Arm messen, an dem der arterielle Zugang liegt, da dies zu fehlerhaften Messungen über die Arterie führt und sich je nach Häufigkeit der Messung Perfusionsstörungen entwickeln können!
- Drainagen anschließen und sicher mit einem Pflastersteg fixieren
- Magensonde tief und offen hängen
- Mitgebrachten Urinablaufbeutel ausleeren und Menge dokumentieren
- Protokoll führen.

Erste oder zweite Schwester

- Rektale Temp.-Sonde plazieren und periphere Meßsonde an die Fußsohle kleben. Ggf. das Meßkabel an einen dafür geeigneten Blasenkatheter konnektieren, über den die Kerntemperatur gemessen wird
- Bei sehr kalten Extremitäten ($\Delta T \geq 5\,°C$) „Strümpfe" aus einem Schlauchverband und Watte über Hände und Füße stülpen
- Die Hand, an der der arterielle Zugang liegt, nicht ganz zugedecken, um eventuelle Perfusionsstörungen rechtzeitig zu erkennen. Gleichzeitig kann zur Perfusionskontrolle auch die Pulsoxymetrie an dieser Hand erfolgen.

- Eine spastische Arterie mit Lidocain 2 % 1:10 mit NaCl 0,9 % verdünnt anspülen. Manipulationen jeglicher Art danach vermeiden, bis sich die Arterie erholt hat

- Wird am Monitor keine Kurve angezeigt, so liegt es häufig daran, daß die Arterienkanüle unter dem Verband abgeknickt ist.

Arzt

- Beatmungsgerät anschließen und die Alarmgrenzen einstellen
- An das Beatmungsschlauchsystem schon vorher die Meßküvette des Kapnometers anschließen, so daß die Messung sofort bei der Konnektion an den Respirator erfolgt
- Arteriellen Zugang mit dem Meßsystem konnektieren → Nullabgleich
- Ggf. LA- und PA-Katheter anschließen → Nullabgleich
- Schrittmacherdrähte mit dem Herzschrittmacher verbinden und Sensing und Stimulation des Gerätes überprüfen
- Ggf. die Herzschrittmachereinstellung protokollieren
- Blut aus der Arterie abnehmen: BGA, Elektrolyte, BB, BZ, Gerinnung mit AT III und Faktor XIII
- Alarmgrenzen v. a. für MAD, SaO_2 und $ETCO_2$ angeben oder selbst am Monitor einstellen
- Röntgen-Thoraxaufnahme anfordern oder selbst durchführen.

6

Eltern

Wenn der Patient an das Monitoring angeschlossen und zugedeckt ist, können die Eltern ihr Kind besuchen. Der Arzt informiert sie über den Operationsverlauf und die aktuelle Situation. Häufig sind die Eltern beim Anblick ihres beatmeten Kindes geschockt, ängstlich und fühlen sich hilflos. An die vielen Kabel, Monitoralarme und die technische Umgebung mit vielen neuen Gesichtern müssen sie sich erst gewöhnen, so daß es gerade beim ersten Kontakt mit den Eltern sehr wichtig ist, kompetent und sicher aufzutreten. Die für den Patienten zuständige Pflegekraft stellt sich den Eltern mit Namen vor und beantwortet einfach und verständlich Fragen, die in ihren Kompetenzbereich fallen, ohne dabei die Eltern zu überfordern. Viele Fragen ergeben sich erst bei den nächsten Besuchen. Unmittelbar nach der Operation wollen die meisten Eltern „nur" die Gewißheit haben, daß ihr Kind da ist, daß es ihm den Umständen entsprechend gut geht und daß es gut betreut wird.

6.6.3 Pflege des kardiochirurgischen Patienten ohne HLM

Die Ligatur des Ductus art. Botalli und die Beseitigung der Aortenisthmusstenose sind die einzigen Korrekturoperationen, die ohne den Einsatz der HLM durchgeführt werden können. Des weiteren können Palliativoperationen wie z. B. die Anlage eines Blalock-Taussig-Shunt ohne den Einsatz der HLM vorgenommen werden.

Duktusligatur und Aortenisthmusstenose

Monitoring

- EKG, RR → bei Aortenisthmusstenose invasiv, bei Duktus-Ligatur des FG nichtinvasiv 15minütlich messen, bei stabilem Kreislauf Meßintervall ausdehnen
- Nach der Operation der Aortenisthmusstenose sind RR-Kontrollen an allen vier Extremitäten notwendig, um den Operationserfolg zu belegen. Zudem erfordert die arterielle Hypertonie häufig auch noch postoperativ den Einsatz blutdrucksenkender Medikamente
- Nach der Korrektur der Aortenisthmusstenose die Beine hinsichtlich Perfusion, Hautkolorit und Bewegungen beobachten
- Pulsoxymeter und CO_2 kontrollieren
- Kerntemperatur messen → bei Fieber Arzt informieren.

Durch das Abklemmen der Aorta descendens kann es bei der OP der Aortenisthmusstenose zur Querschnittslähmung kommen (0,45 % der Fälle), deshalb unbedingt auf postoperative Bewegungen der Extremitäten achten und diese dokumentieren.

Atmung

- In der Regel werden die Patienten 4–6 Std. nach der OP extubiert
  Bei Frühgeborenen ist die Extubation aufgrund der pulmonalen Unreife meist nicht so schnell möglich. Zudem steigt postoperativ der Beatmungsbedarf häufig sogar
- Bei der Durchführung der Trachealtoilette muß mit einer verminderten Belastbarkeit gerechnet werden.

Lagerung

- Rückenlage und Seitenlage rechts. Oberkörper leicht erhöhen
- Linksseitenlage wegen Pleuradrainage li vermeiden
- Schiefe Ebene in Längsachse möglich (☞ 2.4).

Ernährung

Nach Duktusligatur und Korrektur der Aortenisthmusstenose erst nach 48 Std. vorsichtig mit dem Nahrungsaufbau beginnen, da der Darm durch die präoperative Minderperfusion geschädigt sein kann bzw. durch den postoperativ erhöhten Fluß belastet wird. Diese Patienten haben ein erhöhtes Risiko, an einer NEC zu erkranken (☞ 9.6).

Ausscheidung

- Urinausscheidung mit Blasendauerkatheter bilanzieren
- Pleuradrainage nach 24–48 Std. ziehen.

Wundversorgung

- Wundverband mind. 24 Std. belassen. Hydrokolloidalverband nach den üblichen Kriterien behandeln (☞ 3.1.2)
- Aussehen der Wunde dokumentieren.

Shunt-Operationen

Die Anlage eines extrakardialen Shunts (= Kurzschluß/Verbindung) ist ein Eingriff, der das Überleben des Patienten bis zur endgültigen Korrekturoperation ermöglicht. Diese Shunts werden am häufigsten zwischen der Aorta oder den von ihr abzweigenden Gefäßen und der Pulmonalarterie bzw. den Pulmonalarterienästen angelegt.

Komplikationen

- MAD ↓ und ZVD ↓: intravasaler Volumenmangel → hohe Volumengaben nötig → dadurch Entstehung von Pleuraergüssen (☞ 3.6.2), Perikarderguß (☞ 6.6.8), Aszites (☞ 3.6.1) und Ödemen möglich
- SaO_2 ↓: Indiz für Shuntverschluß bei Thrombosierung des Shunts, für zu kleinen Shunt oder für einseitige Lungenperfusion durch intraoperatives Verziehen oder Abknicken der Pulmonalarterie
- CO_2 ↓: Indiz für zu großen Shunt, der eine Lungenüberflutung zur Folge hat, wenn die Beatmung nicht als Ursache in Betracht kommt. Meist finden sich zusätzliche Zeichen der Herzinsuffizienz mit hohem SaO_2 über 90%
- Eiweißreiche Drainagenflüssigkeit aus der betroffenen Thoraxhälfte: erster Hinweis auf einen „schwitzenden“, d.h. undichten Shunt.

Pflege

Kontrolle des Heparin-Perfusors: Je nach Gerinnungsstatus wird sofort nach der Operation mit der Heparinisierung des Patienten begonnen, um eine Thrombosierung des Shunts zu verhindern → erhöhte Blutungsneigung! Verbände kontrollieren, vorsichtig absaugen. Heparin-Natrium ist in NaCl 0,9% gemischt 24 Std. haltbar, in Gluc. 5% nur 8 Std.

6.6.4 Pflege des kardiochirurgischen Patienten mit HLM

Monitoring

EKG

- Systolenton laut stellen. Extrasystolen treten durch ein lokales Wundödem sowie durch Elektrolytveränderungen auf. Bei Operationen im Bereich des Reizleitungssystems z.B. bei CAVC, FONTAN muß ebenfalls mit Herzrhythmusstörungen gerechnet werden
- Bei Arrhythmien immer darauf achten, ob sie kreislaufwirksam sind, d.h. ob der Blutdruck sinkt oder stabil bleibt. Sofort den Arzt informieren. Ggf. Bildschirmkopie anfertigen oder EKG-Schreiber starten.

Arterieller Blutdruck

- Beim arteriellen Blutdruck ist besonders der Mitteldruck (MAD) von Bedeutung, da er ein relativer Parameter für die Organperfusion ist. Mit dem Arzt die gewünschten Werte klären und die Alarmgrenzen entsprechend einstellen. Der Blutdruck ist stets in enger Korrelation mit der Urinausscheidung zu bewerten: Ist die Urinproduktion zu gering, so muß, wenn kein Volumenmangel zugrunde liegt, i. d. R. der Blutdruck erhöht werden. Umgekehrt können niedrigere Drükke toleriert werden, wenn der Patient gut ausscheidet, also die Nierenperfusion ausreichend ist
- Bei akutem Blutdruckabfall und niedrigem HZV als Erstmaßnahme bis zum Eintreffen des Arztes die Leber unterhalb des Rippenbogens komprimieren → zusätzliches Volumen wird aus der Leber in Richtung Herz gepreßt → Blutdruck steigt kurzfristig
- Falls sich diese Maßnahme als effektiv erweist und der Blutdruck trotz Volumengabe und hoher Katecholaminzufuhr auf niedrigem Niveau bleibt, kann die „Bauchpresse“ installiert werden. Mit dieser rhythmischen Leberkompression steigen der venöse Rückfluß und der rechtsatriale Füllungsdruck (ZVD), ohne daß ständig Volumen zugeführt werden muß. Diese Maßnahme hat sich besonders bei der postoperativen Behandlung von FONTAN-Patienten bewährt

  Hierzu einen leeren Infusionsbeutel unterhalb der Leber auf den Bauch des Kindes legen und an ein Beatmungsgerät anschließen, das nun den Beutel „beatmet“, durch das Aufblasen Druck auf die Leber ausübt und so den Blutdruck erhöht. Intervall und Druckstärke individuell variieren. Zur Fixierung des Beutels ist ein breiter Bauchgurt notwendig. Durch den Druck besteht die Gefahr von Dekubitus und Perfusionsschäden der Haut, deshalb Beutel abpolstern und regelmäßig Hautzustand überprüfen und Druckpunkt wechseln.

ZVD, LAP

- Wenn die Werte über 5 mmHg vom Normalbereich abweichen → sofort den Arzt benachrichtigen (Normwerte: ZVD bei 4–10 mmHg, LAP bei 2–12 mmHg)

  Der Anstieg des ZVD bzw. LAD weist auf eine Volumenüberladung des rechten bzw. linken Ventrikels oder eine Störung der Kontraktilität hin
- Bei jedem venösen Druckanstieg an die Möglichkeit eines großen Perikardergusses denken → sofort Drainagen kontrollieren und den Arzt benachrichtigen, der eine Echographie durchführt
- Auf eine sichere Fixierung und Kennzeichnung des ZVD- und LAP-Katheters achten.

PAP

Der PA_m (Pulmonalarterienmitteldruck) liegt normalerweise bei 9–17 mmHg und ist v. a. für Patienten mit pulmonaler Hypertonie, z. B. bei CAVC und VSD, bedeutsam. Ihnen droht eine pulmonalhypertensive Krise, die unbehandelt innerhalb von Sekunden zum Tod des Patienten führt (☞ 6.6.6).

Temperatur

- Es entsteht fast immer Fieber, da durch die Leukozytenschädigung während der extrakorporalen Zirkulation Pyrogene freigesetzt werden und entzündliche Prozesse in Gang kommen, ohne daß eine Infektion vorliegt. Dieses Fieber energisch bekämpfen, da es den O_2-Verbrauch des Herzens erhöht (☞ 3.14.11)
- Zur Temperaturmessung entweder eine Meßsonde in den After einbringen oder einen speziellen Blasenkatheter mit Temperaturmessung verwenden. An die Fußsohle eine Meßsonde für die Körperschalentemperatur kleben
- ΔT darf nicht über 5 °C steigen und die Körperschalentemperatur nicht unter 30 °C sinken. Bei Zentralisation als Folge eines zu geringen HZV kühlt die Peripherie aus, während die zentrale Temperatur steigt, so daß ΔT oft deutlich mehr als 5 °C beträgt. Um ΔT zu senken bei kühler Peripherie sofort „Strümpfe" aus Watte und einen TG-Schlauchverband anlegen
- Bei tachykarden Herzrhythmusstörungen kann es notwendig sein, die Körperkerntemperatur mit der Kühlmatte auf 34–35 °C zu senken. Hierbei auf gute Dekubitusprophylaxe und ausreichende Analgosedierung achten, Kühlung ist sehr unangenehm.

6

Pupillenkontrolle

Pupillen regelmäßig kontrollieren, da die Entwicklung eines Hirnödems möglich ist (☞ 7.3) und um die Analgosedierung zu überprüfen.

Atmung

- Die Extubation ist i.d.R. in den ersten 24 Std. möglich. Ausnahmen sind Patienten mit pulmonaler Hypertonie, Patienten nach Reanimation oder Patienten mit Hirnödem, bei denen die Beatmung als therapeutisches Instrument mindestens 48 Std. fortgeführt wird (☞ 6.6.6)
- Endotracheal absaugen: Unmittelbar nach der Aufnahme und bei Bedarf unter Berücksichtigung der Vitalparameter. Während der Operation wurde mit trokkenem, kaltem Atemgas beatmet, wodurch Obstruktionen und Atelektasen entstehen können. Selbst die Verwendung von sog. „künstlichen Nasen" bringt nur eine max. Atemgastemperatur von 32 °C mit entsprechender Befeuchtung. Die bronchiale Schleimproduktion kann in den ersten Tagen beträchtlich sein, vor allem, wenn die Lungendurchblutung durch die Operation gegenüber dem präoperativen Befund deutlich zunimmt. Manchmal ist das Trachealsekret blutig, da bei längerer Bypassdauer kleine Lungenblutungen auftreten können
- In seltenen Fällen zeigen Zyanose, steigender O_2-Bedarf und Azidose die Entwicklung einer Schocklunge als Folge der Membranschädigung durch die HLM an (☞ 5.3.5).

Lagerung

- Bei sternotomierten Patienten in den ersten 3 Tagen Rückenlage einhalten, um den verdrahteten Thorax vor zu großer Belastung zu schützen. Bei Patienten, die über 48 Std. beatmet, analgosediert und ggf. relaxiert werden, auf eine sorgfältige Dekubitusprophylaxe achten → Schaumstoffmatratze unterlegen, Becken regelmäßig entlasten, Extremitäten abwechslungsreich lagern u.a.

- Spezielle Lagerungen bei Pulmonaler Krise (☞ 6.6.6), FONTAN (☞ 6.6.5), offenem Thorax (☞ 6.6.7).

Ernährung

- Bei komplikationslosem Verlauf nach 24 Std. mit der enteralen Ernährung beginnen.
- Beatmete, aber kreislaufstabile Patienten über die liegende Magensonde ernähren. Die günstigste Ernährungsform bei Patienten mit voller parenteraler Ernährung ist die Kombination aus sehr kleinen Mengen oral zugeführter Nahrung mit parenteraler Zufuhr der Hauptmenge an Flüssigkeit, Elektrolyten, Energieträgern und Aufbaustoffen
- Bei kreislaufinstabilen, katecholaminabhängigen und azidotischen Patienten mit der Ernährung noch warten. Ebenso bei Aszites und fehlenden Darmgeräuschen
- Bei auffälligem Abdomen Bauchumfang protokollieren. Bei langer Analgosedierung und Katecholaminzufuhr an die Entstehung eines paralytischen Ileus denken (☞ 9.5)

Ausscheidung

Thoraxdrainagen

- Auf freien Abfluß der Sekrete achten; das Drainagensekret ist zunächst blutig und wird nach wenigen Stunden seröser. Die extrakorporale Zirkulation erhöht den Verbrauch von Gerinnungsfaktoren, und Thrombozyten können mechanisch geschädigt werden → Nachblutungsrisiko ↑
- Substernale Drainage häufig kneten oder mit einer speziellen Rollklemme ausmelken
  - Bei hohen Blutverlusten über die Drainagen an eine Nahtinsuffizienz im OP-Gebiet oder eine intraoperative Gefäßverletzung denken→ Rethorakotomie erforderlich
- Blutig-seröse Pleuraergüsse entstehen durch Blutungen oder anhaltende Herzinsuffizienz → stdl. Konsistenz dokumentieren und Menge bilanzieren
- An allen Thoraxdrainagen den gleichen Sog einstellen → bei Sogdifferenzen Gefahr der Mediastinalverschiebung. Symptome (☞ 5.3.9.)

Urinausscheidung

- Schon während der Aufnahme auf die Urinmenge achten, da manche Patienten eine Polyurie und dadurch bedingt einen Volumenmangel entwickeln. Abschlußbilanz der HLM beachten!
- Die Mindesturinmenge beträgt 1 ml/kg/Std. und wird während der ersten 12 Std. stdl. bestimmt
  - Je kleiner der Patient desto höher ist die Gefahr der Nierenschädigung!
- Urinproduktion in Korrelation zum Blutdruck und zur Einfuhr beurteilen. Leichte Minusbilanz anstreben. Tritt eine Niereninsuffizienz auf, frühzeitig die Hämofiltration einsetzen, um den Patienten vor Überwässerung, schweren Elektrolytentgleisungen und toxischen Metaboliten zu schützen (☞ 8.1.).

Stuhlgang

Bei fehlenden Darmgeräuschen und Verdacht auf Ileus: keine Einläufe, Arzt informieren!
Bei Ausbleiben des Stuhlgangs bis zum 2. postoperativen Tag → Bauchmassage (☞ 2.2.2) oder Einlauf mit körperwarmem NaCl 0,9 % durchführen.

Magensonde

Tief und offen hängen, Magen-pH ca. 3stdl. bestimmen. Bei Werten unter 3 → Arzt informieren, ggf. Antazidum zur Ulkusprophylaxe verabreichen.

Komplikationen nach Herzoperationen mit HLM

Kardial

- Herzrhythmusstörungen (☞ 6.3)
- Niedriges HZV durch pathologische Frequenzänderungen und schlechte Kontraktilität des Myokards oder durch eine Herztamponade (☞ 6.2 und 6.6.8)
- Hypovolämie (☞ 6.7.2)
- Hypervolämie.

6

Pulmonal

- Pneumonie (☞ 5.3.8)
- Atelektase (☞ 2.3.2)
- Chylothorax (☞ 6.8)
- ARDS (☞ 5.3.5)
- Zwerchfellparese durch Verletzung des Nervus phrenicus
  - Die Zwerchfellparese kann das Abtrainieren des Patienten von der Beatmung erschweren und eine erneute Operation zur Raffung des Zwerchfells erforderlich machen.

Renal

Postoperativ können Niereninsuffizienz bzw. akutes Nierenversagen auftreten und blutreinigende Verfahren nötig machen (☞ 8.1).

Zerebral

Zerebrale Komplikationen entwickeln sich durch ein schlechtes Herzzeitvolumen mit unzureichender Hirnperfusion, durch hypoxische Zustände, tiefe Hypothermie und postoperative Hyperthermie. Häufig läßt sich eine sichere Ursache nicht ermitteln. Zeichen einer zerebralen Komplikation sind:

- Weite, lichtstarre Pupillen, einseitig oder beidseits
- Anhaltende Bewußtseinstrübung → der Patient wird nicht wach
- Krämpfe, Streck- und Beugesynergismen.

Bei Neugeborenen und jungen Säuglingen weist eine rasch auftretende Ödembildung mit erhöhtem Volumenbedarf u. U. auf ein sogenanntes kapillares Leck-Syndrom hin.

6.6.5 FONTAN-Operation und totale cavo-pulmonale Anastomose

FONTAN-Operation ist die Konnektion der oberen und unteren Hohlvene über einen Tunnel im rechten Vorhof an die rechte Pulmonalarterie unter Ausschluß des rechten Ventrikels (Totale cavo-pulmonale Anastomose). Das Vorhofseptum wird entfernt. Notwendig wird diese Operationstechnik z. B. bei der Trikuspidalatresie oder beim Single ventricle. In Einzelfällen geht der totalen cavo-pulmonalen Anastomose (TCPA) die sog. Glenn-Anastomose voraus, bei der die obere Hohlvene an die Pulmonalarterie konnektiert wird.
Da postoperativ die Pumpfunktion des rechten Ventrikels entfällt, müssen andere Mechanismen den Fluß des Blutes durch die Lunge bewirken. Dazu gehören die diastolische Erschlaffung des linken Ventrikels, die als Saugpumpe auf den Blutfluß durch die Lunge wirkt, und die Spontanatmung, bei der während der Inspiration ein Unterdruck erzeugt wird, der den venösen Fluß in die Lunge zusätzlich fördert.

Pflege

Monitoring

- EKG: auf das Auftreten von Herzrhythmusstörungen achten, da die Operation im Gebiet des Reizleitungssystems vorgenommen wird und somit die Entstehung von meist atrialen Herzrhythmusstörungen begünstigt. Hohe Herzfrequenzen wirken sich sehr ungünstig auf das HZV aus. Wichtig ist die Anlage von Vorhofschrittmacherdrähten, besser sind jedoch Vorhof- und Kammerdrähte
- Blutdruck: zu niedrigen RR initial mit Volumen therapieren, wenn nicht Herzrhythmusstörungen oder Kontraktilitätsstörungen des Ventrikels Ursache des niedrigen HZV sind. Einsatz von Katecholaminen möglichst vermeiden, um das Auftreten von Herzrhythmusstörungen nicht zu provozieren und den Lungengefäßwiderstand nicht zu erhöhen, da dies die Hämodynamik negativ beeinflußt
- ZVD: Der ZVD entspricht nach der cavo-pulmonalen Anastomose annähernd dem PA-Druck. Postoperativ ZVD-Werte von 10–14 mm Hg angestreben. Ein ZVD ≥ 15 (20) mmHg bewirkt einen venösen Rückstau mit allen möglichen Symptomen der Rechtsherzinsuffizienz (☞ 6.2.1). Gleichzeitig steigt das Risiko einer Hirnödementwicklung, da ein hoher ZVD auch den ICP ansteigen läßt und u. U. kein ausreichender zerebraler Perfusionsdruck mehr aufgebaut werden kann → Schädigung des Gehirnes durch Ischämie. Pupillenweite und Lichtreaktion mind. stdl. kontrollieren. Die sofortige Suche nach der Ursache eines kritisch erhöhten ZVD ist notwendig.

Lagerung

- Rückenlage, Oberkörper leicht erhöht, wegen Sternotomie nicht auf der Seite lagern
- Bei ZVD ≥ 15 mmHg: 30 °-Oberkörperhochlagerung mit Kopfmittellage und Knierolle.

Atmung

- Beatmung mit wenig PEEP und mit niedriger Inspirationszeit, da ein hoher intrathorakaler Druck den pulmonalen Widerstand erhöht und damit die Sogwirkung des linken Ventrikels mindert → Patienten möglichst frühzeitig extubieren
- Die hohe Anzahl der Thoraxdrainagen erschwert die Spontanatmung → auf gute Analgesierung achten, was u.U. jedoch die frühe Extubation erschweren kann.

Ausscheidung

- Wegen der hohen Drainagenverluste unter ZVD-Kontrolle Volumen mit eiweißhaltigen Lösungen, z.B. FFP, HA 5%, substituieren. Die Bilanz kann im positiven Bereich liegen: mit dem Arzt absprechen, welche Gesamtbilanz toleriert wird
- Bei Aszites-Bildung den Bauchumfang 1 x pro Schicht messen und Darmgeräusche regelmäßig kontrollieren. Den Patient hochlagern, um die Atemarbeit zu unterstützen (☞ 3.6.1 Aszitespunktion).

6.6.6 Pulmonalhypertensive Krise

Patienten mit einer hämodynamisch relevanten Verbindung zwischen großem und kleinem Kreislauf, z.B. VSD, CAVC, weisen einen erhöhten Druck in der Pulmonalarterie auf. Auch nach der Korrekturoperation kann dieser erhöhte PAP bestehen bleiben und schwerwiegende Probleme verursachen. Die große Gefahr liegt in der Entstehung einer sog. „pulmonalhypertensiven Krise“: Durch den meist schlagartig einsetzenden Anstieg des Lungengefäßwiderstandes (durch Spasmen der kleinsten arteriellen Gefäße) kommt es zum plötzlichen Anstieg des PAP ($PA_m \geq$ MAD), der den Bluteinstrom in die Lunge erschwert, die Überdehnung des rechten Ventrikels verursacht (ZVD ↑) und eine Bradykardie sowie den rapiden Abfall des arteriellen Drucks (MAD ↓↓) nach sich zieht. In der Folge kann der Patient innerhalb weniger Minuten an einem akuten Low cardiac output versterben.
Bei Patienten mit einem entsprechenden Herzfehler sollte zur Erleichterung der postoperativen Behandlung bereits intraoperativ ein Pumonaliskatheter gelegt werden.

Auslöser einer pulmonalhypertensiven Krise

- Hypoxämie
- Hyperkapnie
- Azidose
- Streß
- Hypothermie/Hyperthermie.

Maßnahmen

Die wichtigste Maßnahme ist die Prophylaxe einer pulmonalhypertensiven Krise!

- Patienten mindestens 48 Std. beatmen
- Patienten leicht hyperventilieren, d.h. CO_2-Werte zwischen 30 und 35 mmHg anstreben → niedriges CO_2 senkt den Lungengefäßwiderstand

- Arteriellen pO_2 zwischen 100 und 120 mmHg halten → auch O_2 senkt den Lungengefäßwiderstand
- Azidose frühzeitig puffern
- Patienten supportiv mit einer Fentanyl®-Dormicum®-Infusion analgosedieren.

Pflege

Monitoring

- Der PA_m darf maximal auf ⅔ des MAD ansteigen (Bsp: PA_m = 40 mmHg bei MAD = 60 mmHg) → bei Einstellung der Alarme auf diese Korrelation achten
  - Bei Werten, die diese Spanne übersteigen, droht die Entstehung der pulmonalhypertensiven Krise!
- ZVD: Alarme eng auf Normalwerte einstellen
- Medikamenten-Infusionen sorgfältig überwachen (☞ 6.9)
- Pupillen engmaschig kontrollieren, besonders vor belastenden Maßnahmen
- Vor Lichtreizen schützen → z.B. ein Tuch über die Augen des Patienten legen
- Lärm vermeiden, da selbst Geräusche eine pulmonale Krise auslösen können
- Stdl. bilanzieren
- Kontinuierlich Temperatur überwachen (☞ 13.14.11)
- Ggf. zur Senkung des PAP Prostacyclin (Flolan®), Nifedipin (Adalat®) oder Tolazolin (Priscol®) an den Pulmonaliskatheter anschließen
  - Durch diese Medikamente ist ein systemischer RR-Abfall möglich!
  - Spricht der PA-Druck nicht auf die genannten Maßnahmen an → Inhalation von Stickstoffmonoxid (NO). Dieses Gas senkt selektiv den Lungengefäßwiderstand ohne den Systemkreislauf zu beeinflussen.

Atmung

Die belastendste Maßnahme für den Patienten ist das endotracheale Absaugen. Hierbei kann es zu Hypoxämie, Hyperkapnie, Azidose und Streß kommen. Deshalb unbedingt vor dem Absaugen:

- Analgosedierung kontrollieren: Pupillen? Bewegungen? Tränen? → ggf. Bolusgabe
- CO_2 kontrollieren → ggf. hyperventilieren, bis CO_2 im gewünschten Bereich liegt
- SaO_2 kontrollieren → in jedem Fall mit 100% O_2 präoxygenieren, der SaO_2-Wert muß vor dem Absaugen bei mindestens 95% liegen
- Schnell und effizient absaugen, ggf. zu zweit. Geschlossenes Absaugsystem verwenden (☞ 4.2.1 Trach-Care®)
- Während des Absaugens und danach auf PAP-Anstieg und MAD-Verhalten achten
- Ist der $PAP_m \geq$ MAD → Patienten sofort manuell mit 100% O_2 beatmen (Beatmungsbeutel mit Reservoirschlauch bzw. -beutel) und den Arzt verständigen.

Maßnahmen bei pulmonalhypertensiver Krise

- Stärkere Hyperventilation mit 100 % O_2, evtl. Handbeatmung
- Zusätzliche Analgosedierung
- Relaxierung mit Norcuron® (0.1 mg/kg)
- Ggf. Flolan®-Bolus
- BGA-Kontrolle, ggf. Pufferung.

6.6.7 Offener Thorax

Wird nach der Operation ein ausgeprägtes Myokardödem erwartet, so wird das Sternum nicht verschlossen, sondern nur mit Epigard® oder Dura gedeckt. Hierdurch hat das Myokard die Möglichkeit, sich trotz des Ödems gut zu kontrahieren, da kein Gegendruck durch die Thoraxwand entsteht. Im Falle einer Reanimation kann schnell eine interne Herzdruckmassage durchgeführt werden. Betroffen sind häufig Neugeborene mit einer Transposition der großen Arterien (TGA), bei denen eine arterielle Switch-OP durchgeführt wurde.

Pflege

- Offene Wärmeeinheit mit Antidekubitusmatratze vorbereiten
- Bei der Übernahme aus dem OP vorsichtig umbetten, da der Thorax sehr instabil ist
- Ausschließlich in flacher Rückenlage oder in der Längsachse leicht erhöht lagern
- Auf ausreichende Analgosedierung achten, um ein Gegenatmen oder Pressen des Patienten zu vermeiden
- Bei der Beatmung ist evtl. ein höherer Flow notwendig, da der intrathorakale Gegendruck deutlich reduziert ist → CO_2- und SaO_2-Kontrolle.

Die substernale Drainage fördert fast immer Luft, da die Wundränder des Epigard®- oder Dura-Patches nicht luftdicht sind → Drainagensog nicht zu hoch wählen, da sonst mehr Luft als Wundsekret angesogen wird. Drainagenfluß beobachten

Verbandwechsel

Das offene Sternum ist mit sterilen, in Betaisodona-Lösung getränkten Kompressen und einem sterilen Pflasterverband versorgt. Eine Dura-Abdeckung nur mit sterilem NaCl 0,9 % feuchthalten, keinesfalls Desinfektionsmittel verwenden, da sich die Dura auflösen könnte.

- VW nur bei massiver Blutung oder nach 48 Std. durchführen, wenn der Thorax bis dahin noch nicht wieder verschlossen wurde
- Durchführung: Fenster und Türen schließen, nicht beteiligte Personen aus dem Zimmer schicken → sterilen Kittel, Handschuhe, Mundschutz und Haube anziehen → alten Verband vorsichtig lösen → Wundränder ggf. mit NaCl 0,9 % reinigen → frische, in Betaisodona-Lösung getränkte Kompressen auflegen

und mit sterilem Pflasterverband fixieren bzw. bei Dura-Patch nach der Reinigung NaCl 0,9%-Kompressen auflegen.

In der Regel ist das Ödem nach 2–3 Tagen abgeklungen, und das Sternum kann problemlos verschlossen werden.

6.6.8 Perikarderguß

Ein Perikarderguß ist eine Ansammlung von Flüssigkeit (z.B. Blut, seröse Flüssigkeit) im Herzbeutel, die die Ventrikelfüllung behindert. Man unterscheidet den lokal begrenzten vom gefährlicheren zirkulären Erguß.

Ursachen

In der frühpostoperativen Phase entsteht ein Perikarderguß v.a. durch fortschreitende Rechtsherzinsuffizienz, Chylusansammlung, ungenügende Drainage aus dem OP-Gebiet oder durch Schwellung des Herzens nach kardiochirurgischen Eingriffen.

Später, d.h. ≥ 8 Tage postop., stehen immunologische Vorgänge bei der Entwicklung eines Perikardergusses im Vordergrund.

Symptome

- Blässe
- Periphere Kühle, ΔT ≥ 10 °C, Schwitzen, v.a. am Kopf
- Jugularvenenstauung
- ZVD ↑, LAP ↑, PAP ↑
- HZV ↓, art. Mitteldruck ↓, da das Herz sich nicht optimal füllen kann und somit das Auswurfvolumen sinkt
- Akrozyanose durch vermehrte O_2-Ausschöpfung des Blutes im Gewebe
- Tachykardie, um kompensatorisch das HZV zu steigern
- Oligurie bis Anurie
- Kardiogener Schock (☞ 6.7.1).

Therapie

Der Perikarderguß wird sonografisch diagnostiziert und kontrolliert. Wenn er mit konservativer Therapie, d.h. mit Flüssigkeitsrestriktion, Diuretika (Lasix®)- und ggf. Aspirin®-Gaben, nicht beseitigt werden kann, muß er punktiert werden. Soll der Katheter zur Drainage länger liegen bleiben, so kann man durch Punktion einen Pigtail®-Katheter einbringen oder die Drainage vom Herzchirurgen operativ legen lassen (☞ 3.6.3).

Nur im Notfall und bei Versagen der üblichen Maßnahmen bei liegender substernaler Drainage nach vorheriger Analgesie des Patienten den Thorax manuell 1–2 x komprimieren (wie bei der Herzdruckmassage), um den Abfluß des Ergusses zu ermöglichen!

6.7 Schock

Schock ist die Dekompensation des Kreislaufs. Es kommt zur Kreislaufzentralisation, bei der Gehirn, Lunge und Herz bevorzugt durchblutet werden. Durch den Abfall des arteriellen Blutdrucks wird die Mikrozirkulation gestört, was eine Unterversorgung der Zellen mit Sauerstoff und Substraten zur Folge hat. Der zelluläre Sauerstoffmangel führt zur Energiegewinnung über anaerobe Glykolyse, wobei sich saure Metabolite anhäufen → eine Laktatazidose entsteht. Mit sinkendem pH-Wert des Blutes reduziert sich auch die periphere Vasokonstriktion und das zuvor zentralisierte Blutvolumen „versackt" in der Peripherie → dekompensierter Schock. Typische Organschäden durch einen Schock sind z. B. die „Schocklunge" (ARDS), die „Schocknieren" und generalisiert das Multiorganversagen (MOV).

Jeder Schock bedeutet akute Lebensgefahr!

6

Allgemeine Symptome

- Blasse, marmorierte, kühle und feuchte Haut; eine Rekapillarisierungszeit (RZ) > 1 Sek. spricht für Zentralisation
- ΔT 7–10 °C
- Tachykardie mit flachem Puls → Kompensation für schlechtes HZV
- Tachydyspnoe → Versuch, die Azidose respiratorisch zu kompensieren und O_2-Gehalt zu steigern
- Niedriger Blutdruck mit kleiner Amplitude
- Oligurie bis Anurie
- Anfangs Unruhe, Angst und Panik, dann zunehmende Bewußtseinstrübung bis zur Bewußtlosigkeit.

6.7.1 Kardiogener Schock

Auslöser eines kardiogenen Schocks sind z. B. Tachyarrhythmien, akute Herzinsuffizienz, Perikardtamponade, Spannungspneumothorax, pulmonalhypertensive Krise oder die PPHN des Neugeborenen.

Symptome

- Allg. Schocksymptome
- Blaß-zyanotisches Hautkolorit
- Bei Rechtsherzinsuffizienz: ZVD ↑, gestaute Halsvenen
- Bei Linksherzinsuffizienz: LAP ↑, brodelndes Atemgeräusch
- Atemnot, Angst, ggf. Orthopnoe.

Erstmaßnahmen

- Oberkörper 30° hoch, Beine tief lagern
- O_2 geben, ggf. intubieren und beatmen
- Sedieren

- Kreislauf engmaschig kontrollieren → ggf. ZVK- und Pulmonaliskatheter legen
- Ggf. unter ZVD-Messung vorsichtig Flüssigkeit zuführen
- Bei erhöhten Füllungsdrucken Diuretika, z.B. Lasix®, verabreichen → Flüssigkeit bilanzieren
- Metabolische Azidose mit $NaHCO_3$ (☞ 12.1.2) korrigieren
- Positiv inotrope Medikamente wie z.B. Suprarenin (☞ 6.9), Dopamin (☞ 6.9) nach ärztlicher Anordnung einsetzen
- Ggf. Vasodilatantien zur Nachlastsenkung, z.B. Adalat® (☞ 6.9), Perfan® (☞ 6.9), verabreichen
- Bei Herzrhythmusstörungen Antiarrhythmika geben, ggf. ist eine elektrische Therapie notwendig (☞ 12.1.3).

6.7.2 Hypovolämischer Schock

Auslöser eines hypovolämischen Schocks sind Blut-, Plasma- und Wasserverluste z.B. bei großflächigen Verbrennungen, Ileus, Polyurie, Gastroenteritis.

Symptome

Allgemeine Schocksymptome (☞ 6.7).

Maßnahmen

- Sofortige Schocklagerung → Trendelenburg-Lage
- Volumensubstitution steht an erster Stelle → je nach Ursache kristalloide Lösungen wie NaCl 0,9 % und Ringer-Lösung oder kolloidale Lösungen wie Blut, Plasma oder Humanalbumin verabreichen
- ZVD kontrollieren
- Diurese beachten.

6.7.3 Septischer Schock

Der septische Schock ist durch ein massives Kapillarleck gekennzeichnet. Es entsteht, wenn bei einer Bakteriämie Endotoxine ins Gefäßsystem gelangen und dort über freigesetzte Mediatoren das Leck verursachen → Austritt intravasaler Flüssigkeit in das Interstitium → generalisierte Ödembildung. Zusätzlich entstehen arteriovenöse Shunts, über die kein Gasaustausch und kein Abtransport von Stoffwechselendprodukten stattfinden. Es kommt zum hypoxischen Zellstoffwechsel und in dessen Folge zur anaeroben Glykolyse mit Ausbildung einer Laktatazidose.

Symptome

„Warmer Schock"

In der Anfangsphase Versuch der Kompensation = hyperdyname Phase des septischen Schocks:

- Tachykardie, um das HZV zu steigern

- Zunächst noch normale Blutdruckwerte, dann Abfall des arteriellen Blutdrucks durch den intravasalen Volumenmangel
- Fieber, $\Delta T \leq 5\,°C$.

Bei Früh- und Neugeborenen treten oft nur unspezifische Zeichen wie Hypothermie, Apnoe, Magenreste, aufgetriebenes Abdomen und marmoriertes Hautkolorit auf, die Kinder sehen „schlecht" aus und sind „irgendwie auffällig".

„Kalter Schock"

Sind die anfänglichen Kompensationsmechanismen ausgereizt, reagiert der Körper mit einer ausgeprägten Vasokonstriktion = hypodyname Phase des septischen Schocks:
- HZV sinkt
- Der pulmonale Gasaustausch verschlechtert sich zunehmend, $CO_2 \uparrow$
- Endotoxine aktivieren das Gerinnungssystem → DIC (☞ 10.2). → die Gerinnsel erschweren die Gewebeperfusion noch zusätzlich
- Durch den durch die DIC erhöhten Verbrauch von Gerinnungsfaktoren kann eine Verbrauchskoagulopathie entstehen → Haut- und Schleimhautblutungen
- Grau-blasses, extrem marmoriertes Hautkolorit → fast wie „Leichenflecken"
- $\Delta T \geq 5\,°C$.

6

Therapie

- Ggf. intubieren und beatmen
- ZVK legen → Blutkultur entnehmen
- Unter ZVD-Kontrolle großzügig Volumen zuführen mit NaCl 0,9 %, Ringer-Lösung und ggf. kolloidalen Lösungen
- Antibiotische Therapie
- Katecholaminzufuhr bei anhaltender Schocksymptomatik, z. B. Arterenol® (☞ 6.9)
- Heparinisierung bei DIC, ggf. Substitution von AT III
- Evtl. Lumbalpunktion (☞ 3.6.4).

6.7.4 Anaphylaktischer Schock

Auslöser eines anaphylaktischen Schocks ist der Kontakt mit einem Antigen oder Allergen (z. B. Röntgenkontrastmittel, Medikamente, Blutderivate, Latex), der zur Freisetzung von Histamin aus Mastzellen führt. Histamin bewirkt eine Permeabilitätsstörung der Zellmembranen und somit Wasseraustritt aus der Zelle → Ödembildung. Die Folge ist ein intravasaler Volumenmangel bei Vasodilatation der Gefäße.

Symptome

- In- und exspiratorischer Stridor, Bronchospasmus, Dyspnoe, Lungenödem mit blutig-schaumigem Trachealsekret → Atemnot
- Blutdruckabfall, Tachykardie

- Juckreiz, Urtikaria, Rötungen, Quaddeln, Zyanose
- Quincke-Ödem: Larynx- und Lidödem.

Maßnahmen

- Exposition mit Antigen/Allergen sofort beenden
- Je nach Zustand unverzüglich mit der kardio-pulmonalen Reanimation beginnen
- Sofortige Intubation, bevor die rasch fortschreitende Ödembildung diese Maßnahme behindert und evtl. eine Notkoniotomie durchgeführt werden muß → Beatmung mit 100% O_2
- Oberkörper hochlagern.

Medikamente

- I. v.-Zugang legen, möglichst zentral, und sofort Adrenalin (Suprarenin®) zuführen, ggf. zuerst intratracheal, wenn noch kein i. v.-Zugang vorhanden ist
  - Adrenalin ist das Mittel der Wahl, da es die Histaminausschüttung der Mastzellen hemmt, die Gefäße wieder eng stellt, die Herzleistung unterstützt und den Bronchospasmus bekämpft
- Rasch Volumen durch kolloidale Lösungen wie HA 5% zuführen
  - Bei ausgeprägten Ödemen können später Diuretika (Lasix®) notwendig werden, Diuretika aber nicht in der Initialphase verabreichen!
- Kortison geben → stabilisiert die Zellmembranen, unterstützt die Spasmolyse in den Bronchien und wirkt der allgemeinen Ödembildung entgegen
- Theophyllin (Bronchoparat® oder Euphyllin®) ansetzen → erweitert die Bronchien und lindert die Atemnot
- Ggf. Antihistaminika, z. B. Fenistil®, verabreichen
- Patienten z. B. mit Diazepam (Valium®) sedieren → kann einen evtl. vorhandenen zerebralen Krampf unterbrechen und Streß reduzieren.

6.8 Chylothorax

Durch einen angeborenen Defekt oder die Verletzung kleiner Lymphgefäße – sehr viel seltener des Ductus thoracicus selbst – tritt Chylus in eine oder beide Pleurahöhlen aus. Hieraus resultiert ein z. T. erheblicher Verlust von Fett und Flüssigkeit. Mögliche Gründe für den Defekt sind Thorakotomien (z. B. bei Herzoperationen, Korrektur der Ösophagusatresie), Legen eines ZVK, entzündliche Prozesse oder Lymphaustritt nach einer Reanimation.

Diagnose

- Laboranalyse des Punktates oder des Drainagensekretes
- Gabe von Methylenblau über die Magensonde. Wenn der blaue Farbstoff nach ca. 1 Std. über die Pleuradrainage ausgeschieden wird, liegt ein Chylothorax vor.

Therapie

Primäres Ziel ist das Entfernen des Chylus aus den Pleurahöhlen durch Punktion oder über eine Drainage (☞ 3.6.2).
Die Therapie kann konservativ mit fettfreier bzw. -armer oder totaler parenteraler Ernährung erfolgen. Chirurgisch wird mit einer Fibrinverklebung, der Ligatur des D. thoracicus oder der Anlage eines pleuroperitonealen Shunts behandelt. Wichtig ist, verlorengegangene Substanzen, v.a. Immunglobuline, ausreichend zu ersetzen. Es besteht erhöhte Infektionsgefahr.

Symptome

- Tachydyspnoe, Zyanose
- Bei Punktion oder liegender Thoraxdrainage:
  - Vor Nahrungsbeginn: gelbes, klares Pleurasekret
  - Nach Nahrungsaufnahme: milchig-trübes und geruchloses Pleurasekret.

Pflege

Monitoring

- EKG (→ Elektrolytstörungen?), RR, Temperatur und Atmung (→ SaO_2, CO_2)
- Infusionstherapie → genau bilanzieren
- Hautturgor → Fontanelle wegen möglicher Exsikkose beachten
- Gewicht täglich kontrollieren
- Infektionszeichen wie Fieber, entzündete ZVK-/Drainageneintrittstellen, Verbrennungen durch transkutane pO_2-Meßsonde beachten, um nosokomiale Infektionen rechtzeitig behandeln zu können
- Bei liegender Drainage muß der Patient Bettruhe einhalten → altersentsprechend beschäftigen, ggf. Erzieher und Lehrer hinzuziehen
- Nach Pleuradrainage bzw. -punktion auf Schmerzäußerungen achten → analgesieren.

Atmung

- Gute Physiotherapie zur Atelektasenprophylaxe
- Atemtherapie durchführen → ggf. Patienten zuvor analgesieren, damit er tief durchatmen und sich am Atemtraining aktiv beteiligen kann (☞ 2.6.3)
- Ggf. O_2 über Nasensonde oder Vernebler geben
- Auf freien Abfluß des Pleurasekretes achten, ggf. Drainage melken oder steril aussaugen.

Lagerung

- Oberkörper leicht hochlagern, ggf. mit Thoraxrolle
- Nach Punktion auf betroffener Seite lagern (☞ 3.6.2)
- Lagerung regelmäßig wechseln.

Ernährung

- Im Punktat sind Triglyzeride, Cholesterin, Lymphozyten, Erythrozyten und Elektrolyte enthalten → ggf. substituieren

- Zunächst hochkalorisch parenteral ernähren
- Bei rückläufigem Sekretverlust über die Drainage mit enteraler Nahrungszufuhr von eiweißreicher, aber fettarmer Kost beginnen, z.B. Humana MCT®.

Da langkettige Fettsäuren den Lymphfluß weiter steigern und so den Chylothorax unterhalten, sind kurz- und mittelkettige Fettsäuren zu bevorzugen. Sie werden direkt vom Lebervenensystem absorbiert, ohne neuen Chylus zu bilden. Hierdurch reduzieren sich Volumen und Fettgehalt des Pleurasekretes.
Ab dem Nahrungsbeginn muß das Pleurasekret hinsichtlich Menge, Aussehen und Konsistenz beobachtet werden. Wenn unter der Ernährung mit MCT (mittelkettige Triglyzeride) das Sekret wieder trübe und milchig wird, muß der Patient vorübergehend erneut voll parenteral ernährt werden, in der Hoffnung, daß sich die Leckage spontan mit Fibrin verschließt. Tritt jedoch keine Besserung ein, muß chirurgisch interveniert werden.

Ausscheidung

- Sekretverluste engmaschig bilanzieren
- Bei drohender Hypovolämie mit kolloidalen Lösungen substituieren.

Wundversorgung

- Bei einmaliger Pleurapunktion Dachziegelverband anlegen
- Bei voraussichtlich länger liegender Thoraxdrainage darauf achten, daß die Eintrittstelle sich nicht entzündet. Jeden Zug an der Drainage vermeiden!

Bei lange liegender Drainage kommt es zu Mazerationen des umliegenden Gewebes. Dies muß vor dem Ziehen der Drainage bedacht werden, da die Tabaksbeutelnaht beim Verknoten ausreißen kann und somit kein sicherer Thoraxverschluß besteht. Deshalb vor dem Ziehen des Drainagenschlauches die Tabaksbeutelnaht kontrollieren und ggf. vom Arzt neu legen lassen.

6.9 Herz-Kreislauf-Medikamente

Besonders kardiochirurgische Patienten werden mit einer Vielzahl von Medikamenten behandelt, für deren Anwendung in weiten Bereichen das Pflegepersonal zuständig ist. Um fachgerecht und sicher mit diesen Medikamenten umzugehen bedarf es daher großer Sachkenntnis hinsichtlich:

- Wirkung und (pflegerelevanter) Nebenwirkungen, Kompatibilität
- Zubereitungsart, geeigneter Infusionssysteme
- Medikamentendosierung, Haltbarkeit
- Applikationsmodus, -ort und -zeit.

Katecholamininfusionen

- Katecholamininfusionen am distalen Schenkel des ZVK anschließen, da dessen Öffnung direkt vor der Einmündung in den rechten Vorhof liegt
- Dreiwegehahnbank mit mehreren Dreiwegehähnen verwenden, damit möglicherweise hinzukommende Katecholamininfusionen sofort an denselben ZVK-Schenkel konnektiert werden können
- Auf deutliche Beschriftung dieses Infusionsschenkels achten, um versehentliche Bolusgaben von Antibiotika o. ä. über diesen Schenkel zu vermeiden.

Monitoring

- Patienten unbedingt an den EKG-Monitor anschließen, um auftretende EKG-Veränderungen frühzeitig zu erkennen
- Blutdruck kontinuierlich überwachen.

Infusionswechsel

6

Bei katecholaminabhängigen Patienten ist besonders das Umstecken der Infusionen mit Risiken verbunden, da kleinste Dosisschwankungen zu schwerwiegenden Blutdruckabfällen oder -anstiegen führen können. Deshalb folgendes beachten:

- Medikamenteninfusionen fortlaufend kontrollieren und rechtzeitig vor dem Ende der laufenden Infusion eine neue Infusionsspritze vorbereiten
- Auf der neuen Infusionspritze möglichst farbigen Aufkleber mit folgenden Daten anbringen: Medikamentenname, Dosierung z.B. 1 ml/Std. = 2 μg/kg/Min. und ggf. die Uhrzeit. Der Infusionszettel, auf dem Trägerlösung und Gesamtmenge in 24 Std. notiert sind, bleibt am Patientenplatz
- Die neue Infusionsspritze mit gleicher Dosierung und im gleichen Mischungsverhältnis zubereiten und in einen Parallelperfusor einspannen. Die Infusion ca. 10 Min. vor dem Wechsel mit der aktuellen Fördergeschwindigkeit starten
  Diese Zeit ist ausreichend, da bei neueren Spritzenpumpen schon nach 4–5 Min. der konstante Druck aufgebaut ist, mit dem die Infusionslösung bei dieser Laufgeschwindigkeit infundiert werden muß
- Nach der Vorlaufzeit die alte Infusionsleitung vom Dreiwegehahn ab- und die neue Infusionsleitung am selben Dreiwegehahn zügig anschrauben. Selbst wenn der Dreiwegehahn vor der Katecholamininfusion für die neue Infusion verwendet wird, kommt es zu Dosisschwankungen, da der Ansatz des Hahnes noch nicht mit dem Medikament gefüllt ist. Voraussichtlich benötigte Menge für 24 Std. aufziehen, um das Wechseln zu reduzieren.

Medikamente

Da bei der Therapie mit Herz-Kreislauf-wirksamen Medikamenten viele unerwünschte Nebenwirkungen auftreten können, werden im Folgenden die wichtigsten Eigenschaften der am häufigsten verwendeten Medikamente aufgeführt:

Suprarenin®

Wirkstoff: Adrenalin, 1 Ampulle 1:1000 à 1 ml = 1 mg
Dosierung: ED 0,01–0,03 mg/kg, als Infusion beginnend mit 0,1 μg/kg/Min.

Wirkung:
- Erregt alpha und $beta_1$-Rezeptoren am Herz → positiv inotrope und chronotrope Wirkung, d.h. Herzfrequenz und Kontraktionskraft des Herzmuskels werden gesteigert
- Kann feines Kammerflimmern in grobes Flimmern umwandeln und damit die Defibrillation erleichtern
- Stabilisiert die Mastzell-Membranen und reduziert so die Histaminausschüttung
- Fördert die Glykogenolyse → BZ ↑

NW:
- Fördert Automatie des Reizleitungssystems → Herzrhythmusstörungen
- Erhöht peripheren Widerstand durch Vasokonstriktion → periphere Kühle, Minderperfusion der Haut, grau-blasses Hautkolorit, Dekubitusgefahr ↑
- Beeinträchtigt in hohen Dosen die Pupillomotorik → weite, lichtstarre Pupillen (reversibel)
- Führt zu Minderdurchblutung der Nieren → Niereninsuffizienz → Oligurie
- Setzt bei paravenöser Injektion schwere Nekrosen

Applikation:
- I. v. als Bolus oder Dauertropfinfusion möglichst über ZVK, intratracheal (immer verdünnt!), intraosseär
- Als Infusion in Gluc. 5 % oder NaCl 0,9 % 24 Std. haltbar. Sollte allein laufen, da mit alkalischen Medikamenten nicht kompatibel.

Dopamin®

Wirkstoff: Dopamin, 1 Ampulle à 5 ml = 50 mg

Dosierung:
- 1–3 µg/kg/Min.: „Nierendosis" → verbessert Nierenperfusion
- 4–10 µg/kg/Min.: β_1-Stimulation → Herzfrequenz ↑, Myokardkontraktilität ↑
- > 10 µg/kg/Min.: ausschließliche α-Stimulation → Vasokonstriktion

Wirkung: Stark dosisabhängig! S. o. Wird i. d. R. als Adjuvanz der Katecholamintherapie gegeben, um Niereninsuffizienz zu vermeiden

NW: Ventrikuläre Arrhythmien, SVES, Tachykardie

Applikation: I. v. als Dauertropfinfusion; möglichst allein laufen lassen, da mit alkalischen Medikamenten nicht kompatibel. Als Infusion in Gluc. 5 % oder NaCl 0,9 % 24 Std. haltbar.

Dobutrex®

Wirkstoff: Dobutamin, synth. Katecholamin, 1 Flasche à 20 ml = 250 mg

Dosierung: 5–10 µg/kg/Min.

Wirkung: Positiv inotrop und chronotrop, d. h. Herzfrequenz und Kontraktilität des Myokards werden gesteigert. Dosis ≥ 7,5 µg/kg/Min. → peripherer Gefäßwiderstand sinkt

NW: Herzrhythmusstörungen, bes. VES, aber deutlich geringere chronotrope und arrhythmogene Wirkung als Suprarenin® und Dopamin®

Applikation: I. v. als Dauertropfinfusion; als Infusion in Gluc. 5 % oder NaCl 0,9 % 24 Std. haltbar; nicht kompatibel mit Furosemid (Lasix®), Etacrynsäure (Hydromedin®), Heparin und alkalischen Lösungen wie $NaHCO_3$. Eine rosa Verfärbung kann durch leichte Oxidation entstehen → kein Wirkungsverlust.

Arterenol®

Wirkstoff: Noradrenalin, 1 Ampulle 1:1000 à 1 ml = 1 mg
Dosierung: 0,1 µg/kg/Min.
Wirkung: Erhöht den peripheren Gefäßwiderstand durch Vasokonstriktion, steigert die Koronarperfusion und vermindert Mesenterial- und Nierendurchblutung
NW: Vermindert die Nierenperfusion → Urinproduktion überwachen. Bei paravenöser Gabe sind schwere Nekrosen möglich
Applikation: I.v. als Dauertropfinfusion, nicht kompatibel mit alkalischen Lösungen.

Alupent®

Wirkstoff: Orciprenalin, 1 Ampulle à 1 ml = 0,5 mg
Dosierung: 0,1 µg/kg/Min.
Wirkung: Wirkt auf die β_1-und β_2-Rezeptoren an Herz und Bronchien → Herzfrequenz und Kontraktion werden gesteigert, die Erregungsleitung verbessert und die Bronchien erweitert (SaO_2 leicht ↑). In der Klinik wird Alupent® heute fast nur noch bei Bradyarrhythmien eingesetzt.
NW: Tachykarde HRST, besonders Extrasystolen, Myokardialer O_2-Verbrauch steigt
Applikation: I.v. als Bolus oder Dauertropfinfusion zentral oder peripher, kann auch oral verabreicht werden. Nicht mit alkalischen Lösungen kompatibel.

6

Wincoram®/Perfan®

Wincoram® bzw. Perfan® sind keine Katecholamine, sondern Phosphodiesterasehemmer mit positiv inotroper und vasodilatierender Wirkung. Phosphodiesterase ist ein Enzym der Herz- und Gefäßmuskelzellen.
Wirkstoff: Amrinon bzw. Enoximon
Dosierung: 5–10µg/kg/Min.
Wirkung: Wird die Phosphodiesterase geblockt, kommt es zu einem verlangsamten cAMP-Abbau. An den Myokardzellen steigt dadurch der Kalzium-Einstrom → Kontraktilität↑. An den Gefäßmuskelzellen erhöht sich dagegen der Kalzium-Ausstrom, wodurch es zur Erschlaffung der Gefäßmuskulatur kommt → Vasodilatation.
NW: Thrombozytopenie, Gastrointestinale Symptome, Leberfunktionsstörungen, v.a. durch Wincoram®
Applikation: I.v. als Dauertropfinfusion; nicht kompatibel mit Glukose → darf nur in NaCl 0,9% gemischt werden. Nicht venenreizend → kann deshalb unverdünnt an periphere Verweilkanüle angeschlossen werden.

Pflege bei neurologischen Erkrankungen

7

Birgit Mielke

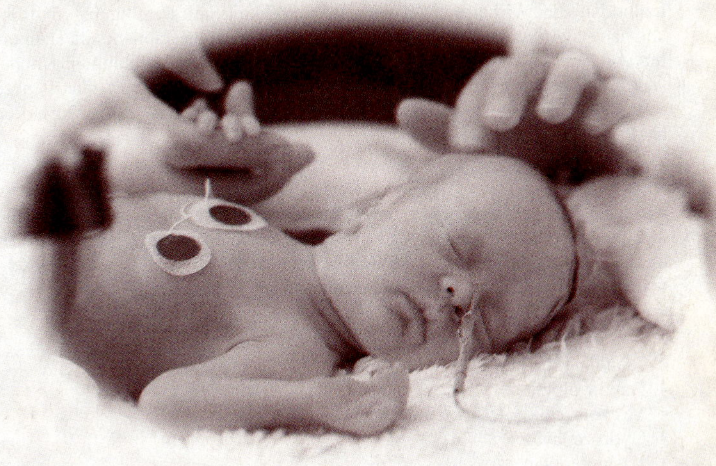

7.1 Myelomeningozele (Meningomyelozele)

Die Meningomyelozele oder Myelomeningozele (MMC) ist eine Hemmungsfehlbildung der Wirbelsäule (skelettäre Spaltbildung) mit Beteiligung von Rükkenmark und Meningen. Durch die Spaltbildung sind Rückenmark und Haut offen, wodurch es zu einem Liquoraustritt kommt. Als Begleitfehlbildung findet sich in den meisten Fällen ein Hydrozephalus, der durch eine Aquäduktstenose oder einem Arnold-Chiari Syndrom bedingt sein kann. Am häufigsten ist die MMC lumbosakral lokalisiert.

Symptome

Je nach Lokalisation zeigen die Kinder typische Fehlhaltungen. Die Beine sind im Kniegelenk gestreckt und im Hüftgelenk gebeugt. Es kommt zu partiellen oder totalen Lähmungen der unteren Extremitäten z. B. mit Klumpfüßen, des Beckenbodens, der Bauchwand, des Anorektums und der Blase.

Komplikationen

- Wundinfektionen
- Nahtinsuffizienz
- Vesikouretraler Reflux, chronische Harnwegsinfektionen
- Hydrozephalus (☞ 7.6)
- Krampfanfälle (☞ 3.13)
- Kontrakturen.

Kreißsaal

Wünschenswert ist die Entbindung per Sektio.

Reanimationseinheit vorbereiten

- Auf optimale Wärmezufuhr achten
- Sterile Kompressen, angewärmtes NaCl 0,9 %, Abdecktuch und Schaumstoffunterlage richten.

Kind versorgen

- Sofortige Seitenlage auf steriler Unterlage
- Abdecken der Zele mit sterilen, angefeuchteten Kompressen
- Ist eine Intubation nötig, Kind in Rückenlage bringen
- Um ein Aufliegen und eine Ruptur der Zele zu verhindern, das Kind auf einer Schaumstoffunterlage mit Aussparung für die Zele lagern.

Der Transport erfolgt in Bauchlage mit unterpolsterter Hüfte. Dabei bildet die Zele den höchsten Punkt des Rückens, um ein Abtropfen des Liquors zu vermeiden.

Präoperative Pflege

Monitoring

- Regelmäßig Temperatur- und Kreislaufkontrolle, da über die Zele Wärme und Flüssigkeit verloren geht
- $tcpCO_2$, $tcpO_2$ und SaO_2 überwachen, da bei einem vorliegenden Arnold-Chiari Syndrom Apnoeanfälle auftreten können
- Auf Hirndrucksymptomatik achten (☞ 7.6)
- Bewegungsmuster der unteren Extremitäten aufgrund möglicher Lähmungserscheinungen beurteilen
- Bei Sensibilitätsstörungen an den Füßen dort keine Infusion legen, bei nötiger Indikation ist eine besondere Überwachung hinsichtlich einer Parainfusion erforderlich
- Kopfumfang 2 x wöchentlich messen.

Lagerung

Die Lagerung beibehalten. Die Pflege erfolgt in einem Doppelwandinkubator, um Wärme- und Flüssigkeitsverlust über die Zele zu vermeiden. Als Folge des Sensibilitätsverlustes sind die Kinder für Dekubiti prädestiniert. Aus diesem Grund ist eine Lagerung auf einer Schaumstoffunterlage mit Aussparung für die Zele zu bevorzugen.

Ausscheidung

- Liegt eine Blasenlähmung vor, kommt es zu Harnverhalten, Überlaufblase und Restharn. Blasendauerkatheter legen
- Bei der Bauchwandlähmung kommt es zu Stuhlentleerungsstörungen. Abführende Maßnahmen durchführen, z. B. Einläufe oder Klysmen
- Liquorverluste über die MMC müssen, soweit möglich, mitbilanziert werden.

Wundversorgung

Abdeckung mit sterilen Kompressen, mit warmem NaCl 0,9 % regelmäßig anfeuchten.

Postoperative Pflege

Monitoring

- $tcpCO_2$, $tcpO_2$, und SaO_2 überwachen, da bei einem vorliegendem Arnold-Chiari Syndrom Apnoeanfälle auftreten können
- Auf Hirndrucksymptomatik durch Abflußbehinderung des Liquors achten (☞ 7.6)
- Bewegungsmuster der unteren Extremitäten hinsichtlich möglicher Lähmungserscheinungen beurteilen
- Bei Sensibilitätsstörungen an den Füßen dort keine Infusion legen, bei nötiger Indikation ist eine besondere Überwachung hinsichtlich einer Parainfusion erforderlich
- 2 x wöchentlich Kopfumfang messen

- Regelmäßig Temperatur kontrollieren, evtl. zentrale Temperaturregulationsstörungen
- Nabel trocken halten, um einer Infektion vorzubeugen.

Atmung

Bei Wundheilungsstörungen und Hämatomen keine Vibrationsmassage durchführen.

Lagerung

- 10 Tage strenge Bauchlage mit unterpolsterter Hüfte, Spannung auf OP-Naht vermeiden
- Bei normaler Wundheilung ab dem 10. Tag 5 Tage zwischen Bauch- und Seitenlage wechseln
- Ist eine vorzeitige Rückenlage notwendig, Kind auf Schaumstoffunterlage mit Aussparung lagern
- Spitzfußprophylaxe, Dekubitusprophylaxe: besonders auf die Knie in Bauchlage achten.

Ernährung

Zur Unterstützung der Darmentleerung kann der Nahrung Laktose beigefügt werden.

Ausscheidung

Anfangs Flüssigkeit über den noch liegenden Blasendauerkatheter genau bilanzieren. Ist die Wundheilung abgeschlossen und eine Rückenlagerung möglich, mit dem Blasentraining beginnen.
Aufgrund der neurologischen Ausfälle kann es bei der Stuhlentleerung zur Inkontinenz oder Obstipation kommen. Der Inkontinenz liegt eine Parese des Analsphinkter zugrunde. Die Obstipation ist durch die Bauchwandlähmung und eine verminderte oder fehlende Darmperistaltik bedingt. Abführende Maßnahmen wie z.B. Tee-Öl Einläufe oder Klysmen können erforderlich werden. Auf regelmäßigen Stuhlgang, mindestens alle 3 Tage, achten.

Wundversorgung

- Sterile, trockene Wundversorgung
- Erster Verbandwechsel, bei komplikationslosem Verlauf, nach 24 Std.

  Entlastungsschnitte, die mit Dura gedeckt sind, dürfen nicht mit Desinfektionsmittel behandelt werden. Es kommt sonst zu einer Duraabstoßung oder -auflösung.

7.2 Hirnblutung

Die häufigste Ursache für eine Hirnblutung ist ein Schädel-Hirn-Trauma.

Subdurales Hämatom

Die subdurale Blutung entsteht durch Verletzung der Brückenvenen. Nach Ausmaß der Blutung kann zwischen einer akuten und subakuten Form unterschieden werden. Bei der akuten Form sind die Krankheitssymptome stärker ausgeprägt.

Symptome

- Erbrechen
- Fieber
- Gedeihstörung
- Kopfschmerzen
- Plötzlicher oder langsamer Bewußtseinsverlust, Krampfanfälle
- Hemiparese.

Epidurales Hämatom

Die epidurale Blutung entsteht durch eine Verletzung der Arteria meningea media.

Symptome

- Kurzer Bewußtseinsverlust unmittelbar nach dem Trauma
- Symptomfreies Intervall mit normalem Bewußtseinszustand; nach Minuten bis Std. erneuter Bewußtseinsverlust
- Pupillendifferenz: auf der Seite der Blutung erweiterte und lichtstarre Pupille
- Bulbusstellung beider Augen in Richtung des Blutungsherdes, Paresen und Krämpfe der Gegenseite
- Cheyne-Stokes-Atmung
- Bradykardien.

Therapie: Sofortige Ausräumung des Hämatoms.

Intrazerebrales Hämatom

Die Einblutung in das Hirngewebe entsteht durch eine Verletzung von Hirnvenen oder -arterien.
Es besteht kein Unterschied zu den Symptomen des epi- und subduralen Hämatoms.
Die Therapie besteht in einer operativen Ausräumung bei großen Hämatomen.

Subarachnoidalblutung

Diese Blutung entsteht durch Gefäßmißbildungen oder durch Läsionen kleiner Arterien und Venen.

Symptome

- Kopfschmerzen
- Schwindel
- Bewußtseinsbeeinträchtigung, schrilles Schreien
- Erbrechen
- Fieber
- Nackensteife, Opisthotonus
- Berührungsempfindlichkeit.

Peri- und intraventrikuläre Hirnblutung des FG

Die Einteilung der Blutung erfolgt in 4 Schweregrade:

- Grad 1: Subependymalblutung
- Grad 2: geringe Ventrikeleinbruchsblutung
- Grad 3: massive Ventrikeleinbruchsblutung
- Grad 4: Ventrikelblutung und Einblutung in das Hirngewebe.

Ursachen

- Hypothermie
- Hyperkapnie, Hypokapnie
- Hypoxie bzw. rascher Wechsel zwischen Hypoxie und Hyperoxie
- Blutdruckschwankungen, z.B. durch Volumengaben und Katecholamininfusionen
- Infusion von hyperosmolaren Lösungen, z.B. $NaHCO_3$ 8,4%
- Wechselnder zerebraler Blutfluß durch Beatmung und PDA.

Symptome

- Apnoen, SaO_2-Schwankungen
- Zentral bedingte Bradykardien, Blutdruckabfall
- Temperaturinstabilität
- Krampfanfälle
- Blasses Hautkolorit
- Erhabene Fontanelle → regelmäßig Kopfumfang messen
- Hypotonus
- Die Therapie besteht in der Vermeidung der Ursachen.

Pflege

Da es durch Streß zu Hypoxie, Hyperkapnie etc. kommen kann, ist auf Minimal handling und ggf. Sedierung zu achten.
Bei der Pflege besteht kein Unterschied zwischen Patienten mit Hirnblutung und Patienten mit SHT (☞ 7.4).

7.3 Hirnödem

Beim **vasogenen Ödem** kommt es durch eine Störung der Blut-Hirn-Schranke zum Austritt von Flüssigkeit aus den Kapillaren in den extrazellulären Raum. Mit Zunahme der Flüssigkeit erhöht sich der extrazelluläre Druck auf die Gefäße mit der Folge einer venösen Abflußstauung. Der intrakranielle Druck steigt. Bei einem Abfall des Perfusionsdruckes (☞ 7.4 SHT) kommt es zur Ischämie. Ursachen für ein vasogenes Ödem können z. B. Hirntumore, Hirnabszesse, Enzephalitiden, intrazerebrale Blutungen oder Gefäßmißbildungen sein.
Beim **zytotoxischen Ödem** kommt es durch mangelnde oder fehlende Sauerstoffversorgung zu einer Störung des Na^+/K^+-Pumpenmechanismus mit Anstieg des extrazellulären Kaliums und einem Natrium- und Wassereinstrom in die Zelle. Das intrazelluläre Kalzium steigt, es kommt zu einer Vasokonstriktion und folgender Ischämie. Ursachen für ein zytotoxisches Ödem können z. B. ischämische Hirninfarkte, Hypoxien oder Enzephalitiden sein (☞ 7.4, 3.14.10 und 7.6).

7.4 Schädel-Hirn-Trauma

Das Schädel-Hirn-Trauma (SHT) ist ein pathologischer Folgezustand einer Gewalteinwirkung auf den Schädel und das Gehirn. Die häufigsten Ursachen im Kindesalter sind Unfälle, vor allem Verkehrsunfälle.

Primäre Schäden

Primäre Schäden treten direkt am Unfallort ein und sind nicht zu beeinflussen.

- Offene Schädel-Hirn-Verletzungen, Schädeldeckenfraktur mit Duraeröffnung und Liquoraustritt
- Gedeckte Schädel-Hirn-Verletzungen, Impressions- oder Schädelbasisfraktur
- Intrakranielle Blutungen, z. B. epidural, subdural, subarachnoidal oder intraventrikulär
- Direkte traumatische Schädigung des Hirngewebes
- Kurze bis tiefe und langanhaltende Bewußtlosigkeit
- Neurologische Ausfallserscheinungen, die innerhalb kürzester Zeit wieder abklingen oder auch bestehen bleiben können.

Sekundäre Schäden

Sekundäre Schäden, die möglicherweise im weiteren Verlauf der Erkrankung auftreten, können durch die Therapie verhindert oder beeinflußt werden.

- Hypoxisch-ischämische Hirnschädigung durch
  - Zentral bedingte respiratorische Insuffizienz
  - Kreislaufdepression aufgrund zentraler Fehlregulation

  - Blutverlust bei Blutungen
- Störung der Blut-Hirn-Schranke mit folgendem Hirnödem
- Lokales oder generalisiertes Hirnödem mit Gefahr der Einklemmung
- Verlust oder teilweise gestörte Autoregulation mit Zunahme des zerebralen Blutvolumens
- Hormonelle Dysregulation als Diabetes insipidus, Elektrolytverschiebungen
- Infektionen.

Diabetes insipidus

Durch das Trauma kann es zu einer Schädigung des Hypothalamus kommen, welche einen Mangel an Antidiuretischem Hormon (ADH) zur Folge hat. Das ADH ist für die Wasserrückresorption in den distalen Nierentubuli und in den Sammelrohren zuständig. Ein ADH-Mangel führt zur Polyurie mit einem Anstieg der Osmolarität im Serum, einer Hypernatriämie, einem Abfall der Osmolalität und dem spezifischen Gewicht im Urin. In der Regel wird ein ADH-Mangel mit Minirin® therapiert. Minirin ist ein Antidiuretikum und wird meist nasal verabreicht. Die Ausscheidung kann dann stark rückläufig sein und muß regelmäßig kontrolliert werden.

Die Primärversorgung eines Patienten mit SHT muß so rasch wie möglich abgeschlossen sein. Sie sollte über eine chirurgische und neurochirurgische Ambulanz laufen, um Begleitverletzungen und das Ausmaß der Hirnschädigung festzustellen.

7

Komplikationen

Akuter ICP-Anstieg

Symptome
- ICP ↑, evtl. RR und HF ↓
- Evtl. CPP ≤ 50 mmHg
- Veränderte Pupillen zum Vorbefund, evtl. weit und keine Lichtreaktion.

Maßnahmen
- Arzt informieren
- Patient hyperventilieren, evtl. Beutelbeatmung mit FiO_2 von 1
- Falls vorhanden, Liquoraußenableitung öffnen (☞ 3.8)
- Ausreichend sedieren und analgesieren
- i. v. Medikamente verabreichen, um den ICP zu senken, z. B. Trapanal®
- Ggf. Katecholamingaben zur Herzkreislaufunterstützung und um einen CPP ≥ 50 mmHg zu erhalten
- Evtl. Gabe eines Osmotikums, z. B. Mannitol.

Einklemmung

Raumfordernde Prozesse, z.B. Blutungen oder Schwellungen, können zur Verschiebung von Hirngewebe führen und zur Einklemmung des Hirnstammes ins Foramen Magnum.

Symptome

- Bewußtlosigkeit
- Streckstellung der Extremitäten
- Träge Lichtreaktion der Pupillen, maximal enge oder weite Pupillen
- Atemstörungen
- Herz-Kreislauf-Versagen.

Maßnahmen

- siehe Akuter ICP-Anstieg
- Bei Blutungen ggf. neurochirurgische Intervention.

Mittelhirnsyndrom

Bei einem Mittelhirnsyndrom liegt eine Hirneinklemmung im Tentoriumschlitz vor.

Symptome

- Erhöhter Muskeltonus, evtl. Streckkrämpfe aller Extremitäten
- Unruhe
- Augäpfel Divergenz
- Evtl. weite Pupillen ohne Lichtreaktion
- Erlöschen von Reflexen, z.B. Kornealreflex.

Maßnahmen

Die Therapie besteht darin, die Ursache wie z.B. erhöhter ICP oder Hirnblutung zu beseitigen.

Bulbärhirnsyndrom

Hirneinklemmung in das Foramen occipitale magnum.

Symptome

- Ausfall der Spontanatmung
- Abfall der HF, RR und Temperatur
- Weite, lichtstarre Pupillen, fehlender Kornealreflex
- Schlaffer Muskeltonus
- Hirntod.

Maßnahmen

Siehe Mittelhirnsyndrom.

Weitere Komplikationen

- Krampfanfälle (☞ 7.9)
- Meningitis (☞ 7.7)
- Hydrocephalus (☞ 7.6)
- Apallisches Syndrom (☞ 7.5)
- Hirntod.

Pflege

- Pflegemaßnahmen aller Art können eine Steigerung des Hirndruckes verursachen. Sie sollten deswegen stets auf ihre Notwendigkeit hin überprüft werden und möglichst unter ausreichender Sedierung erfolgen
- Treten bei der Pflege akut ICP-Spitzen auf, müssen diese erst therapiert werden, bevor die Pflegemaßnahmen fortgeführt werden
- Sämtliche Manipulationen müssen genau geplant und koordiniert sein.

Monitoring

- Arterielle Druckmessung zur Kreislaufkontrolle. Wichtigstes Kriterium ist der MAD
- Herzfrequenz wegen möglicher Bradykardien kontrollieren, ZVD messen
- ICP-Messung, um einen Anstieg des Hirndruckes festzustellen (☞ 3.14.10)
- Regelmäßig zerebralen-Perfusionsdruck (CPP) berechnen
  - Mittlerer arterieller Druck (MAD) – Intrakranieller Druck (ICP) = CPP
  - Um eine ausreichende Hirnperfusion zu erhalten CPP $\geq$ 50 mmHg
  - Wird der Wert unterschritten, ICP senken oder MAD mit Katecholamin- oder Volumengabe erhöhen
- Neurologische Beurteilung mit Hilfe des Glasgow-Coma-Scale (☞ 3.13.9)
- Pupillen alle 30 Min. kontrollieren auf Weite, Lichtreaktion, Isokorie und Bulbusstellung
  - Bei unvollständigem Lidschluß die Hornhaut des Patienten vor Austrocknung schützen. Aufgrund der häufigen Pupillenkontrollen zur Augenpflege (☞ 2.1.4) keine Augensalbe verwenden. Zur Befeuchtung dient ein künstlicher Tränenersatz in Form von Augentropfen oder -gel z.B. Vidisept®
- Überwachen des $ETCO_2$
- Kontrolle des paO_2 und $paCO_2$ durch regelmäßige arterielle Blutgasanalysen
  - $paCO_2 \leq 25$ mmHg bewirkt durch Engstellung der Kapillaren eine verminderte Hirnperfusion
  - $paCO_2 \geq 35$ mmHg bewirkt eine Weitstellung der Kapillaren, was eine gesteigerte Hirnperfusion und einen erhöhten ICP zur Folge hat
  - $paCO_2$ Normwert: 30 – 35 mmHg
  - paO_2 um 100 mmHg wird für eine ausreichende Oxygenierung, auch für minder durchblutete Hirnareale, benötigt
- Bei Liquoraußenableitung Liquor auf Blutbestandteile und Aussehen beurteilen
- Kontinuierlich zentrale und periphere Temperatur, aufgrund zentraler Temperaturregulationsstörungen und zur Beurteilung der Kreislaufsituation, messen → ΔT unter 5 °C anstreben

7

- Hyperthermie → Auflegen von feuchten, eisgekühlten oder in Pefferminztee getränkten Kompressen am Stamm und Kopf, kalte Waschung mit Pfefferminztee, Lagerung auf einer Kühlmatte mit Temperaturregler oder einem Wasserkissen gefüllt mit kaltem Wasser, ggf. Ben-u-ron® Supp. auf Anordnung des Arztes
- Eine Hyperthermie steigert den zerebralen Sauerstoffverbrauch → Normotemperatur anstreben
- Hypothermie → Lagerung auf einer Wärmematte mit Temperaturregler, kalte Extremitäten in synthetische Watte einwickeln, Patient mit warmen Tüchern zudecken

Um Aufschluß über die Perfusion des Schädels zu erhalten, periphere Temperaturmessung auch am Kopf durchführen. Ein hohes ΔT weist auf eine schlechte Prognose und den evtl. Hirntod hin

- Auf ausreichende Analgesie und Sedierung zur Senkung des ICP achten, evtl. Daueranalgosedierung mit Fentanyl® und Dormicum® DTI

Eine Relaxierung darf nur bei strenger Indikation erfolgen und wird vom Arzt angeordnet. Die neurologische Beurteilung ist bei relaxierten Patienten nur noch mit ausreichendem Monitoring wie z. B. ICP-Messung, EEG und evtl. AEP gewährleistet

Minimal handling, um Hirndruckanstiege zu vermeiden. Ggf. bei Manipulationen am Patienten, nach Rücksprache mit dem Arzt, Bolusgaben von z. B. Trapanal® oder Etomidate® zum Sedieren verabreichen.

Atmung

Vor der Trachealtoilette präoxigenieren. Der Kopf muß während des Absaugvorganges in Mittelstellung bleiben. Bei verminderter Belastbarkeit evtl. mit dem Arzt die Notwendigkeit der Trachealtoilette überprüfen. Um SaO_2-Abfälle, CO_2-Anstiege oder Bradyarrhythmien zu vermeiden, evtl. geschlossenes Absaugsystem, z. B. Trachcare®, verwenden (☞ 4.2.1).

Eine Beatmung mit hohem PEEP (positive endexpiratory pressure) ist bei SHT-Patienten kontraindiziert. Durch die Erhöhung des endexspiratorischen Druckes kommt es zu einem Anstieg von intrathorakalem Druck mit vermindertem venösen Rückstrom zum rechten Herz. Der Hirndruck steigt, da durch den erhöhten zentralen Venendruck der venöse Rückfluß aus dem Gehirn behindert wird.

Lagerung

- 30° Oberkörperhochlagerung und Kopfmittelstellung, um eine venöse Abflußstauung zu verhindern, ggf. Kopf mit Kissen abstützen
- Dekubitusprophylaxe → Patient auf einer Schaumstoffmatte oder in einem Spezialbett lagern, ggf. Lagerungshilfsmittel unter der Schaumstoffmatte positionieren
- Extremitäten in Funktionsstellung lagern, Becken durch wechselseitiges Unterlegen von dünnen Kissen entlasten
- Thromboseprophylaxe (☞ 2.3)

- Nach Möglichkeit frühzeitiger Beginn mit Krankengymnastik → Kontrakturen- und Spitzfußprophylaxe (☞ 2.3).

Ernährung

- Magenablaufsonde legen, tief und offen hängen
  Beim Vorliegen einer Schädelbasisfraktur keinesfalls die Nase sondieren. Die Gefahr von aufsteigenden Infektionen ist zu groß. Bei Austritt von klarer Flüssigkeit aus Nase oder Ohr kann zum Ausschluß einer Liquorrhoe ein Glucose-Stix durchgeführt werden. Der Glucosegehalt im Liquor liegt zwischen 40–90 mg/dl
- Regelmäßig Magen-pH kontrollieren, ggf. Streßulkusprophylaxe
- Anfangs parenterale Ernährung, baldmöglichst mit der enteralen Ernährung beginnen
- Bei Ernährungsproblemen und längerfristiger Sonden-Ernährung evtl. Anlage eines Gastrostoma oder einer Duodenalsonde
- Flüssigkeitsrestriktion nach ärztlicher Anordnung.

Ausscheidung

- Flüssigkeit über Blasendauerkatheter regelmäßig bilanzieren
- Angestrebt wird eine ausgeglichene Bilanz oder eine leichte Minusbilanz, evtl. ist zur Diureseförderung eine Lasix® – oder Dopamin DTI nötig (☞ 6.9)
- Liquorverlust über die Liquoraußenableitung genau bilanzieren (☞ 3.8)

Bei Austritt von klarer Flüssigkeit aus Nase oder Ohr kann zum Ausschluß einer Liquorrhoe ein Glukose-Stix durchgeführt werden. Der Glukosegehalt im Liquor liegt zwischen 40–90 mg/dl

- Durch die Daueranalgosedierung ist die Darmperistaltik verringert → auf regelmäßigen Stuhlgang achten, evtl. mit NaCl 0,9 % – Einläufen oder Klysmen Darmperistaltik anregen.

Mannit®-Therapie

Mannit® wird als osmotisches Diuretika bei schweren Schädel-Hirn-Traumen eingesetzt und kann den ICP senken. Durch seine Hyperosmolarität wechselt Wasser, hauptsächlich aus den gesunden Hirnanteilen, in das Gefäßsystem. Die Hypervolämie führt bei intakter Autoregulation zu einem ICP-Abfall und gleichbleibendem Zerebralen Blutfluß (CBF). Ist die Autoregulation gestört erhöht sich der CBF und eine Hirndrucksenkung bleibt evtl. aus. Die Mannit®-Therapie sollte aus diesem Grund möglichst nur unter kontinuierlicher ICP-Messung durchgeführt werden. Ein „Reebound-Phänomen" liegt vor, wenn aufgrund einer gestörten Gefäßpermeabilität, Autoregulation und der bestehenden Hypervolämie Mannit® ins Hirngewebe übergeht. Wasser wechselt dann aus dem Gefäßsystem ins Hirngewebe und das Hirnödem wird verstärkt, der ICP steigt.

7.5 Apallisches Syndrom

Das Apallische Syndrom ist die Folge einer schweren Hirnschädigung z. B. durch ein SHT oder eine schwere Enzephalitis. Der Hirnstamm koppelt sich vom Hirnmantel ab, die Patienten erscheinen erstarrt, wobei vegetative Elementarfunktionen erhalten bleiben können. Die Erkrankung verläuft in verschiedenen Phasen, vom Wachkoma „Coma vigile" über diverse Remissionsphasen bis zur Endphase, dem Defektstadium. Allerdings kann das apallische Durchgangssyndrom völlig defektfrei ausheilen. Auch beim schweren apallischen Syndrom besteht die Chance, eine Remissionsstufe oder gar eine vollständige Rehabilitation zu erreichen.
Deshalb müssen alle pflegerisch-therapeutischen Maßnahmen die Förderung und Aktivierung des Patienten zum Ziel haben und *zum frühestmöglichen Zeitpunkt* beginnen, da die Erfolgsaussichten mit zunehmender Dauer des Syndroms schwinden.
Die Pflege und Behandlung eines Apallikers erfordert Kooperation und enge Absprache mit vielen anderen Berufsgruppen wie z. B. Krankengymnasten, Logopäden, Ergotherapeuten und vor allem mit den Eltern.

Symptome

- Normale Atmungs- und Herzkreislauffunktion
- Augen werden geöffnet, jedoch starrer, leerer Blick, keine Blickfixation möglich, in den Augen ist das eigene ICH nicht zu erkennen
- Schlaf- und Wachrhythmus vorhanden, aber unregelmäßig. Schlafphasen setzen unmittelbar nach Belastung des Patienten ein, so daß u. U. in der Nacht lange Wachphasen auftreten
- Keine spontanen und bewußten Bewegungen, keine emotionalen Reaktionen auf Ansprache oder Berührung
- Erhöhter Muskeltonus, so daß sich Kontrakturen entwickeln können. Die Extremitäten sind in Beugestellung fixiert oder weisen Streckspasmen auf
- Der Schluckreflex ist vorhanden, kann jedoch eingeschränkt sein → vermehrter Speichelfluß
- Orale Mechanismen wie Kauen, Saugen, Schmatzen, Zähneknirschen und Gähnen möglich
- Evtl. Krampfaktivitäten.

Komplikationen

- Aspiration (☞ 5.3.7)
- Kachexie und mangelnde Infektabwehr begünstigen das Auftreten von Pneumonie, Harnwegsinfekten und Dekubitus
- Thrombose.

Pflege

Die Wahrnehmungsfähigkeit des Patienten kann mit den Maßnahmen des Basalen Stimulation® (☞ 2.2) gefördert werden z. B. bei der Körperpflege (somatische Stimulation, belebende GKW), bei der Lagerung (somatische und vestibuläre Stimulation), bei der Mundpflege (orale Stimulation) und bei der Pneumonieprophylaxe (vibratorische Stimulation). Hierzu einen Pflegeplan erstellen, in dem alle fördernden Maßnahmen notiert werden. An immer wiederkehrenden Handlungen in einem festen Tagesrhythmus kann sich der Patient orientieren, was ihm Sicherheit und Stabilität vermittelt. Die Reaktion auf die einzelnen Maßnahmen müssen genauestens beobachtet und dokumentiert werden. Der Patient darf nicht mit einem Überangebot von Stimulation und Reizen überfordert werden (☞ 2.2).

Monitoring

- Regelmäßig EKG, SaO_2 und Blutdruck kontrollieren
- Bei zentralen Temperaturregulationsstörungen mehrmals täglich Temperatur messen, bei Fieber an mögliche Infektion denken
- Auf Krampfzeichen achten.

Atmung

7

- Bei fehlendem Schluckreflex Nasen-Rachen-Raum bei Bedarf absaugen und Kopf seitlich lagern, um einer Aspiration vorzubeugen
- Pneumonieprophylaxe, mit dem Vibrax® kann zusätzlich vibratorisch stimuliert werden (☞ 5.3.8).

Lagerung

- Regelmäßige Lagerungswechsel zur vestibulären Stimulation und zur Dekubitusprophylaxe; es können alle Lagerungen (☞ 2.4 Lagerungen) genutzt werden, der Oberkörper bzw. gesamte Längsachse leicht hoch lagern, um eine Aspiration zu verhindern
- Eine spezielle Antidekubitusmatratze nur dann einsetzen, wenn bei ausgeprägter Kachexie und trotz 2stdl. Lagerungswechsel Hautrötungen auftreten
- Extremitäten in Funktionsstellung lagern, mind. 3 x tgl. passiv durchbewegen, Spitzfußprophylaxe
- Frühzeitig mit Krankengymnastk beginnen.

Ernährung

- Eß-und Schlucktraining durchführen
- Orale Stimulation
- Bei fehlendem oder noch unzureichendem Schluckreflex über ein Gastrostoma (PEG-Sonde) altersentsprechende Sondenkost zuführen
- Bei geringer Darmmotilität bzw. Obstipation ballaststoffreiche Nahrung.

Ausscheidung
- Urinausscheidung regelmäßig kontrollieren; ist die Blasenentleerung gestört: die Blase sanft oberhalb des Schambeins beklopfen oder einen Blasenkatheter legen
- Auf intakte, trockene Haut im Windelbereich achten
- Zur regelmäßigen Stuhlentleerung Bauch massieren und ggf. Einläufe durchführen.

7.6 Hydrozephalus

Als Folge einer gestörten Liquorzirkulation kommt es beim Hydrozephalus zu einer Erweiterung der Ventrikel mit evtl. Vergrößerung des Schädels.

Ursachen
- Hirnblutungen (☞ 7.2)
- Stenosen
- Entzündungen, z. B. Meningitis
- Mißbildungen, z. B. Dandy-Walker-Syndrom
- Tumore
- Pränatale Infektionen, z. B. Toxoplasmose, Zytomegalie oder Röteln.

Symptome
- Vorgewölbte Fontanelle
- Klaffende Schädelnähte, auffallend großer Schädel
- Venenzeichnung am Schädel
- Sonnenuntergangsphänomen
- Sehstörungen
- Hirndruckzeichen wie Erbrechen, Krampfanfälle, Nackensteife, Opisthotonus, Berührungsempfindlichkeit, Apnoeanfälle und schrilles Schreien.

Bei Kindern, deren Schädelnähte noch nicht geschlossen sind, kann das Hirn dem zunehmenden Hirndruck ausweichen, so daß die typischen Hirndruckzeichen meist fehlen.
Bei älteren Kindern, deren Schädelnähte bereits geschlossen sind, steht die Hirndrucksymptomatik im Vordergrund.

Komplikationen
- Ventilsepsis
- Verlegung des Ventrikelkatheters
- Dekonnektion der Bestandteile des Silikonschlauchsystems
  - Bei einer Dekonnektion kommt es zur subkutanen Liquoransammlung (Liquorkissen). Es zeigt sich eine ödematöse Schwellung im Bereich des Silikonschlauchsystems. Den Verlauf des Schlauchsystems regelmäßig auf ein evtl. Liquorkissen überprüfen
- Liquorabflußstörung durch Längenwachstum des Kindes.

Therapie

Es gibt zwei Möglichkeiten, einen Hydrozephalus chirurgisch zu behandeln:

→ Ventrikuloatriale Liquordrainage (VA-Shunt): Die Liquorableitung erfolgt über ein Silikonschlauchsystem von einem Seitenventrikel in den rechten Herzvorhof.

→ Ventrikuloperitoneale Liquordrainage (VP-Shunt): Liquorableitung über ein Silikonschlauchsystem in den Bauchraum.

Pflege

Monitoring

- Kontrolle der HF wegen möglicher Bradykardien
- Regelmäßig zur Kreislaufkontrolle Blutdruck messen
- Überwachen von SaO_2, $tcpO_2$ und $tcpCO_2$
- Täglich Kopfumfang messen und Dokumentation auf einer Schädelwachstumskurve
- Regelmäßige Pupillenkontrolle auf Weite, Isokorie, Lichtreaktion und Bulbusstellung
- Neurologische Beurteilung mit Hilfe des Glasgow-Coma-Scale (☞ 3.13.9), auf Krämpfe achten
- Fontanelle kontrollieren, ob vorgewölbt oder eingesunken. Schädelnähte beobachten, ob klaffend oder geschlossen

7

💡 Nach der Implantation einer Liquordrainage ist auf eine evtl. Über- oder Unterfunktion des Ventils zu achten.
  - **Überfunktion:** Stark eingesunkene Fontanelle, Überlagerung der Schädelnähte, halonierte Augen, Erbrechen, Volumenmangelschock und Schlitzventrikel.
  - **Unterfunktion:** Hirndrucksymptomatik
- Postoperativ auf ausreichende Analgesie achten
- Fieber als Zeichen einer Shuntinfektion postoperativ.

Atmung

- FG, NG neigen zu Apnoeanfällen
- Cheyne-Stokes-Atmung wegen erhöhtem Hirndruck möglich (☞ 3.13.1 Atemtypen).

Lagerung

Bei bestehender Hirndrucksymptomatik 30°-Oberkörperhochlagerung und den Kopf in Mittellage bringen.

Den Kopf des Kindes zur Dekubitusprophylaxe auf einer weichen Unterlage oder evtl. auf Schaumstoff lagern (☞ 2.3.1 Dekubitusprophylaxe). Postoperativ den Kopf nicht auf die Seite mit dem implantierten Schlauchsystem lagern.

Ernnährung

- Normale Kost
- Bei Erbrechen Magenablaufsonde zur Entlastung legen und parenterale Ernährung
- Sobald wie möglich mit enteraler Ernährung beginnen.

7.7 Meningitis

Bei der Meningitis handelt es sich um eine Entzündung der Hirnhäute. Sie entsteht hämatogen oder assoziiert z. B. durch neurochirurgische Operationen, Hirnabszesse oder offene Schädelverletzungen.
Von der Erkrankung sind vorwiegend Neugeborene und Kleinkinder betroffen.
Unterschieden wird zwischen der bakteriellen (eitrigen) und der viralen (serösen) Meningitis.
Der Krankheitsverlauf bei der viralen Meningitis ist im Vergleich zur bakteriellen Meningitis eher mild. Die virale Meningitis ist sehr häufig mit einer Enzephalitis kombiniert.

Symptome

Die Krankheit beginnt plötzlich.

- Hohes Fieber
- Kopfschmerzen, Benommenheit
- Erbrechen
- Positive Kernig, Brudzinski und Lasègue Zeichen
- Nackensteife, Opisthotonus, Berührungsempfindlichkeit
- Krämpfe, Status epilepticus.

Beim Säugling sind nur unspezifische Symptome vorhanden.

- Trinkunlust
- Gespannte Fontanelle
- Schrilles Schreien
- Temperaturinstabilität.

Komplikationen

Bei der bakteriellen Meningitis kommt es häufiger zu Komplikationen als bei der viralen Meningitis.

- Entwicklung eines Hydrozephalus (☞ 7.6)
- Hörstörungen
- Epilepsie
- Zerebrale und statomotorische Behinderung
- Entwicklung einer Meningokokkensepsis (☞ 11.2).

Pflege

Monitoring

- SaO_2, $tcpO_2$ und $tcpCO_2$ überwachen
- Engmaschig Vitalparameter kontrollieren, da sich bei einem schweren Verlauf ein neurogener Schock entwickeln kann
- Regelmäßig Pupillen auf Weite, Lichtreaktion, Isokorie und Bulbusstellung kontrollieren, um einen Hirndruckanstieg frühzeitig zu erkennen
- Neurologisch beurteilen, auf evtl. Krämpfe und motorische Ausfälle achten (☞ 3.13.10)
- Kopfumfang bei Neugeborenen 2 mal wöchentlich messen, um frühzeitig den Beginn eines Hydrozephalus zu erkennen
- Temperatur kontrollieren, evtl. kontinuierlich über eine Meßsonde
- Bei Kopfschmerzen, erkennbar z. B. durch Unruhe, Tachykardie und Hypertonie, für ausreichende Analgesie sorgen

💡 Minimal handling, damit der Patient bei bestehender Symptomatik ausreichend Ruhe hat.

Atmung

- FG und NG neigen zu Apnoeanfällen, Atmung deshalb regelmäßig überwachen
- Durch die Entzündung bedingt häufig Biotsche Atmung (☞ 3.13.1)
- Bei Krampfanfall für ausreichende Oxygenierung sorgen, ggf. Intubation.

Lagerung

- Bei Hirnödem Kopf in Mittelstellung 30°-Oberkörperhochlagerung und Rükkenlage (☞ 7.4 SHT)
- Nach Lumbalpunktion flache Rückenlage (☞ 3.6.4)

💡 Nach Möglichkeit Umweltreize, die auf den Patienten einwirken können, vermeiden. Günstig ist ein ruhiger, abgedunkelter Raum.

Ernährung

- Erbricht der Patient, Magenablaufsonde legen und diese tief und offen hängen
- Ggf. parenterale Ernährung
- Regelmäßige Magen-pH Kontrolle und ggf. Streßulkusprophylaxe
- Flüssigkeitsrestriktion
- Langsamer, oraler Nahrungsaufbau.

Ausscheidung

Genaue Flüssigkeitsbilanzierung über einen Blasendauerkatheter.

7.8 Ertrinkungsunfall

Ertrinken ist der akute Erstickungstod durch Aspiration einer Flüssigkeit. Der Tod durch Ertrinken ist die häufigste Todesursache bei Kindern bis zum 10. Lebensjahr.

Die Prognose des Ertrinkungsunfalles hängt von der Dauer des Untertauchens, der Wassertemperatur und der Primärversorgung ab. Beim Ertrinken im kalten Wasser kommt es durch die stark abfallende Körpertemperatur zu einer Stoffwechselreduktion und einem daraus resultierenden verminderten Sauerstoffverbrauch.

Wenn ein Kind nach Untertauchen in eine Flüssigkeit lebend geborgen wird und die ersten 24 Std. überlebt, spricht man von einem **Beinahe-Ertrinken**. Man unterscheidet das **trockene Beinahe-Ertrinken** mit Aspiration von dem **trockenen Beinahe-Ertrinken** ohne Aspiration.

Als **zweites Ertrinken** bezeichnet man das Auftreten eines Lungenödems innerhalb der ersten 48 Std.

Ertrinken im Süßwasser
- Niedrige Osmolarität des Süßwassers mit folgender Hypervolämie
- Auswaschen von Surfactant
- Durch Hämodilution Abfall von Hämatokrit, Hämoglobin und Gesamteiweiß
- Hyperkaliämie aufgrund einer Hämolyse
- Niedriges Gesamteiweiß führt zum Abfall des kolloidosmotischen Druckes mit nachfolgendem Lungenödem.

Ertrinken im Salzwasser
- Hohe Osmolarität des Salzwassers mit folgender Hypovolämie und Lungenödem
- Direkte Schädigung der Alveolen mit Austritt eiweißreicher Flüssigkeit und dadurch bedingter Surfactantinaktivierung
- Hypernatriämie.

Pathophysiologie
- Untertauchen führt zur reflektorischen Apnoe
- Wasser in Larynx und Pharynx löst einen Laryngospasmus und den Tauchreflex aus: Durch periphere Vasokonstriktion wird das Blutvolumen zugunsten von Herz und Gehirn umverteilt
- Verschlucken von großen Wassermengen ohne Aspiration
- Atembemühungen in dieser Phase können zum Lungenemphysem oder Spannungspneumothorax führen
- Bei eintretender Bewußtlosigkeit löst sich der Laryngospasmus mit nachfolgender passiver Aspiration von Flüssigkeit und Erbrochenem
- Reflektorische Bradykardie bis Asystolie.

Symptome

- Kreislaufinsuffizienz → Bradykardie bis Asystolie, RR instabil bis nicht meßbar
- Pulmonale Insuffizienz, evtl. Spannungspneumothorax → Hypoxie, Hyperkapnie
- Respiratorische und metabolische Azidose
- Hypothermie → Darmnekrosen durch Vasokonstriktion infolge der Hypothermie
- Akutes Nierenversagen, evtl. Multiorganversagen
- Hypoxische Hirnschädigung.

Komplikationen

- Hirnödem (☞ 7.3)
- Bleibende neurologische Ausfallserscheinungen, z.B. Apallisches Syndrom (☞ 7.5)
- Cor pulmonale (☞ 5.3.3)
- Chronische Niereninsuffizienz.

Erstversorgung

7

Die Erstversorgung beinhaltet die kardiopulmonale Reanimation, falls erforderlich bis zur Klinikaufnahme.

Pflege

Patientenzimmer zur Reanimation vorbereiten (☞ 12).

Monitoring

- EKG zur Differenzierung von Herzrhythmusstörungen überwachen, arteriellen Blutdruck messen
- ZVD zur Beurteilung des intravasalen Volumens messen
- $ETCO_2$-Messung mittels Kapnometrie
- SaO_2 ist durch periphere Vasokonstriktion oft schwer zu messen (☞ 3.14.2 Pulsoxymetrie)
- Regelmäßige arterielle Blutgasanalysen
  - Angestrebter paO_2: > 100 mmHg
  - Angestrebter $paCO_2$: 30–35 mmHg
  - 💡 Um realistische Werte bei der Blutgasanalyse zu erhalten, muß diese temperaturkorrigiert werden
- Neurologisch mit Hilfe des Glasgow-Coma-Scale beurteilen (☞ 3.13.9), engmaschig Pupillen kontrollieren (☞ 3.13.7)
- Kontinuierlich zentrale und periphere Temperatur mittels Temperatursonden überwachen
  - 💡 Der Einsatz einer im Blasendauerkatheter integrierten Temperatursonde ermöglicht genauere Meßwerte und eine Schonung des Anus
- Extremitäten in Watte einwickeln
- Abdomen hinsichtlich Bauchdeckenspannung, Umfang, Venenzeichnung und Schmerzempfindlichkeit beurteilen.

Atmung

- Hyperventilation zur Hirnödemprophylaxe (☞ 7.3)
- Bei drohendem ARDS aufgrund der Surfactantinaktivierung Druckkontrollierte Beatmung mit erhöhtem PEEP (☞ 5.3.5 ARDS)
- Bei schlechter Belastbarkeit zur Trachealtoilette ein geschlossenes Absaugsystem verwenden (☞ 4.2.1)
- Patient vor dem Absaugvorgang präoxigenieren
- Die Häufigkeit der Trachealtoilette ist von der Sekretmenge und der Belastbarkeit abhängig, evtl. Rücksprache mit dem Arzt
- Trachealsekret mikrobiologisch untersuchen lassen, Pneumionieprophylaxe
- Atemgas der Körpertemperatur angleichen, max. 2° über Körpertemperatur
- Evtl. ist eine Surfactantsubstitution nötig (☞ 5.1.7).

Lagerung

- 30° Oberkörperhochlagerung
- Kopfmittellage
- Lagerung auf einer Schaumstoffunterlage oder einer Antidekubitusmatratze
- Extremitäten in Funktionsstellung
- Frühzeitig Krankengymnastik.

Ernährung

- MAS legen, tief und offen hängen
- Regelmäßige Magen-pH-Kontrollen, ggf. Streßulkusprophylaxe
- Parenterale Ernährung
- Tauchreflex führt zu einer Minderperfusion des MDT mit evtl. Ernährungsproblemen
- Ggf. Anlage eines Gastrostomas oder einer Duodenalsonde und baldmöglichst enterale Ernährung beginnen.

Ausscheidung

- Flüssigkeit über liegenden Blasendauerkatheter bilanzieren
- Eine ausgeglichene Bilanz wird angestrebt
- Urin auf Blutbeimengungen kontrollieren

Durch den Tauchreflex kommt es zu einer Minderperfusion des MDT. Die Folge können Nekrosen mit evtl. Perforationen einzelner Darmabschnitte sein. Stuhl auf okkultes oder sichtbares Blut untersuchen.

Aufwärmen des Patienten

- Das Aufwärmen des Patienten muß sehr langsam erfolgen. Der maximale Temperaturanstieg darf 0,5–1,0 °C/Std. nicht überschreiten
- Beim zu schnellen Aufwärmen kann es zu Herzrhythmusstörungen und zu einem Anstieg des Sauerstoffverbrauches kommen
- Es gibt verschiedene Möglichkeiten die Körpertemperatur anzuheben:
  - Erhöhte Zimmertemperatur
  - Wärmematte oder -decke
  - Wärmestrahler
  - Atemgastemperatur max. 2 °C über Körpertemperatur

- Angewärmte Infusionslösungen ebenso max. 2 °C über Körpertemperatur
- Magenspülungen und Einläufe mit warmer, isotoner Flüssigkeit
- Extrakorporale Zirkulation
- Die Aufwärmmaßnahmen müssen bei einer Körpertemperatur von 34 °C beendet werden.

7.9 Status Epilepticus

Der Status Epilepticus ist durch einen prolongierten Krampfanfall oder eine Serie von Anfällen über einen längeren Zeitraum (≥ 30 Min.), ohne daß der Patient das Bewußtsein während der Zeit wiedererlangt, gekennzeichnet.
Alle Formen epileptischer Anfälle können zu einem Status Epilepticus führen.

Symptome

- Fokale Anfälle oder generalisierte tonisch-klonische Anfälle
- Apnoe, Zyanose
- Tachykardie, Hypertonie
- Orale Automatismen, z. B. Schmatzen, Speichelfluß
- Nesteln
- Bewußtseinseintrübung bis Bewußtseinsverlust, ggf. weite, lichtstarre Pupillen, Augenbewegungen
- Enuresis und Enkopresis
- Fieber, Schweißausbruch.

7

Komplikationen

- Aspirationspneumonie (☞ 5.3.7 Aspiration)
- Hirnödem (☞ 7.3)
- Organische Hirnschäden
- Leberzirrhose (☞ 9.8)
- Verletzungen
- Hypoxisches Multiorganversagen.

Therapie

Die Therapie umfaßt die Aufrechterhaltung der kardiorespiratorischen Funktion mit einer adäquaten Sauerstoffversorgung und die Verabreichung antikonvulsiver Medikamente wie z. B. Valium®, Rivotril®, Luminal®, Phenhydan®, Hypnomidate® oder Trapanal®.

Pflege

Monitoring

- EKG zum frühzeitigen Erkennen einer Tachy- oder Bradykardie überwachen
- Engmaschige RR-Kontrolle bei Hypertonie und evtl. folgender Hypotonie
- Kontinuierliche SaO_2-Messung wegen SaO_2-Abfällen bei Apnoen, bei NG und Sgl $tcpCO_2$ und $tcpO_2$ messen
- $ETCO_2$ beim intubierten Patienten überwachen
- Häufige Blutgasanalysen
- Bewußtseinskontrolle mit Hilfe des Glasgow-Coma-Scale (☞ 3.13.9), regelmäßige Pupillenkontrolle (☞ 3.13.7), Dauer-EEG-Überwachung mit Videoaufzeichnung
- Temperaturkontrollen → Normotemperatur wird angestrebt, um den O_2-Verbrauch zu reduzieren
- Auf pünktliche Medikamentengabe und evtl. Nebenwirkungen der Medikamente achten
- Genaue Beobachtung der Krampfanfälle hinsichtlich Ablauf, Dauer, Lokalisation und Art
  - Krämpfe können Muskelschmerzen verursachen, für ausreichende Analgesie sorgen
- Regelmäßige Blutzuckerkontrollen wegen möglicher Hyperglykämie und evtl. folgender Hypoglykämie
- Hautkolorit auf Ikterus überprüfen

  Viele Antikonvulsiva werden über die Leber verstoffwechselt. Ein Ikterus weist auf ein beginnendes Leberversagen hin. Evtl. ist das Umstellen der medikamentösen Therapie nötig
- Dokumentation.

Atmung

- Vermehrter Speichelfluß erfordert gründliches Absaugen des NRR
- Güdeltubus zur Gewährleistung der Atmung bei zurückgefallener Zunge, Bewußtseinslage berücksichtigen, bei zu wachen Patienten besteht Aspirationsgefahr
- Bei Bedarf O_2-Zufuhr über Nasensonde, Brille oder Warmluftvernebler, PaO_2 > 100 mmHg zur ausreichenden Oxygenierung minderdurchbluteter Hirnareale
- Intubation und Beatmung bei unzureichender Spontanatmung und bei Verabreichung bestimmter Medikamente, z. B. Trapanal®
- Wegen drohenden SaO_2-Abfällen vor der Trachealtoilette präoxygenieren, vorher Notwendigkeit genau überprüfen
- Bei Aspiration regelmäßige und gründliche Physiotherapie (☞ 5.3.7)
- Bei drohendem Hirnödem Hyperventilation mit $paCO_2$ zwischen 30–35 mmHg.

Lagerung

- Schutz vor Verletzungen durch Abpolstern des Bettes, weiche Lagerungshilfsmittel wählen
- Fixierung des Patienten kann zur Verstärkung der Muskelkloni führen, Bettgitter anbringen
- Umweltreize durch ruhigen, abgedunkelten Raum reduzieren
- Seitenlage zur Aspirationsprophylaxe bei vermehrtem Speichelfluß
- Bei Hirnödem Kopfmittellage und 30° Oberkörperhochlagerung
- Bei Krämpfen ohne motorische Beteiligung bzw. einer Trapanal®-Narkose Dekubitusprophylaxe (☞ 2.3.1)
- Wenn möglich, Extremitäten in Funktionsstellung lagern, Muskelkloni jedoch nicht mit Gewalt lösen.

Ernährung

- Magenablaufsonde zur Aspirationsprophylaxe
- Streßulkusprophylaxe
- Bei Hirnödem Flüssigkeitsrestriktion
- Anfangs parenterale Ernährung, baldmöglichst enterale Ernährung beginnen
- Wegen Aspirationsgefahr vorsichtige orale Ernährung
- Nur bei enteraler Ernährung ohne Verdauungsproblemen orale Antikonvulsiva verabreichen.

Ausscheidung

- Flüssigkeit genau bilanzieren
- Bei Hirnödem ausgeglichene Bilanz anstreben (☞ 7.3 Hirnödem).

7.10 Maligne Hyperthermie

Die maligne Hyperthermie ist durch eine abnormale Steife der Skelettmuskulatur, einem Hypermetabolismus mit metabolischer Azidose und hoher Körpertemperatur gekennzeichnet. Die Krankheit verläuft fulminant und mit hoher Letalität.

Auslöser (Trigger)

- Dampfförmige Inhalationsanästhetika, z.B. Halothan, Enfluran oder Isofluran
- Depolarisierende Muskelrelaxantien, z.B. Succinylcholin
- Lokalanästhetika z.B. Lidocain®.

Symptome

- Tachypnoe bei spontan atmenden Patienten, Anstieg des $paCO_2$ oder des $ETCO_2$ bei beatmeten Patienten, Zyanose
- Metabolische Azidose, Hyperkaliämie
- Tachykardie, Blutdruckschwankungen
- Ventrikuläre Herzrhythmusstörungen, Herzstillstand

- Rascher Temperaturanstieg, innerhalb weniger Minuten um mehrere Grade
- Fleckförmige Hautveränderungen, Schwitzen
- Abnormale Muskelkontraktionen.

Komplikationen
- Myoglobinurie mit akutem Nierenversagen (☞ 8.5 Akutes Nierenversagen)
- Hirnödem (☞ 7.3)
- Disseminierte Intravasale Coagulation (DIC) (☞ 10.2)
- Lungenödem (☞ 5.3.6)
- Herzrhythmusstörungen
- Herzstillstand.

Pflege

Monitoring
- EKG wegen möglicher Rhythmusstörungen überwachen → evtl. Gabe von ß-Blocker (☞ 6.9), engmaschig Blutdruck kontrollieren → bei Hypotonie Gabe von Katecholaminen (☞ 6.9), ZVD bei Volumenüberladung zur forcierten Diurese messen
- Häufige Blutgasanalysen
- Beim spontan atmenden Patienten Atmung kontrollieren, bei beatmeten Patienten $ETCO_2$ messen, angestrebter $paCO_2$ zwischen 30–35 mmHg
- SaO_2 kontinuierlich überwachen, angestrebter Wert über 95 %
- Temperaturkontrolle → zum kontinuierlichen Überwachen der Temperatur Temperaturmeßsonde legen

💡 Der Einsatz einer im Blasendauerkatheter integrierten Temperatursonde ermöglicht eine genaue, kontinuierliche Messung und schont den Anus.

- Maßnahmen, um das Fieber zu senken (☞ 3.14.11); periphere Temperaturmeßsonde, $\Delta T \geq 5\,°C$ weist auf eine Kreislaufzentralisation hin; bei niedrigen peripheren Temperaturen Extremitäten in Watte einpacken
- Neurologisch mit Hilfe des Glasgow-Coma-Scale (☞ Glasgow-Coma-Scale) beurteilen, regelmäßige Pupillenkontrolle (☞ 3.13.7)
- Gabe von i. v. Medikamenten überwachen, z. B. $NaHCO_3$ und Dantrolen®
- Haut beobachten, gute Hautpflege bei Hautveränderungen und Schwitzen.

Atmung
Spontan atmende Patienten haben wegen der metabolischen Azidose eine Kußmaulsche Atmung (☞ 3.13.1). Mit dem Ausgleich der Azidose normalisiert sich die Atmung wieder. Wegen der stark gesteigerten Stoffwechselsituation werden beatmete Patienten mit 100 % O_2 beatmet. Das Beatmungssystem muß ausgewechselt werden und „trigger-frei" sein.

Ausscheidung
- Flüssigkeit über liegenden Blasendauerkatheter genau bilanzieren
- Bei bestehendem Hirnödem ausgeglichene Flüssigkeitsbilanz anstreben
- Forcierte Diurese, um ein akutes Nierenversagen evtl. zu verhindern

- Diuretika und Volumengaben sind erforderlich
- Urinproduktion ≥ 2 ml/kg/Std. ist erwünscht.

Lagerung

Bei bestehendem Hirnödem Kopfmittellage und 30° Oberkörperhochlagerung (☞ 7.3).

Ernährung

Anfangs parenterale Ernährung, baldmöglichst enterale Ernährung beginnen.

7.11 Medikamente

Medikament	Wirkung	Nebenwirkung	Pfleg. Besonderheiten
Thiopental z. B. Trapanal®	• Schlafinduzierend • Sedierend	• Atemdepressiv • Bronchokonstriktion • HZV ↓, Kontraktilität ↓, RR ↓, HF ↑ • Kann bei Überdosierung Null-Linien-EEG hervorrufen	• Rascher Wirkungseintritt • Pupillenweite normal bis eng • Pupillen in Mittelstellung fixiert • Nicht mit anderen Infusionslösungen laufen lassen
Clonazepam z. B. Rivotril®	Antikonvulsivum	• Müdigkeit • Benommenheit, Schwindelgefühl • Bewegungs- und Gangunsicherheit • Kopfschmerzen • Entzugssyndrom bei abruptem Absetzen	
Phenytoin z. B. Phenhydan®	Antikonvulsivum	• Selten Exanthem, Lyell-Syndrom • Ataxien • Kopfschmerzen • Apathie, Sedierung • Bewußtseinstörungen • Nystagmus • Erbrechen, Mundtrockenheit • HRST	Nur mit NaCl 0,9 % kompatibel
Dantrolen®	Intrazellulärer Kalziumantagonist mit bevorzugter Affinität an der Skelettmuskulatur	• Müdigkeit • Erbrechen, Durchfall • Kopfschmerzen, Schwindel	• Zubereitete Dantrolen-Lösung darf nicht mit anderen Infusionslösungen gemischt werden pH-Wert 9,5 • Wirkungseintritt ≤ 30 Min.

Pflege bei nephrologisch-urologischen Erkrankungen

8

Birgit Mielke

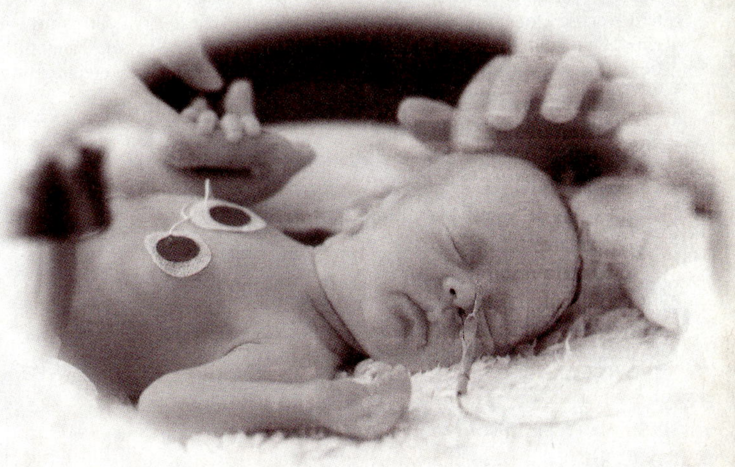

8.1 Hämofiltration

Ein Druckfiltrationsverfahren, in dem Blut durch einen Filter gepumpt wird und dabei Wasser und harnpflichtige Substanzen kontinuierlich abgepreßt werden (Abb. 8.1). Treibende Kraft des extrakorporalen Kreislaufes ist entweder die arterio-venöse Druckdifferenz des Patienten (arterio-venöse Hämofiltration) oder eine Blutpumpe (arterio-venöse Hämofiltration oder veno-venöse Hämofiltration). Durch entsprechende Wahl des Filters können auch Plasmaproteine entfernt werden (Plasmapherese).

Zugangswege: Arterienkatheter und Venenkatheter oder zweilumige Venenkatheter.

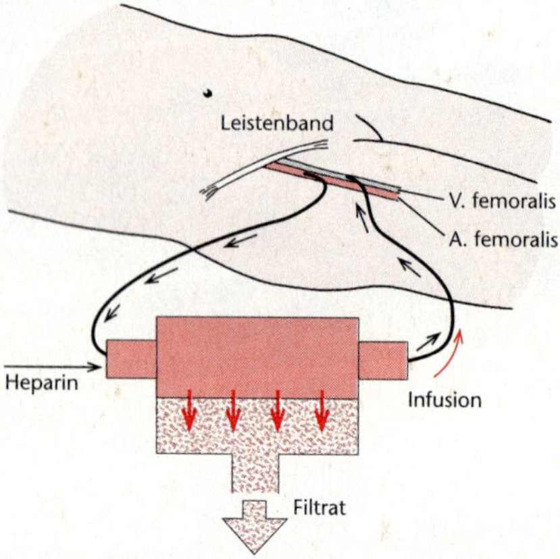

Abb. 8.1: Prinzip der Hämofiltration [A 300-157]

Zur Hämofiltration (HF) wird ein doppelschenkeliger, großlumiger Katheter, der z. B. in der V. femoralis oder V. jugularis interna liegt, benötigt. Der am häufigsten verwendete Katheter ist der Shaldon-Katheter (Abb.: 8.2). Der Shaldon-Katheter ist doppellumig, kurz, dick und starr. Das angeschlossene Schlauchsystem besteht aus einem arteriellen Teil mit roter Farbkodierung und einem venösen Teil mit blauer Farbkodierung.

Das arterielle Schlauchsystem

Das arterielle Schlauchsystem fördert mit Hilfe von Rollenpumpen das Blut aus dem Körper zum Dialysefilter. Im Filter kommt es zu einem Unterdruck auf der Wasserseite und einem Überdruck auf der Blutseite. Das **Ultrafiltrat** entsteht. Das Ultrafiltrat wird mit Hilfe einer Rollenpumpe in einen Filtratbeutel befördert und automatisch abgewogen. Die Filtratmenge wird von der Flußgeschwindigkeit

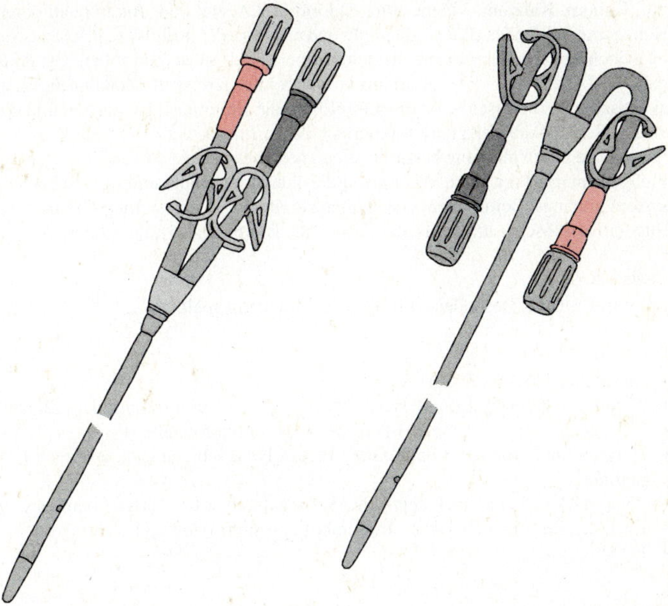

Abb. 8.2: Shaldon-Katheter [A 300-157]

des Blutes bestimmt. Bei hoher Flußgeschwindigkeit ist jedoch der Kreislauf stärker belastet. Je nach Membranbeschaffenheit werden bei der Ultrafiltration gelöste Stoffe, z.B. Harnstoff und Kreatinin, transportiert. Der Vorgang heißt **Konvektion.**

Im arteriellen Teil des Schlauchsystemes befindet sich ein Schlauchanschluß für die Heparin-Dauertropfinfusion. Die Dosierung von Heparin richtet sich nach der Gerinnungszeit, ihre Grenzwerte sind vom Arzt schriftlich auf dem Dialyseprotokoll fixiert. Zusätzlich befindet sich im System ein Anschluß für die Zufuhr von Infusionslösungen.

Der arterielle Druckmonitor alarmiert akustisch und optisch, wenn im arteriellen Schlauchsystem der Blutfluß behindert ist und durch Druckabweichungen die Grenzen nach oben oder unten überschritten werden. In diesem Fall bleibt die Pumpe stehen.

Das venöse Schlauchsystem

Der venöse Teil des Schlauchsystemes fördert das Blut aus dem Schlauchsystem in den Körper zurück (Abb. 8.1).

Dem venösen Teil des Schlauchsystemes wird vor dem Luftdetektor ein abgewogenes, angewärmtes Substituat zugeführt. Das Substituat enthält Salze z.B. Natri-

um, Kalium, Kalzium, Magnesium, Chlorid und Azetat oder Bikarbonat, deren Konzentration der des Blutes entspricht und wässrig oder in Glukose gelöst ist. Sie ist jedoch frei von Substanzen, die dem Körper entzogen werden sollen. Die Aufgabe des Luftdetektors ist es, Luft im extrakorporalen Kreislauf zu erkennen, einen akustischen und optischen Alarm auszulösen, die Blutpumpe zu stoppen und die venöse Schlauchabsperrklemme unterhalb des Luftdetektors zu schließen.
Die venöse Druckmessung bestimmt einen positiven Druck, dessen Höhe von der Flußgeschwindigkeit, dem Widerstand der Punktionskanüle und dem Schlauchsystem abhängt. Beim Über- oder Unterschreiten der eingestellten Grenzen erfolgt ein akustischer und optischer Alarm, die Blutpumpe wird gestoppt.

Indikation

ANV mit Anurie. Besonders zum Flüssigkeitsentzug geeignet.

Komplikationen

- Zu rascher Flüssigkeitsverlust
- Thrombosegefahr aufgrund extrakorporalem Kreislauf und zentralem Zugang
- Erhöhte Blutungsneigung, z. B. aus der Kathetereintrittstelle
- Herzrhythmusstörungen bei raschen Elektrolytverschiebungen, arterielle Hypotonie
- Anaphylaktischer Schock, septischer Schock durch unsteriles Arbeiten (☞ 6.7)
- Leck im Blutschlauchsystem, Luftembolie → siehe Atmung
- Hypothermie.

8

Pflege

Vorbereiten des Patienten

Dem Patienten zur Hämofiltration einen Shaldon-Katheter legen(☞ Abb. 8.2) und vor Dialysebeginn wiegen.

Monitoring

- Kontinuierlich EKG, RR und ZVD überwachen, regelmäßig Atmung kontrollieren
- Blutgasanalysen durchführen
- Bei Zugängen die in der Vena femoralis liegen, Perfusion der Beine beurteilen und Beine hochlagern → Thrombosegefahr
- Neurologisch mit Hilfe des Glasgow-Coma-Scale (☞ 3.13.9) beurteilen
- Auf ausreichende Sedierung achten
- Patienten gut fixieren, um ein versehentliches Entfernen des Katheters oder eine Diskonnektion des Schlauchsystems zu verhindern
- Täglich Gewicht kontrollieren.

Ausscheidung

- Flüssigkeit unter Einbezug der Dialyse genau und engmaschig bilanzieren
- Verbleibende Eigenausscheidung mit liegendem Blasendauerkatheter auf Menge und Beimengungen kontrollieren

- Für die Dauer der Anurie kann auf einen Dauerkatheter verzichtet werden, da er eine potentielle Eintrittstelle für Erreger ist. Kontrollen bezüglich dem Blaseninhalt werden sonographisch vom Arzt durchgeführt.

Umgang mit der Hämofiltration

- Dialyse überwachen, Dialyseprotokoll führen
- Gerinnungszeit nach Angaben des Arztes ½–2stdl. bestimmen
- Temperaturkontrollen, um einer Hypothermie frühzeitig vorzubeugen → Bei Hypothermie Heizplatte des bm 14 auf 39 °C stellen
- FG und NG in offener Wärmeeinheit mit Servosteuerung pflegen
- Das Blut verliert auf dem Weg von der Heizung zum Patienten an Temperatur. Um diesen Temperaturverlust zu reduzieren, ist es sinnvoll, das Schlauchsystem in Alufolie einzuwickeln. Dabei werden arterieller und venöser Schenkel zusammen eingepackt, damit der arterielle den venösen Schenkel wärmt. Evtl. die Schenkel zur besseren Isolierung vorher in synthetische Watte und dann erst in Alufolie einwickeln. Alternativ kann eine Schlauchheizung verwendet werden.
- Bei Hyperthermie Heizplatte der bm 14 ausstellen und das Schlauchsystem in eine Schüssel mit kaltem Wasser legen.
- Verbands-, Beutel- und Systemwechsel nur unter aseptischen Bedingungen durchführen
- Um einen Blutfluß in die Heparin-Spritzenpumpe zu vermeiden, immer ein Rückschlagventil einbauen
- Ca. 8 Std. vor einem invasiven Eingriff muß die HF mit Heparin-DTI vom Arzt abgestellt werden, bzw. Heparin durch Protamin® antagonisieren
- Wird die HF abgestellt und läuft keine DTI über den Shaldon-Katheter, so muß der Katheter alle 12 Std. vom Arzt gespült werden
  - Koagel in eine mit 5 ml NaCl 0,9 % gefüllte 10 ml Spritze mit „Blubb“ aspirieren
  - Blut ohne Koagel bis auf 1 ml Rest zurückspritzen
  - 1,5 ml Vetren® 200 im Schuß in den Katheter geben und mit einer sterilen Kappe verschließen.

Atmung

- Bei reduzierter Ausscheidung, z. B. durch eine Niereninsuffizienz, kann die Lunge überwässert sein. Eine überwässerte Lunge zeigt sich klinisch mit Tachydyspnoe, Rasselgeräuschen, Sauerstoffsättigung unter 90 % und Sauerstoffbedarf
- Eine Luftembolie ist an plötzlicher Atemnot, Hustenreiz, stechendem Schmerz in der Brust, Tachykardie, Blutdruckabfall und Schock erkennbar
- Bei Kußmaulscher Atmung liegt eine metabolische Azidose vor.

Lagerung

- Bei erschwerter Atmung Oberkörper hochlagern
- Extremitäten oder Kopf entsprechend so lagern, daß der Katheter nicht anliegt oder abknickt und die Dialyse gut funktioniert
- Bei sehr unruhigen Kindern wird oft der Katheter durch eigenes Lagern abge-

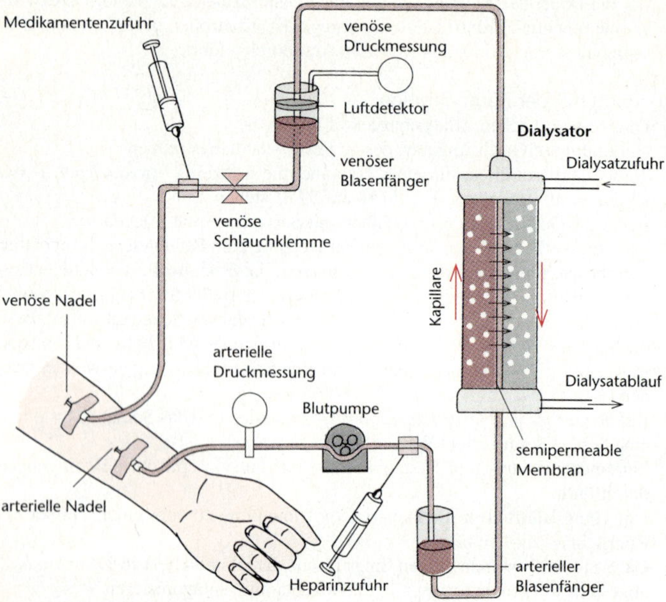

Abb. 8.3: Prinzip der Hämodialyse [A 300-157]

knickt und es kommt zum Druckalarm. Ggf. muß ein Kind sediert werden, um die Dialyse bei entsprechender Lagerung zu gewährleisten.

- Bei Jugularis-Kathetern nehmen die Kinder oft eine Schonhaltung ein, indem sie den Kopf ausschließlich zur Gegenseite lagern → Regelmäßig zur Dekubitus- und Schiefhalsprophylaxe umlagern.

Ernährung

- Anfangs parenterale Ernährung
- Sobald wie möglich mit dem Kostaufbau unter Berücksichtigung der Serumelektrolytwerte beginnen
- Diätplan in Zusammenarbeit mit Arzt und Diätassistenten erstellen
- Vom Arzt begrenzte Flüssigkeitseinfuhr genau einhalten.

8.2 Hämodialyse

Das Blut wird mit einer Pumpe durch einen Dialysefilter gepumpt. Im Filter strömen Dialysat und in entgegengesetzter Richtung das Blut aneinander vorbei. Sie sind durch eine semipermeable Membran getrennt. Der Stoffaustausch erfolgt durch verschiedene physikalische Vorgänge (Diffusion, Osmose, Ultrafiltration, Konvektion). Dadurch werden harnpflichtige Substanzen und Wasser entfernt (Abb. 8.3).
Die Pflege entspricht der Hämofiltration ☞ 8.1.

8.3 Kontinuierliche Ambulante Peritonealdialyse (CAPD)

Das Bauchfell wirkt als semipermeable Membran. Über einen Peritonealkatheter wird glukosehaltige Dialyseflüssigkeit in die freie Bauchhöhle instilliert. Harnpflichtige Substanzen und Flüssigkeit diffundieren in den Peritonealraum. Die Dialyseflüssigkeit wird nach einer bestimmten Verweildauer (1–6 Std.) abgelassen (☞ Abb. 8.4).
Um eine CAPD durchzuführen, wird i.d.R. ein Tenckhoffkatheter operativ ins Peritoneum eingebracht, der mit seiner Spitze im Douglas-Raum liegt. Alternativ kann ein Stilettkatheters in Seldinger-Technik gelegt werden. Sowohl Einlauf wie Auslauf erfolgen mit Hilfe der Schwerkraft. Zum Einlauf, ca. 40 cm über Patienteniveau, wird der Beutel angehoben und zum Auslauf, ca. 10 cm unter Patienteniveau, abgesenkt. Bei zu starkem Gefälle während des Auslaufs kann der Katheter Gerinnsel oder Netzpartikel ansaugen und verstopfen. Einlaufzeit, Verweildauer und Auslaufzeit werden als „Zyklus" bezeichnet. Die Dauer eines Zyklus wird vom Arzt angeordnet und schriftlich fixiert. Sie ist abhängig von einer evtl. Restfunktion der Eigenniere, den Elektrolyten und den harnpflichtigen Substanzen im Blut. Der erste Zyklus ist ohne Verweildauer. Bei kurzer Verweildauer kommt es hauptsächlich zum Flüssigkeitsentzug. Eine längere Verweilzeit fördert den Stoffaustausch. Nach ca. 90 Minuten Verweildauer findet nur noch ein geringer Stoffaustausch statt. Die Differenz zwischen Einlaufmenge und Auslaufmenge wird als „Ultrafiltrat" bezeichnet. Von den Nephrologen wird die Einlaufmenge festgelegt und schriftlich auf dem Dialyseprotokoll vermerkt. Sie bewegt sich zwischen 10–50 ml/kg Körpergewicht.

Zusammensetzung der Dialyselösung

- Die Dialyselösungen unterscheiden sich hinsichtlich ihres Glukosegehaltes und damit ihrer Osmolarität. Ein Teil der Glukose kann wieder rückresorbiert und weiter verstoffwechselt werden. Es kann zu Blutzuckerschwankungen kommen. Sie sind in der Regel kaliumfrei. Mineralsalze wie Natrium, Kalzi-

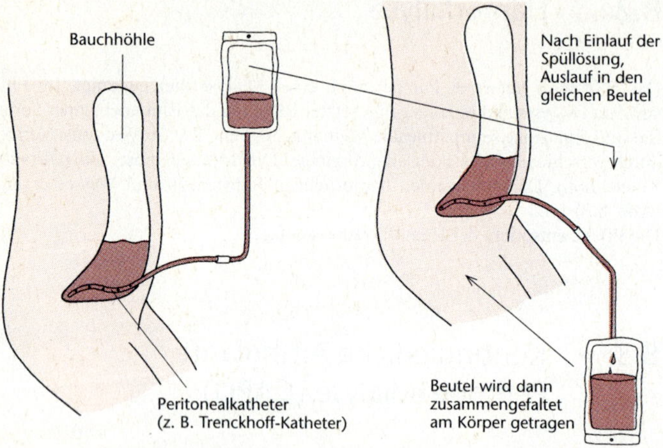

Abb. 8.4: Schema der Peritonealdialyse (Heimdialyse) [A 300-157]

um, Magnesium und Chlorid, die der Konzentration im Blut entsprechen, sind enthalten.

8

Lösungen
CAPD 2 = 1,50 % = 358 mosml/l
CAPD 3 = 2,30 % = 401 mosml/l
CAPD 4 = 4,25 % = 511 mosml/l
Die Dialyselösungen gibt es im Handel als fertige Lösungen.
Es werden auch verschiedene Zusätze verwendet, die vom Dialysepersonal oder einer Pflegekraft zugemischt werden

- Kalium, je nach Kaliumserumwert
- Bikarbonat, um saure Stoffwechselprodukte die normal über die Nieren ausgeschieden werden zu neutralisieren
- Heparin bei stark blutigem oder eiweißhaltigem Dialysat
- Antibiotika bei vorhandener Peritonitis.

Indikationen

Chronisches NV durch HUS, ANV, Glomerulonephritis oder interstitielle Nephritis.

Komplikationen

- Peritonitis (☞ 9.7), Tunnelinfektion
- Verschluß des Katheters durch Verwachsungen und das große Netz, undichter Stichkanal
- Hypotonie bei Hypovolämie, Hypertonie bei Hypervolämie
- Blutzuckerschwankungen, Eiweißverlust

- Dislokalisation durch Darmbewegungen
- Lungenödem (☞ 5.3.6), Hirnödem (☞ 7.3).

Dysäquilibrium-Syndrom

Bei stark erhöhten Harnstoffwerten und sehr schneller Abdialyse des Harnstoffs entsteht ein hoher osmotischer Gradient zwischen Hirn und Blut. Es kommt zum Flüssigkeitsübertritt vom Blut ins Hirn und somit zum Hirnödem (☞3.14.10).

Pflege

Monitoring

- Regelmäßig Atmung, EKG und RR überwachen. RR-Abfall in der Auslaufphase durch akuten Volumenverlust bzw. nachlassendem Druck auf die Leber möglich
- Regelmäßig BZ kontrollieren
- Abdomen hinsichtlich Bauchdeckenspannung, Darmgeräusche, Umfang, Perfusion und Venenzeichnung kontrollieren
- Für ausreichende Analgesie sorgen, auf Schmerzen beim Einlauf und während der Verweildauer achten
- Genaue Flüssigkeitsbilanz durchführen
  - Wird die angestrebte Gesamtflüssigkeitsbilanz über- oder unterschritten: Arzt informieren
- Tägliche Gewicht kontrollieren
- Neurologisch mit Hilfe des Glasgow-Coma-Scale (☞ 3.13.9) beurteilen.

Umgang mit der Dialyse

- Zyklen auf Anordnung des Arztes regelmäßig durchführen
- Dialyseprotokoll führen
- Dialysat hinsichtlich Menge, Aussehen und Beimengungen genau beobachten
- Kathetereintrittstelle regelmäßig inspizieren und Verband unter sterilen Kautelen wechseln. System nur bei strenger Indikation, nach Rücksprache mit den Nephrologen und unter sterilen Kautelen diskonnektieren. Katheter sicher fixieren.

Ausscheidung

- Genaue Flüssigkeitsbilanz
- Urin hinsichtlich Aussehen und Beimengungen beobachten
- Bei schlechter Ultrafiltration Gefahr der generalisierten Ödembildung mit evtl. Hirn- und Lungenödem
- Bei verbleibender Eigenausscheidung zum besseren Bilanzieren Blasendauerkatheter legen.

Atmung

Aufgrund der Niereninsuffizienz kann eine metabolische Azidose entstehen, die der Patient durch Hyperventilation zu kompensieren versucht. Häufig kann eine Kußmaul-Atmung beobachtet werden.

Durch die mit Dialyseflüssigkeit gefüllte Bauchhöhle kommt es zum Zwerchfellhochstand, wodurch die Atmung erschwert wird. Der Patient ist tachydyspnoeisch → Oberkörper hochlagern.

Lagerung

Zur Atemerleichterung Oberkörper hochlagern.
Je nach Ein- bzw. Auslaufgeschwindigkeit kann ein seitlicher Lagewechsel die Durchführung der CAPD erleichtern.

Ernährung

In der Regel wird ein individueller Diätplan von den Nephrologen und Diätassistenten erstellt.

- Hochkalorische Ernährung
- Aufgrund von Eiweißverlusten eiweißreiche Nahrung
- Wenig Kohlenhydrate, da über das Peritoneum in der Regel Glukose aufgenommen wird
- Begrenzte Flüssigkeitseinfuhr nach Angaben der Nephrologen

Durch die im Bauchraum befindliche Dialysierflüssigkeit kann es zu Verdauungsproblemen kommen. Evtl. mehrere, aber dafür kleinere Mahlzeiten anbieten.

Verbandwechsel

8

In der Regel wird ein Tenckhoffkatheter über einen längeren Zeitraum benötigt. Aus diesem Grund ist im Bereich der Kathetereintrittstelle eine gute Hautpflege erforderlich. Bei bestehenden Hautirritationen, z. B. durch häufige Verbandwechsel, ist die Gefahr einer Infektion wesentlich höher.

- Eintrittstelle mit NaCl 0,9 % reinigen. Keine organischen Lösungsmittel wie Alkohol oder Benzin verwenden → trocknen die Haut aus, greifen das Kathetermaterial an
- Bei undichtem Stichkanal häufige Verbandswechsel durchführen und für trockenes Hautmilieu sorgen, als Hautschutz Stomahesive®-Paste verwenden
- Evtl. Hautschutzmaterial in Form von Hydrokolloidalverbänden verwenden

Besonders gut eignen sich Hautpflegeserien aus der Stomaversorgung. Sie sind pH-neutral, schützen die Haut vor dem Austrocknen, machen sie widerstandsfähig und geschmeidig, ohne zu fetten.

Beutelwechsel

- Wird vom Arzt durchgeführt
- Fenster und Türen schließen
- Mundschutz für Patient und Personal
- Hände waschen und desinfizieren
- Konnektionsstellen desinfizieren
- Konnektion des neuen Beutels mit sterilen Handschuhen.

8.4 Hämolytisch-urämisches Syndrom (HUS)

In der Regel sind Kinder zwischen dem 1.– 5. Lebensjahr betroffen. Das Hämolytisch-urämische Syndrom (HUS) ist gekennzeichnet durch eine Anämie, Thrombozytopenie und einem akuten Nierenversagen. In den meisten Fällen geht eine Durchfallerkrankung mit blutigen Stühlen oder eine allgemeine bakterielle bzw. virale Infektion voraus. Der häufigste Erreger ist E. coli.
Durch die Endotoxine kommt es zu einer Endothelschädigung der Nierenkapillaren, mit sekundärer Thrombozytenaggregation, Mikrothrombenbildung und mechanischer Hämolyse. Eine Anurie und der Anstieg harnpflichtiger Substanzen im Serum erfordern meist eine Nierenersatztherapie wie eine Peritonealdialyse (☞ 8.3 Peritonealdialyse) oder eine Hämofiltration (☞ 8.1 Hämofiltration). Die Mitbeteiligung anderer Organe, z. B. Gehirn und Pankreas, ist möglich.

Symptome

- Durchfall, evtl. blutige Stühle, Erbrechen und Bauchschmerzen
- Blasses Hautkolorit, Petechien
- Oligo- bzw. Anurie, Makrohämaturie
- Hypertonie
- Berührungsempfindlichkeit, schrilles Schreien, Opisthotonus und Nackensteife, Bewußtseinsbeeinträchtigung, Krampfanfälle, Hemiparesen
- Fieber.

Komplikationen

- Chronische Niereninsuffizienz
- Neurologische Schäden z. B. Krampfleiden und geistige Entwicklungsstörung
- Pankreatitis
- Arterielle Hypertonie.

Diagnostik

- Blut: Hb ↓, Ausstrich, Gerinnungsstatus normal, Thrombozyten ↓, Krea ↑, Harnstoff ↑, Kalium ↑, Azidose, Hypoproteinämie
- Urin auf Blut, Protein, Hämoglobulin, granulierte Zylinder
- Stuhl auf Entero-hämorrhagische E. coli mit Verotoxinnachweis. →

Therapie

- Antihypertensiva
- Katabole Stoffwechsellage vermeiden, evtl. parenterale Ernährung
- Diuretika, evtl. frühzeitig Dialyse
- Bei Patienten mit Pankreatitis ausreichend analgesieren.

Pflege

Monitoring

- Engmaschig EKG, Blutdruck, Atmung, Temperatur kontrollieren, ZVD messen (☞ ZVD)
- Regelmäßige Blutgasanalysen
- Flüssigkeit bilanzieren, tgl. Gewicht kontrollieren
- Überwachen und Durchführen der Peritonealdialyse (☞ 8.3) oder der Hämofiltration (☞ 8.1)
- Bewußtseinslage mit Glasgow-Coma-Scale beurteilen (☞ 3.13.9)

  Das Medikament Adalat® hat einen hohen Alkoholgehalt. Der sedierende Effekt einer Adalat®-DTI muß bei der neurologischen Beurteilung berücksichtigt werden.
- Petechien hinsichtlich Anzahl, Alter und Größe beobachten.

Atmung

Die Unfähigkeit, saure Stoffwechselprodukte auszuscheiden, führt zu einer metabolischen Azidose (Kußmaul-Atmung). In der Blutgasanalyse zeigt sich dann ein stark erniedrigter pCO_2.

Lagerung

8

Patienten mit neurologischer Beteiligung leiden sehr oft unter starken motorischen Unruhephasen. Um Verletzungen, z.B. durch Bettgitter, zu vermeiden, das Bett gut abpolstern. Bei Patienten, die durch Hämofiltration oder Peritonealdialyse immobil sind, Dekubitusprophylaxe (☞ 2.3) durchführen. Zur Hirnödemprophylaxe oder bei Krampfanfällen ggf. Oberkörper hochlagern und Kopf in Mittelstellung belassen (☞ 7.4).

Ernährung

- Anfangs parenterale Ernährung
- Wegen mangelnder oder fehlender Eigenausscheidung Flüssigkeitsrestriktion
- Baldmöglichst enterale Ernährung beginnen
- Bei vorliegender Pankreatitis nur parenteral ernähren
- Erstellen eines Diätplanes nach Anweisungen des Arztes und mit Hilfe einer Diätassistentin.

Ausscheidung

- Flüssigkeit mit Hilfe eines Blasendauerkatheters genau bilanzieren
- Urin hinsichtlich Konzentration und Aussehen kontrollieren
- Angestrebt wird eine ausgeglichene Bilanz
- Nierenersatztherapie bei Anurie, Anstieg der harnpflichtigen Substanzen und Hyperkaliämie
- Stuhl auf okkultes und sichtbares Blut, Frequenz, Aussehen und Konsistenz kontrollieren
- Stuhlprobe zum Erregernachweis abnehmen.

Hygiene

- Bei Erkrankung besteht Meldepflicht an das Gesundheitsamt
- Kittel- und Handschuhpflege
- Vorschriftsmäßige Händedesinfektion zwingend erforderlich
- Keinen zusätzlichen, abwehrgeschwächten Patienten versorgen
- Darauf achten, daß alle hygienischen Maßnahmen auch von anderen Berufsgruppen und Besuchern eingehalten werden.

8.5 Akutes Nierenversagen (ANV)

Nierenfunktionsstörung mit Oligo- bzw. Anurie und einem Anstieg der harnpflichtigen Substanzen im Serum. Je nach Lokalisation der Störung lassen sich 3 Formen unterscheiden.

Prärenales NV

- Nierenarterienthrombose oder -embolie
- Minderdurchblutung der Niere durch Hypovolämie z. B. bei
  - Gastroenteritis
  - Verbrennung
  - Blutungen
  - Flüssigkeitsverschiebung bei einer Sepsis aufgrund eines Kapillarlecks
  - Herzinsufffizienz.

Renales NV

Beim renalen NV ist das Nierengewebe direkt geschädigt.

- Glomerulonephritis, Pyelonephritis
- HUS
- Angeborene Nierenmißbildungen
- Toxineinwirkung
- Asphyxie
- Schock.

Postrenales NV

Das postrenale NV entsteht durch Störungen im Bereich der ableitenden Harnwege.

- Kongenitale Mißbildungen z. B. Ureterabgangsstenose
- Tumore
- Verletzungen
- Blasenfunktionsstörungen z. B. neurogene Blase.

Stadien des akuten Nierenversagens

- Schädigung: Stunden bis Tag
- Oligoanurie: 8–14 Tage, auch länger

- Polyurie: 1–12 Tage
- Rekonvaleszenz: Wochen bis Monate.

Symptome

- Oligo-Anurie
- Bei Überwässerung: Ödeme (Hand, Fußrücken, Lidern und Flanken), Hypertonie, Lungen- und Hirnödem evtl. mit Krämpfen und Bewußtseinseintrübung bis hin zum Koma, Gewichtszunahme
- Ggf. Appetitlosigkeit, Übelkeit, Erbrechen, Durchfall
- Dehydratation bei prärenalem NV: stehende Hautfalten, halonierte Augen, eingefallene Fontanelle
- Gewichtsabnahme durch katabole Stoffwechsellage
- Herzrhythmusstörungen durch Hyperkaliämie
- Muskelzuckungen durch Hypokalziämie, Hyperphosphatämie
- Herzinsuffizienz
- Atmung: bei Azidose Kußmaulsche Atmung, Fötor ex ore.

Diagnostik

- Blut: Harnstoff, Krea, Elyte, Eiweiß, BB einschließlich Thrombozyten, BSG, CRP, BZ, BGA, Blutkultur, bei Verdacht auf Hämolyse Coombs-Test
- Urin: Ausscheidungsmenge
- Sonographie der Nieren
- Bei anhaltender Anurie (> 4 Wo.) Biopsie.

8

Therapie

- Grunderkrankung behandeln
- Diät: kalorienreich, eiweißarm, natriumarm, kaliumfrei
- Parenterale Ernährung bei anhaltendem Erbrechen
- Indikation zur Dialyse: Überwässerung, anhaltende Anurie, Hyperkaliämie.

Komplikationen

- Lungenödem (☞ 5.3.6), Hirnödem (☞ 7.3)
- Krampfanfälle (☞ 3.13.10)
- Herzinsuffizienz (☞ 6.2)
- Herzrhythmusstörungen
- Chronische Niereninsuffizienz
- Hypertensive Krise → RR-Anstieg, der zur akuten Encephalopathie führen kann.

Pflege

Monitoring

- Anfangs ¼stdl. Blutdruck kontrollieren, um einer hypertensiven Krise vorzubeugen, bei stabilen Werten Intervall erweitern
- EKG überwachen, um Herzrhythmusstörungen bei Elektrolytverschiebungen zu erkennen, SaO_2 und Atmung überwachen

- ZVD messen (☞ 3.14.7)
- Regelmäßige BGA
- Tgl. Gewicht kontrollieren
- Glasgow-Coma-Scale (☞ 3.13.9) zur neurologischen Beurteilung.

Atmung

- Metabolische Azidose → Kußmaul-Atmung.
- BGA: pCO_2↓

Lagerung

- Dekubitusprophylaxe (☞ 2.3.1)
- Extremitäten bei Ödemen hochlagern.

Ernährung

- Bei prärenalem NV durch Hypovolämie Volumenersatztherapie durchführen
- Bei Erbrechen Magenablaufsonde tief und offen hängen
- Flüssigkeitsrestriktion → orale Flüssigkeitszufuhr wird vom Arzt auf eine bestimmte Menge begrenzt
- Sobald wie möglich enterale Ernährung beginnen, die kaliumfrei, eiweißarm, natriumarm und kalorienreich sein muß
- Bei Hyperkaliämie oralen Ionenaustauscher, z.B. CPS-Pulver®, nach Anordnung verabreichen.

Ausscheidung

- Flüssigkeit über einen liegenden Blasendauerkatheter genau bilanzieren
- Ausgeglichene Bilanz anstreben
- Bei vorhandener Eigenausscheidung sind i.d.R. Diuretika, z.B. Lasix® erforderlich, um die Ausscheidung zu verbessern
- Nierenersatztherapie bei Anurie, Anstieg der harnpflichtigen Substanzen und Hyperkaliämie durch Hämofiltration (☞ 8.1) oder Peritonealdialyse (☞ 8.3)
- Bei Hyperkaliämie rektaler Ionenaustausch mit Resonium A®-Einlauf
- Dopamin®–DTI mit 2 µg/kg/Min. in Nierendosis, um die Nierenperfusion zu verbessern (☞ 6.9).

8.6 Nierentransplantation

Jeder Patient, der einer Dauerdialysebehandlung unterliegt, hat Anspruch auf eine Nierentransplantation. Damit die Transplantation bei Kleinkindern erfolgreich verläuft, wird in der Regel ein Gewicht zwischen 10–15 kg angestrebt.

Ursachen, die eine Dialysebehandlung erfordern

- Chronische Niereninsuffizienz durch z.B. Glomerulonephritis, Pyelonephritis, HUS

- Zystennieren
- Nephrotisches Syndrom
- Erkrankung von Nierengefäßen.

Die Prinzipien der Transplantation

Die transplantierte Niere wird immer im Becken gelagert. Nierenarterie und -vene werden an die entsprechenden Gefäße angeschlossen. Die nierentransplantierten Kinder kommen i. d. R. intubiert und beatmet, mit einem ZVK, einem Arterienkatheter, 1–2 Redondrainagen, einer Robinsondrainage, einem DK, einem Cystofix und einem Splint aus dem OP. Der Splint führt aus der Blase in das Nierenbecken, um die Nahtstelle an der Uretermündung zu schienen. Die Robinsondrainage liegt direkt an der Anastomosenstelle, dem Nierenhilus.

Komplikationen

- Infektionen, da die Immunabwehr unterdrückt ist z. B. CMV-Pneumonie, Pilzinfektionen
- Lungenödem (☞ 5.3.6), Hirnödem (☞ 7,3)
- Nierenvenenthrombose
- Herzinsuffizienz (☞ 6.2), Pleura-, Perikarderguß, Aszites (☞ 3.6.1)
- 💡 Anastomoseninsuffizienz → Erkennbar duch zunehmende Drainagenverluste über die Robinsondrainage, blasses Hautkolorit, vermehrte Schmerzen und Schwellung im OP-Gebiet, Tachykardie und Hypotonie
- 💡 Abstoßungsreaktion → Fieber unklarer Genese, arterielle Hypertonie, Druckschmerz im OP-Gebiet, Transplantatschwellung, Oligurie/Anurie.

8

Pflege

Pflegeschwerpunkte

- Infektionsprophylaxe (Abb. 8.5)
- Frühzeitig postoperative Komplikationen erkennen
- Psychische Betreuung und Anleitung der Patienten und Angehörigen wegen der Umstellung der Lebensgewohnheiten.

Monitoring

- EKG überwachen, v. a. im Hinblick auf EKG-Veränderungen durch Hyperkaliämie. SaO_2 messen und Atmung überwachen, um ein Lungenödem rechtzeitig zu erkennen (☞ 5.3.6)
- Anfangs, aufgrund der meist bestehenden arteriellen Hypertonie, RR ¼stdl. kontrollieren. Vom Nephrologen vorgegebene RR-Grenzen beachten:
  - Arterielle Hypertonie → Antihypertensive Therapie z. B. Adalat®
  - Hypotonie → Katecholamintherapie
- 💡 Blutdruckmanschette nicht am Arm mit der Cimino-Fistel anlegen. Der Druck auf die Fistel verursacht Schmerzen und bei länger einwirkendem Druck besteht eine erhöhte Thrombosegefahr. Die Fistel verfälscht den diastolischen RR-Wert.

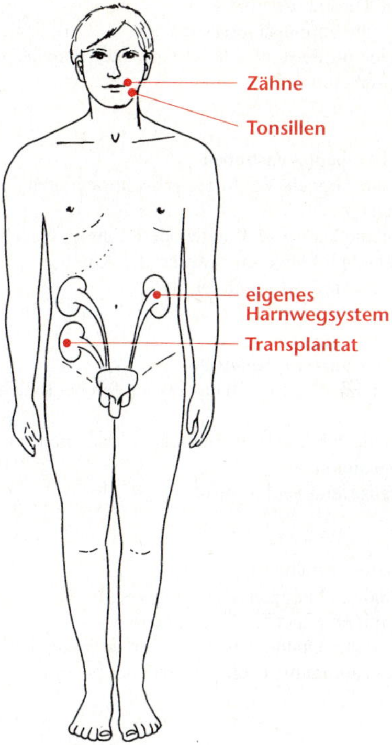

Abb. 8.5: Infektionsstreuherde [A 300-157]

- ZVD messen, angestrebter Wert > 5 mmHg (☞ 3.14.7), der durch die Polyurie nur schwer zu erreichen ist
- Hohe Volumenzufuhr, z. B. mit Ringer-Lactat® Lösung oder 1:1 Lösung®, um einen ausreichenden arteriellen Fluß der Niere zu gewährleisten
- Regelmäßige Blutgasanalysen
- Bewußtsein mit der Glasgow-Coma-Scale (☞ 3.13.9) überwachen
- Für ausreichende Analgesie sorgen
- Abdomen und OP-Gebiet hinsichtlich Umfang, Bauchdeckenspannung, Perfusion, Venenzeichnung und Schmerzempfindlichkeit regelmäßig kontrollieren
- Temperaturkontrolle → Fieber ist als Zeichen einer Infektion oder Abstoßung möglich
- Hautkolorit beobachten, bei Blässe an eine evtl. Nachblutung denken
- Medikamentengabe überwachen
  - Lasix®, um die Diurese zu steigern
  - Dopamin®, um die Nierenperfusion zu verbessern

  - Heparin®, zur Thromboseprophylaxe
  - Sandimmun®, als Immunsuppressiva
- Tenckhoffkatheter zur Peritonealdialyse nach der Transplantation belassen, ist vom Arzt steril verschlossen.

Atmung

- Baldmöglichst Extubation anstreben
- Starke Schmerzen können die Atmung beeinträchtigen → auf ausreichende Analgesie achten
- Volumenüberladung kann zum Lungenödem führen (☞ 5.3.6)
- OP-bedingte Bauchprobleme erschweren die Atmung → durch richtiges Lagern Atmung erleichtern, siehe Lagerung.

Lagerung

- Bauchdeckenentlastung mit Knierolle
- Oberkörper leicht hochlagern, um das Zwerchfell bei Bauchproblemen zu entlasten
- Dekubitusprophylaxe bei anfangs immobilen Patienten
- Frühzeitig mobilisieren
- Nicht auf die betroffene Seite lagern.

Ernährung

- Anfangs parenterale Ernährung
- Magenablaufsonde tief hängen
- Baldmöglichst mit enteraler Ernährung beginnen
- Diätplan mit Arzt und Diätassistentin anhand der aktuellen Blutwerte erstellen
- Orale Flüssigkeitsaufnahme nach Angaben des Nephrologen handhaben, evtl. begrenzen.

Ausscheidung

- Stdl. Flüssigkeit genau bilanzieren, ausgeglichene Bilanz anstreben
- Anfangs Nieren durch hohes Volumenangebot ausreichend spülen
  - Meist wird die Urinmenge der vergangenen Stunde plus eine vom Nephrologen vorgegebene Menge an Volumen in der nächsten Stunde zugeführt
  - Orale Flüssigkeitszufuhr berücksichtigen
- Urin auf Beimengungen kontrollieren, z.B. Blut oder Sediment
- Vom Arzt festgelegte Urin-Mindestmenge darf nicht unterschritten werden → evtl. diuresefördernde Maßnahmen notwendig
- Drainagenverluste bilanzieren, Drainagensekret beurteilen, auf Durchgängigkeit der Drainagenschläuche achten
- Häufige Analgesie vermindert die Darmperistaltik → Darmmobilisation, z.B. durch Darmrohr, Klysmen oder Einläufe. Keine Bauchmassage oder feuchtwarme Leibwickel.

Immunsuppressiva

Im Falle einer Organtransplantation wird das Transplantat als Fremdkörper angesehen und bekämpft. Immunsuppressiva unterdrücken diese natürliche Abwehrreaktion des Körpers. Die am häufigsten verwendeten Immunsuppressiva sind Sandimmun® und Imurek®.

Nebenwirkungen der Immunsuppression

- Nephrotoxizität
- Hypotonie / Hypertonie
- Übelkeit, Erbrechen
- Fieber
- Hautausschlag
- Knochenmarksdepression
- Gingivahyperplasie
- Muskel- und Gelenkschmerzen
- Vermehrte Körperbehaarung.

Durch die immunsuppressive Therapie sind die Patienten stark infektionsgefährdet.

Für die Pflege bedeutet das

- Alle Personen mit Kontakt zum Patienten müssen infektfrei sein
- Einzelzimmer
- 2–3 Wochen Mundschutz tragen, Kittelpflege
- Der Patient muß bei Verbandswechsel oder Transport ebenso einen Mundschutz tragen
- Beim Verbandswechsel und im Umgang mit Kathetern oder Drainagen Hygienevorschriften zwingend einhalten
- Regelmäßige Mundpflege nach Standard → Das Entstehen einer Pilzinfektion ist durch Immunsuppression begünstigt
- Gute Körperpflege im Genitalbereich, um eine Pilzinfektion zu vermeiden
- Eltern über die Hygienevorschriften aufklären und in die Pflege einbeziehen.

Umgang mit Immunsuppressiva

Beim Zubereiten und Verabreichen zum Eigenschutz Handschuhe tragen.

8.7 Latexallergie

Die vielfältige Anwendung von Naturlatexprodukten im medizinischen Bereich bedingt seit mehreren Jahren zunehmende allergische Reaktionen bei Patienten und Pflegepersonal.

Risikogruppen

- Patienten mit überwiegend urologischen Erkrankungen, z. B. MMC oder Blasenextrophie, durch häufigen Kontakt mit latexhaltigen Kathetern
- Patienten, die sehr häufig und sehr früh im Leben Operationen unterzogen werden
- Patienten mit chronischen Hauterkrankungen, bei denen die Schutzbarriere der

Hornhaut zerstört ist und regelmäßiger Kontakt zu Latexprodukten besteht, z.B. Latexhandschuhe
- Pflegepersonal durch den Gebrauch latexhaltiger Produkte.

Einteilung der Reaktionstypen

Nach vorausgegangener Sensibilisierung kann es dann bei erneutem Kontakt mit dem Allergen-Naturlatex zu einer allergischen Reaktion kommen. In der Regel wird zwischen der Spättypreaktion und der Soforttypreaktion unterschieden.

Spättypreaktion

Die Spättypreaktion tritt erst mehrere Stunden nach dem Allergenkontakt auf und klingt nach ca. 48 Std. wieder ab. Sie beschränkt sich lokal auf Hautreaktionen wie Erythem, Ödem mit Papeln, Vesikeln, Nässen oder Juckreiz.

Soforttypreaktion

Bei der Soforttypreaktion kommt es zur Freisetzung von Mediatoren, welche innerhalb von Sekunden oder weniger Minuten zu akuten Reaktionen führen können:
- Urtikaria, Pruritus, Papeln, generalisierte Ödeme
- Rhinitis, Konjunktivitis
- Bronchokonstriktion, Asthma bronchiale, Tachypnoe, Stridor, Zyanose, Hypoxie
- Schwindel, Bewußtseinsverlust
- Bauchkrämpfe, Nausea
- Akutes Nierenversagen (☞ 8.5)
- Vasodilatation mit erhöhter Gefäßpermeabilität und Hypotension, Tachykardie, anaphylaktischer Schock (☞ 6.7.4).

8

Ein besonders rascher und lebensbedrohlicher Verlauf ergibt sich durch einen Allergenkontakt mit den Schleimhäuten oder intraoperativ mit dem Operationsgebiet. Das Allergen kann hierbei nahezu direkt in die Blutbahn gelangen und innerhalb von Sekunden zum anaphylaktischen Schock mit Todesfolge führen (☞ 6.7.4).

Allergische Kreuzreaktionen

Bei sensibilisierten Patienten sind latexspezifische Antikörper in der Lage, mit Antigenen bestimmter Pflanzen oder Früchte zu reagieren. Sie können eine allergische Reaktion hervorrufen. Zu den Pflanzen gehört die Milch des Weihnachtssterns und die Milch des Ficus benjaminii. Bei Avocado, Milch der Kastanie, Banane, Kiwi und Papaya kommt es in der Gruppe der Früchte am häufigsten zu Kreuzreaktionen. Eher selten ist die Reaktion bei Feigen und Pfirsichen.

Diagnostik

- Prick-Testung: Ein Allergen wird auf den Unterarm aufgetragen und die Haut durch das Allergen hindurch „geprickt". Die Testreaktion wird in verschiedenen Zeitintervallen abgelesen
- Verschiedene Testverfahren mit Antikörpernachweis.

Akut-Therapie

Patienten sofort latexfrei weiterbehandeln und wie bei anaphylaktischem Schock verfahren (☞ 6.7.4).

Pflegeprinzipien

Die Behandlung von latexsensibilisierten Patienten erfordert eine völlig latexfreie Umgebung. Es ist dabei folgendes zu beachten:

- Einzelzimmer ist indiziert, oder alle Patienten müssen latexfrei behandelt werden
- Alle angewandten Produkte müssen latexfrei sein. Es ist sinnvoll, eine Übersicht über latexfreie Produkte von den Herstellern auf Station zu haben
- Bei bevorstehenden Operationen wäre ein separater, latexfreier Operationssaal optimal, steht dieser nicht zur Verfügung, muß der Patient nach entsprechender Vorbereitung des Operationssaales als erster an diesem Tag operiert werden
- Latexhandschuhe sind in der Regel mit Maisstärke gepudert, Maisstärke bindet sehr gut Latexproteine → Hände vor dem Betreten eines latexfreien Zimmers gut waschen
- Auch in vielen Produkten, die nicht direkt mit der Therapie in Zusammenhang stehen, ist Latex enthalten und muß vom Pflegepersonal bedacht werden z.B. Schnuller, Babywindeln, Bettücher, Eisbeutel, Kissen, Matratzen, Moosgummi, Kaugummi, Radiergummi oder Rollstühle.

Im Zeitalter der zunehmenden Latexallergien ist die einzige kausale Therapie eine Allergenkarenz, durch die komplette Umstellung auf eine latexfreie Umgebung.

8.8 Medikamente

Medikament	Wirkung	Nebenwirkung	Pflegerische Besonderheiten
Lasix® **Furosemid**	Schleifendiuretikum	• Elektrolytverluste durch die gesteigerte Diurese • Hypovolämie mit RR-Abfall • Evtl. Exanthem	• Ist nur mit NaCl 0,9 % oder Glukose 5–10 % kompatibel
Adalat® **Nifedipin**	Kalziumantagonist → Kalziumeinstrom in die Muskelzelle, vor allem die glatte Gefäßmuskulatur der Arterien, wird verhindert, die Arterien sind dilatiert und die Nachlast wird gesenkt → RR↓	• Hautveränderungen, z. B. Flush, Exanthem • Kopfschmerzen • Schwindel • Müdigkeit • Blutbildveränderung, z. B. Anämie, Thrombopenie • Sedierender Effekt durch hohen Alkoholgehalt	• Brennen bei i. v. Injektion • Lichtgeschützt lagern und verabreichen • Ist nur in NaCl 0,9 %, Ringerlösung oder Lävuloselösung kompatibel

Liquemin® Heparin-Natrium	Antikoagulation	• Anstieg der Serumtransaminasen Übelkeit, Erbrechen • Thrombozytopenie • Blutungen	Heparin mit Glukose gemischt ist nur 8 Std. haltbar, mit NaCl 0,9% 24 Std.
Protamin® Protamin	Inaktiviert Heparin		
Resonium® A Poly(styroldivinylbenzol)-sulfonsäure	Rektaler Ionenaustausch bei Hyperkaliämie. Der Austausch erfolgt mit Na-Salz	• Hypernatriämie • Obstipation • Evtl. Übelkeit, Erbrechen	
CPS-Pulver® Poly(styroldivinylbenzol) sulfonsäure	Oraler Ionenaustausch bei Hyperkaliämie. Der Austausch erfolgt mit Ca-Salz	• Hyperkalzämie • Obstipation • Evtl. Übelkeit, Erbrechen	

Pflege bei gastrointestinalen Erkrankungen

9

Christine Wagner

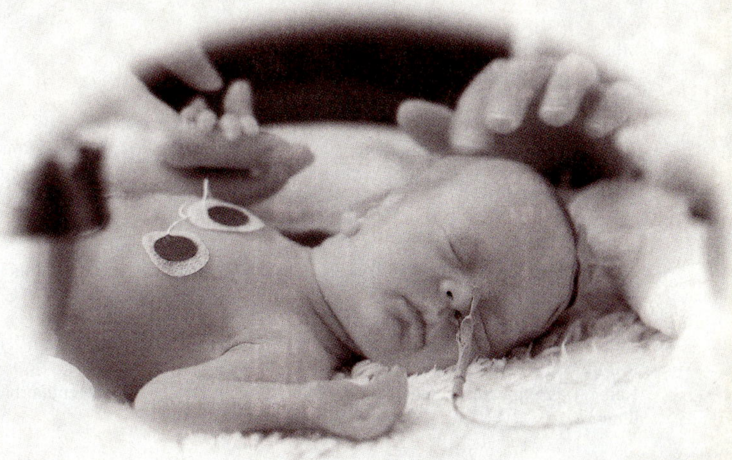

9.1 Ösophagusatresie

Angeborener Verschluß der Speiseröhre. Meistens mit Fistelgang vom unteren Blindsack zur Trachea.

Symptome

- Mütterliches Hydramnion
- Vermehrter Speichelfluß
- Husten und Niesen
- Zunehmende Dyspnoe und Zyanose
- Es kann zur Blähung des Magens durch die tracheoösophageale Fistel kommen. Gefahr der Aspirationspneumonie bei Reflux von Magensekret durch erhöhten Magendruck.

Kreißsaal

- Nasen-Rachen-Raum gründlich absaugen, da der Speichel nicht geschluckt werden kann.
  Eine Sondierung des Magens ist nicht möglich
- Den Oberkörper in Linksseiten- oder Bauchlage um 45° erhöht lagern, um dem Reflux von Magensaft in die Trachea vorzubeugen
- Keine Maskenbeatmung und kein Rachen-CPAP → Gefahr der Magenüberblähung.

Therapie

- Primäranastomose der Ösophagusstümpfe und Fistelverschluß
- Gastrostoma bei hoher Spannung auf die Anastomose oder primär nicht möglicher Anastomose.

Komplikationen

- Perforation des Blindsacks
- Anastomosenleck. Symptome sind Tachykardie, Fieber und vermehrt Sekret absaugbar. Ggf. Re-Operation nötig
- Gastroösophagealer Reflux
- Rezidiv der tracheoösophagealen Fistel (Symptome s. Anastomosenleck)
- Narbenstenose, die über den Rehbeinfaden bougiert oder pneumatisch dilatiert wird
- Pneumonie, Atelektasen. Vermeidbar durch gute Physiotherapie
- Wundinfektion, Nachblutung
- Aspiration
- Tracheomalazie.

Pflege

Präoperative Pflege

- Atmung aufmerksam überwachen, da es durch Aspiration zu SaO_2-Schwankungen, CO_2-Anstieg, Tachydyspnoe und Apnoe kommen kann
- Die Lagerung wird beibehalten. Beatmete Patienten werden bevorzugt auf dem Bauch gelagert, um der Belüftung des Magens über die Fistel entgegegenzuwirken
- Kontinuierliche Sekretabsaugung mit einer großlumigen Replogle-Schlürfsonde im oberen Blindsack. Sogstärke 30–35 cm H_2O
  Die Replogle-Schlürfsonde muß bis zur OP liegen bleiben. Wenn möglich sollte sie, wegen der Perforationsgefahr, unter radiologischer Sichtkontrolle 3–5 mm vor dem Boden des oberen Stumpfes plaziert werden
- Auf eine ausreichende parenterale Kalorien- und Flüssigkeitszufuhr achten
- Genaue Flüssigkeitsbilanzierung
- Darmreinigung durch Einlauf mit warmem NaCl 0,9 %.

Ist eine Beatmung erforderlich, kann über die tracheoösophageale Fistel eine Überblähung des Magens mit Aspiration aufttreten. Evtl. ist die Spontanatmung über den Tubus möglich.

Postoperative Pflege

Zur postoperativen Übernahme offene Intensiveinheit und eine Thoraxsaugung vorbreiten.

Monitoring

- Vitalzeichen engmaschig kontrollieren, ggf. ZVD und arteriellen Druck messen

Tachykardie, Blutdruckanstieg, periphere Vasokonstriktion und weite Pupillen weisen auf unzureichende Analgesie hin.

Atmung

- Endotracheal nur bis zur Tubusspitze absaugen, da es sonst zu einem Fistelrezidiv durch Verletzung mit dem Absaugkatheter kommen kann. Geschlossenes Absaugsystem verwenden (☞ 4.2.1)

Bei der Form ohne Fistel kann die Trachealtoilette wie gewohnt durchgeführt werden.

- Nasen-Rachen-Raum zunächst halbstdl. absaugen, bei rückläufiger Sekretion 2–3stdl. Dabei vorsichtig und nicht zu tief absaugen, um eine Schädigung der Anastomose zu vermeiden. Absaugtiefe beim Arzt erfragen
- Nach ausreichender Analgesierung Sekretmobilisation durch eine schonende Vibrationsmassage unterstützen
- Die Beatmung wird möglichst mit niedrigem Inspirationsdruck, niedrigem

PEEP und hoher Frequenz durchgeführt, um ein Fistelrezidiv zu vermeiden. Eine frühzeitige Extubation anstreben.

Lagerung

- Der Oberkörper wird weiterhin in Linksseiten- oder Rückenlage leicht hochgelagert, um die Operationswunde zu entlasten
- Steht die Anastomose unter großer Spannung, den Kopf achsengerecht lagern und nicht überstrecken. In diesen Fällen ist eine Daueranalgosedierung vorteilhaft
- Auf das Wiegen kann in den ersten Tagen verzichtet werden. Genau bilanzieren.

Ernährung

- Die zur Schienung gelegte Magensonde deutlich kennzeichnen und sicher fixieren. Wurde die Magensonde versehentlich entfernt, keine erneute Sondierung: Perforationsgefahr
- Beginn der enteralen Ernährung über die Magensonde oder Gastrostoma ab dem 2. postoperativen Tag
  - Unbedingt Reflux beachten/ausschließen → Durch eine im Jejunum plazierte Ernährungssonde wird die Entleerung der Magensäure in den Darm blokkiert, anschließend kann mit Kontrastmittel der gastrale Reflux röntgenologisch dargestellt/ausgeschlossen werden
- Eine orale Ernährung darf erst durchgeführt werden, wenn die problemlose Passage der Anastomose röntgenologisch gesichert wurde.
- Bei zu erwartender Stenose des Ösophagus werden intraoperativ evtl. ein **Gastrostoma** und ein **Rehbeinfaden** angelegt, über den später die Anastomose bougiert wird. Für den Rehbeinfaden gelten die gleichen Sicherungsmaßnahmen wie für die Magensonde. Das Gastrostoma dient postoperativ der Dekompression des Magens und später der enteralen Ernährung.

Ausscheidung

An die rechtsseitig liegende Pleuradrainage wird ein Sog von 5–10 cm H_2O angeschlossen (Chirurgische Anweisung beachten). Frühestens am 2. postoperativen Tag entfernen, bei gefährdeter Anastomose evtl. später.

Wundversorgung

Die Operationswunde wird trocken und steril verbunden. Der erste Verbandwechsel erfolgt frühestens 24 Std. postoperativ.

9.2 Ösophagusvarizenblutung

Die Ösophagusvarizenblutung ist eine der häufigsten oberen gastrointestinalen Blutungen in der Pädiatrie. Sie ist eine lebensbedrohliche Komplikation der portalen Hypertension.

Ursachen der portalen Hypertension

- prähepatisch: Pfortader-Milzvenenthrombose, z. B. nach NVK
- intrahepatisch: Gallengangsatresie, -hypoplasie, -dysplasie, Lebertumore
- posthepatisch: Lebervenenthrombose

Symptome

- Bluterbrechen (Hämatemesis)
- Teerstuhl (Meläna)
- Schocksymptomatik bei hohen Blutverlusten
- Bewußtseinseintrübung.

Therapie

Endoskopische Sklerosierung der Ösophagusvarizen

Neben Volumenersatz- und Schocktherapie (☞ 6.7) gehört die endoskopische Sklerosierung der Ösophagusvarizen zur Notfallbehandlung.
Die Behandlung der Ösophagusvarizenblutung mit Kompressionssonden dient meistens nur zur Überbrückung, bis eine endoskopische Sklerosierung der Varizen durchgeführt werden kann. Die Ösophagussklerosierung erfolgt in Intubationsnarkose.
Durch intravasale Injektion von reinem Alkohol oder Äthoxysklerol® kommt es zur Thrombosierung. Bei der submukösen paravasalen Injektion der Substanzen wird die Blutstillung durch den Kompressionseffekt mit Verlegung des Gefäßlumens erreicht. Durch Bindegewebsbildung entstehen Narbenpolster über den Varizen.
Die Sklerosierung muß mehrmals wiederholt werden.

Komplikationen

Ösöphagusperforation, -Strikturen, -Nekrosen, Bradykardien
Alternativ zur Sklerosierung können die Varizen mit Fibrin verklebt werden. Hierbei ist das Risiko einer Ösophagusperforation deutlich geringer.

Pflege

Monitoring

- Kontinuierliche Blutdruckkontrollen, ggf. über arterielle Druckmessung. Einstellung der Alarmgrenzen nach ärztlicher Rücksprache. Angestrebt werden alterssubnormale Werte, um erneute Blutungen durch hohe Blutdruckwerte zu vermeiden
- ZVK-Anlage und ZVD-Messung zur Überwachung und Steuerung der Volumengaben, i. d. R. soll der ZVD im unteren Normbereich liegen
- Kontrolle der Medikamenten-Perfusoren
- Auf ausreichende Sedierung, evtl. Analgosedierung achten. Angst und Schmerzen können Blutdruckanstiege auslösen → Verstärkung der Varizenblutung
- Bei Patienten mit Ösophagusvarizenblutung droht die Gefahr eines Leber-

komas. Bewußtseinstrübung und Krampfanfälle können erste Hinweise darauf sein
- Bei Patienten mit Leberinsuffizienz und Gerinnungsstörungen auf verstärkte Blutungsneigung aus Kathetereintrittstellen achten
- Regelmäßige Kontrolle des Bauchumfanges. Durch die Sklerosierung der Varizen steigt der Druck im Pfortadersystem → Aszitesentwicklung.

Atmung
- Kontinuierlich Atmung, SaO_2 überwachen, bei Säuglingen zusätzlich $tcpO_2$ und $tcpCO_2$ wegen erhöhter Aspirationsgefahr
- Tiefes Absaugen sollte nach der Sklerosierung vermieden werden, um den Erfolg nicht zu gefährden
- Ggf. Sauerstoffgabe über O_2-Nasensonde oder -Vernebler
- Ggf. Pflege und Überwachung des intubierten und beatmeten Patienten (☞ 4.2).

Lagerung
- Erhöhter Oberkörper zur besseren Lungenbelüftung und Atemerleichterung
- Regelmäßiger Lagerungswechsel in Seiten- und Rückenlage
- Kreislaufinstabile, sedierte und beatmete Patienten zur Dekubitusprophylaxe (☞ 2.3.1) lagern.

Ernährung
- Der Patient wird im Akutstadium parenteral ernährt
- Benötigt der Patient eine Magensonde, kann diese nach abgeschlossener Sklerosierung unter endoskopischer Sicht gelegt werden
- Das alte verschluckte Blut wird über die Magensonde aspiriert, anschließend wird der Magen mit raumtemperierter isotoner Kochsalzlösung gespült
  Die Sklerosierung ist effektiv, wenn bei wiederholten Magenspülungen kein Blut mehr aspiriert werden kann
- Mit der Ernährung kann nach 6–12 Std. vorsichtig begonnen werden. Der Patient erhält schluckweise kalten Tee. Am nächsten Tag kann der Patient Normalkost zu sich nehmen.

Ausscheidung
- Blutverluste und Magensekret genau bilanzieren
- Um den Urin zu bilanzieren wird ggf. ein Blasendauerkatheter gelegt.

Durch die bakterielle Zersetzung des im Darm vorhandenen Blutes entsteht Ammoniak, das von der vorgeschädigten Leber nicht mehr entgiftet werden kann. Ammoniak gilt als wichtige komaauslösende Substanz.

Die Darmreinigung von Blut kann durch folgende Maßnahmen unterstützt werden:
- Darmdekontamination mit enteral verabreichter antibiotischer Therapie (z.B. Gentamycin, Polymycin und Amphotericin B). Dadurch wird die Entwicklung komafördernder Substanzen im Darm unterdrückt
- Die Magen-Darm-Passage kann durch Bauchmassage, regelmäßigen Lagerungswechsel, Lactulosegaben z.B. Bifiteral® angeregt werden

- Natrium-Benzoat p. o.
- Den Darm zur Reduktion der Ammoniakresorption mit hohen Einläufen reinigen.

Ballontamponade

Kompressionssonden

Die **Sengstaken-Blakemore-Sonde** dient der direkten Kompression der Ösophagusvarizen. Sie besitzt 2 Ballons und 3 Lumina. Die **Linton-Nachlaß-Sonde** kommt bei Blutung von Fundusvarizen zum Einsatz. Sie besitzt 3 Lumen und einen birnenförmigen Ballon. (Abb. 9.1)

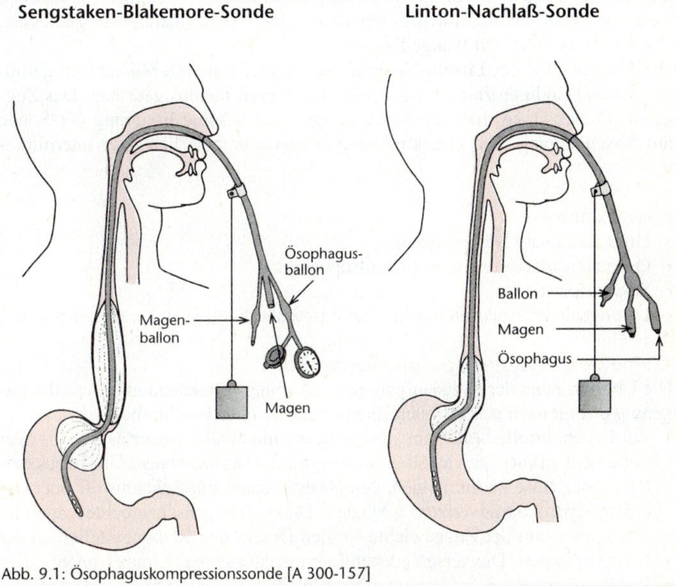

Abb. 9.1: Ösophaguskompressionssonde [A 300-157]

Material zum Legen der Kompressionssonden

- Altersentsprechende Kompressionssonden: 14–16 CH für Kinder, 16–18 Ch für Jugendliche, anästhesierendes Gel
- Druckmanometer mit passendem Konnektor für die Sonde
- Abgepolsterte Klemmen, Fixiermaterial
- Monitoring: EKG, RR, SaO_2
- Funktionierende Absauganlage und großlumige Absaugsonden

- Sedativa z.B. Dormicum®, Valium®
- Intubationsbesteck, Beatmungsgerät.

Legen der Kompressionssonde

Wegen der hohen Aspirationsgefahr erfolgt das Legen der Kompressionssonde in Intubationsnarkose. Der Kreislauf wird engmaschig überwacht. Blutdruckspitzen ≥ 100 mmHg müssen durch eine ausreichende Sedierung vermieden werden → sonst Verstärkung der Varizenblutung!

Vor dem Einführen der Sonde wird die Dichtigkeit des geblockten Ballons mit dem Manometer überprüft.

Bei der **Sengstaken-Blakemore-Sonde** wird der Magenballon mit Luft gefüllt (max. Druck 40 mmHg), abgeklemmt und mit geringem Zug bis zur Kardia zurückgezogen. Die Sonde wird in dieser Position gehalten und der Ösophagusballon vorsichtig mit Luft auf 35–40 mmHg aufgeblasen. Der Kompressionsdruck wird kontinuierlich oder intermittierend mit einem Druckmanometer gemessen. Die Sonde an Nase und Wange fixieren.

Der Magenballon der **Linton-Nachlaß-Sonde** wird mit 400–600 ml Luft gefüllt und durch ständigen Zug gegen Kardia und oberen Fundus gedrückt. Das Zuggewicht (max. 1 kg) hält die Sonde in Position → keine Fixierung der Sonde am Naseneingang. Die Druckmessung erfolgt kontinuierlich oder intermittierend.

Komplikationen

- Druckulzera am Naseneingang
- Ösophagusulzerationen, -ruptur, Ösophagitis
- Sekretaspiration
- Laryngeale Obstruktion mit Erstickungsgefahr durch Dislokation der Sonde

9

Pflege bei liegender Kompressionssonde

Die Überwachung der Kreislaufparameter, Atmung, Ausscheidung sowie der Lagerung erfolgt nach den gleichen Richtlinien wie oben beschrieben.

- Zur Lagekontrolle Sonde am Naseneingang mit einem wasserfesten Stift oder mit einem zirkulär gewickelten Pflasterstreifen kennzeichnen. Um Druckstellen an der Nase zu vermeiden, den Naseneingang mit Schaumstoff oder mit einem Hydrokolloidverband schützten. Durch eine achsengerechte Lagerung des Kopfes und der Zuggewichte werden Druck- und Reibungsstellen an der Nase verhindert. Die verschiedenen Lumina gut sichtbar kennzeichnen
- Zur Prophylaxe von Schleimhautläsionen alle 6 Std. den Druck entlasten
  - **Sengstaken-Blakemore-Sonde** → Druck 5 Min. auf 0 mmHg absenken
  - **Linton-Nachlaß-Sonde** → Zuggewicht 10 Min. vollständig entfernen
  - Druckentlastung nur nach vorheriger Information des Arztes → Gefahr der Varizenblutung
- Sekret und Speichel oberhalb des Ösophagusballons kann der Patient nicht schlucken. Das Sekret muß häufig abgesaugt werden, ggf. Dauersaugung legen. Bei Kompressionssonden mit Lumen oberhalb des Ballons kann eine kontinuierliche Absaugung erfolgen.
  - Würgereiz und Blutdruckspitzen beim Absaugen vermeiden → Gefahr der

Sondendislokation mit laryngealer Obstruktion und Verstärkung der Varizenblutung

Entfernen der Kompressionssonden
Die geblockte Sonde max. 24–36 Std. belassen. Steht die Blutung, erfolgt die langsame Dekompression des Ballons bzw. bei der Linton-Nachlaß-Sonde primär die langsame Reduktion des Zuggewichtes. Die Sonde bleibt noch 12–24 Std. liegen, um sofort wieder tamponieren zu können, bei erneut auftretender Blutung. Nach Absaugen des Rachenraumes wird die entblockte Sonde gezogen.

9.3 Duodenal-, Dünndarmatresie

Es handelt sich hierbei um Hemmungsmißbildungen. Bei der **Duodenalatresie** besteht ein kompletter Defekt, eine innere Membran bei erhaltener Darmwand oder ein Pankreas anulare, wodurch das Duodenum ringförmig eingeengt wird. Der Verschluß kann ober- oder unterhalb der Vater'schen Papille lokalisiert sein. Die Erkrankung ist häufig mit Begleitfehlbildungen oder Chromosomenanomalien verbunden v.a. Trisomie 21.
Bei der **Dünndarmatresie** handelt es sich um einen angeborenen Verschluß des Darms. Sie entsteht meist durch schwere, intrauterin ablaufende Baucherkrankungen, z.B. Volvulus. Durch den erheblichen Kalibersprung zwischen dem stark dilatierten Blindsack vor der Atresie und dem aboralen Dünndarm muß häufig auf die Primäranastomose verzichtet und ein Stoma angelegt oder das dilatierte Segment gerafft werden. Extraintestinale Fehlbildungen sind selten.

Symptome
- Hydramnion, da das Kind intrauterin nicht genügend Fruchtwasser schlucken kann
- Postpartal kommt es innerhalb der ersten 24 Std. zum galligen Erbrechen
- Mekoniumabgang, bei hoher Lokalisation der Atresie vor der Papille vateri möglich
- Der Oberbauch ist aufgetrieben, der Unterbauch dagegen kahnförmig eingefallen, da eine Belüftung des Darmes und dessen Entfaltung nicht möglich ist
- Im Oberbauch können peristaltische Wellen beobachtet werden
- Bei der Duodenalatresie: sonografisch und röntgenologisch darstellbares Doppelblasenphänomen ≅ Double-bubble phenomen.

Kreißsaal
Zur Aspirationsprophylaxe und zur Dekompression des Magens wird eine dicklumige Magenablaufsonde gelegt.
Eine Maskenbeatmung muß vermieden werden.

Therapie
- OP: Resektion der Atresie, Stenose, Membrane und End-zu-End-Anastomose oder Anlage eines doppelläufigen Anus präter = Ileostoma
- Beatmung, Analgesie, Sedierung
- ZVK-Anlage zur parenteralen Ernährung.

Komplikationen
- **Duodenalatresie:** Aspirationspneumonie, hypochlorämische Alkalose
- **Dünndarmatresie:** Volvulus, Darmperforation, Ateminsuffizienz mit Zwerchfellhochstand, Aspirationspneumonie.

Pflege

Präoperative Pflege

Monitoring
- Die Elekrolytverluste durch das abfließende Magensekret ggf. substituieren
- Regelmäßige Blutgasanalysen durchführen, um Verschiebungen des Säure-Basen-Haushaltes frühzeitig erkennen und beheben zu können
- Sorgfältig Abdomen beobachten. Bei der Dünndarmatresie sind die Darmschlingen manchmal als dicke Walzen durch die Bauchdecke sicht- und tastbar.

Atmung
Atmung aufmerksam beobachten, da es durch Aspiration zu SaO_2-Schwankungen, CO_2-Anstiegen, Tachydyspnoen und Apnoen kommen kann.

9

Ernährung
Die Ernährung erfolgt vollständig parenteral.

Lagerung
Die Lagerung erfolgt bevorzugt in Seiten- oder Bauchlage und mit erhöhtem Oberkörper. Dadurch soll einer Magenüberblähung und möglichen Aspiration vorgebeugt werden.

Ausscheidung
Abführen mit Einläufen z.B. NaCl 0,9 %

Flüssigkeit unter Einbeziehung des Magensekretes bilanzieren.

Postoperative Pflege

Monitoring
- Genau Abdomen beurteilen hinsichtlich Bauchdeckenspannung, Umfang, Perfusion, Venenzeichnung, Hautkolorit, Darmgeräusche und Schmerzempfindlichkeit
- Kühle Extremitäten, weite Pupillen und Blutdruckanstieg sind Zeichen einer unzureichenden Analgesierung oder eines Volumenmangels, der substituiert

werden muß. Die Analgesie muß ausreichend sein, sollte aber so gewählt werden, daß die Darmperistaltik so wenig wie möglich beeinträchtigt wird. Bewährt hat sich die Gabe von Dipidolor® oder Tramadol®.

Atmung

- Frühzeitige Extubation anstreben
- Nach der Extubation auf nasalen CPAP verzichten, um eine flowbedingte Magen- und Darmüberblähung zu vermeiden
- Atmung, SaO_2 und CO_2 engmaschig überwachen, schmerzbedingte Hypoventilation und Apnoen können auftreten.

Lagerung

- Oberkörper zur Unterstützung der Atmung hochlagern
- Regelmäßig Seitenlage wechseln → Atelektasenprophylaxe und zum Anregen der Darmperistaltik
- Beine anwinkeln, um die Bauchdeckenspannung zu reduzieren.

Ernährung

- Die Magenablaufsonde beibehalten und regelmäßig auf Durchgängigkeit prüfen
- Die enterale Ernährung erfolgt nach Rücksprache mit dem Arzt. Bei der Primäranastomose bleibt der Patient mind. 5 Tage nüchtern. Wurde ein Ileostoma angelegt, kann meist am 2. postoperativen Tag mit dem Nahrungsaufbau begonnen werden.

Ausscheidung

- Urinausscheidung genau bilanzieren, ggf. Blasenkatheter legen
- Drainagenverluste kontrollieren und bilanzieren, hohe Verluste ersetzen
- Darmperistaltik durch Anusdehnen, Einläufe nach ärztlicher Anordnung und Lagerungswechsel anregen
- Darmgeräusche überprüfen und auf Stuhlgang achten
- Ggf. postoperative Pflege des Ileostomas (☞ 3.1.1).

Wundversorgung

Der erste Verbandwechsel findet bei Bedarf, jedoch spätestens nach 24 Std. statt.

- Die Operationsnaht wird hinsichtlich Überwärmung, Rötung, Schwellung, Nachblutung beurteilt und trocken und steril verbunden oder bei reizloser Wunde offen gelassen
- Drainagenentrittstelle und -fixierung kontrollieren.

9.4 Omphalozele, Gastrochisis

Die **Omphalozele** ist eine Herniation der Baucheingeweide in die Nabelschnurbasis. Der aus Amnionepithel und Peritoneum bestehende Bruchsack kann Leber- und Darmanteile enthalten (Abb. 9.2). Die Erkrankung ist häufig mit Begleitfehlbildungen assoziiert.
Die **Gastrochisis** ist ein Bauchwanddefekt, der meist rechts neben dem intakten Nabel liegt. Die nach außen prolabierten Organe wie Magen, Darm, Blase, Uterus oder Eileiter sind nicht von einer schützenden Membran bedeckt (Abb. 9.3). Begleitfehlbildungen sind selten.

Kreißsaal
Wünschenswert ist die Entbindung per Sectio.

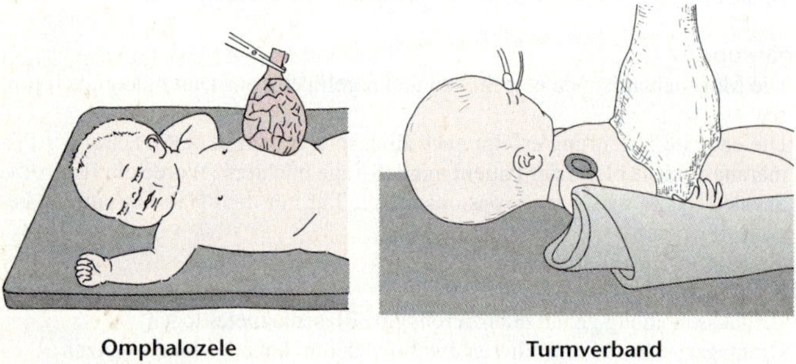

Abb. 9.2: Omphalozele [A 300-157]

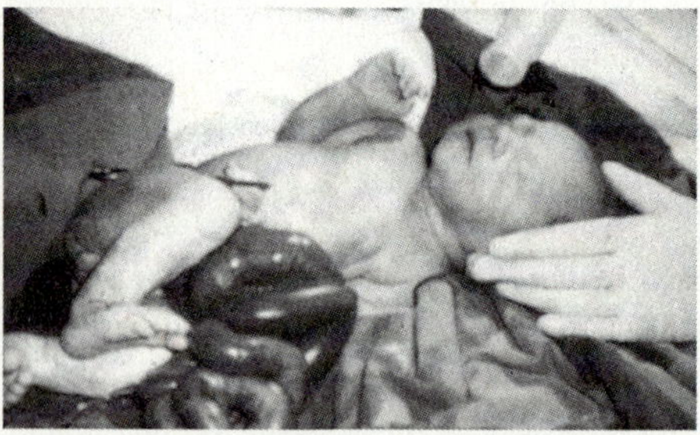

Abb. 9.3: Gastrochisis [T 194]

Reanimationseinheit vorbereiten

Auf optimale Wärmezufuhr achten.

Richten: sterile Kompressen, 37 °C-warmes NaCl 0,9 %, sterile Handschuhe, steriles Abdecktuch oder Folie, Magensonde.

Kind versorgen

- Sofort in Rechtsseitenlage auf sterile Unterlage bringen
- Auf Gastroschisis oder rupturierte Omphalozele feuchte, angewärmte Kompressen legen und Kind in steriles Tuch einschlagen
- Bei intaktem Bruchsack nur trocken und steril abdecken
- Zug auf die Darmwurzel unbedingt vermeiden: Durchblutungsstörungen, Einrisse möglich, Darmtorsion lösen → Ischämiegefahr
- Bei respiratorischer Insuffizienz Magen absaugen und primäre Intubation. Keine Maskenbeatmung, um Magen-Darm-Trakt nicht zu überblähen
- Großlumige Magensonde zur Dekompression und Aspirationsprophylaxe legen und offen lassen.

Das Abdecktuch, in das das Kind gehüllt wird, sollte eine innen liegende wasserabweisende Schicht haben, um den Wärmeverlust durch Verdunstung zu minimieren.

Therapie

- OP:
  - Direktverschluß bei kleinen Defekten
  - Bei großen Defekten Verwendung von Implantaten z. B. Goretex-Patch, Duraplastik
  - Intraoperative und postoperative Messung des Bauchinnendruckes möglich, bei einem Bauchinnendruck von ≥ 20 cm H_2O kommt es zu einer Verminderung der Darmdurchblutung um 20–40 %
- Beatmung, Analgosedierung, evtl. Relaxierung zur Entspannung der Bauchdecke
- Parenterale Ernährung über ZVK.

Komplikationen

- Intrauterine Darmstrangulationen, Ischämie des Darms
- Torsion des Darms
- Darmpassagestörungen: Subileus, Ileus, v. a. Gastroschisis
- Volvolus durch pathologischen Mesenterialansatz, v. a. bei Gastroschisis
- Infektionen: Peritonitis, Abszeß
- Nierenversagen
- Zwerchfellhochstand
- Hypoglykämien beim **E**xomphalo-**M**akroglossie-**G**igantismus-Syndrom.

Pflege

Präoperative Pflege

Monitoring

- Wegen hoher Wärme- und Flüssigkeitsverluste über den Defekt, Temperatur und Kreislauf regelmäßig kontrollieren
- Da die venösen Bauchgefäße komprimiert werden können, auf Durchblutung und venösen Abfluß der unteren Extremitäten achten → Cava-Kompressions-Syndrom.

Lagerung

- Das Kind in einem Doppelwandinkubator bei hoher Luftfeuchtigkeit in Rechtsseitenlage und 30°-Oberkörperhochlagerung pflegen
- Den Bruchsack ggf. unterlagern, um Zug an der Darmwurzel zu vermeiden
- Dekubitusprophylaxe.

Ausscheidung

- Genau bilanzieren wegen hohem Flüssigkeitsverlust, evtl. Blasendauerkatheter legen
- Magenablaufsonde beibehalten, Verluste bilanzieren, ggf. ersetzen
- Zur Darmreinigung wiederholte Einläufe mit NaCl 0,9 % oder Peritrast® 1:10 verdünnt
  - Peritrast® hat ein hohe Osmolarität und kann zum Flüssigkeitseinstrom in den Darm führen: Kreislauf kontrollieren.

9

Wundversorgung

Verband belassen, bei Bedarf erneut mit warmem NaCl 0,9 % befeuchten.

Postoperative Pflege

Monitoring

- Ggf. venöse, arterielle und intraabdominelle Druckmessung
- Auf Cava-Kompressions-Symptome achten: Ödeme, Zyanose, Hypothermie der Beine, Bradykardie, Hypotension, Blässe, Schwitzen, metab. Azidose, ZVD-Abfall, Oligurie bis Anurie
- Ausreichende Analgosedierung, da Schmerzen u.a. den intraabdominellen Druck erhöhen
- Engmaschig SaO_2 und CO_2 kontrollieren, da es durch hohen intraabdominellen Druck zum Zwerchfellhochstand und zu pulmonalen Beeinträchtigungen kommen kann
- BZ kontrollieren
- Regelmäßig Abdomen beurteilen: Bauchumfang, Perfusion, Venenzeichnung, Hautkolorit und Darmgeräusche.

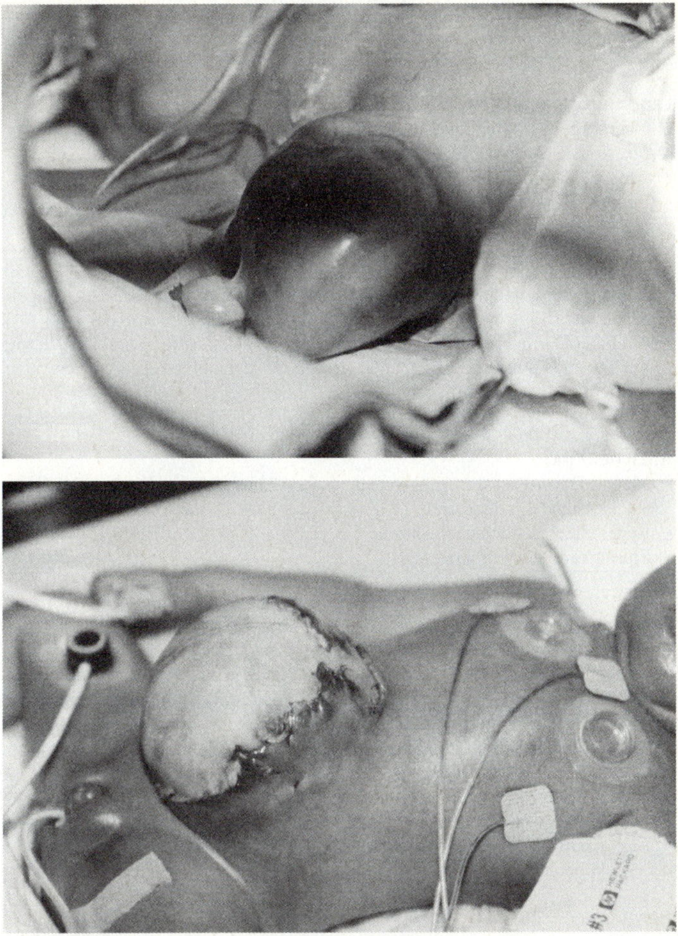

Abb. 9.4: Omphalozele prä- und postoperativ [M 165]

Atmung

- Bei der Trachealtoilette mit verminderter Belastbarkeit rechnen
- Bei Beatmung mit hohem PEEP > 5 mbar empfiehlt sich ein geschlossenes Absaugsystem (☞ 4.2.1)
- Wegen des erhöhten Bauchinnendrucks und der notwendigen Analgosedierung ist u. U. eine frühzeitige Extubation nicht möglich

Post extubationem auf nasalen CPAP verzichten → der Magen kann durch den kontinuierlichen Flow überbläht werden.

Lagerung

- Oberkörper zur Atemunterstützung hochlagern. Bei Zeichen eines Cava-Kompressions-Syndroms flache Seitenlage
- Atelektasenprophylaxe: regelmäßig von linker auf rechte Seite umlagern
- Beine anwinkeln, um Bauchdeckenspannung zu reduzieren.

Ernährung

- Magensonde mindestens 24 Std. tief und offen hängen, meist ist die Magensonde viele Tage lang erforderlich
- Bei guter Darmperistaltik und Absetzen von Stuhl kann die enterale Ernährung mit Tee und Glukose 5 % begonnen werden. Wird die Flüssigkeit gut vertragen, vorsichtig Nahrung aufbauen.

Ausscheidung

- Magen-Darm-Passage anregen: alle 6 Std. Anus dehnen, Einläufe nur nach Rücksprache mit dem Arzt
- Regelmäßig Seitenlage wechseln
- Flüssigkeit genau bilanzieren.

Wundversorgung

9

Bei Direktverschluß des Defektes ist eine trockene, sterile Versorgung der Operationswunde mit einem leichten Stützverband, z. B. elastische Mullbinde, ausreichend. Bei größeren Defekten werden resorbierbare Materialien wie Dura, Goretex oder ein Vicrylnetz implantiert. Die oberflächliche Dura wird schwarz und stößt sich ab, der Defekt granuliert zu und epithelialisiert. Die tiefe Duraschicht wird in kollagenes Narbengewebe umgewandelt.

Die sichtbare Dura muß mit warmen NaCl 0,9 % feucht gehalten werden. Keinesfalls Desinfektionsmittel verwenden, da diese die Dura zerstören können.

9.5 Ileus

Der Ileus ist eine Unterbrechung der Darmpassage. Durch Verengung und Verlegung des Darmlumens kommt es zum mechanischen Ileus.
Beim paralytischen Ileus handelt es sich um eine Bewegungs- bzw. Motalitätsstörung, die als Symptom einer zugrundeliegenden Erkrankung auftritt.

Ursachen

Mechanisch
- Invagination, inkarzerierte Hernie, Volvulus, Verwachsungen nach Laparotomien
- Mekoniumileus und Atresie bei Neugeborenen, Tumore.

Paralytisch
- Hypokaliämie, Wirkungen von Medikamenten
- Entzündungen z.B. Peritonitis
- Metabolische Entgleisungen, z.B. Leberkoma, Urämie.

Symptome
- Kolikartige Bauchschmerzen
- Übelkeit, Erbrechen bis zum Stuhlerbrechen, fauliger Mundgeruch
- Aufgetriebenes Abdomen, Meteorismus
- Stuhlverhaltung
- Hyperperistaltik beim mechanischen Ileus, vollkommene Darmstille beim paralytischen Ileus
- Oligurie, verminderter Hautturgor
- Ggf. Schocksymptomatik

Je höher die Passagebehinderung, desto ausgeprägter die Symptome.

Therapie
- Dicklumige Magenablaufsonde legen
- Parenterale Ernährung, Ausgleich der Eiweiß-, Flüssigkeits- und Elektrolytverlusten
- Mechanischer Ileus: OP
- Paralytischer Ileus: Primär konservative Behandlung, z.B. medikamentöse Stimulation der Darmpassage und Beseitigung der Grundkrankheit. Beim Versagen der konservativen Maßnahmen → OP.

Komplikationen
- Hypovolämischer Schock
- ANV, ARDS, Sepsis
- Briden, Abszesse.

Pflege
Die Pflege erfolgt nach den gleichen Richtlinien prä- und postoperativ wie unter Peritonitis (☞ 9.7) beschrieben ist.

9.6 Nekrotisierende Enterokolitis

Die nekrotisierende Enterokolitis (NEC) ist eine schwerwiegende Magen-Darm-Erkrankung, die typisch für Frühgeborene ist, selten auch bei Neugeborenen auftreten kann.

Risikofaktoren

- Hyperosmolare Nahrung und Medikamente
- Persistierender Ductus arteriosus Botalli
- Hypotension, Hypoxie, Azidose
- Nabelgefäßkatheter.

Symptome

Zu Beginn der Erkrankung nur unspezifische Störungen des Allgemeinzustandes:
- Zentrale und periphere Temperaturschwankungen
- Apnoeanfälle, Bradykardien, pulmonale Verschlechterung.

Die abdominellen Veränderungen können sehr vielseitig und unterschiedlich ausgeprägt sein:
- Magenfüllung nimmt zu, galliges Magensekret, ggf. Erbrechen
- Blaß-grau-marmoriertes Hautkolorit
- Glänzende, gespannte Bauchdecke, die rötlich-livide verfärbt sein kann, vermehrte Vaskularisierung
- Darmsteifungen, Berührungsempfindlichkeit
- Meteorismus, evtl. schleimige, blutige Stühle
- Paralytischer Ileus.

Therapie

- Wenn unter konservativer Therapie innerhalb weniger Tage keine Heilung erreicht wird, muß der Chirurg hinzugezogen werden. In der Regel wird ein Anus praeter angelegt
- Bei ausgedehnter Darmresektion liegt ein Kurzdarmsyndrom vor, wodurch der orale Nahrungsaufbau erheblich erschwert und das Kind in seiner Entwicklung beeinträchtigt werden kann
- Nahrungskarenz, parenterale Ernährung, Magenablaufsonde, antibiotische Therapie, Heparinisierung
- Kreislaufstabilisierung, ggf. Beatmung.

Komplikationen

- Stenosen, Strikturen
- Perforation des Darms, Peritonitis
- Bauchwandphlegmone
- Sepsis, Schock, DIC.

Pflege

Monitoring

- Wegen der progredienten Kreislaufinsuffizienz Vitalparameter engmaschig kontrollieren
- Den Dopamin-Perfusor zur Steigerung der mesenterialen Perfusion überwachen

Temperatur nicht rektal messen, keine rektalen Manipulationen!

Atmung

- Wegen Apnoegefahr SaO_2 und CO_2 überwachen → ggf. intubieren
- Beim Absaugen oder bei der Trachealtoilette mit verminderter Belastbarkeit rechnen.

Lagerung

- Oberkörper hochlagern
- Beine anwinkeln, um die Bauchdecke zu entlasten
- Regelmäßig zwischen Rücken- und Seitenlage wechseln.

Ernährung

- Kind parenteral ernähren
- Großlumige Magenablaufsonde legen: Dekompression des Magens, Aspirationsprophylaxe
- In regelmäßigen Abständen pH des Magensafts kontrollieren. Angestrebter pH > 4, um Streßulzera zu verhindern und die Durchgängigkeit der Sonde zu prüfen

Nach Abklingen der Symptome extrem vorsichtiger Nahrungsaufbau mit hypoosmolarer Nahrung, z. B. Alfare®.

Ausscheidung

- Stuhl auf okkultes Blut untersuchen. Flüssigkeit genau bilanzieren.

Keine rektalen Manipulationen.

9.7 Peritonitis

Bei der Peritonitis handelt es sich um eine lokale oder diffuse Bauchfellentzündung infolge chemischer (Stuhl, Nahrung, Kontrastmittel, Pankreassaft, Galle) oder entzündlicher Einflüsse.

Die häufigste Ursache ist ein mechanischer Ileus mit Perforation (NEC, gangränöse Appendizitis) und bakterieller Durchwanderung der Darmwand.

Die Peritonitis ist keine primäre Erkrankung, sondern ein Symptom und verläuft immer als akutes Abdomen mit folgendem paralytischem Ileus.

Symptome

- Verschlechterung des Allgemeinzustandes, Fieber, Tachypnoe, beginnende Schocksymptomatik
- Bauchschmerzen, Abwehrspannung der Bauchdecke, Meteorismus, Stuhlverhalten
- Spärliche bis fehlende Darmgeräusche = Darmparalyse
- Übelkeit, Erbrechen
- Fascies abdominalis: tiefliegende halonierte Augen, spitze Nase.

Therapie

- Nahrungskarenz, parenterale Ernährung, dicklumige Magenablaufsonde
- Kreislaufstabilisierung
- Bei paralytischen Ileus mit Peritonitis: medikamentöse Stimulation der Darmtätigkeit z. B. Prostigmin®
- Eine operative Therapie ist beim mechanischen Ileus und bei Darmperforationen indiziert.

Komplikationen

- Gastrointestinale Blutungen, Abszesse, Briden
- Akutes Nierenversagen
- ARDS
- Sepsis, septischer Schock.

Pflege

Konservative/Präoperative Pflege

9

Monitoring

- Wegen des hohen Flüssigkeitsverlustes in den Bauchraum ist eine engmaschige Kreislaufkontrolle wichtig. Ggf. ZVD-Messung zur Steuerung der Volumengaben und Überwachung der Medikamentenperfusoren
- Auf ausreichende Analgesie achten z. B. mit Novalgin®, Morphin®
- Bei der Gabe von Parasympathikomimetika z. B. Prostigmin® können RR-Abfälle, Bradykardien, bronchiale Obstruktionen, abdominelle Krämpfe, Übelkeit und Erbrechen auftreten
- Regelmäßige Beurteilung des Abdomens auf Bauchumfang, Abwehrspannung, Perfusion, Venenzeichnung, Darmgeräusche.

Atmung

- Durch den Zwerchfellhochstand ist die Atmung beeinträchtigt, bei FG und NG können vermehrt Apnoen auftreten. Atmung engmaschig überwachen → ggf. Intubation
- Ggf. Sauerstoffgabe oder Beatmung überwachen.

Lagerung

- Knierolle zur Reduktion der Bauchdeckenspannung
- Oberkörper hochlagern, um die Lungenbelüftung und Zwerchfellaktivität zu verbessern.

Ernährung

- Der Patient bleibt nüchtern, die Ernährung erfolgt ausschließlich parenteral
- Zur Aspirationsprophylaxe und zur Dekompression des Magens wird eine dicklumige Magenablaufsonde gelegt
- Regelmäßig pH des Magensaftes überprüfen (pH > 3) zur Ulkusprophylaxe und um die Durchgängigkeit der Sonde zu gewährleisten.

Ausscheidung

- Um den Urin genau zu bilanzieren wird ein Blasendauerkatheter gelegt
- Magensekret auf Aussehen, Beimengungen beurteilen und dokumentieren, bilanzieren, evtl. durch Volumen ersetzen
- Stuhl auf okkultes Blut untersuchen
- Bei Nierenversagen Hämofiltration oder Peritonealdialyse (☞ 8.1 und 8.3) überwachen.

Postoperative Pflege

Monitoring

- Zentralvenöse und arterielle Druckmessung zum Überwachen des intravasalen Volumens und der notwendigen Katecholaminperfusoren, z.B. Arterenol®, Dopamin® (☞ 6.9)
- Tachykardien können Ausdruck von Volumenmangel, Fieber oder Schmerzen sein.

  💡 Bei Analgesie mit Opiaten deren hemmende Wirkung auf die Darmmotalität beachten.

Atmung

- Engmaschige Kontrolle von SaO_2 und $tcpCO_2$, bei Nachbeatmung und Spontanatmung, wegen chirurgisch bedingter Funktionseinschränkung der Zwerchfellfunktion
- Bei der Trachealtoilette ist mit einer verminderten Belastbarkeit zu rechnen. Bei Beatmung mit PEEP ≥ 5 mbar empfiehlt sich ein geschlossenes Absaugsystem (☞ 4.2.1)
- Schmerzbedingte Hypoventilation durch eine ausreichende Analgesie vermeiden
- Frühmobilisation, Medikamenteninhalation und Atemgymnastik dienen der Atelektasenprophylaxe.

Lagerung

- Bauchdecke durch Knierolle entlasten
- Dekubitusprophylaxe (☞ 2.3.1).

Ernährung

- Magenablaufsonde beibehalten, Sekretverluste bilanzieren und ersetzen
- Bei vorhandener Darmperistaltik vorsichtiger Nahrungsbeginn mit Tee oder Glukose 5 %.

Ausscheidung

- Urinausscheidung anfänglich stdl. bilanzieren, zur Überwachung der Nierenfunktion
- Drainagenverluste bilanzieren und auf Beimengungen beurteilen z. B. Eiter, Stuhl
- Magen-Darmpassage durch Anus dehnen, Einläufe nach ärztlicher Anordnung und regelmäßigen Lagerungswechsel anregen. Ggf. Anregung der Peristaltik durch Medikamentengabe von z. B. Prostigmin® i. v.

Wundversorgung

- Geschlossene Drainagensysteme (Redon-, Robinsondrainagen) gut fixieren, Eintrittstellen steril abdecken, VW 1 x tgl., b. Bed. öfter, Punktionsstelle auf Entzündungszeichen kontrollieren
- Bei Anlage eines offenen Sekretableitungssystems (z. B. Penrose-, Wellendrainage) wird das Wundsekret in einen sterilen Verband abgeleitet, VW mindestens 1 x täglich, b. Bed. öfter. Kontrolle der Eintrittsstelle auf Entzündungszeichen. Die Drainage wird über einige Tage schrittweise zurückgezogen, um langsame Adaption der Wundränder zu ermöglichen
- Die Bauchnaht trocken und steril verbinden. Bei Nahtinsuffizienz Wunde mit Ringerlösung reinigen und anschließend bei starker Sekretion mit Alginatverband, bei mäßiger Sekretion mit Hydrokolloidalverband versorgen (☞ 3.1.2).

9.8 Leberzirrhose

Es ist eine chronisch, degenerative Erkrankung des Leberparenchyms. Der narbige Umbau der Leberzellen führt zu zunehmendem Funktionsverlust, Schrumpfung und Einengung der Blutgefäße mit entsprechendem Rückstau des Blutes. Eine Regeneration des Leberparenchyms ist meistens nicht möglich.

Ursachen

- Gallengangsatresie, Hepatitiden, Mukoviszidose
- Langandauernde parenterale Ernährung
- Rechtsherzinsuffizienz
- Medikamente (Metotrexat, Indometacin).

Symptome

Primär subjektive Beschwerden wie bei der chron. Hepatitis (☞ 11.4)

- Müdigkeit, Übelkeit, Appetitlosigkeit

- Völlegefühl, vergrößerte und verhärtete Leber und Milz
- Ikterus mit Juckreiz

Durch die fortschreitende narbige Umwandlung der Leber kommt es zur zunehmenden Einengung der Pfortaderstrombahn und portalen Hypertension. Dies führt zur Pfortaderstauung und Ausbildung von Kollateralen und Anastomosen zwischen der Pfortader und dem Vena-cava-System mit folgenden Symptomen

- Caput medusa (verstärkte Venenzeichnung der Bauchwand)
- Ösophagusvarizen, Hämorrhoiden
- Meteorismus, Aszites.

Komplikationen

- Verstärkte Blutungsneigung durch Mangel an Gerinnungsfaktoren, Ösophagusvarizenblutung (☞ 9.2)
- Anämie
- Enzephalopathie bis Leberkoma.

Therapie

Eine kausale Therapie ist nicht möglich, im Vordergrund steht die symptomatische Behandlung und die Vermeidung weiterer Komplikationen.

- Reduzierte Eiweißzufuhr, ggf. Keimreduktion der Darmbakterien durch orale antibiotische Therapie oder Lactulose
- Flüssigkeitsrestriktion mit verstärkter Diurese bei Aszites
- Vitaminsubstitution, bes. Vitamin B und die fettlöslichen Vitamine A,D,E und K
- Hepatotoxische Medikamente vermeiden
- Lebertransplantation vor Erreichen der terminalen Leberinsuffizienz.

Pflege

Monitoring

- Engmaschige Kreislaufkontrollen
  Blutdruckspitzen vermeiden, ggf. sedieren → erhöhte Blutungsgefahr
- Bewußtsein überwachen → Bewußtseinsstörungen und Krampfanfälle durch steigenden Ammoniak
- Haut hinsichtlich Hautblutungen, Hämatome, Ikterus beurteilen. Bei starkem Juckreiz (Pruritus) kühlende Waschung oder juckreizstillende Hautcremes z. B. Ingelan®-Creme auftragen (☞ 11.4), evtl. UV-A/B-Bestrahlung
- Bei Aszites regelmäßig Bauchumfang messen, ggf. Aszitesdrainage überwachen (☞ 3.6.1 und 3.7.1).

Ernährung

- Auf eiweiß-, kochsalzarme und vitaminreiche Ernährung achten
- Bei Ernährung über Sonden → Silikon- oder PU-Sonden legen
- Ggf. Überwachen der parenteralen Ernährung, Kathetereintrittsstelle auf Nachblutung kontrollieren.

Ausscheidung

- Genau Flüssigkeit bilanzieren
- Magensekret und Stuhl auf Blutbeimengungen beurteilen
- Magen-Darm-Passage durch Bauchmassage, regelmäßigen Lagerungswechsel und ggf. Lactulosegabe, z.B. Bifiteral®, anregen

Bei akuten Blutungen Darmdekontamination mit enteral verabreichter antibiotischer Therapie (Gentamycin, Polymycin B, Ampho-moronal). Zur Reduktion der Ammoniakaufnahme den Darm mit hohen Einläufen, z.B. mit Bifiteral®, reinigen.

9.9 Gallengangsfehlbildungen

Es sind angeborene Fehlbildungen der intra- oder extrahepatischen Gallengänge.

Formen

- Intrahepatisch: Gallengangshypoplasie, arterio-hepatische Dysplasie, segmentale oder diffuse Gallengangsdysplasie
- Extrahepatisch: Gallengangsatresie, Gallengangsstenose, Choledochuszyste.

Symptome

- Ikterus prolongatus, mit Anstieg des direkten (konjungierten) Bilirubins in der 2.–3. Lebenswoche
- Acholische Stühle infolge des fehlenden Gallenfarbstoffes
- Dunkelbrauner Urin durch Bilirubinausscheidung
- Hepatomegalie
- Leberfunktionsstörung → vermehrte Blutungsneigung.

Komplikationen

- Leberzirrhose, portale Hypertension, Aszites
- Gastrointestinale Blutungen, z.B. durch Ösophagusvarizen
- Malnutrition = mangelhafte Nahrungsverwertung.

Therapie

- Intrahepatische Gallengangsfehlbildungen können nur konservativ und symptomatisch behandelt werden. Die einzige operative Möglichkeit besteht in einer Lebertransplantation.
- Extrahepatische Gallengangsfehlbildungen können teilweise operativ korrigiert werden z.B. in Form der Hepaticoportoenterostomie nach Kasai.

Pflege

- Engmaschig Kreislauf überwachen
  💡 Tachykardie, Blutdruckabfall, Blässe weisen auf eine akute Blutung hin
- Durch die beeinträchtigte Leberfunktion auf verstärkte Blutungsneigung achten, z. B. aus Katheter-Eintrittstellen, Schleimhäuten, Magen-Darm-Trakt, OP-Wunden
- Blut- und Blutersatzstoffe, Gerinnungsfaktoren verabreichen und überwachen (☞ 3.12.3)
- Oberkörper zur Atemunterstützung leicht erhöht lagern, Bauchdecke durch Knierolle entlasten
- Bauchumfang messen wegen Aszites, evtl. Pflege der Aszitesdrainage (☞ 3.7.1)
- Verlängerte Wirkung von Medikamenten beachten, z. B. Pancuronium®.

9.10 Diabetisches Koma

Das diabetische Koma ist eine Stoffwechselentgleisung mit Störung des Bewußtseins durch relativen oder absoluten Insulinmangel.
Der relative Insulinmangel tritt meist bei übergewichtigen Kindern auf. Die Insulinsekretion setzt verzögernd ein und kann eingeschränkt sein, die Insulinempfindlichkeit des Gewebes ist vermindert.
Ein absoluter Insulinmangel entsteht durch die Zerstörung der insulinproduzierenden Inselzellen des Pankreas. Auslösende Faktoren sind Autoantikörper, genetische Disposition, virale Infektionen und Umwelteinflüsse.

Ketoazidotisches Koma

Diese Form kommt bei jüngeren Diabetikern = Typ I Diabetiker vor. Kennzeichnend ist die Azidose und Anhäufung von Ketonkörpern, die durch eine gesteigerte Lipolyse verursacht wird.

Ursachen

- Erstmanifestation des Diabetes, beim Kleinkind kann sich ein diabetisches Koma innerhalb weniger Std. entwickeln
- Insulinunterdosierung, erhöhter Insulinbedarf bei Infekten, Diätfehler

Absoluter Insulinmangel → Lipolyse ↑ → Ketonkörper ↑↑ → metabolische Azidose.
Hyperglykämie → osmotische Diurese → Exsikkose → Elektrolytverlust, spez. Kalium.

Symptome

- Polyurie, Polydipsie, Enuresis
- Übelkeit, Erbrechen, Gewichtsverlust
- Mattigkeit, Schläfrigkeit, Muskelschwäche
- Säuerlicher Azetongeruch der Ausatemluft, tiefe Azidoseatmung = Kußmaul'sche Atmung
- Exsikkose, verminderter Hautturgor, trockene Schleimhäute, weiche Augenbulbi
- Hypotonie, Tachykardie, flacher Puls, Fieber oder Hypothermie
- Müdigkeit, Hyporeflexie, Somnolenz, Koma
- Pseudoperitonitis diabetica.

Therapie

- Infusionstherapie zum Azidose- und Elektrolytausgleich und zur Rehydratation
- Intravenöse Insulintherapie → Ziel: BZ-Abfall um max. 100 mg/dl/Std.

Komplikationen

- Hypovolämischer Schock (☞ 6.7)
- Hirnödem durch die Hyperosmolarität und im weiteren Verlauf durch schnelle Rehydratation nach Beginn der Insulintherapie → Kopfschmerzen, langsame Eintrübung, verlangsamte Pupillenreaktion
- Herzrhythmusstörungen als Folge einer Hyperkaliämie, Hypokaliämie oder Hypokalziämie
- Lungenödem durch extreme Osmolaritätsveränderungen, myokardiale Insuffizienz, ↓ onkotischen Druck und ↑ Gefäßpermeabilität.

Pflege

Monitoring

- Fortlaufend EKG und Blutdruck überwachen → Hypo- und Hyperkaliämie können Herzrhythmusstörungen auslösen
- Ggf. ZVK-Anlage zum Steuern der Volumengaben und des intravasalen Volumens bei hypovolämischem Schock
- Elektrolytperfusor überwachen z.B. Kaliumphosphat
  - Bei Kaliumsubstitution über einen peripheren i.v.-Zugang muß die Eintrittstelle der Infusion häufig kontrolliert werden → bei paravenöser Infusionslage Nekrosengefahr
- Regelmäßig Temperatur kontrollieren wegen Neigung zur Hypothermie
- Pupillendifferenzen, verlangsamte Lichtreaktion, Bewußtseinseintrübung können auf ein Hirnödem hinweisen
- Engmaschige BZ-Kontrollen nach ärztlicher Anordnung → Insulinperfusor überwachen
  - BZ-Kontrollen bei i.v.-Insulintherapie mindestens stdl., bei BZ-Werten ≤ 100 mg/dl halbstdl.
  - Ziel der Insulintherapie: BZ-Abfall um max. 100 mg/dl/Std.

- Abdomen auf Abwehrspannung, Schmerzempfindlichkeit und Peristaltik beurteilen.

Atmung

- Atemtiefe und -frequenz, Atemgeruch auf Azeton beurteilen
- Ggf. Sauerstoffgabe über O_2-Nasensonde oder O_2-Vernebler
- Ggf. Intubation und Beatmung bei GCS < 8, inadäquater Atmung oder Schock.

Lagerung

- Bei Exsikkose und vermindertem Hautturgor erhöhte Dekubitusgefahr (☞ 2.3.1)
- Zur Atemunterstützung Oberkörper hoch lagern, regelmäßig umlagern
- Bei Bauchsymptomatik Knierolle zur Bauchdeckenentspannung einlegen
- Hirnödemprophylaxe durch erhöhten Oberkörper und Kopfmittellage.

Ernährung

- Bei eingetrübtem Bewußtsein dicklumige Magenablaufsonde zur Aspirationsprophylaxe legen
- Im Akutstadium vollständig parenterale Ernährung
- Ist der Patient bewußtseinsklar, kann frühzeitig ungesüßter Tee angeboten werden
- Bei stabilem klinischen Zustand kann mit dem Patienten, den Eltern und der Diätassistentin eine vorläufige „BE-Verteilung" erstellt werden.

Ausscheidung

- Urin bilanzieren, Blasenkatheter legen
- Urin auf Glukose, Azeton und spez. Gewicht stixen
- Abgelaufenes Magensekret bilanzieren und ggf. ersetzen
- Bei Bauchschmerzen Magen-Darm-Passage vorsichtig durch Bauchmassage, Lagerungswechsel, Darmrohr legen und Einläufe anregen.

Pflege bei hämatologischen Erkrankungen

10

Anja Messall

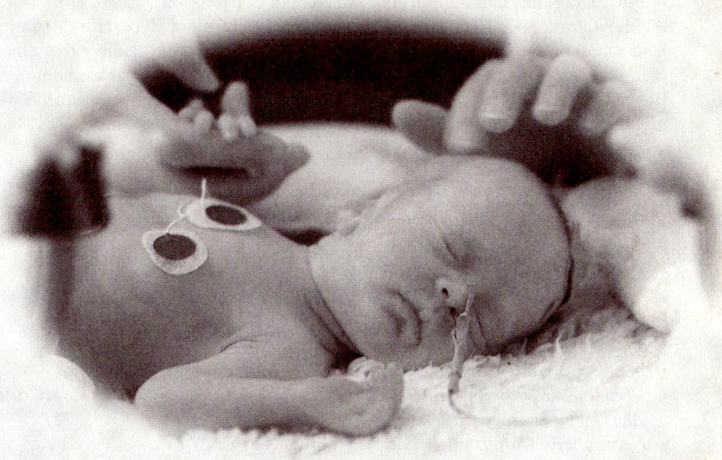

10.1 Hyperbilirubinämie

In den ersten Lebenstagen kommt es bei fast allen NG zu einem physiologischen Ikterus. Steigt das Gesamtbilirubin bei NG am 1. LT > 6 mg/dl, am 2. LT > 12 mg/dl oder am 3.–5. LT > 16 mg/Tag spricht man von einer Hyperbilirubinämie. Überschreitet die Gesamtbilirubinkonzentration 18–20 mg/dl kann es zu einer Bilirubinenzephalopathie (Kernikterus) mit zerebralen Folgeschäden kommen. Bei FG ist es schwierig, Grenzwerte festzulegen. Bei Bilirubinwerten von 6–14 mg/dl sollte bereits eine Phototherapie begonnen werden, um eine Austauschtransfusion zu vermeiden.

Ursachen

- Sepsis → Bilirubinanstieg durch Hämolyse
- Unreife
- Hypoxie
- Vermehrter Erythrozytenabbau wegen verkürzter Lebensdauer des HbF
- Geburtstraumatische Hämatome
- Morbus hämolyticus neonatorum
- Niedrige Serumeiweißkonzentration
- Verminderte Aktivität der Glukoronyltransferase durch Unreife der Leber, dies führt zu einer eingeschränkten Bilirubinkonjugierung
- Verminderte Darmpassage durch Fehlbildungen
- Medikamentenwirkung z.B. Coffein, Chloramphenicol.

Symptome

- Ikterus
- Apnoen
- Übererregbarkeit oder Somnolenz
- Schrilles Schreien
- Nahrungsverweigerung oder Trinkschwäche
- Hypertonus
- Krampfanfälle, schwere Muskelrigidität, Ophistotonus.

Therapie

Die Entscheidung über die Notwendigkeit einer Phototherapie oder Austauschtransfusion (☞ 3.12.5) zur Bilirubineliminierung wird z.B. anhand der Kurve von K. Polàcek getroffen. Die Infusion von Humanalbumin kann zusätzlich zu einer verbesserten Bilirubinbindung beitragen.

Pflege

Monitoring

- EKG überwachen, wegen drohender Bradykardie bei Apnoen
- Regelmäßige Temperaturkontrollen bzw. Temperaturmeßsonde anlegen
- Hautkolorit beobachten

- Bewegungsmuster beurteilen
- Auf evtl. Krampfanfälle achten (☞ 3.13.10)
- Neurologische Beurteilung.

Ernährung

- Flüssigkeitszufuhr anheben, um die Ausscheidung über die Niere zu verbessern und den Flüssigkeitsverlust über die Haut auszugleichen
- Trinkschwache Kinder sondieren.

Ausscheidung

- Flüssigkeit genau bilanzieren
- Urin hinsichtlich Farbe beurteilen → meist Braunfärbung durch Bilirubinausscheidung
- Einläufe mit NaCl 0,9 % oder Glukose 5 % durchführen, um die Bilirubinausscheidung über den Darm zu beschleunigen und eine Rückresorption des Bilirubins zu vermeiden.

Phototherapie

Monitoring

- Regelmäßig Temperatur kontrollieren, Gefahr der Hyperthermie
- Exanthema toxicum (Lampenexanthem): rote Papeln am ganzen Körper
- Rötung der Haut: Verbrennungsgefahr
- Wässrig, spritzender Stuhl bei längerer Bestrahlung
- Urinfarbe wird dunkler
- Ein und Ausfuhr bilanzieren.

Vorbereitung

- Spezielle Phototherapielampe mit blauen Leuchtstoffröhren benutzen
- Vor Inbetriebnahme der Phototherapie gelaufene Stundenzahl ablesen
- Auswechseln der Birnen nach 1000 Std. Laufzeit
- Bestrahlungsdauer wird vom Arzt festgelegt
- Andere Patienten vor Strahlung schützen
- Schutzbrille anlegen, um Netzhautschäden zu vermeiden
- Patient bis auf Windel entkleiden, ggf. Mundschutz als Bikiniwindel benutzen; bei hohen Bilirubinkonzentrationen Windel entfernen, den Patienten in Rükkenlage Urinbeutel aufkleben
- Lampenhöhe: 40 cm über dem Patienten, bei geringerer Höhe Verbrennungsgefahr
- Strahlung senkrecht auf das Kind richten.

Lagerung

Bei einer Phototherapie erfolgt ein regelmäßiger Lagerungswechsel, mindestens 2stdl., um die Bestrahlung aller Körperregionen zu erreichen. Am besten geeignet sind Bauch- und Rückenlage.

Pflege und Nachsorge

- Verwendung von fetthaltigen Salben führt zum Wärmestau
- Zur Versorgung des Kindes: Lampe ausschalten, Schutzbrille abnehmen, Hautkolorit beurteilen
- Häufig werden durchfallartige Stühle beobachtet
- Evtl. Anlegen eines i. v. Zuganges, Flüssigkeitsbedarf steigt durch erhöhte Perspiratio insensibilis (Wasserverlust über Atmung und Haut).

10.2 Disseminierte Intravasale Gerinnung

Die Disseminierte Intravasale Gerinnung (DIC) ist eine Gerinnungsstörung mit Verbrauch von Thrombozyten und Gerinnungsfaktoren.
Ursache dafür ist eine überschießende Aktivierung des Gerinnungssystems und die Freisetzung von Stoffen, die zu einer Hemmung von antithrombotischen Faktoren führen. Mikrothromben werden gebildet, und es entsteht eine Mikrozirkulationsstörung mit Organausfällen. Die nachfolgende Fibrinolyse führt zum gesteigerten Gerinnungsfaktorenverbrauch.
Folge sind Haut- und Schleimhautblutungen, Nahtblutungen und Blutungen aus Punktionsstellen.

Ursachen

- Schock durch Verbrennung, Toxikose
- Infektionen, z. B. Sepsis, Virusinfekte
- Kontakt mit Fremdoberflächen, z. B. beim Einsatz der Herz-Lungen-Maschine → Aktivierung des fibrinolytischen Systems, Verbrauch und Denaturierung der Thrombozyten
- Transfusionsreaktion
- Intoxikationen
- HUS (☞ 8.4).

10

Symptome

- Schockzeichen: gestörte Mikrozirkulation, Blutdruckabfall, Tachykardie (☞ 6.7)
- Haut- und Schleimhautblutungen, großflächige Blutungen
- Organversagen, Schocklunge, Schockniere
- Zerebrale Symptome durch Blutungen, Mangeldurchblutung.

Diagnostik

Laboruntersuchungen: BB mit Thrombozyten, Gerinnungsanalyse, ursachengerichtete, z. B. CRP, BSG, Blutkulturen bei Verdacht auf bakterielle Ursache, Lumbalpunktion (im Anfangsstadium).

Komplikationen

- Lungenblutung
- Nierenversagen (☞ 8.5)
- Hypovolämischer Schock (☞ 6.7.2)
- Leberversagen.

Pflege

Monitoring

- EKG und RR wegen Tachykardie und drohender Hypotonie überwachen
  - Extremität der RR-Messung regelmäßig wechseln, da besonders im Bereich der RR-Manschette Petechien entstehen können
- Haut und Schleimhaut beurteilen auf Blutungen, Einblutungen und Veränderungen
  - Vorsichtige Mundpflege, auf das Zähne putzen verzichten: vermindert die Blutungsgefahr
  - Eintrittsstellen und OP-Naht auf Nachblutungen kontrollieren
- Ausscheidungen auf Blut untersuchen
- Verabreichung von FFP, Heparin, Thrombozytenkonzentraten und AT III überwachen.

Atmung

- Lungenblutung erfordert Intubation und Beatmung (☞ 4.1 und 4.3)
- Beatmung mit PEEP von 5–10 mbar
- Regelmäßige und gründliche Trachealtoilette (☞ 4.2.1) mit Präoxygenierung
- Bei endotrachealem und oralem Absaugen atraumatisches Vorgehen (☞ 4.2.1).

Lagerung

- Weichlagerung, um petechiale Hauteinblutungen zu vermeiden
- Regelmäßiger Lagerungswechsel.

Ernährung

- Parenterale Ernährung bei schlechten Kreislaufverhältnissen
- Ist orale Ernährung möglich, nur breiige oder flüssige Kost verabreichen

Verletzungsgefahr des Ösophagus durch feste Nahrung.

Ausscheidung

- Genaue Flüssigkeitsbilanzierung
  - Blutmenge der Nachblutungen aus Eintrittsstellen bilanzieren
  - Abgewogene Tupfer und Kompressen, die auf die Eintrittsstellen gelegt werden, erleichtern das Bilanzieren
  - Blutverlust über evtl. liegende Drainagen beobachten und genau bilanzieren
- Auf ausreichende Ausscheidung achten → Oligo- oder Anurie können auf Nierenversagen hinweisen (☞ 8.5)
- Urin und Stuhl auf Blutbeimengungen kontrollieren

- Keine rektalen Manipulationen durchführen → Gefahr von Darmschleimhautverletzungen.

- Bei Nasenbluten: Patienten in stabile Seitenlage bringen, Oberkörper hochlagern, evtl. Tamponade einlegen lassen
- Bei Hämatomen Eispacks auflegen
- Legen von Kathetern und Sonden: äußerst vorsichtige Handhabung, um jede Verletzung zu vermeiden
- Bei Verdacht auf intraabdominelle Blutungen Bauchumfang messen.

10.3 Hydrops fetalis

Bei einem Hydrops fetalis kommt es zu Flüssigkeitsansammlung und zu generalisierten Ödemen in einer oder mehreren Körperhöhlen, z.B. Pleuraspalt, Perikard, Peritoneum.

Ursachen

- Herzinsuffizienz, z.B. fetale Rhythmusstörungen, durch kompensatorische Erhöhung des Herzzeitvolumens bei Anämie zur Aufrechterhaltung der O_2-Versorgung, Herzvitium, Kardiomyopathie, intrauteriner Verschluß des Foramen ovale
- Hypoproteinämie, z.B. bei Nierenvenenthrombose und angeborener Nephrose
- Anämie, z.B. bei fetomaternaler oder fetofetaler Transfusion und Morbus hämolyticus neonatorum
- Infektionen, z.B. Lues, Toxoplasmose, Zytomegalie, Parvovirus B 19
- Mißbildungen von Leber und Galle
- Stoffwechselerkrankungen
- Chromosomenanomalie
- 50% der Fälle sind idiopathisch.

Symptome

- Generalisierte Ödeme
- Ateminsuffizienz bei Pleuraergüssen
- Herzinsuffizienzzeichen (☞ 6.2)
- Zyanose, Bradykardie, Blässe bei Anämie
- Pralles Abdomen → Aszites.

Komplikationen

- NEC (☞ 9.6)
- IRDS (☞ 5.1.1)
- Pneumothorax (☞ 5.3.9)
- „Low cardiac output".

Primärversorgung

Durch die pränatale Ultraschalluntersuchung ist der Hydrops fetalis meist bekannt. Die Entbindung erfolgt per Sektio caesare. Vor der Entbindung erfragt der Neonatologe Ausmaß und Lokalisation der Ergüsse und bisherige Therapie und Diagnostik.

Reanimationseinheit vorbereiten

- Reanimationsmedikamente und Material für Intubation (☞ 4.1), Infusion, Pleura- und Aszitespunktion bereitlegen (☞ 3.6.1)
- Blut: 0-Erythrozyten, Rh-Faktor negativ vorbereiten
- Sectio planen, mindestens 2 Ärzte und 1 Pflegekraft
- Punktionbestecke für Pleura- und Aszitesdrainage richten.

Patienten versorgen

- Ausreichende Wärmezufuhr
- Intubation und Beatmung bei ausgeprägten Ergüssen und Ateminsuffizienzzeichen
- Endotracheal absaugen (Lungenödem)
- Peripheren Zugang, NAK (☞ 3.5) oder doppellumigen NVK (☞ 3.4.1) legen
  - Die generalisierten Ödeme erschweren das Legen eines peripheren Zugangs erheblich
- Kreislaufstabilisierung, wenn nötig Katecholamindauerinfusion, ggf. CPR (☞ 14)
- Bluttransfusion bei ausgeprägter Anämie
- Evtl. gleichzeitige Pleura- und Aszitespunktion durch den 2. Arzt, fraktioniert ablassen, da große Kreislaufbelastung
- Magenablaufsonde legen
- Bei stabilem Zustand auf die Intensivstation verlegen.

Diagnostik

- Echokardiographie, Sonographie, Röntgen-Thorax
- Labor: BB, Blutgruppe mit Coombstest, Gerinnung, Serumeiweiß, Elektrolyte, Leber- und Nierenwerte, konnatale Infektionen, Chromosomenanalyse
- Plazentauntersuchung.

Pflege

Die Pflege von Patienten mit einem Hydrops fetalis erfolgt auf einer offenen Intensiveinheit mit der Möglichkeit zur externen Wärmezufuhr. Ein vorsichtiges Handling ist erforderlich.

Monitoring

- EKG wegen drohender Bradykardien oder vorhandener Arrhythmien überwachen
- Invasiven Blutdruck messen (☞ 3.14.6)
- ZVD messen (☞ 3.14.7)

- SaO_2, pO_2, pCO_2 kontinuierlich überwachen
  Verminderte Hautperfusion erschwert die Messung dieser Parameter. Evtl. SaO_2-Messung am Ohrläppchen durchführen. Alternativ statt $tcpCO_2$ den $ETCO_2$ messen. Einschränkung: Lungenödem führt zu längerer Diffusionsstrecke, dadurch kann weniger CO_2 abgeatmet werden und es entstehen falsch niedrige Werte.
- Regelmäßige Blutgasanalysen
- Temperaturkontrollen oder Temperaturmeßsonde
  Ödeme vergrößern die Körperoberfläche. Die Folge ist ein vermehrter Wärmeverlust
- Auf Schmerzempfindungen achten und evtl. analgesieren
  Besonders bei Manipulationen verursachen Ödeme Schmerzen!
- Abdomen hinsichtlich Umfang, Bauchdeckenspannung, Perfusion, Venenzeichnung und Schmerzempfindlichkeit beurteilen, da die meist schlechte Kreislaufsituation die NEC-Gefahr erhöht (☞ 9.6)
- Medikamentenperfusoren überwachen, z.B. Katecholamine, Daueranalgosedierung, Volumensubstitution, Blutderivate.

Atmung

- Beatmung mit einem PEEP zwischen 5–10 mbar bei Lungenödem (☞ 5.3.6)
- Gründliche Trachealtoilette nach Präoxygenierung und evtl. Analgosedierung
- Schonend absaugen (☞ 4.2.1).

Lagerung

- Auf Schaumstoff- oder Gelmatratze lagern
- Regelmäßig umlagern → erhöhte Dekubitusgefahr
- Beine bei Aszites oder abdominellen Problemen zur Entlastung der Bauchdeckenspannung anwinkeln.

Ernährung

- Magenablaufsonde tief hängen
- Parenterale Ernährung
- Flüssigkeitsrestriktion
- Vorsichtiger Nahrungsaufbau mit häufigen kleinen Mahlzeiten bei stabilen Kreislaufverhältnissen → Abdomen beobachten.

Ausscheidung

- Blasenkatheter legen
- Ein- und Ausfuhr genau bilanzieren
  - Ausgeglichene oder leichte Minusbilanz anstreben → evtl. Diuretika nötig
  - Menge und Aussehen des Pleura- und Aszitessekretes beurteilen und bilanzieren
- Drainagen und Katheter steril versorgen.

Die Haut des Patienten ist aufgrund der Ödeme und dadurch verminderter Hautperfusion sehr empfindlich. Direktes Aufkleben von Pflastern auf der Haut vermeiden: hydrokolloidale Hautschutzplatten anbringen.

10.4 Pflege onkologischer Patienten

Die Betreuung onkologischer Patienten auf der Intensivstation ist während der Chemotherapie beim Auftreten eines allergischen Schocks (☞ 6.7.4) oder akuten Nierenversagens (☞ 8.5) notwendig. Die Pflege der abwehrgeschwächten Patienten erfolgt in einem Einzelzimmer. Eine genaue Beobachtung und gute Pflege von Haut und Schleimhaut sind notwendig.
Zytostatika sind Medikamente, die meistens in die Zellteilung eingreifen und eine Zellzerstörung hervorrufen. Neben der Vernichtung bösartiger Zellen tritt als unerwünschte Nebenwirkung auch eine Zerstörung gesunder Zellen ein. Hauptsächlich sind Zellen betroffen, die sich rasch teilen. Diese unerwünschte Nebenwirkung betrifft zwar in erster Linie den Patienten, kann bei unsachgemäßer Handhabung aber auch andere Personen gefährden.

Allgemeine Hinweise

- Arbeit mit Zytostatika ist nur Mitarbeitern erlaubt, die eine qualifizierte Einweisung über Wirkung, richtigen Umgang, Gefahren, Schutzmaßnahmen, Entsorgung von Material, Geräten und Zytostatikaresten sowie arbeitsmedizinische Vorsorgemaßnahmen erhalten haben
- Schwangere und Jugendliche dürfen auf keinen Fall mit Zytostatika arbeiten. Sie dürfen diese weder zubereiten noch bei der Zubereitung oder Applikation anwesend sein
- Hautkontakt mit Zytostatika führt zur einer Resorption der Stoffe, daher bei Hautkontakt mit Zytostatikalösung sofort mit viel Wasser gründlich abspülen; bei Kontamination der Augen Spülung mit physiologischer Kochsalzlösung, sofort den Augenarzt aufsuchen
- Kontamination mit Zytostatika muß zur Wahrung von Versicherungsansprüchen dem Betriebsarzt als Arbeitsunfall gemeldet werden.

Zytostatikazubereitung und -verabreichung

- Zubereitung der Zytostatika in einer Laminar-Air-Flow-Einheit
  - Schutzscheibe als Spritzschutz; alternativ Schutzbrille tragen
  - Luftzirkulation mit Abzug, so daß Dämpfe abgesaugt werden
  - Vor Medikamentenzubereitung flüssigkeitsaufsaugende Unterlage auf die Arbeitsfläche legen
  - Filtermaske Schutzstufe P2, Haube, Schutzbrille, extra dicke Handschuhe, hochgeschlossener langärmeliger Schutzkittel
- Entlüftungsfilter statt Kanülen verwenden. Aufgrund des Überdruckes nach dem Auflösen kann es beim Herausziehen der Kanüle zum Verspritzen des Zytostatikas kommen
- Günstig ist es, die Zytostatika auf der im Haus befindlichen, onkologischen Station zubereiten zu lassen, da diese über das nötige Equipment verfügt.

Lösung

- Empfohlenes Lösungsmittel verwenden
- Verfallsdatum oder ungewöhnliches Aussehen beachten, z.B. Trübung, Niederschläge, Farbveränderungen
- Instabilität beachten.

Zubereiten

- Zubereitung unter aseptischen Bedingungen (Laminar-Air-Flow)
- Kontrolle des Therapieplanes
- Injektionen und Infusionen beschriften mit
  - Name des Medikamentes
  - Dosis, Zeitpunkt und Dauer der Verabreichung
  - Patientenname und Zimmernummer
- Lichtempfindliche Medikamente in lichtgeschützten Spritzen bzw. Leitungen verabreichen, z.B. cis-Platin
- Vermischung verschiedener Zytostatika vermeiden. Bei Kombinationschemotherapie Spülungen mit NaCl 0,9 % nach Applikation jedes einzelnen Zytostatikums.

Applikation

- Intravenös: Katheterlage durch Aspiration von Blut und Inspektion der Einstichstelle sichern, Medikament langsam injizieren
- Kurzinfusionen laufen über Stunden, dabei regelmäßig Punktionsstelle überprüfen, um Paravasat zu vermeiden
- Intrathekal: Liquor abtropfen lassen, um korrekte Lage zu gewährleisten, Medikament langsam injizieren, Druckverband anlegen, Kind 6 Std. flach lagern (☞ 3.2.2)
- Beim Anlegen der Infusion Handschuhe, Mundschutz und Schutzkittel tragen.

Vorsicht: Immer darauf achten: richtiges Medikament, richtiger Applikationsort, richtige Dosierung, richtige Zeit, richtige Arzneiform.

10

Besonderheiten

- Schlechte Venenverhältnisse oder Chemotherapie über längerere Zeit erfordern die Anlage eines ZVK, vorzugsweise eines Hickman-Katheters
- Steril mit ZVK umgehen
- Ein Verbandwechsel alle 2 Tage, dabei Eintrittsstelle mit Betaisodona-Lösung® desinfizieren
- Verkrustungen an der Eintrittsstelle nur bei Thrombozytenwerten über 50000/µl lösen werden
- Bluttransfusionen dürfen nur nach vorheriger Bestrahlung des Blutes und über Blutfilter mit einer Porengröße < 40µm gegeben werden.

Spezielle Maßnahmen bei Zytostatika-Paravasaten

- Infusion/Injektion sofort beenden, venösen Zugang belassen
- Arzt verständigen

- Sterile Handschuhe anziehen, aus dem venösen Zugang soviel Extravasat wie möglich aspirieren
- Wenn ein Antidot bekannt ist, dieses sofort applizieren, z.B. Hyaluronidase s.c. bei Vincristin, Vinblastin, Vindesine, bei Anthrazyklinen Steroide, perkutane Applikation von Dimethylsulfoxid
- Bei Schmerzen und Gefäßspasmen Lokalanästhetikum, z.B. Scandicain® 1 % infiltrieren (Arzt)
- Die betroffene Extremität hochlagern und 4 x tgl. für 15 Min. Eispacks auflegen
- Das Paravasatgebiet sorgfältig beobachten; falls erforderlich, Nekrosen von Chirurgen abtragen lassen
- Genaue Dokumentation des Verlaufes.

Pflege

Monitoring

- EKG überwachen
- RR engmaschig kontrollieren → bei Thrombozytopenie häufiger Wechsel der RR-Manschettenplazierung
- Unverträglichkeitsreaktionen wie Exanthem, Urtikaria, Blutdruckabfall, Laryngo- und Bronchospasmus bis zum anaphylaktischen Schock häufig zu erwarten bei den Medikamenten Etoposid (VP16®), Teniposid (VM26®), Asparaginase (Crasnitin®, Erwiniase®), insbesondere bei wiederholter Anwendung. Notfallmedikamente (Cortison, Adrenalin, Antihistaminika) und Notfallinstrumentarium bereithalten. Infusion sofort beenden, Applikation der Medikamente durch den Arzt
- Haut auf Petechien, Purpura, Ekchymosen, Hämatome, Rötungen, allergische Reaktionen nach Medikamentengabe, Exantheme und Kolorit untersuchen und genau dokumentieren
- Punktionsstelle regelmäßig auf Paravasate kontrollieren → evtl. sofortiger Abbruch der Infusion
- Schmerzen an der Einstichstelle: Verdacht auf Paravasat, beginnende Thrombophlebitis
- Mundschleimhaut 2 x tgl. auf Entzündungen, Läsionen und Soor inspizieren
- Auf Schmerzempfindungen des Patienten achten und evtl. analgesieren
- Lymphknoten auf Schwellungen untersuchen.
- Temperaturkontrolle
- Ein- und Ausfuhr bilanzieren
- Untersuchung des Urins auf Blut: Cyclophosphamid, Ifosfamid, Urin-pH: Methotrexat
- Übelkeit und Erbrechen.

Infektionsprophylaxe

- Orale Pneumocystis carinii- und antimykotische Dauertherapie z.B. Trimethoprim und Ampho-Moronal®

- Selektive Darmdekontamination (Reduktion der pathologischen Darmkeime) bei längerfristiger Unterschreitung der Leukozytenwerte unter 500/µl, z. B. mit Gernebcin®, Ampho B® und Polymyxin B
- Zur Infektionsprophylaxe wird eine medikamentöse Darmdekontamination durchgeführt.
- Inhalation mit Amphothericin B® bei Leukozytenzahlen unter 500/µl
- Bei Stammzelltherapie (Knochenmark, periphere Stammzellen): Isolierung
- Steriler Umgang mit allen intravenösen Zugängen, Infusionen und Medikamenten
- Sorgfältige Haut und Schleimhautpflege
- Keine Topfpflanzen (Schimmelpilze in der Blumenerde), kein Umgang von Kindern mit Haustieren, kein Aufenthalt in geschlossenen Räumen mit größeren Menschenansammlungen.

Haut

- Ganzkörperwäsche mit Balneum-Hermal-Bad®
- Nach jeder Ganzkörperwäsche die Haut mit der patienteneigenen oder dem Hauttyp entsprechenden Körperlotion eincremen, um ein Austrocknen der Haut zu vermeiden.

Ernährung

- Aufgrund der Erkrankung und durch Medikamentennebenwirkung schwierig
- Patienten bekommen Wunschkost, dabei auf ausgewogene Ernährung achten
- Thrombozytopenie → weiche Kost, keine harten, scharfkantigen Nahrungsmittel
- Stomatitis → breiige oder flüssige Kost, lauwarm bis kühl
- Übelkeit und Erbrechen → tgl. zur Prophylaxe ein Antiemetikum verabreichen
- Ernährung mit gekochten Speisen und gut abwaschbaren Früchten und Gemüse zur Infektionsprophylaxe
- Keine stark verkeimten Nahrungsmittel, z. B. Schimmelkäse, Rohmilch und rohe Salate, verabreichen
- Bei absoluter Nahrungsverweigerung parenterale oder enterale Ernährung über eine Magensonde oder PEG-Sonde
- Mundspülung: 6 x tgl. mit Kamillentee, Mundpflegelösung z. B. Panthenol-Doreperol®
- Lippenpflege mit Wasser-in-Öl-Präparation z. B. Panthenol-Salbe® mehrmals tgl.

Ausscheidung

Während der Chemotherapie werden die Patienten „gewässert“ zur Harnsäureprophylaxe. Die erhöhte Harnsäure durch den Zellzerfall kann auskristallisieren und die Nierentubuli verstopfen (Gefahr: akutes Nierenversagen ☞ 8.5).

- Genaue Flüssigkeitsbilanzierung und tgl. Gewicht bestimmen
- Durch Natriumbikarbonatzugabe in die Infusion wird der Urin alkalisiert, um die durch Zellzerfall entstehende Harnsäure zu neutralisieren. Ziel: Urin-pH 7,0–7,5
- Auf Stuhlausscheidung achten → max. alle 3 Tage

- Evtl. bei Obstipation Milchzucker zur Nahrung oder stuhlfördernde Nahrung geben. Hilft dies nicht, stuhlfördernde Medikamente verabreichen, z. B. Bifiteral®.

Mundpflege

Zytostatika greifen hauptsächlich Zellen an, die sich in Teilung befinden. Da die Schleimhaut eine sehr hohe Zellteilungsrate hat, wird sie oft stark geschädigt, die Reaktion ist eine Entzündung (Mukositis). Durch die Leukozytopenie entsteht ein erhöhtes Infektionsrisiko.

- Mundhöhle 2 x tgl. inspizieren und Befund dokumentieren
- Zahnpflege: nach jeder Mahlzeit mit einer weichen Zahnbürste putzen, Zahnbürste wöchentlich wechseln, bei Thrombozytenzahlen unter 50 000/µl nur Mund ausspülen, z. B. mit Doreperol-Lösung®
- Zahnspangen vor einer Chemotherapie aufgrund der erhöhten Verletzungsgefahr entfernen
- Soor-Prophylaxe mit z. B. ampho-moronal® durchführen
- Mundsoor → befallene Stellen mit Pyoktanin® einpinseln und ampho-moronal®-Dosis erhöhen
- Stomatitis → 15 Min. vor dem Essen Oberflächenanästhetikum auf die Schleimhaut auftragen, z. B. Herviros®, Dynexangel®.

Behandlung von Ulzerationen und Entzündungen

- Zusätzlich zur üblichen Therapie 1 x tgl. Mundspülung mit Pyoktanin 0,5 %
- Betroffene Stellen mit schmerzstillender Tinktur betupfen z. B. Herviros®
- Ggf. nach ärztlicher Anordnung Antibiotikaspülung
- Um zusätzliche Schädigungen zu vermeiden, auf scharf gewürzte Speisen, harte Nahrungsmittel und Zitrusfrüchte verzichten
- Abzuraten ist von Zitroglycerinstäbchen, da sie die Mundschleimhaut zusätzlich austrocknen.

Materialentsorgung

- Mit Zytostatika kontaminierter Abfall ist Sondermüll und wird in speziellen Abfallbehältern entsorgt
- Verunreinigungen durch Zytostatika sofort beseitigen, dabei Schutzmaßnahmen ergreifen (steriler Kittel, sterile Handschuhe, Schutzbrille und Mundschutz)
- Körperausscheidungen wie Blut, Urin, Stuhl, Erbrochenes von Zytostasepatienten sind ebenfalls als Sondermüll zu behandeln.

Pflege bei infektiösen Patienten

11

Birgit Mielke

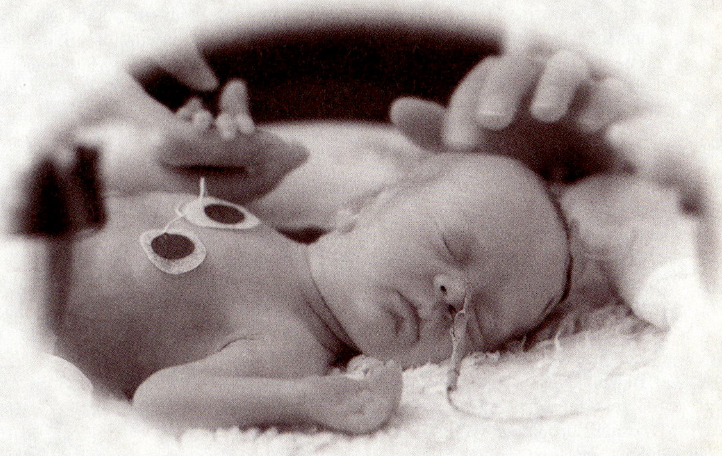

11.1 Sepsis

Eindringen von Bakterien, Viren, Pilzen oder deren Toxinen in den Blutkreislauf. Das Eindringen der Keime und Toxine kann primär hämatogen oder aufsteigend von einem Infektionsherd erfolgen. Unbehandelt führt eine Sepsis rasch zum septischen Schock (☞ 6.7.3) mit Multiorganversagen. Bei Patienten einer pädiatrischen Intensivstation handelt es sich meist um eine nosokomiale Infektion. Faktoren, die das Entstehen einer Sepsis begünstigen, sind z. B. immunsupprimierte Patienten, Frühgeborene, Verbrennungen, Operationen oder Patienten mit zentralen Zugängen.

Symptome

- Tachykardie, Bradykardie, Herzinsuffizienz (☞ 6.2), Hypotonie oder Hypertonie
- Tachydyspnoe, Apnoen, SaO_2-Schwankungen
- Temperaturschwankungen, sehr hohes Fieber, schlechte periphere Perfusion → verzögerte Rekapillarisierung
- Blaß-fahles, marmoriertes Hautkolorit → periorale Zyanose; evtl. petechiale Hauterscheinungen
- Oligurie, evtl. generalisierte Ödeme
- Bewußtseinsänderung, Apathie, evtl. Krämpfe
- Trinkunlust, Appetitlosigkeit, Erbrechen, Durchfall, auffälliges Abdomen, Verdauungsprobleme, fehlende Darmgeräusche
- Verlängerter Ikterus bei Neugeborenen, metabolische Azidose, Blutzuckerschwankungen
- Evtl. Hepato-Splenomegalie.

Therapie

- Antibiotika: bei Hinweis auf bestimmten Erreger gezielt; sonst ungezielte Breitbandantibiotikatherapie bis Antibiogramm vorhanden
- Infusionstherapie
- Katecholamine je nach Kreislaufsituation.

Komplikationen

- Septischer Schock (☞ 6.7.3)
- Akutes Nierenversagen (☞ 8.5)
- Herzinsuffizienz (☞ 6.2)
- ARDS (☞ 5.3.5).

Pflege

Monitoring

- EKG, SaO_2, $ETCO_2$, bei Neugeborenen $tcpCO_2$ und $tcpO_2$ überwachen; RR engmaschig kontrollieren, evtl. über arteriellen Zugang, ggf. ZVD messen
- Atmung überwachen, ggf. Beatmung überwachen (☞ 3.13 und 4.3.4)

- Häufig Blutgasanalysen durchführen
- Evtl. regelmäßig Blutzuckerkontrollen durchführen
- Temperaturkontrollen über eine in den Blasendauerkatheter integrierte Meßsonde, periphere Temperatur messen und Δ T ermitteln
- Neugeborene mit großen Temperaturschwankungen auf eine offene Wärmeeinheit legen, um die Temperatur besser regulieren zu können.
- Neurologisch mit Hilfe des Glasgow-Coma-Scale (☞ 3.13.9) beurteilen, auf Krämpfe achten
- Abdomen hinsichtlich Bauchdeckenspannung, Perfusion, Hautkolorit, Darmgeräusche und Umfang beurteilen; Bauchumfang messen
- Ggf. Infektionsherd regelmäßig inspizieren, Therapie nach ärztl. Anordnung durchführen und dokumentieren
- Darauf achten, daß alle hygienischen Vorschriften, auch von Besuchern und anderen Berufsgruppen, eingehalten werden.

Atmung

- Bei zunehmender Ateminsuffizienz zur Entlastung frühzeitig intubieren
- Patienten mit instabilem Allgemeinzustand evtl. mit geschlossenem Absaugsystem endotracheal absaugen.

Lagerung

- Bei bestehender Bauchsymptomatik: Patienten nicht auf den Bauch legen
- Immobile Patienten auf einer Schaumstoffmatte lagern
- Bei Patienten mit ARDS regelmäßigen Lagerungswechsel zwischen Bauch- und Rückenlage durchführen, um das Ventilations-Perfusionsverhältnis zu verbessern.

Ernährung

- Streßulkusprophylaxe
- Anfangs parenterale Ernährung
- Bei bestehender Bauchsymptomatik Magenablaufsonde legen
- So bald wie möglich mit der enteralen Ernährung vorsichtig beginnen.

Ausscheidung

- Flüssigkeit über liegenden Blasendauerkatheter genau bilanzieren
- Manipulationen am Darm, z.B. Darmrohr legen oder Einläufe, nur auf Anordnung des Arztes.

11.2 Meningokokkensepsis

Die Meningokokkensepsis führt unbehandelt innerhalb weniger Stunden zu einem schweren Krankheitsbild mit septischem Schock, Multiorganversagen und DIC. Die Mortalitätsrate ist sehr hoch. Schon die Verdachtsdiagnose erfordert bei der Einlieferung des Patienten ein rasches und gezieltes Handeln. Aufgrund des fulminanten Verlaufs darf keine Zeit verloren werden. Die Therapie erfolgt vor der gesicherten Diagnosestellung.

Symptome

- Anfangs Infekt der oberen Luftwege mit leichtem Fieber, Gelenkschmerzen, Erbrechen und Diarrhoe
- Beim Vorliegen einer Meningitis evtl. Kopfschmerzen, Erbrechen, meningeale Zeichen, Bewußtseinstrübung, Apathie, Verwirrtheit, Koma und veränderte Pupillenreaktion
- Sehr hohes Fieber, Temperatur ≥ 40 °C, schlechte periphere Perfusion → Rekapillarisierung verzögert
- Petechiale Haut- und Schleimhauterscheinungen, Hautnekrosen aufgrund einer DIC (☞ 10.2) und Mikroembolien
- Blau-grau marmoriertes Hautkolorit
- Schleimhautblutungen
- Arterielle Hypotension, Tachykardie
- Metabolische Azidose
- Tachypnoe, $pCO_2 \leq 32$ mmHg, evtl. Kußmaulsche Atmung.

Diagnostik

- Sorgfältige Anamnese (Vorerkrankungen, ZVK etc.)
- Labor: Blutbild mit Differentialblutbild und Thrombozyten, BGA, CRP, Gerinnung, Harnstoff, Kreatinin, Transaminasen, evtl. Laktat
- Blutkulturen möglichst im Fieberanstieg, vor Beginn der antibiotischen Therapie
- Mittelstrahlurin, ggf. Punktionsurin mit Kultur
- Lumbalpunktion
- Röntgen-Thoraxaufnahme, ggf. Bauchsonographie
- Ggf. weitere Diagnostik (Suche nach Streuherden: HNO, Herz).

Therapie

- Antibiotika: hochdosiert Penicillin G
- Infusionstherapie
- Katecholamine je nach Kreislaufsituation.

Komplikationen

- Septischer Schock (☞ 6.7.3)
- Myokardiales Versagen (☞ 6.2 Herzinsuffizienz), Herz-Kreislauf-Stillstand (☞ 12 Reanimation)
- Nebennierenblutung mit Nebenniereninsuffizienz → Waterhouse-Friedrichsen-Syndrom
- Disseminierte Intravasale Coagulation (☞ 10.2)
- Akutes Nierenversagen (☞ 8.5), evtl. Nierenersatztherapie durch Hämofiltration (☞ 8.1)
- Lungenödem (☞ 5.3.6), Hirnödem (☞ 7.3)
- ARDS (☞ 5.3.5).

Pflege

Monitoring

- EKG, SaO_2 und $ETCO_2$ überwachen, RR über arteriellen Zugang kontinuierlich messen, ZVD kontrollieren
- Temperatur kontrollieren, evtl. über eine in den Blasendauerkatheter integrierte Meßsonde; periphere Temperatur messen und ΔT ermitteln
- Regelmäßig Blutgasanalysen durchführen
- Kreislaufstabilisierende Medikamentengabe und Gabe von Blut und Blutderivaten überwachen
- Neurologisch mit Hilfe des Glasgow-Coma-Scale (☞ 3.13.9) beurteilen
- Urinausscheidung, Flüssigkeitsbilanz, tgl. wiegen
- Haut regelmäßig hinsichtlich Anzahl und Flächenausdehnung der petechialen Hauterscheinungen und Nekrosen kontrollieren, genaue Dokumentation und Fotodokumentation
- Ggf. Hämofiltration überwachen (☞ 8.1)
- Beatmung überwachen (☞ 4.3.4).

Atmung

- Evtl. Kußmaulsche Atmung, um eine metabolische Azidose respiratorisch zu kompensieren → im Astrup zeigt sich ein erniedrigter $paCO_2$
- Intubation und Beatmung der Patienten vorbereiten, assistieren
- Regelmäßig Trachealtoilette durchführen, damit eine Tubusobstruktion durch sich lösende, nekrotisierte Schleimhautfetzen verhindert wird (☞ 4.2.1 Tubusobstruktion)
- Bei Patienten mit instabilem Allgemeinzustand und Beatmung mit hohen PEEP-Werten geschlossenes Absaugsystem Trachcare® verwenden (☞ 4.2.1)
- Zur Hirnödemprophylaxe oder bei bestehendem Hirnödem $paCO_2$ zwischen 30–35 mmHg und paO_2 um die 100 mmHg (☞ 7.3Hirnödem) anstreben.

Lagerung

- 30° Oberkörperhochlagerung und kontinuierlich Kopfmittellage zur Hirnödemprophylaxe (☞ 7.4 SHT)
- Dekubitusprophylaxe (☞ 2.3.1), Patienten auf einer Schaumstoffmatte lagern
- Zur Atemerleichterung evtl. Thoraxrolle unterlegen
- Falls möglich, regelmäßig Lagerungswechsel durchführen
- Patienten mit petechialen Hauterscheinungen und Nekrosen im normalen Bett mit steriler Bettwäsche lagern. Metalline®-Folie als Unterlage verwenden, damit Wundsekrete nach unten ablaufen können und die Wunde mit der Bettwäsche nicht verklebt
- Wenn möglich, Patienten in Spezialbetten, z.B. Clinitron® oder Mediscus®, lagern.

  Falls die Klinik nicht über Spezialbetten verfügt, besteht die Möglichkeit, diese von den Firmen zu leihen.

Ernährung

- Streßulkusprophylaxe
- Die enterale Ernährung ist aufgrund des schlechten Allgemeinzustandes anfangs nicht möglich: parenterale Ernährung
- Magenablaufsonde legen
- Sobald wie möglich enterale Ernährung beginnen, evtl. Duodenalsonde legen.

Ausscheidung

- Flüssigkeit über liegenden Blasendauerkatheter genau bilanzieren
- Auf sichtbares und okkultes Blut untersuchen
- Bei blutigen Stühlen keine Manipulationen am Darm, z.B. Einläufe oder Darmrohr legen.

Hautpflege

Die Hautpflege richtet sich nach dem Ausmaß der petechialen und nekrotischen Hauterscheinungen. Oft ist eine operative Exzision zur Nekrosenabtragung nötig.

Schwerkranke Kinder dürfen nicht durch entbehrliche pflegerische und ärztliche Maßnahmen zusätzlich belastet werden (minimal handling). Bei Kindern mit Blutungsneigung Temperatur nicht rektal messen, besser: axillar, sublingual.

Hygiene

- Meldepflicht an das Gesundheitsamt besteht bei Erkrankung und Todesfall
- Der Patient ist bis 12 Std. nach der ersten Antibiotikagabe infektiös
- Eine antibiotische Umgebungsprophylaxe mit Rifampicin® für alle Kontaktpersonen bis 12 Std. nach der ersten Antibiotikagabe ist erforderlich
- Einzelzimmer
- Zum Eigenschutz Mundschutz und Handschuhe tragen, Kittelpflege
- Darauf achten, daß alle Hygienevorschriften, auch von Besuchern und anderen Berufsgruppen, eingehalten werden.

11.3 Human Immunodeficiency Virus (HIV)

Das Acquired Immune Deficiency Syndrom (AIDS) entsteht durch eine Infektion mit dem HI-Virus Typ I oder II. Die Infektion erfolgt durch Transfusion von Blut und Blutprodukten, Sexualkontakte und Kontakte mit Blut bei Schleimhautverletzungen. Das Virus kann prae- und perinatal auf das Kind übertragen werden. Die Ansteckung erfolgt beim Austausch des Blutes zwischen Mutter und Fötus. HIV-positive Mütter dürfen nicht stillen, da das Virus auch durch die Muttermilch übertragen wird. Das Virus ruft eine Immunschwäche hervor. Die körpereigene Abwehr wird im Laufe von mehreren Monaten bis Jahren außer Kraft gesetzt. Mit Hilfe eines Enzyms klinkt das AIDS-Virus seine Erbinformation in die Erbinformation der Zelle ein. Die befallene Zelle ist umfunktioniert und kann neue Viren produzieren. Das Virus kann ebenso die Makrophagen befallen. Mit deren Hilfe gelangt das Virus ins Gehirn. Die befallenen Zellen können somit ihre Abwehrfunktion nicht mehr erfüllen und die HIV-infizierten Patienten sind für opportunistische Infektionen besonders anfällig. Die Erkrankung verläuft in mehreren Stadien und endet immer letal.

Stadium I

Nach der Infektion treten eher banale Symptome auf, die nicht typisch auf AIDS hinweisen. Die Patienten haben vorübergehend leichtes Fieber, leiden unter Gewichtsverlust, haben Nachtschweiß, Durchfälle und geschwollene Lymphknoten. Die Symptome verschwinden in der Regel nach kurzer Zeit wieder.

Stadium II

Asymptomatischer Patient mit beständigem HIV-AK-Titer. Das Stadium hält über mehrere Monate bis Jahre an.

Stadium III

Lymphadenopathiesyndrom (LAS) mit persistierender Lymphknotenschwellung und evtl. Splenomegalie.

Stadium IV

Das Vollbild der Erkrankung ist ausgebrochen, sie befindet sich im ARC-Stadium (Aids Related Complex).

- Geschwollene Lymphdrüsen, persistierendes Fieber, nächtliche Schweißausbrüche
- Unwohlsein, Gewichtsverlust, Appetitlosigkeit, persistierende Durchfälle
- Hauterkrankungen, z. B. Herpes oder Pilzinfektionen
- Thrombopenie mit Petechien und Hirnblutungen
- Malignome, z. B. Kaposi-Sarkom, bei Kindern eher selten
- Infektionen, z. B. Zytomegalie, Toxoplasmose; Lungenentzündung, z. B. durch Pneumocystis carinii
- Sind das Gehirn und Nervensystem betroffen, kommt es zu motorischen und intellektuellen Ausfällen, Entwicklungsverzögerung bei Säuglingen.

Diagnostik

- Beschriftung von Laborbehältnissen mit dem Hinweis „Infektiös"
- Differentialblutbild mit Thrombozyten, BSG, CRP
- Leberwerte, AP, LDH, Immunglobuline
- Bestimmung von Lymphozytensubpopulationen (Helferzellen T4, Suppressorzellen T8)
- Serologie: HIV, Hepatitis, Lues, CMV, Toxoplasmose.

Bei der HIV-Serologie diagnostische Lücke von 3–4 Mon. bei frischer HIV-Infektion. HIV-Serologie nicht ohne Einwilligung der Eltern.

Therapie

Die **Therapie** der Erkrankung ist hauptsächlich symptomatisch.

- Therapie der Komplikationen, z. B. Organinfektionen, Tumoren, Blutungen
- Therapie der HIV-Infektion selbst: Azidothymidin (Retrovir®). Das Medikament Retrovir® mit dem Wirkstoff Azidothymidin (AZT) verhindert die Vermehrung des Virus, kann die Erreger aber nicht töten. Eine HIV-positive Schwangere sollte Retrovir® während der Schwangerschaft einnehmen. Die Gefahr der Ansteckung über den Geburtsweg ist für Kinder, die per Sektio entbunden werden, geringer. Nach der Geburt die Therapie mit Retrovir® bei Mutter und Kind fortsetzen.
- Therapie zur Verbesserung der immunologischen Situation, z. B. Interferon®.

Pflege

Psychische Betreuung

Für das Pflegepersonal steht bei der Pflege HIV-positiver Patienten hauptsächlich die psychische Betreuung von Patient und Eltern im Vordergrund. Das Bewußtsein, an einer tödlichen Erkrankung zu leiden, soziale Isolierung aufgrund von Ängsten vor der Ansteckung, evtl. Schuldgefühle der Eltern durch die von ihnen verursachte Infektion, bedeutet für den Patienten eine große psychische Belastung. Oft befinden sich die Patienten aus diesen Gründen in depressiven oder suizidalen Stimmungslagen. Eine kontinuierliche psychologische Betreuung für den Patienten und deren Eltern ist unbedingt erforderlich und muß angeboten werden. Die Betroffenen müssen lernen, mit der Erkrankung zu leben und damit umzugehen. Das vollständige Wissen über AIDS hilft ihnen eventuell dabei. Empfehlenswert ist der Besuch einer Selbsthilfegruppe. Dort ist der Patient von Menschen mit den gleichen Problemen umgeben und kann sicher sein, daß er auch verstanden wird.

Pflege

- Isolieren des Patienten nur mit dem Ziel, ihn vor zusätzlichen Infektionen zu schützen
- Kittelpflege, bei Umgang mit Blut oder Ausscheidungen Handschuhe tragen
- Mundschutz und Schutzbrillen bei Aerosolbildung, z. B. bei Intubation.

11

Die Maßnahmen richten sich nach Art und Schweregrad des Krankheitsbildes. Die Ansteckungsgefahr bei der Betreuung von AIDS-Patienten ist für das Klinikpersonal wesentlich geringer als z. B. bei Hepatitis B.

Hygiene

- Handschuhpflege beim Umgang mit Blut oder Ausscheidungen
- Mundschutz und Schutzbrille bei Aerosolbildung, z. B. Trachealtoilette oder Intubation

Zum Eigenschutz ist es sinnvoll, bei intubierten Patienten das geschlossene Absaugsystem Trachcare® zu verwenden (☞ 4.2.1 endotracheales Absaugen)

- Labormaterial mit dem Hinweis „infektiös“ kennzeichnen
- Keine Hinweisschilder mit einer Aufschrift, z. B. AIDS, verwenden.

Verhalten bei Verletzungen des Personals mit HIV-kontaminiertem Material

- „Ausbluten“ lassen
- Eintrag ins Unfallbuch, Betriebsarzt informieren
- HIV-Test sofort (Negativ-Beweis), nach 3 und 12 Mon. wiederholen
- Hepatits-Serologie (Patient, Pflegeperson)
- Bei begründetem Verdacht einer erfolgten Infektion sofort eine Azidothymidin-Kurztherapie beginnen: 6 x 200 mg/Tag für 3 Tage, 5 x 100–200 mg/Tag für weitere 25 Tage.

11.4 Hepatitis

Entzündung der Leber, die hauptsächlich durch Viren hervorgerufen wird. Die Erkrankung kann leicht, mit nur grippeähnlichen Symptomen, bis schwer, mit Leberversagen und Tod oder chronisch verlaufen. Es gibt drei verschiedene Arten der Virushepatitis: Hepatitis A, Hepatitis B oder Hepatitis C.

	Hepatitis A	**Hepatitis B**	**Hepatitis C**
Erreger	Hepatitisvirus A	Hepatitisvirus B	Hepatitisvirus non A non B
Inkubationszeit	2–6 Wochen	1–6 Monate	2–10 Wochen
Infektionsweg	Blut, fäkal, oral	Parenteral, sexuell, perinatal, Blut, Speichel	• wie bei Hepatitis B • häufigste Form der Tranfusionshepatitis
Verlaufsformen	Verläuft häufig anikterisch und wird dann als Magen-Darmerkrankung gedeutet	Mehrere Verläufe möglich: • Unkomplizierte Form mit Ausheilung • Akute, fulminante Form mit hoher Mortalität • Chronisch, aggressive Form mit Leberzhirrose • Chronisch, persistierende Form mit gutartigem Verlauf	• Verläuft häufig asymptomatisch • Chronische Verlaufsform möglich
Prophylaxe	Gammaglobulin oder Passivimpfung	Aktive oder passive Impfung	
Therapie	Symptomatisch	Symptomatisch	Symptomatisch

Symptome

Präikterisches Stadium (1–2 Wochen)

- Müdigkeit
- Appetitlosigkeit, Unverträglichkeit von Fett, Übelkeit, Oberbauchschmerzen, ggf. Meteorismus, Durchfälle
- Subfebrile Temperaturen
- Kopf- und Gliederschmerzen
- Leistungsabfall.

Ikterisches Stadium (2–6 Wochen)

- Bilirubinanstieg mit Ikterus
- Dunkelgefärbter Urin
- Acholischer Stuhl
- Hepato-Splenomegalie.

Postikterisches Stadium (1–2 Monate)

- Abklingender Ikterus
- Normalgefärbter Stuhl
- Müdigkeit, allgemeine Schwäche und Verdauungsprobleme können noch länger bestehen bleiben.

Je nach Verlaufsform der Erkrankung sind die einzelnen Stadien im Ablauf längerdauernd und schwererwiegender. Die Dauer der einzelnen Stadien variiert je nach Verlaufsform.

Diagnostik

- Differentialblutbild mit Thrombozyten
- Bilirubin (direktes und indirektes)
- Leberwerte: GOT, GPT, GGT, APH, Cholinesterase
- Hepatitis A-, B-, und C-Serologie
- Gerinnung und Ammoniak als Leberfunktionstest bei schwerem Verlauf
- Urinstatus
- Stuhluntersuchung auf Hepatitis A-Virus.

Komplikationen

- Leberzirrhose (☞ 9.8 Leberzirrhose)
- Enzephalopathie mit Koma
- Dialysepflichtige Ammoniakwerte, Elektrolytentgleisungen, z. B. Hyponatriämie, Hypokaliämie
- Generalisierte Ödeme, Ascites, Niereninsuffizienz (☞ 8.5 Akutes Nierenversagen)
- DIC (☞ 10.2)
- Herzinsuffizienz (☞ 6.2)
- Ösophagusvarizen (☞ 9.2).

Pflege

Monitoring

- Vitalzeichen, Bewußtsein, Temperatur
- Ausscheidung auf Farbe, Häufigkeit, Menge
- Haut auf Farbe, Turgor, Juckreiz und Kratzeffekte beobachten.

Hautpflege

Die Haut der Patienten ist in der Regel sehr trocken. Die Ausscheidung gallepflichtiger Substanzen ist vermindert, und die Gallensalze verursachen einen starken Juckreiz.

- Medikamentös läßt sich der Juckreiz z. B. mit Fenistil® dämpfen
- Ganzkörperwaschung mit Essig (3–5 Eßl./Waschschüssel) durchführen, um den Juckreiz zu mindern. Apfelessig ist gut geeignet, keinesfalls Essigessenz verwenden
- Juckreizstillende Waschungen mit Mondamin → 1 Eßl./Waschschüssel, Haut nach dem Waschen nicht reiben, nur trocken tupfen
- Fingernägel kurz schneiden und evtl. Handschuhe anziehen, um Hautverletzungen durch Kratzen zu vermeiden
- Die Haut mit fettenden Salben pflegen.

Hygiene

- Einzelzimmer
- Handschuhpflege im Umgang mit Blut und Ausscheidungen, Kittelpflege
- Labormaterial mit dem Hinweis „infektiös“ kennzeichnen
- Einmalgeschirr verwenden oder Geschirr desinfizieren
- Kontaminierte Gegenstände desinfizieren, z. B. Dinamap, Stethoskop oder Spielsachen
- Infektiöses Material nach klinikinternem Standard extra gekennzeichnet entsorgen, Fäkaliendesinfektion
- Auf das Einhalten der Hygienevorschriften von anderen Berufsgruppen und von Besuchern achten.

Eingetrocknetes Blut ist auch infektiös. Kanülen nicht in die Hüllen zurückstecken, sondern sofort entsorgen!

Reanimation und Notfälle

12

Birgit Marx

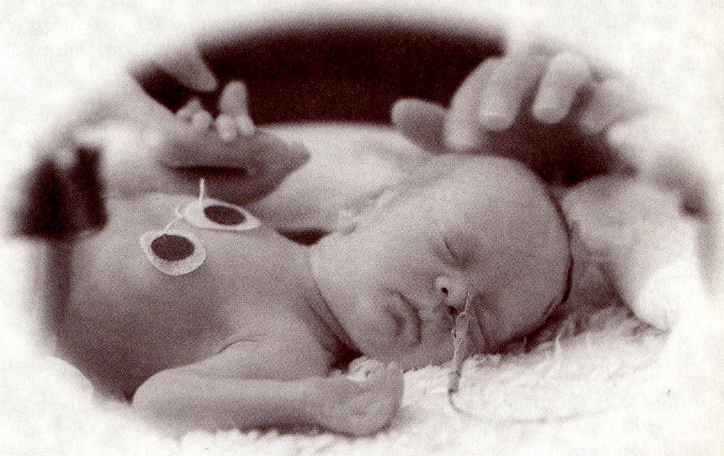

12.1 Reanimation

Der Erfolg einer cardiopulmonalen Reanimation (CPR) ist entscheidend abhängig von der Erfahrung des handelnden Teams und der stationären Vorbereitung auf den „Ernstfall“. Neben den personellen Voraussetzungen muß natürlich auch eine adäquate technisch-apparative Ausstattung vorhanden sein, um effektiv reanimieren zu können. Eine Reanimation sollte keinen Mitarbeiter der Intensivstation unvorbereitet treffen.

Symptome des Atem- und Herzstillstandes

- Bewußtlosigkeit, blaß-zyanotisches Hautkolorit
- Atmung nicht nachweisbar
- Pulse nicht tastbar (A. brachialis, A. carotis), keine Herztöne
- Blutdruck nicht meßbar
- Ggf. weite, lichtstarre Pupillen (bei längerdauernder zerebraler Hypoxie).

12.1.1 Organisation

Allgemeine Vorbereitungen

- Jeder Mitarbeiter muß das hauseigene Notrufsystem kennen und bedienen können, z.B. die Notfallglocke, Telefonverzeichnis mit wichtigen Telefon- und Funkernummern
- Alle Notfallwagen einer Klinik sollten identisch bestückt sein. Auf den Allgemeinstationen wöchentlich, auf der Intensivstation tgl. kontrollieren
- Auf der Intensivstation tägliches Check up des Reanimationszimmers
- Täglich Notfallkoffer kontrollieren für Einsätze im Haus, im Kreißsaal/OP und externe Einsätze
- Standort und Funktion des Defibrillators, REA-Brett und Thorakotomieset müssen bekannt sein.

Vorbereitungen der Mitarbeiter

- Regelmäßiges Reanimationstraining aller Mitarbeiter. Am effektivsten sind separate Schulungen mit dem Team einer Station, damit jeder Mitarbeiter den Anlauf an seinem Arbeitsplatz kennt und im Notfall weiß, wo er was findet. Neue Mitarbeiter der Intensivstation wie folgt schulen:
  - Reanimation theoretisch besprechen, Material zeigen und erklären
  - Bei der ersten Reanimation zuschauen lassen, anschließend den Ablauf gemeinsam erörtern und offene Fragen beantworten
  - Bei der nächsten Reanimation „kleinere“ Arbeit zuteilen, z.B. Reanimationsprotokoll schreiben lassen
  - Im weiteren Verlauf andere Tätigkeiten übertragen: Beatmung mit Ambubeutel, Medikamente aufziehen, Herzdruckmassage
- Nach einer Reanimation sollte sich grundsätzlich ein Feedback des gesamten Reanimationsteams anschließen, in dem geklärt wird, was gut gelaufen bzw.

was verbesserungswürdig ist → dies ist eine Maßnahme zur Qualitätssicherung, aber auch hilfreich und entlastend für den einzelnen Mitarbeiter, der sich oft selbst Vorwürfe macht, etwas versäumt zu haben.

Vorbereitung des REA-Platzes

- Monitoring: EKG, Blutdruck, Pulsoxymeter
- Absauganlage mit verschiedenen Absaugkathetern: CH 8, 10, 12, 14, 16
- Großer und kleiner Ambubeutel mit Reservoir, versch. Masken, Intubationsbesteck
- Periphere Verweilkanülen in altersentsprechenden Größen: FG/NG 26 G, Säugl. 24 G, Kleinkinder, Kinder und Jugendliche 22/20/18 G
- Intraossäre Kanülen in verschiedenen Größen
- Defibrillator ins Zimmer stellen und überprüfen
- Blutentnahmeröhrchen: BB, Elektrolyte, Gerinnung, BGA, Laktat
- Großlumige Magensonde, Blasenkatheterset
- REA-Protokoll vorbereiten und Uhr
- Bett vorbereiten mit Antidekubitusmatratze, 30° Oberkörperhochlage, ggf. Kollegen Patientenzimmer vorbereiten lassen
- Wenn zeitlich noch möglich: Absprache des REA-Teams, wer was macht. Wenn eine Person Medikamente spritzt, dann bleibt sie während der gesamten REA dabei, wenn eine Person Springer ist, dann bleibt sie ebenfalls dabei.
- Ggf. weiteren Patienten im Reanimationszimmer abschirmen, ihn ablenken oder ihn ggf. sedieren, damit er diese Situation nicht als für sich selbst bedrohlich und ängstigend miterlebt.

Kleinen Holzschemel bereitstellen: Bei großen Patienten bzw. kleinen Mitarbeitern ist es ergonomisch günstiger, sich für die HDM auf den Schemel zu stellen, um einen optimalen Druck bei wenig Kraftaufwand zu erzielen.

Medikamente

- Sauerstoff: 100 %
- Suprarenin® je nach Alter des Patienten in 1 ml-Ampullen oder 20 ml-Flaschen
- $NaHCO_3$ 8,4 % je nach Alter des Patienten in 20 ml-Ampullen oder 100 ml-Flaschen
- Volumen: HA 5 %, Ringer-Lösung, NaCl 0,9 %
- Infusionslösungen, z. B. Ringer, NaCl 0,9 %
  Bei Reanimationen von „außerhalb" zunächst keine Glukose-Infusion anhängen, da möglicherweise über endogene Katecholaminausschüttung Glykolyse ausgelöst wurde → BZ ↑ → bei zusätzlicher Glukosezufuhr Gefahr der Hyperglykämie und osmotischen Diurese → kann schlechtes neurologisches Outcome zur Folge haben (vgl. AHA, 1992)
- NaCl 0,9 % in 50 ml-Flasche zum Verdünnen, Aufziehen, Nachspülen
- Folgende Medikamente kommen nicht generell zum Einsatz, sollten ungeöffnet bereitstehen:
  - Atropin®, Kalzium 10 %, Lidocain® 2 %
  - Opiate: Dipidolor®, Fentanyl® oder Morphin.

Betreuung der Eltern

Bei der Reanimation dreht sich zunächst alles um die Rettung des Kindes. Die Eltern stehen hilflos und verzweifelt vor der Tür oder warten in einem Zimmer auf eine Nachricht. Damit sich die Eltern nicht ganz so verloren und allein gelassen fühlen, sollte das Personal Kompetenz und Menschlichkeit ausstrahlen.

- Eltern in einen ruhigen Warteraum bringen
- Möglichkeit eines Telefonats anbieten, z.B. um den Partner oder eine andere Person des Vertrauens anzurufen
- Wichtig ist, zunächst einmal *da* zu sein, sich mit Namen vorzustellen und sich aufmerksam zu verhalten, d.h. Eltern direkt anschauen, dem Blickkontakt nicht ausweichen, Verhalten der Eltern beobachten und auf Signale reagieren, beispielsweise die Mutter/den Vater in den Arm nehmen, wenn man den Eindruck gewinnt, daß sie/er körperlichen Halt braucht
- Gefühlsäußerungen der Eltern können mit eigenen Worten reflektiert werden, um ein Gespräch zu eröffnen, wenn die Eltern dies wünschen und man selbst in der Lage dazu ist. Man kann in einfachen Sätzen sagen, daß alles Menschenmögliche zur Rettung des Kindes getan wird, aber keine komplexen Details schildern, mit denen die Eltern in dieser Schocksituation völlig überfordert wären
- Keine voreiligen Schlüsse ziehen, wenn manche Eltern nicht so reagieren, wie wir es vielleicht von ihnen erwarten. Jede Reaktion resultiert aus dem Schock, unter dem die Eltern stehen.

12.1.2 Durchführung der Erstmaßnahmen

A = Atemwege freimachen

- Bei Sekret im Mund-Rachen-Raum mit großlumiger Sonde absaugen → Aspirationsgefahr!
- Atemwege freimachen: Kopf leicht zurückkippen und Nacken anheben (Abb. 12.1). Unterkiefer mit Esmarch-Handgriff anheben

💡 Vorsicht: Bei Verdacht auf HWS-Verletzung den Kopf nicht bewegen!

- Ggf. bei ausreichender Spontanatmung Guedel-Tubus in geeigneter Größe einlegen, O_2-Gabe über Maske oder Nasensonde. Bei hohem Gasflow über Maske und vor Maskenbeatmung unbedingt Magen aussaugen: Aspirationsgefahr durch Magenüberblähung!

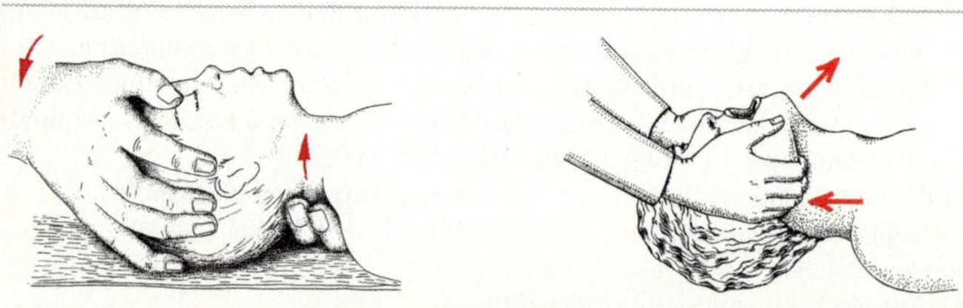

Abb. 12.1: a) Freimachen der Atemwege [A 300-157], b) Esmarch-Handgriff [A 300-190]

- Faustregel: Länge des Guedel-Tubus = Abstand Lippen-Kieferwinkel
- Zu großer Guedel-Tubus verursacht Obstruktion oder Laryngospasmus.

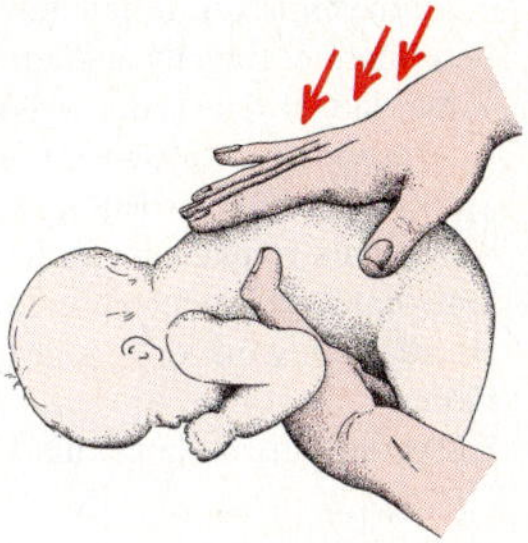

Abb. 12.2: Rückenschläge bei Aspiration [A 300-157]

Fremdkörper entfernen
- Kind auf dem Bauch in Kopftieflage lagern, je nach Größe auf den Arm oder den Knien des Helfers
- 4 kräftige Rückenschläge mit der flachen Hand zwischen die Schulterblätter (Abb. 12.2)
- Bei Erfolglosigkeit auf den Rücken umlagern und Thoraxkompression wie bei Herzmassage
- Bei Nichterfolg
  - Fremdkörperentfernung unter direkter Laryngoskopie versuchen
  - sonst Notfall-Bronchoskopie und bis dahin Beatmung mit hohen Drucken und eventuell mit exspiratorischer Thoraxkompression durchführen
- Bei Schulkindern Heimlich-Handgriff (Abb. 12.3) anwenden.

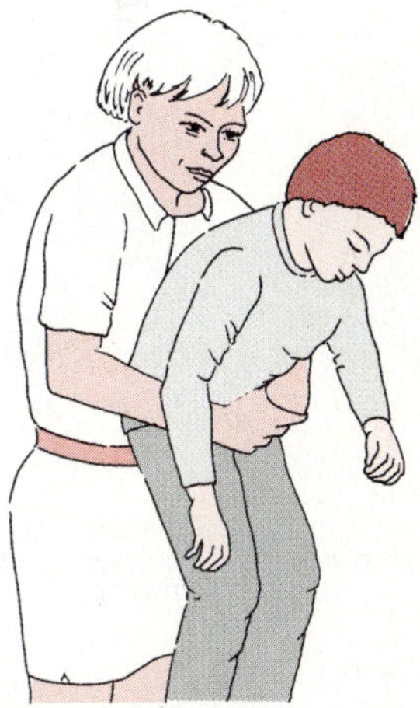

Abb. 12.3: Heimlich Handgriff [A 300-157]

B = Beatmung
- Beatmungsbeutel mit Reservoir und Maske, FiO_2 1,0
- Maskenbeatmung:
  - Kopf in „Schnüffelstellung" (Abb. 12.4), bei FG und NG jedoch nur ganz wenig reklinieren, Unterkiefer mit 4. und 5. Finger der linken Hand vorziehen, Maske geeigneter Größe mit Daumen und Zeigefinger fest um Mund und Nase anpressen. Mund und Nase müssen gut abgedichtet sein! Erste Atemhübe mit verlängerter Inspirationszeit und ausreichend hohem Druck, Dosierung nach Thoraxexkursion und auskultiertem Atemgeräusch. Effektivität anhand der Hautfarbe und der Herzfrequenz überprüfen
  - Langsame Beutelkompression (1–1,5 Sek.). Weitere Beatmung mit Frequenz 40–60 und verringertem Druck. Beatmungsfrequenzen ☞ Tabelle
  - Nach Stabilisierung Suffizienz der Spontanatmung überprüfen und ggf. Beatmung beenden
  - Kontraindikation gegen Maskenbeatmung (→ primäre Intubation): Meko-

niumaspiration, infiziertes, stinkendes Fruchtwasser; kongenitale Zwerchfellhernie, Bauchwanddefekte, intestinale Obstruktion
- Bei länger dauernder Maskenbeatmung zwischendurch über liegende Magensonde Luft absaugen → Zwerchfellhochstand bei aufgeblähtem Magen → weitere Beeinträchtigung der Beatmung und zur Aspiration

💡 Niemals von außen auf die Magenblase drücken → Aspirationsgefahr!

- Falls unter suffizienter Beatmung keine rasche Erholung einsetzt oder HDM erforderlich wird: oro- oder nasotracheale Intubation (☞ 4.1) schnell durchführen
- HDM dafür nicht länger als 15 Sek. unterbrechen.

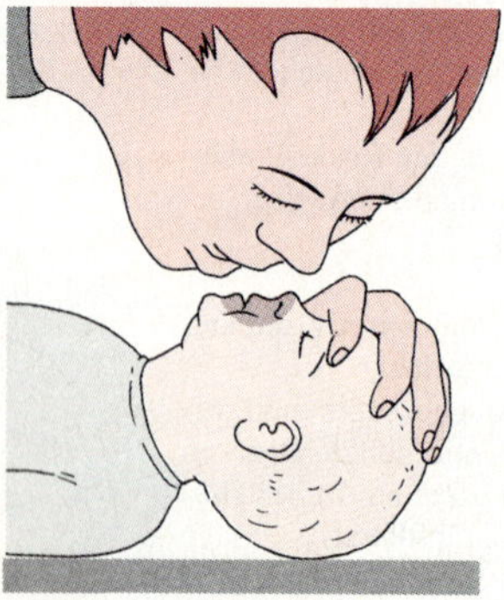

Abb. 12.4: „Schnüffelstellung" [A 300-157]

Richtlinien für Beatmung und externe Herzmassage

Altersgruppe	Beatmung Frequenz	Herzmassage		
		Technik	Frequenz	Kompressionstiefe
Säuglinge	25–30/Min.	thoraxumfassend (2 Finger)	100–120/Min.	2–3 cm
Kleinkinder	20–25/Min.	Handballen	80–100/Min.	3–4 cm
Schulkinder	15–20/Min.	1 oder 2 Hände	80–100/Min.	4–5 cm

12

C = Circulation

Wenn keine ausreichende spontane Herzaktion mit adäquater Auswurfleistung (EKG-Monitor, Pulspalpation, RR-Messung) nachweisbar, mit externer Herzmassage beginnen.

- Bei angeschlossenem temporärem Herzschrittmacher diesen zuerst einschalten
- Präkordialer Faustschlag: Nach beobachteter Asystolie/Beginn des Kammerflimmerns sofort mit der Unterkante der Hand aus 20–30 cm Höhe einmal auf die Mitte des Sternums schlagen

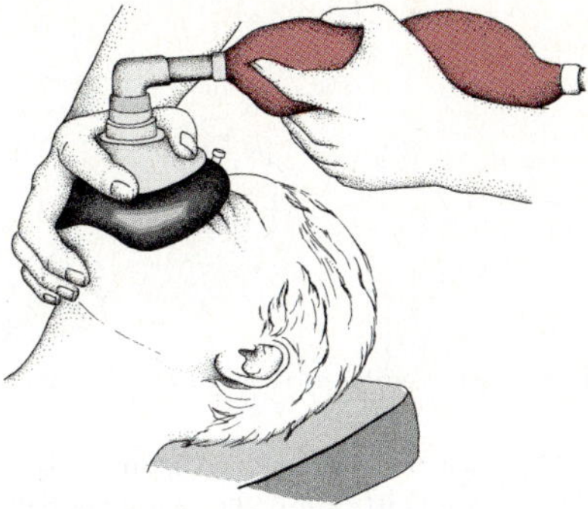

Abb. 12.5: Beatmen mit Atembeutel: Maske mit Daumen und Zeigefinger über Mund und Nasenöffnung pressen, Unterkiefer nach vornziehen und mit den restlichen Fingern Kopf in reklinierter Stellung fixieren [A 300-157]

- Patient in flache Rückenlage bringen mit harter Unterlage (REA-Brett)
- Druckpunkt lokalisieren: FG/NG/Sgl.: Sternummitte, ein Fingerbreit unter der Mamillarlinie, KK/Kinder/Jugendl.: unteres Sternumdrittel
- Technik in den verschiedenen Altersgruppen (☞ Abb. 12.6 und 12.7). Bei Schulkindern (und Erwachsenen) Kompression mit durchgestreckten Armen, sonst ermüdet der Helfer schnell
- Keine ruckartige, sondern langsame Kompression, die etwa 50% des Zyklus einnehmen sollte
- Beim unintubierten Kind abwechselnd Herzmassage und Beatmung im Verhältnis 5 : 1 (bei 1 Helfer 15 : 2), bei FG und NG und kleinen Säuglingen im Verhältnis 3:1, laut zählen
- Beim intubierten Patienten ist die zeitliche Trennung von Kompression und Ventilation nicht erforderlich. Eine fortwährende, simultane Kompression und Ventilation bringt die besten Perfusionsergebnisse für den Organismus, v. a. für das Gehirn
- Effektivität der Herzmassage kontrollieren
  - Puls tasten: bei Säuglingen A. femoralis, bei Klein- und Schulkindern A. carotis
  - Verbesserung der peripheren Durchblutung
  - Pupillen werden enger → bei hoher Suprarenin-Gabe können Pupillen jedoch auch weit und lichtstarr werden
  - RR-Messung
  - Pulsoxymetrie → bei kalter Peripherie nicht zuverlässig.
- Ggf. offene Herzdruckmassage (Arzt): schnell realisierbar beim kardiochirurgischen Patienten mit Sternotomie, bei dem die Thoraxnaht unter sterilen Kautelen eröffnet wird und mit sterilen Handschuhen das Herz direkt und effektiv komprimiert werden kann.

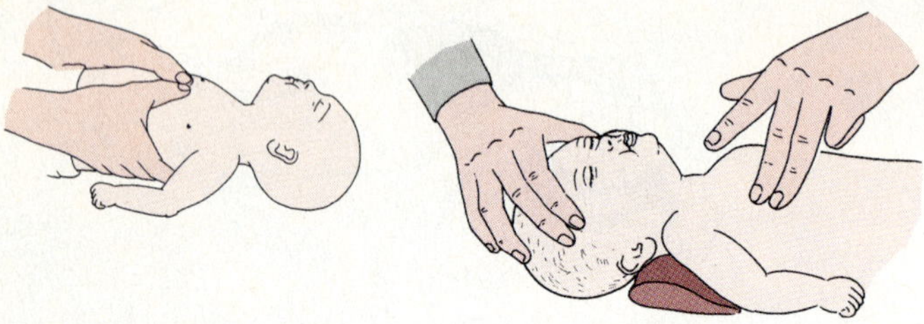

Abb. 12.6: a) Druckpunkte beim NG und b) beim Kind zur HDM [A 300-157]

Grundsätzlich muß der Patient während der HDM immer beatmet werden. Eine Blutzirkulation ohne Sauerstoff ist ebenso sinnlos wie eine Sauerstoffzufuhr ohne Zirkulation des Blutes im Körper.

- Die HDM so lange fortführen, bis die Eigenaktion des Herzens eintritt bzw. der Arzt die Reanimation für beendet erklärt. Auf ausreichende Wärmezufuhr bzw. -erhalt achten
- Bei unterkühlten Patienten, z. B. Ertrinkungsunfall, wird auf jeden Fall so lange reanimiert, bis der Patient warm ist. Ein kalter Patient ist nicht tot!

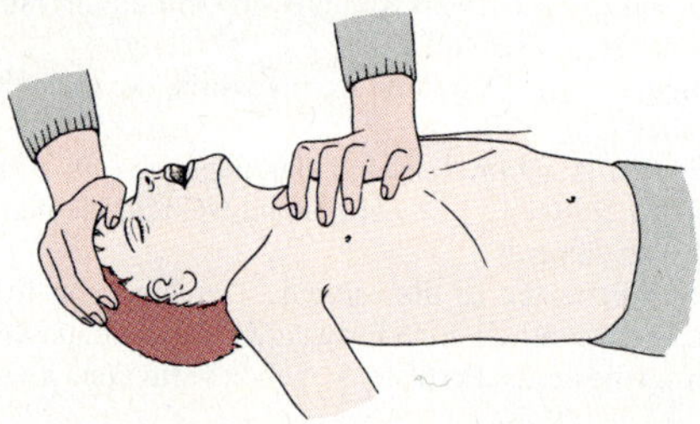

Abb. 12.7: Einhandmethode [A 300-157]

Häufige Fehler

- Falscher Druckpunkt
- Falsche Arm- und Handhaltung
- Zu starker Druck
- Zu hastiges Vorgehen.

D = Drugs (Notfallmedikamente)

Falls eine medikamentöse Reanimation erforderlich wird, nochmals ausreichende Beatmung und Oxygenierung überprüfen: Tubusfehllage, Pneumothorax, Herzbeuteltamponade und Hypovolämie ausschließen.

Ziele der medikamentösen Therapie

- Steigerung der Herzfrequenz
- Unterdrückung einer Arrhythmie
- Erhaltung und Verbesserung einer nach Reanimation etablierten Hämodynamik
- Anhebung des koronaren und zerebralen Perfusionsdruckes
- Bekämpfung der Hypoxie
- Etablierung spontaner und kräftiger Myokardkontraktionen
- Korrektur der Azidose.

Gefäßzugang

Zunächst peripheren Venenzugang möglichst herznah an Kopf-/Halsvene versuchen. Falls auf Anhieb nicht erfolgreich, wird zunehmend als rasch verfügbare und technisch einfache Alternative eine intraossäre Infusion empfohlen (☞ 3.6.6). Alternativ ZVK (☞ 3.4).

Wichtige Arzneiinformationen

Adrenalin

Medikament der ersten Wahl bei der kardiopulmonalen Reanimation.

- **Indikation:** Asystolie, Bradyarrhythmie
- **Darreichung:** Suprarenin® 1 : 1000 (1 mg/ml); in der Pädiatrie in der Regel in 10facher Verdünnung (1 ml Adrenalin + 9 ml NaCl 0,9%) verwandt (d.h. 0,1 mg/ml)
  - FG/NG: 0,1 ml ad 1 ml NaCl 0,9% → 1 ml = 0,1 mg
  - Sgl./KK/Jugendl.: 1 ml ad 10 ml NaCl 0,9% → 1 ml = 0,1 mg, davon 0,1–0,5 ml/kg
- **Zufuhr:** intratracheal, i. v., intraossär. Keine gemeinsame Applikation mit Natriumbicarbonat (abschwächende Wirkung)
- **NW:** Tachykardie, Kammerflimmern, arterielle Hypertonie.

Atropin®

Vermindert den Vagotonus, steigert Herzfrequenz und AV-Überleitung.

- **Indikation:** Symptomatische Bradykardie, AV-Block II. und III. Grades
- **Darreichung** bei Bradykardie/Asystolie → 1 ml = 0,5 mg → 0,02 mg/kg i. v.
- **Zufuhr:** i. v., intratracheal, intraossär
- **NW:** Tachykardie, paradoxe Bradykardie bei Unterdosierung.

Natriumbicarbonat ($NaHCO_3$)

- **Indikation:** Ausgleich der metabolischen Azidose nach protrahiertem Herz-Kreislauf-Stillstand. Wenn möglich, keine Blindpufferung durchführen, sondern erst nach BGA-Kontrolle. Indiziert erst **nach** effektiver Ventilation und Perfusion (spontane Herzkreislauffunktion, suffiziente Herzmassage), da sonst Hyperkapnie und Verstärkung der intrazellulären Azidose
- **Darreichung:** Natriumbicarbonat 8,4 % (stark hypertone Lösung!), 8,4 %: 1:1 mit Aqua verdünnen
- **Zufuhr:** i. v. oder intraossär, nie gemeinsam mit Katecholaminen spritzen, möglichst zentralvenös geben
- **NW:** Intrazelluläre Azidose (s. o.), Überpufferung (→ metabolische Alkalose → verschlechterte Sauerstoffabgabe an das Gewebe), Nekrosen bei paravasaler Injektion, Hypernatriämie, Hypokaliämie, Hirnblutungen bei Früh- und Neugeborenen.

Kalzium

Restriktive Anwendung bei der Reanimation (s. u.), Ausflockung mit Natriumbicarbonat

- **Indikationen:** Hypokalzämie, Hyperkaliämie, Hypermagnesiämie, Intoxikation mit Ca-Antagonisten (z. B. Adalat®), elektromechanische Entkopplung
- **Darreichung:** Kalzium-gluconat 10 % 10 ml-Ampullen, 0,5–1 ml/kg i. v.
- **Zufuhr: Langsam** i. v. oder intraossär
- **NW:** Bradykardie (bei zu schneller Injektion), intrazelluläre Kalziumüberladung, Zelltod (Myokard, ZNS), Nekrosen bei paravasaler Injektion.

Lidocain

- **Indikation:** Ventrikuläre Tachykardie und Kammerflimmern, vor der Kardioversion digitalisierter Patienten
- **Darreichung:** Xylocain® 2 % (20 mg/ml); 1 ml = 20 mg → 1 mg/kg i. v.; nicht mit Zubereitung für Lokalanästhesie verwechseln!
- **Zufuhr:** i. v., intratracheal, intraossär
- **NW:** Blutdruckabfall, Krampfanfälle.

Volumenersatz

HA 5 %, NaCl 0,9 %, Ringer-Lösung, ggf. FFP, Erythrozyten-Konzentrat.

12

E = Elektrotherapie (☞ 12.1.3)

Elektrotherapie bedeutet den Einsatz von Defibrillation oder Kardioversion bei gesichertem Kammerflimmern oder Tachykardien.

Durchführung der Neugeborenen-Reanimation

Die Durchführung der Neugeborenen-Reanimation erfolgt nach der ABCD-Regel. Das primäre Problem bei anpassungsgestörten Neugeborenen ist fast immer die perinatale Hypoxie; diese unverzüglich beheben. Eine kardiale Reanimation ist bei adäquatem Vorgehen nur in Ausnahmefällen erforderlich.

- **Trocknen und Wärmen:** Hypothermie vermeiden. Hypothermie kann den O_2-Verbrauch verdreifachen. Kopf als große Oberfläche für Wärmeverluste beachten → vorgewärmte Mütze aufsetzen und mit warmen Tüchern abtrocknen und umhüllen
- **Absaugen:** Routinemäßiges Absaugen nicht erforderlich. Indiziert bei hörbarem Sekret im Nasenrachenraum, nach Sectio und bei blutigem, infiziertem oder mekoniumhaltigem Fruchtwasser. Initial nur Absaugen des Mund-Rachen-Raumes, danach der Nasenöffnungen.

Tiefes Absaugen bedeutet Vagusreiz (Bradykardie) und stört die Adaptation. Anfängerfehler: zu intensives Absaugen bei „schlechtem" Kind.

Maßnahmen nach abgeschlossener Reanimation

- Entscheidung über die weitere Behandlung: Indikation zur Intensivpflege/Intensivüberwachung? Normalstation? Verbleib in der Entbindungsklinik?
- Transport erst nach Stabilisierung des Kindes. Vorher Überprüfung eines adäquaten Gasaustauschs (Pulsoxymetrie, Atemgeräusche wie Knorksen oder Stöhnen, Einziehungen, Mundbodenatmung?)
- Respiratorische Unterstützung während des Transports: Entweder suffiziente Spontanatmung, nasaler CPAP oder (im Zweifelsfall immer!) vor Transportbeginn Intubation und Beatmung
- Oesophagus sondieren zum Ausschluß einer Oesophagusatresie
- Magensonde zur Entlastung, nach längerer Maskenbeatmung und unter nasalem CPAP
- Venöser Zugang, z.B. bei längerem Transport, Hypovolämie, Hypoglykämiegefahr, instabilem Kind
- Begleitpapiere, Mutter- und Placentablut mitnehmen
- Information der Eltern über den Zustand des Neugeborenen, die vorgesehenen Maßnahmen und den Verbleib ihres Kindes (Arzt)
- Ggf. den Vater zur Intensivstation mitnehmen, damit er weiß, wo sein Kind versorgt wird und der Mutter erste Informationen geben kann
- Funktionsfähigkeit des Transportsystems (Inkubatortemperatur, Beatmungsgerät) überprüfen.

12.1.3 Defibrillation und Kardioversion

Defibrillation ist die Abgabe von elektrischem Strom an den Herzmuskel, entweder direkt durch den eröffneten Brustkorb oder indirekt durch die Brustwand, zur Beendigung des Kammerflimmerns (Abb. 12.8).
Kammerflimmern: völlig unkoordinierte fibrilläre Zuckungen des Myokards ohne jede hämodynamische Effizienz, d.h. es kann kein Blut ausgeworfen werden. Es herrscht ein „elektrisches Chaos", das sich nicht spontan zurückbildet. Es dauert an und führt zum Tod, wenn nicht sofort ein direkter elektrischer Gegenschock, die Defibrillation, erfolgt.

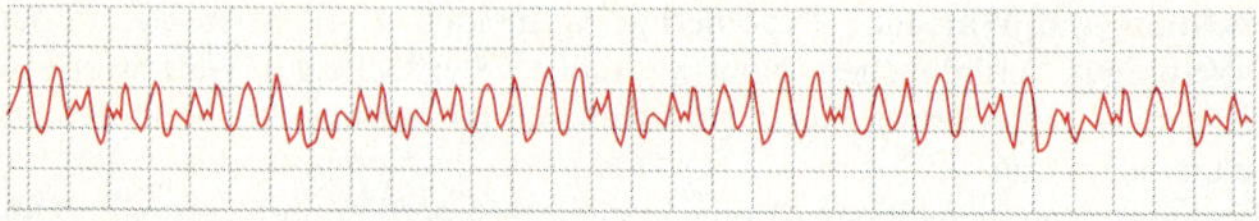

Abb. 12.8: Kammerflimmern [A 300-229]

Durchführung der Defibrillation

Neben dem Zeitfaktor spielt die korrekte Elektrodenposition eine entscheidende Rolle bei der erfolgreichen Defibrillation. Die Elektroden, bzw. Paddles, sind so anzusetzen, daß das Herz, insbesondere die Ventrikel, im Stromweg liegt (Abb. 12.9). Da Knochen keine guten Stromleiter sind, dürfen die Elektroden nicht über dem Sternum plaziert werden.

Die Sternum/Apex-Position wird am häufigsten verwendet (Apex = Herzspitze). Die Sternum-Elektrode wird im oberen rechten Brustbereich im 2. ICR parasternal unterhalb des Schlüsselbeins plaziert, die Apex-Elektrode im unteren linken Brustbereich über der Herzspitze links in der mittleren Axillarlinie.

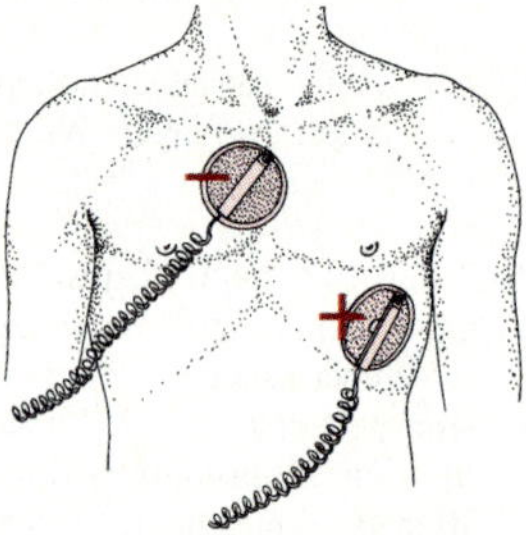

Abb. 12.9: Elektrodenposition bei Defibrillation [A 300-190]

- Monitoring: EKG, Blutdruck, SaO2
- Wenn Patient noch nicht intubiert ist, erfolgt die Intubation unter fortlaufender Reanimation
- Ggf. i. v.-Zugang legen
- Patienten elektrisch isolieren. „Isolierungsherzchen“ ist ein Sicherheitsmerkmal, d.h. der Patient wird durch die elektrische Isolation eines Gerätes vor fließendem Strom geschützt
- Rückenlage, freier Oberkörper
- Paddles großzügig mit Kontaktgel bestreichen, aber darauf achten, daß keine „Gelstraße“ entsteht, sonst wird der Strom am Herz vorbei über die Hautoberfläche geleitet. Auch an den eigenen Händen darf sich kein Gel befinden
- Paddles gut aufsetzen, sonst kann der Strom „überspringen“
- Gerät ggf. auf „**Asynchron**“ stellen
- Energie am Defibrillator wählen → i.d.R. 2 Joules/kg → Gerät laden → Warnung an die Mitarbeiter, die vom Bett zurücktreten müssen → Energieabgabe auslösen, an den Paddles oder am Gerät selbst → Erfolgskontrolle am Monitor
- Ggf. Wiederholung mit gleicher oder höherer Dosis bzw. Reanimation fortführen. Bevor erneut defibrilliert wird, muß die Haut wieder trockengewischt werden, da durch die Wärmeabgabe das Gel auf der Haut zerfließt.

12

Unmittelbare Sauerstoffquellen wegen Explosionsgefahr entfernen.

Kardioversion

Bei der Kardioversion wird das Myokard synchron, d.h. R-Zacken-gesteuert, depolarisiert. Indikationen zur Kardioversion sind supraventrikuläre Tachykardie, Vorhofflattern und Vorhofflimmern. Im Unterschied zur Defibrillation muß bei der Kardioversion das Patienten-EKG vom Defibrillator abgeleitet werden. Wird nun die Funktionstaste „**Synchronisation**" gedrückt, so wird jede R-Zacke des Patienten am Monitor markiert. Die korrekte Markierung unbedingt überprüfen, damit die Energie zum richtigen Zeitpunkt, d.h. wenige Millisekunden nach der R-Zacke, abgegeben werden kann und kein R-auf-T-Phänomen ausgelöst wird. (☞ 6.4.1). Das weitere Vorgehen entspricht dem bei Defibrillation.

12.1.4 Pflege nach erfolgreicher Reanimation

Allgemeine Richtlinien

- Möglichst Einzelzimmer vorbereiten, um die Lärmbelästigung zu reduzieren
- Keine Gespräche über den Patient im Zimmer führen, v.a. keine negativen Äußerungen im Beisein des Patienten
- Minimal handling but not minimal care, Umgang mit bewußtlosen Patienten beachten (☞ 3.13.8), großzügiger Einsatz von analgosedierenden Medikamenten, z.B. Fentanyl-/Dormicum-DTI
- REA-Protokoll auf Vollständigkeit überprüfen, unterschreiben (Arzt und Schwester) und zur Kurve heften.

Monitoring

- EKG: auf Herzrhythmusstörungen durch evtl. Elektrolytentgleisungen bzw. noch instabile Hämodynamik achten
- Blutdruck möglichst arteriell überwachen (☞ 3.5), engmaschig BGA durchführen und ggf. Azidose puffern
- Pulsoxymetrie und O_2-Überwachung
- Kerntemperatur und ΔT überwachen: jede Hyperthermie vermeiden, um den O_2-Verbrauch nicht weiter zu steigern → ggf. Kühlmatte (☞ 3.14.11)
- Zunächst mind. alle 30 Min. Pupillenkontrolle (Isokorie? Entrundete Pupillen? Lichtreaktion?). Bei weiten, lichtstarren Pupillen auch an hohe Adrenalindosen als Ursache denken
- Auf Krampfzeichen achten. Eine Relaxierung sollte nicht erfolgen, da sie die neurologische Beurteilung einschränkt. Ggf. antikonvulsive Medikamente verabreichen.
- Diurese beobachten, engmaschige Bilanzierung bei Flüssigkeitsrestriktion
- Ggf. Einsatz von Osmodiuretika (Mannit 20 %) und Schleifendiuretika (Lasix) erforderlich (☞ 7.3 und 7.4)
- Katecholamininfusionen überwachen.

Atmung

- Hyperventilation mit pCO_2 30–35 mm Hg und pO_2 um 100 mmHg. Hyperkapnie und Hypoxie steigern Hirnperfusion und Risiko des Hirnödems. Beatmung mit höherer Frequenz, niedrigem Atemzugvolumen und möglichst geringem

PEEP. Stärkere Hyperventilation vermeiden (Hirnperfusion ↓). Ein steigender O_2-Bedarf kann auf die Entwicklung eines ARDS hinweisen. Bei pflegerischen Maßnahmen unbedingt eine Hypoxämie vermeiden
- Vor jedem endotrachealen Absaugen gut präoxygenieren und nach vorheriger Pupillenkontrolle ggf. sedieren
- Der Patient soll nicht husten, sich aufregen und unruhig werden, da bei evtl. gestörter Autoregulation der Hirngefäße die Blutdruckanstiege auch zur Erhöhung des ICP führen können. Evtl. Trach-Care® einsetzen. (☞ 4.2.1).

Lagerung
- Rückenlage mit 30° Oberkörperhochlagerung zur Hirnödemprophylaxe, Kopfmittellage, um einen freien Rückfluß über die Jugularvenen zu unterstützen
- Dekubitusprophylaxe durchführen, besonders bei hochdosierter Katecholaminzufuhr und Immobilität kommt es zur verminderten Hautperfusion und damit zum erhöhten Dekubitusrisiko
- Hautpflege mit Bepanthen®-Salbe nach Defibrillation.

Ernährung
- Magenablaufsonde legen → pH kontrollieren
- Streßulkusprophylaxe durchführen (☞ 3.9.1).

Ausscheidung
Blasenkatheter legen und Urinausscheidung stdl. bilanzieren, um frühzeitig ein Nierenversagen zu erkennen bzw. eine Volumenüberladung zu vermeiden. Mindesturinmenge 1 ml/kg/Std.

12.2 Pflege bei Ingestionen/Intoxikationen

12

Ingestion: Aufnahme einer Substanz über den Magen-Darm-Trakt
Intoxikation: Vergiftung des Körpers mit einer Substanz, die entweder oral, parenteral, perkutan oder inhalatorisch aufgenommen wurde. Hauptsächlich von Vergiftungen betroffen sind Kinder im Alter von 1 bis 5 Jahren. Häufig läßt sich retrospektiv nicht eindeutig klären, ob überhaupt und in welcher Menge das Kind eine Substanz zu sich genommen hat. In vielen Fällen kann nur der Verdacht auf eine Ingestion oder Intoxikation geäußert werden.

Wichtige Informationen bei V.a. Intoxikation
- **Was** ist verschluckt worden? Behälter oder Probe der aufgenommenen Substanz, Pflanze etc. mitbringen lassen
- **Wieviel** davon? Möglichst genaue Angaben in Stück, Kaffeelöffel, Schlucke
- **Wann** erfolgte die Einnahme? Gifteinwirkung ist immer eine direkte Funktion der Zeit!
- **Wer** ist betroffen? Alter, Geschlecht, Zustand des Kindes
- **Wie** erfolgte die Einnahme? Oral, parenteral, inhalatorisch,...

- **Warum** erfolgte die Einnahme? Akzidentell, suizidal, kriminell
- **Was** ist bisher unternommen worden?
- Aufgetretene Symptome?

Symptome
- Übelkeit, Brechreiz, Erbrechen
- Tachypnoe, Fötor ex ore
- Kreislaufkollaps, Schock
- Rausch- und Erregungszustände, Verwirrtheit, Halluzinationen, Muskelzittern
- Krämpfe, Koma.

Diagnostik
- Neurologische Untersuchung
- Atemgeruch, z.B. Kohlenwasserstoffe (z.B. Benzin), Knoblauchgeruch (Organophosphate wie E 605)
- Labor: BB, BZ, BGA, Elektrolyte, Kreatinin, Leberwerte, Gerinnung je nach Art der Intoxikation, HbCO-Bestimmung bei CO-Intoxikation
- Blut, Urin, Magensaft für toxikologische Untersuchung aufbewahren; Medikamentenspiegel bei Arzneimitel-Intoxikation
- EKG.

Pflegerische und therapeutische Maßnahmen

- Vitalzeichen
- Sicherung der Vitalfunktionen, evtl. Intubation und Beatmung
- Schockbehandlung
- Prophylaxen bei Bewußtlosigkeit.

Maßnahmen zur primären Giftentfernung
Vor der Giftentfernung immer klären, ob überhaupt eine Therapie nötig ist (Telefonanruf Giftzentrale).
- Evoziertes Erbrechen bei oraler Giftaufnahme (☞ 12.3.1)
- Kein Erbrechen induzieren bei Kindern < 1 J., eingeschränkter Bewußtseinslage, Verätzungen mit Säuren, Laugen, organischen Lösungsmitteln, Detergenzien. Bei Kindern keine hypertonen NaCl-Lösungen (Na-Intoxikation)
- Aktivkohle 1 g/kg als Suspension zur Giftabsorption, Glaubersalz 0,5 g/kg zur beschleunigten Darmpassage
- Magenspülung (☞ 12.3.2). Bei Kindern < 1 J., hochtoxischen Substanzen, z.B. Alkylphosphaten, Bewußtlosigkeit); im letzteren Fall vorher Intubation. KI bei Säure- oder Laugenverätzung
- Haut reinigen bei äußerlicher Organophosphat-Kontamination, z.B. E 605.

Selbstschutz beachten! Handschuhe, keine Mund-zu-Mund-Beatmung.

Maßnahmen zur sekundären Giftentfernung
- Forcierte Diurese. Bei Kindern selten indiziert
- Aktivkohle und Glaubersalz unterbrechen enterohepatischen Kreislauf von Giften

- Deferoxamin (Desferal®) zur Komplexbildung und dadurch besseren Elimination bei Eisenintoxikation
- Hyperventilation bei halogenierten Kohlenwasserstoffen (pulmonale Elimination)
- Hämodialyse (☞ 8.2), z. B. bei Intoxikation Acetylsalicylsäure, Äthylenglykol (Frostschutzmittel), Lithium, Äthanol, Methanol
- Hämoperfusion (☞ 8.1), z. B. bei Intoxikation mit Knollenblätterpilz, Theophyllin.

12.2.1 Evoziertes Erbrechen

Zur primären Giftelimination zählt das evozierte Erbrechen, ausgelöst durch eine mechanische Stimulation der Rachenhinterwand sowie durch Medikamente wie den Ipecac – Sirup oder Apomorphin.

Kontraindikationen

Wegen erhöhter Aspirationsgefahr sind

- Säuglinge ≤ 6 Monate
- Bewußtseinsgestörte Patienten
- Patienten im Krampfanfall
- Ingestion von
  - schaumbildenden Substanzen wie Spülmittel, da sich die Oberfläche der Substanz durch Aufquellen vergrößert und somit eine Aspiration begünstigt
  - organischen Lösungsmitteln, bei denen schon eine geringe Aspiration schwere Lungenschäden hervorruft
  - Säuren und Laugen, da der Ösophagus durch Regurgitation geschädigt werden kann.

Material

- Holzspatel bzw. Ipecac®-Sirup
- Tee oder eine andere Flüssigkeit
- Eimer zum Auffangen des Erbrochenen
- Ggf. Untersuchungsröhrchen für asservierten Mageninhalt
- Ggf. Plastikschürze für Eltern und Kind
- Ggf. Sitzgelegenheiten für Eltern und Kind, bis das Erbrechen einsetzt.

Durchführung

- Größere Kinder können sich selbst mit dem Finger die Rachenhinterwand stimulieren oder die Eltern/das Personal führen diese Maßnahme mit einem Holzspatel durch. Wichtig ist, daß alle Schutzreflexe des Kindes vorhanden sind, um einer Aspiration vorzubeugen. Eine Portion des Mageninhalts muß asserviert werden, damit evtl. eine toxikologische Untersuchung vorgenommen werden kann
- Der Ipecac®-Sirup mit reichlich Flüssigkeit verabreichen. Wenn nach 15–20 Min. das Erbrechen nicht einsetzt, erneut Ipecac® mit der halbierten Dosis geben. Tritt nach weiteren 30 Min. noch immer kein Erbrechen ein, so müssen

das Medikament wie auch die Noxe mit einer Magenspülung entfernt werden. Ggf. den Mageninhalt asservieren

- Nach der Ipecac®-Gabe das Kind hinsichtlich Reaktionsfähigkeit, Fieber und Allgemeinzustand beobachten. Ein apparatives Monitoring ist nicht erforderlich.

Sirup Ipecacuanha

Ipecacuanha ist eine brasilianische Brechwurzel, deren Hauptanteile zwei stark toxische Alkaloide sind. Die Folge einer Überdosierung ist Tod durch Herzparalyse.

- **Wirkstoff:** Ipecacuanha
- **Dosierung:** bis 2 Jahre 10–15 ml, ≥ 2 Jahre 20–30 ml per os
- **Wirkung:** Lähmung der Schleimhautkapillare, was bei der Magenschleimhaut reflektorisch zu Nausea und Erbrechen führt
- **NW:** Protrahiertes Erbrechen, Durchfälle, Somnolenz, Fieber, gesteigerte Erregbarkeit, in hohen Dosen kardiotoxische Wirkungen, z. B. Herzrhythmusstörungen; ebenso sind Aspiration, hypovolämischer Schock, Magenruptur und Zwerchfellhernie möglich
- **Applikation:** Per os mit reichlich Flüssigkeit.

12.2.2 Magenspülung

Die Magenspülung gehört zur primären Giftelimination und wird eingesetzt, wenn die Resorption des Giftstoffes vermutlich noch nicht abgeschlossen ist, wenn das evozierte Erbrechen unwirksam oder kontraindiziert ist und bei der Einnahme hochtoxischer Substanzen, z. B. von Schwermetallen.

Kontraindikationen

Relative Kontraindikationen

Die Magenspülung darf nur nach vorheriger Intubation erfolgen bei

- Bewußtseinsgestörten und ateminsuffizienten Patienten
- Ingestion von Mineralölprodukten
- Ingestion von organischen Lebensmitteln.

Absolute Kontraindikationen

- Ingestion von Säuren oder Laugen
- Parenteral aufgenommene Substanzen
- Schwere kardiopulmonale Insuffizienz.

Komplikationen

Aspiration (☞ 5.3.7), Aspirationspneumonie, Ösophagusverletzungen, Laryngospasmus.

Die Gabe von Aktivkohle wird inzwischen der Magenspülung häufig vorgezogen, da die Aktivkohle eine hohe Adsorptionsfläche besitzt und adsorbierbare Giftstoffe in kurzer Zeit an sich binden kann.

Material

- Monitoring: EKG, RR, Pulsoxymeter
- Infusionsbesteck, ggf. Blutentnahmeröhrchen
- Intubationsbesteck, Medikamente: Atropin®, wenn Intubation erforderlich: Muskelrelaxanz, Sedativum
- Großlumige Absaugkatheter, Asservationsröhrchen
- Material zum Lagern und Fixieren des Patienten, z.B. Bauchgurt, Klettmanschetten, Handtuch, ggf. OP-Haube als Haarschutz für den Patienten
- Plastikfolien, -schürzen, Handschuhe und Eimer zum Eigenschutz sowie zum Schutz des Arbeitsplatzes
- Großlumige Magensonde – etwa Tubusgröße oder dicker – mit Xylocain®-Gel
  - Tabletten, Dragees und ggf. Nahrungsreste müssen den Schlauch passieren können
- Graduierter Trichter mit dickem Schlauch und Zwischenstück, 50 ml-Spritze
- Bei Säuglingen ist i.d.R. eine Spülspritze zum Magenspülen ausreichend
- Klemme und Mundkeil, Guedel-Tubus
- Spülflüssigkeit: körperwarmes NaCl 0,9% in ausreichender Menge
- Antidot oder andere Medikamente, z.B. Aktivkohle, Glaubersalz.

Durchführung der Magenspülung

Vorbereitung

- Absauganlage überprüfen
- Trichter, Schlauch und Zwischenstück verbinden
- Monitoring anschließen und venösen Zugang legen
- Ggf. Intubation und Beatmung
- Patienten in linker Seitenlage und Kopftieflage von ca. 15% lagern
- Atropin®-Gabe, um Vagusreiz auszuschalten
- Mundkeil einbringen, damit der Patient nicht auf die Magensonde beißt und somit die Passage behindert. Der Mundkeil darf nur so weit vorgeschoben werden, daß der Würgereiz nicht ausgelöst wird.

Ablauf der Magenpülung

12

- Magensonde z.B. mit Xylocain®-Gel anfeuchten und peroral legen. Abmessen: Abstand Nasenwurzel bis Sternumende + 10 cm. Die korrekte Lage durch Luftinsufflation oder pH-Messung kontrollieren
- Schlauchende tief in einen Eimer halten, so daß der Mageninhalt frei abfließen kann („aushebern"). Alternativ mit einer Spritze aspirieren. Von dieser ersten Portion einen Teil asservieren
- Den Trichter samt Schlauchsystem mit der warmen Spülflüssigkeit entlüften, das untere Ende des Trichterschlauchs mit einer Klemme verschließen
- Mit dem Zwischenstück den Trichterschlauch mit der Magensonde verbinden und die Klemme öffnen. Die Flüssigkeit (Einzelspülmenge 5–10 ml/kg) aus

30–50 cm Höhe langsam in den Magen einfließen lassen. Beim ersten Spülgang nur die Hälfte der vorgesehenen Spülmenge verwenden, da sich bei einer akut großen Füllmenge der Pylorus reflektorisch öffnen kann
- Den luftleeren Trichterschlauch abklemmen und von der Magensonde diskonnektieren, Mageninhalt in den Eimer ablaufen lassen
  - Mageninhalt nicht über den Trichter ablaufen lassen, damit evtl. vorhandene Speisereste das System nicht verstopfen. Zudem wird so ständig der Trichterschlauch belüftet und muß vor jedem neuen Spülgang erneut entlüftet werden
- So lange spülen, bis das Aspirat klar abfließt bzw. bis ein wasserlöslicher Giftstoff vermutlich eliminiert wurde
- Abschließend ggf. ein spezifisches Antidot, Aktivkohle als Adsorbens, Glaubersalz als Abführmittel oder Sab simplex® zur Oberflächenreduktion schaumbildender Stoffe in den Magen instillieren
- Den Patienten aufsetzen bzw. mit dem Oberkörper erhöht lagern, die Magensonde abklemmen und ziehen.

Nachsorge
- Die Nachbetreuung richtet sich individuell nach dem Zustand des Kindes. Die Vitalfunktionen zunächst noch stdl. kontrollieren, ggf. muß noch auf möglicherweise auftretende Giftwirkungen geachtet werden
- Ein- und ausgeführte Spülmenge bilanzieren
- Maßnahme genau dokumentieren, Proben mit Begleitformularen weiterleiten.

12.2.3 Umgang mit suizidalen Patienten

Auf der Intensivstation werden immer wieder Magenspülungen bei zumeist jugendlichen Patienten durchgeführt, die sich mit Tabletten und Alkohol das Leben nehmen wollten. Die Patienten sind durchschnittlich 15 Jahre alt, Mädchen sind dreimal so häufig betroffen wie Jungen.

Ursachen
Häufig sind Schulprobleme, Liebeskummer oder Streit mit einem Elternteil die auslösenden Faktoren, den Suizidwunsch tatsächlich durchzuführen. Forscht man weiter nach, so liegt das Problem meist tiefer. Viele Kinder haben vor dem Suizidversuch eine extreme Abwertung ihrer Person erlebt, sie fühlten sich nicht geliebt, nicht verstanden, wurden emotional vernachlässigt, evtl. sogar geschlagen und mißbraucht. Die Konfliktparteien sind fast immer die Eltern/Erzieher und das Kind (chronischer Elternkonflikt, Broken home-Situation). In aller Regel sendete das Kind zuvor Hilferufe und kündigte den Selbstmord an, z.B. durch Abschiedsworte, einen Abschiedsbrief oder Bilder, die eine düstere, depressive Stimmung vermitteln.

Kontakt mit dem Patienten

Nachdem die Magenspülung durchgeführt wurde und sofern der Patient bei Bewußtsein ist, dürfen dem Kind von seiten des Personals keine Vorwürfe gemacht werden, weder verbal noch nonverbal.

Beim Pflegepersonal, das die Magenspülung mit dem Arzt durchführt, können latente Aggressionen gegen einen Patienten entstehen, der betrunken ist, unangenehm riecht, erbricht, um sich schlägt, der sich selbst in diese Situation gebracht hat und um den man sich nun kümmern muß, obwohl andere, „wirklich" kranke und bedürftige Patienten dieser Zuwendung viel eher bedürften. Hier ist ganz klar das Signal zu sehen, das der Patient gibt: „Hilf mir! Ich weiß nicht mehr weiter!"

Dem Kind hilft auch kein betroffenes Schweigen, es braucht liebevolle Zuwendung, jemanden, der da ist, der sich Zeit nimmt, sich kümmert und zuhört. Dabei darf die naheliegende Frage nach dem Grund des Suizidversuchs ruhig gestellt werden. Wichtig dabei ist: Das Kind soll sich öffnen **dürfen**, nicht müssen.

Ebenso kann sich der erste Kontakt des Kindes mit den Eltern schwierig gestalten. Häufig schämen die Eltern sich vor ihrem Kind (und dem Personal?), haben Schuldgefühle und glauben, als Eltern versagt zu haben.

So bald als möglich sollte ein Kinderpsychiater oder Kinderpsychologe hinzugezogen werden. Er wird in einem ersten Kontakt mit dem Kind allein über seine Probleme reden, und im nächsten Schritt zusammen mit den Eltern eine Familientherapie einleiten.

„Um den Schmerz zu überwinden, muß man sich ihm stellen, ihn zulassen und durch ihn hindurchgehen, anstatt ihm auszuweichen. Diejenigen, die das tun, sind auf lange Sicht viel besser dran und eher in der Lage, den künftigen Stürmen des Lebens standzuhalten, ohne vor ihnen weglaufen zu wollen." (Elisabeth Kübler-Ross)

Verbrennungen und Verbrühungen

13

Birgit Mielke

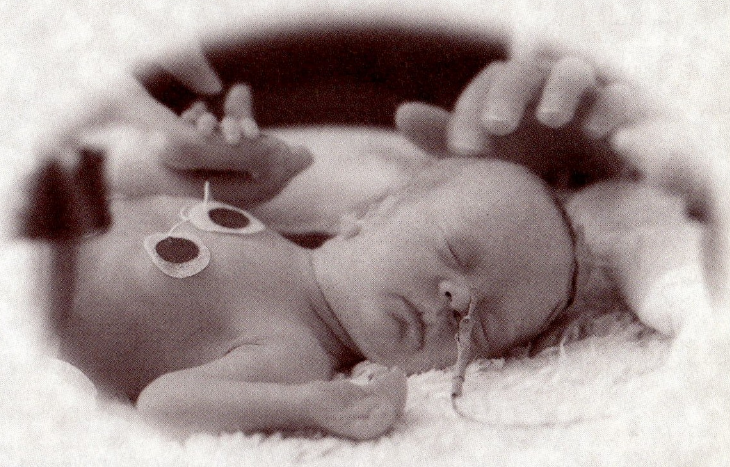

13.1 Verbrennung und Verbrennungskrankheit

Ursachen

Thermische Ursachen

- Verbrennung, z. B. offenes Feuer oder brennende Kleidung
- Verbrühung, z. B. heißes Wasser oder Badewasser
- Kontaktverbrennung, z. B. heiße Herdplatte oder flüssiges Metall.

Nichtthermische Ursachen

- Chemisch, z. B. Laugen oder Säuren
- Elektrisch, z. B. Haushaltsstrom
- Toxisch, z. B. Lyell-Syndrom.

Einteilung

Bei der Verbrennungen oder Verbrühungen kommt es zu Gewebeschädigungen. Je nach Ausmaß der Schädigung wird zwischen 4 Verbrennungsgraden unterschieden.

Grad 1

Die Epidermis ist geschädigt. Es kommt zur Hautrötung, leichter Schwellung und Schmerzen im betroffenen Gebiet.

Grad 2

Die Epidermis und Dermis sind teilweise oder ganz zerstört. Die Haut ist gerötet, geschwollen, es kommt zur Blasenbildung mit Kapillarschädigung, Flüssigkeitsabsonderung und zu starken Schmerzen.

Grad 3

Vollständige Zerstörung der Epidermis, Dermis und Subkutis. Durch die Zerstörung der sensiblen Nervenendigungen kann kein Schmerz empfunden werden. Die Haut ist weiß denaturiert und hat keine Reperfusion.

Grad 4

Grad 4 entspricht Grad 3, es sind jedoch auch tiefer liegende Strukturen wie Knochen, Sehnen und Muskeln betroffen.

Prognose und Ausmaß

Die Prognose ist vom Ausmaß der Schädigung in bezug auf Flächen- und Tiefenausdehnung und dem Alter des Patienten abhängig. Die Flächenausdehnung der verbrannten/verbrühten KOF wird in % angegeben. Zum genauen Festlegen der Ausdehnung stehen dem Arzt altersbezogene Tabellen oder Faustregeln zur Verfügung.

Ab 15–20% der Flächenausdehnung ist der Gesamtorganismus gestört und eine intensivmedizinische Behandlung erforderlich. Es kommt zur Verbrennungskrankheit.

Verbrennungskrankheit

Phase 1

Über die geschädigte Haut kommt es zu einem Flüssigkeits-, Eiweiß- und Energieverlust mit Hypovolämie und Hypotonie. Eine lang anhaltende Hypovolämie führt zum Volumenmangelschock mit Schockniere, -leber, ARDS und Verbrauchskoagulopathie. Die Gefäßpermeabilität für Wasser, Elektrolyte und Proteine ist auch im Bereich gesunden Gewebes gestört, wodurch generalisiert Ödeme, Hirn- und Lungenödem auftreten können. Eine extreme Ausschüttung von Katecholaminen und Hormonen bewirkt durch Vasokonstriktion eine Mikrozirkulationsstörung und eine metabolische Azidose.

Phase 2

Ab dem 2.–3. Tag normalisiert sich die Gefäßpermeabilität wieder. Es kommt zur intravasalen Rückresorption der Ödeme mit Hypervolämie und kardialer Belastung. Die Streßbelastung führt sehr häufig zu einem Streßulkus. Durch die katabole Stoffwechselsituation liegt ein massiver Kalorienverbrauch vor. Als Folge der Schockniere kommt es zur Polyurie. Es können Wundinfektionen, im schlimmsten Falle in Form einer Sepsis, und Begleitinfektionen, z. B. Pneumonie, auftreten.

Phase 3

- Stoffwechsellage stabilisiert sich
- Wundheilungsstörungen, Muskeln und Gelenkkapseln schrumpfen, Keloidbildung.

Komplikationen

- Hypovolämischer Schock (☞ 6.7.2)
- Septischer Schock (☞ 6.7.3) mit Multiorganversagen
- Lungenödem (☞ 5.3.6), Hirnödem (☞ 7.3)
- Pneumonie, ARDS (☞ 5.3.8 und 5.3.5)
- Verbrauchskoagulopathie (☞ 10.2)
- Streßulkus
- Chronische Niereninsuffizienz.

Erstversorgung

- Verbrühungen bis 1 Std. nach dem Unfall sofort mit fließendem kaltem Wasser kühlen, Kühlung hemmt die Ödembildung und lindert den Schmerz. Vorsicht: Gefahr der Unterkühlung
- Kleidungsstücke in der betroffenen Hautregion entfernen, Wunde steril abdekken, z. B. Metallinefolie, sterile Tücher → keine Haushaltsmittel (Mehl) nehmen

- Venöser Zugang bei Verbrennungen > Grad 1 und > 10% KOF
- Schmerzbekämpfung, z. B. mit Pethidin (Dolantin®)
- Intubation bei Zyanose, Stridor, Dyspnoe sowie bei Verbrennungen im Gesichts-, Hals- und Atemwegsbereich → Ödembildung
- Tetanusimpfung aktiv oder Auffrischung
- Volumenersatz zur Schockbekämpfung (☞ 6.7)
- Begleitverletzungen abklären, z. B.: CO-Vergiftung und/oder Rauchvergiftung
- Nahrungskarenz für evtl. Narkose
- Stationäre Behandlung bei Verbrennungen 2. Grades ab 5–10% KOF.

13.2 Aufnahme des Patienten

Bei Patienten mit großflächigen Verbrennungen/Verbrühungen kann sich der Allgemeinzustand innerhalb kürzester Zeit verschlechtern. Es ist daher wichtig, daß die Aufnahme rasch und ohne große Verzögerungen erfolgen kann.

Zimmer vorbereiten

- Zimmertemperatur auf 35° C regeln, Luftfeuchtigkeit auf 50% einstellen
- Frisch desinfiziertes Bett mit steriler Bettwäsche und Antidekubitusmatratze
- Bett mit Metallinefolie auslegen
- Bett auf eine Bettenwaage stellen
- Bereitstellung von Materialien zum Anlegen einer Infusion, mit den notwendigen Infusionslösungen z. B. Ringer-Lösung, für einen ZVK und einen arteriellen Zugang
- Material zum Legen eines Blasenkatheters (☞ 3.2)
- Monitoring (☞ 13.3)
- Intubationsmaterial (☞ 4.1.1), Beatmungsgerät bereitstellen
- Sterile Einmalrasierer
- Abstrichröhrchen
- Chirurgische Instrumente, z. B. Pinzetten und Scheren, um verbrannte Hautfetzen und Blasen abzutragen
- Falls vorhanden, bei großer Flächenausdehnung der Verletzungen, Duschbad mit Lifter vorbereiten
- Fotoapparat
- Sterile Wäsche im Zimmer, z. B. Kissenbezüge, Windeln.

Gegenstände im Vorraum

- Sterile Pflegekittel, Mundschutz, Haube, sterile Handschuhe und Überschuhe
- Medikamente z. B. Analgetika, Antibiotika, Sedativa
- Verbandwagen und Notfallwagen.

Stationäre Aufnahme

Diagnostik

- Anamnese
- Ausdehnung und Gradabschätzung der Verbrennungsschäden
- Zusätzliche Verletzungen abklären, z. B. Frakturen, innere Verletzungen
- Labor: Blutgruppenbestimmung, BB, Thrombozyten, E'lyte, Gesamteiweiß, BGA, Harnstoff, Krea, CRP, BZ, Gerinnung, E'lyte und Osmolarität im Urin.

Therapie

- Schocktherapie (☞ 6.7)
- Analgesie mit Morphinderivaten, z. B. Dolantin®, Morphin® oder Dipidolor®
- ZVK legen, Infusionstherapie, Ersatz von Eiweiß-, Flüssigkeits-, und Elektrolytverlusten, Kaloriensubstitution
- Therapie der Anämie
- Infektionsprophylaxe, Tetanusprophylaxe
- Bei Inhalationstrauma und instabilem, schlechtem Allgemeinzustand Intubation und Bronchoskopie
- Arteriellen Zugang legen
- Abstriche von allen Wunden, evtl. auch von Mund und Rektum.
- Wundbehandlung
  - Wundreinigung nur in Narkose durchführen
  - Abtragen von Nekrosen
  - Geschlossene Wundbehandlung (☞ 13.4.1)
  - Offene Wundbehandlung (☞ 13.4.2).

Pflegerische Erstversorgung

- Patient entkleiden und auf vorbereitete, sterile Unterlage lagern
- Monitoring anschließen, bei betroffenem Brustkorb EKG-Elektroden auf die Extremitäten kleben
- Magenablaufsonde legen
- Blutgasanalyse durchführen
- Blasendauerkatheter mit integrierter Temperatursonde legen
- Evtl. Kopfhaar rasieren

Ausfallende Haare, die mit der verletzten Haut in Kontakt kommen, erhöhen die Gefahr der Keimbesiedelung. Um das Infektionsrisiko zu senken sollten bei großflächigen Verletzungen alle Haare abrasiert werden.

- Flüssigkeit bilanzieren (☞ 3.13.12)

In Fällen mit voraussichtlich langer Intubationsdauer ist eine Tracheotomie erforderlich

Bei sehr schweren Fällen und sofortiger Ödembildung mit erhöhtem Gewebsdruck kann es nötig sein, unmittelbar nach der Primärversorgung operativ Entlastungsschnitte zu setzen. Sie erfolgen hauptsächlich am Thorax und den unteren Extremitäten und sollen aufgrund der weichenden Spannung eine bessere Durchblutung und den venösen Rückfluß gewährleisten.

Wundversorgung

- Beim Duschbad Patient mit Lifter über die Badewanne heben, Wunden ausduschen, von Ruß und Schmutz mit Hilfe von OP-Bürsten reinigen, verbrannte Hautfetzen und Spannungsblasen mit chirurgischen Instrumenten abtragen
- Kleine Wunden im Aufnahmezimmer mit in NaCl 0,9 % oder Ringer Lactat® getränkten Kompressen reinigen und Spannungsblasen abtragen
- Fotodokumentation
- Wundversorgung

Die Art der Wundversorgung richtet sich nach dem Ausmaß der Verletzungen, sie wird vom Arzt bestimmt.

13.3 Pflege bei Verbrennung/Verbrühung

Monitoring

Monitoring

- EKG, SaO_2, bei Säuglingen $tcpCO_2$ und $tcpO_2$, bei beatmeten Patienten $ETCO_2$ überwachen
- Kontinuierlich RR über arteriellen Zugang messen
- Regelmäßig ZVD kontrollieren
- Regelmäßig Blutgasanalysen durchführen
- Stdl. Fuß- und Handpulse tasten, um die Perfusion der Extremitäten zu prüfen
- Atmung hinsichtlich Atemform und Tachydyspnoezeichen beobachten
- Körpertemperatur über integrierte Temperatursonde im Blasendauerkatheter kontinuierlich überwachen
- Unterkühlung bei ausgedehnten Verletzungen vorbeugen: Wärmelampen, nicht betroffene Areale zudecken, Raumtemperatur erhöhen
- Zum besseren Beurteilen der Kreislaufsituation periphere Temperatur messen und ΔT ermitteln
- Neurologisch mit Hilfe des Glasgow-Coma-Scale (☞ 3.13.9) überwachen
- Auf ausreichende Analgesie achten
- Fixierung der Zugänge überprüfen, da Pflaster auf der verletzten Haut nur schlecht zu fixieren sind → ZVK und Arterie evtl. annähen

Auf die verletzte Haut einen dicken Hydrokolloidalverband (HCV) kleben. Die Zugänge können dann auf dem HCV mit normalem Pflaster fixiert werden (☞ Wundversorgung)

- Patient bei Bedarf fixieren.

- Zeichen des Volumenmangels: verminderte Urinproduktion, niedriger ZVD, Tachykardie, niedriger RR, Unruhe, Durst, Temperaturanstieg, Krämpfe, Koma

- Die offene, verletzte Haut ist für Keime eine optimale Eintrittspforte. Infektionen verschlechtern die Prognose besonders bei großer Flächenausdehnung. Aus diesem Grund ist es wichtig, daß alle sterilen Kautelen bei der Pflege eines Brandverletzten eingehalten werden.

Wunde

- Täglich Wunden hinsichtlich Aussehen, Größe, Beläge, Perfusion, Granulation, Blutungen, Spannung und Sekretion beurteilen und genau dokumentieren. Nicht betroffene Hautareale hinsichtlich einer möglichen Verbrauchskoagulopathie auf Petechien überprüfen
- Wundabstriche bei Bedarf, z.B. bei Verdacht auf eine Infektion
- Regelmäßige Fotodokumentation.

Atmung

- Atmung beobachten hinsichtlich Zeichen Inhalationstrauma, Lungenödem, ARDS, Atelektasenbildung, Pneumonie: Frequenz, Atemqualität (flach?), atmungsbedingte Schmerzen, Blutgase, SaO_2, Atemgeräusche, Sprache (Heiserkeit: Anzeichen für ein Anschwellen im Rachenraum)
- Bei ausgeprägter metabolischer Azidose kann eine Kußmaulsche Atmung vorliegen
- Tubus bei Verbrennungen/Verbrühungen im Gesicht oral mit einer sterilen Mullbinde fixieren, nasal am Nasenseptum annähen oder eine Tubusfixierschiene verwenden
- Bei Inhalationstrauma gut endotracheal absaugen, damit sich lösende Schleimhautfetzen den Tubus nicht verlegen
- Evtl. Inhalation über Respirator mit Pulmicort® bei vorliegendem Inhalationstrauma (☞ 2.6.4 Inhalationen)
- Ggf. Bronchoskopien, um den Verlauf zu beurteilen
- Pneumonieprophylaxe (☞ 2.3.2), Atelektasenprophylaxe.

Lagerung, Betten

Um den Patienten vor Kontrakturen und Thrombosen zu schützen, so früh wie möglich mit dem Mobilisieren beginnen. Der Termin richtet sich nach der Art der Wundversorgung und der Wundheilung. Lagerung und Mobilisation erfolgen in Zusamenarbeit mit Pflegepersonal, Arzt und Krankengymnasten.

- Lagerung bei immobilen Patienten auf einem sekretdurchlässigen, sterilen Schaumstoff, wenn möglich, Patienten in Spezialbetten lagern, z.B. Clinitron®, Mediscus®, ggf. mieten
- Mobile Patienten im normalen Bett mit steriler Bettwäsche lagern, Metalline® als Unterlage verwenden, damit Wundsekrete nach unten ablaufen können und die Wunde mit der Bettwäsche nicht verklebt
- Möglichst nicht auf verbrannte Hautpartien lagern
- Spitzfußprophylaxe, Kontrakturenprophylaxe, Dekubitusprophylaxe (☞ 2.3.1)
- Nach Möglichkeit Gelenke in physiologischer Mittelstellung lagern und Extremitäten hochlagern
- Regelmäßig umlagern und umbetten.

Körperpflege

- Sorgfältige Mund-, Lippen und Nasenpflege (☞ 2.1.2 und 2.1.3). Bei Bedarf: Augen vor dem Austrocknen schützen mit Augensalbe (z. B. Bepanthen Roche Augensalbe®), Augenpflege mit NaCl 0,9 %. Bei Infektionen augenärztliches Konsil
- Körperganzwaschung mit sterilem Waschlappen, aseptische Verbandwechsel, Katheterpflege, Keimverschleppung aus der Analregion vermeiden
- Um die Zugänge beim Duschbad vor Feuchtigkeit und Kontaminationen zu schützen, evtl. vorher mit Opsite® Folie verbinden.

Ernährung

- Anfangs parenterale Ernährung
- Frühe Umstellung auf enterale Ernährung zur Streßulkusprophylaxe und besseren Energiesubstitution. Ausreichende Vitaminzufuhr i. v. oder über die Magensonde zur Stärkung der Immunabwehr und besseren Wundheilung
- Bei Verdauungsproblemen evtl. Duodenalsonde legen
- Obstipationsprophylaxe wegen möglicher Motilitätsstörungen und Flüssigkeitsverlust
- Aufgrund der katabolen Stoffwechselsituation hochkalorische Nahrung zuführen
- Über die verletzte Haut wird viel Eiweiß verloren → eiweißreiche Kost
- Streßulkusprophylaxe
- Vor und nach jeder neuen OP oder Narkose 4 Std. Nahrungspause einplanen
- Häufige kleine Mahlzeiten anbieten.

Hygiene

- Zimmer nur mit Haube, Mundschutz, sterilem Kittel, Überschuhen und sterilen Handschuhen betreten
- Darauf achten, daß alle Hygienevorschriften, auch von Besuchern und anderen Berufsgruppen, zwingend eingehalten werden
- Nur sterile Bettwäsche und Kleidung verwenden
- Mindestens zweimal täglich das Zimmer einer gründlichen, mechanischen Reinigung unterziehen
- Regelmäßig mit Abstrichen, z. B. vom Waschbecken, das Zimmer auf Hospitalkeime überprüfen.

Ausscheidung

- Nierenfunktion hinsichtlich Schockniere überwachen: Blasendauerkatheter legen, Urinausscheidung alle 30 Min., in der Stabilisierungsphase stdl., Bilanz, Stundenurin (1 ml/kgKG/Std. Spezifisches Gewicht (1015–1025) steigt bei großer Muskelzerstörung, Myoglogin verstopft bei unzureichender Urinproduktion die Nierentubuli
- Urin hinsichtlich Farbe und Beimengungen, z. B. Blut beurteilen.

13.4 Wundversorgung

13.4.1 Offene Wundversorgung

Ziel: Wunde möglichst trocken halten um die Oberfläche durch Gerbung zu verschorfen. Die Schorfbildung soll den Patienten vor zu starken Flüssigkeitsverlusten in den ersten 2–3 Tagen schützen, Infektionen vorbeugen und eine ungestörte Wundheilung gewährleisten. Nachteil der Gerbung: bei frühzeitiger Mobilisation reißt der Schorf oft ein, so daß die Wunde wieder neu verschorft werden muß.

Zur Wundreinigung bei der offenen Wundbehandlung bis zu 3 x tgl. eine Ganzkörperwäsche mit einem Antiseptikum, z.B. Savlon®, durchführen. Verbrennungen 2. Grades sind in der Regel nach 10–14 Tagen abgeheilt. Ab dem 10. Tag zur Wundreinigung Patienten tgl. duschen. Dabei werden gelockerte Nekrosen abgetragen. Der verbleibende Schorf betrifft drittgradig verbrannte Hautareale, die operativ behandelt werden müssen. Bei der Exzision wird die Verbrennungswunde in eine chirurgische Wunde umgewandelt und kann im günstigsten Fall sofort mit einem Eigenhauttransplantat gedeckt werden.

Verschorfung mit 1%iger Polyvidon-Jod-Lösung und Polyvidon-Jod-Salbe

- In den ersten 3 Tagen Patient 3stdl. mit 1%iger Polyvidon-Jod-Lösung (Betaisodona® Lsg.) abtupfen → desinfizierender und gerbender Effekt
- Nach dem Abtupfen 1%ige Polyvidon-Jod-Salbe (Braunovidon® Salbe) auftragen → bakterizider Effekt
- Die Anwendung muß so häufig durchgeführt werden, da durch die Exsudation über die Wunden Salbe und Lösung abgeschwemmt werden und ein Wirkungsverlust eintritt
- Sobald sich ein fester Schorf gebildet hat, 4stdl. Jodlösung und -salbe applizieren

Der Abstand zwischen den Anwendungen soll 6 Std. nicht überschreiten, da es sonst zu einem vermehrten Bakterienwachstum kommen kann.

Drei-Phasen-Gerbung

- Die erste Phase betrifft das Auftragen von 1%iger Betaisodona® Lösung zur Desinfektion
- Tannin® 5% zum Gerben und Silbernitrat 10% zur Bakteriostase im Wechsel solange anwenden, bis die Wundflächen ausreichend schwarz verfärbt sind
- Wunde vor **jedem** Anwendungsschritt trocken fönen
- Eine optimale Schorfbildung ist in der Regel nach ca. 3 Tagen erreicht.

13.4.2 Geschlossene Wundversorgung

- Verbandwechsel 1–2 x tgl. durchführen
- Nach dem Lösen des Verbandes eine Ganzkörperwäsche mit Ringer-Lösung

oder NaCl 0,9% durchführen und die Wunde reinigen
  - Ablösende Hautfetzen und Nekrosen abtragen
  - Ab ca. 5. bis 10. Tag mit Desinfektionsbad z.B. Betaisodonalösung beginnen
- 1%ige Silbersulfodiazinsalbe (Flammazine®) großzügig auf alle betroffenen Hautareale auftragen und mit Kompressen und Mullbinden verbinden
  - Um das Anliegen der Kompressen bei eingezogener Flammazine® zu verhindern, kann auf die Haut noch eine Wundgaze aufgelegt werden. Der Verband bietet einen gewissen Infektionsschutz und Flammazine® besitzt eine antimikrobielle und leicht kühlende Wirkung. Die Wunde bleibt durch die Salbe geschmeidig
- Sind die Finger des Patienten betroffen, jeden Finger einzeln verbinden, um die Beweglichkeit zu erhalten
- In den ersten beiden Tagen wegen des Wundödems keine elastischen Binden anlegen
  - Durch eine elastische Binde hat die Haut keine Möglichkeit anzuschwellen. Der Gewebedruck ist stark erhöht und die arterielle wie venöse Perfusion ist behindert.
- Am 3. Tag elastische Binde zum Kompressionsverband verwenden, um frühzeitig eine Keloidbildung zu verhindern.

13.4.3 Transplantation

Ab dem 5.–10. Tag wird unter stabilen Kreislaufverhältnissen begonnen, drittgradig verbrannte Hautareale operativ abzutragen. Ist genügend Eigenhaut vorhanden, werden alle zwei Tage 10–15% der Körperoberfläche abgetragen und gedeckt.
Bei der Eigenhaut kann zwischen **Spalthaut** und **Mesh-Graft** unterschieden werden. Die **Spalthaut** ist die normale, von den Spenderstellen abgetragene Eigenhaut. Das Auflegen der Spalthaut setzt eine absolut saubere und trockene Wunde voraus. Flüssigkeit unter der Spalthaut würde sie abheben und ein Anwachsen unmöglich machen.
Steht nicht genug Eigenhaut zur Verfügung, so wird die Mesh-Graft-Technik angewendet. Die Spalthaut wird mit dem Mesh-Graft-Dermatom so eingeschnitten, daß eine Gitterstruktur entsteht. Die Größenausdehnung der Gitterstruktur kann zwischen 1:1,5 und 1:6 variieren. Da die Wunde nicht vollständig gedeckt ist, können Blut und Wundsekrete abfließen, ohne daß das Transplantat abhebt, und es erfolgt eine rasche Epithelisierung.
Bei unklaren Wundverhältnissen oder sehr großflächigen Verbrennungen/Verbrühungen kann eine primär temporäre Hautdeckung mit **Fremdhaut** erforderlich sein. Sie besteht aus Leichen- oder Schweinehaut und darf nicht einheilen. Sie wird durch Eigenhaut ersetzt.
Steht keine Spalthaut zur Verfügung, gibt es die Möglichkeit der **Zuchthaut.** Hierzu wird ein briefmarkengroßes Hautstück für eine Zellkultur entnommen und bis auf die Größe eines Handtuches gezüchtet. Die mit Zuchthaut bedeckte Wunde wird trocken verbunden.

Transplantationspflege

- Das Transplantat wird entweder geklebt, genäht oder mit Klammern fixiert
- Erster Verband wird im OP angelegt und ist ein Salbenverband mit oder ohne antiseptischer Komponente
- Verband muß gut sitzen und leicht komprimieren, um ein Verrutschen und Abheben des Transplantates zu vermeiden
- Bis ca. 5 Tage nach der Operation nur die obersten Verbandlagen wechseln, die Verbandslage, die mit dem Transplantat in Kontakt steht, belassen
- Bei normalem Verlauf, ohne Infektionszeichen wie übelriechende Sekretion, erster vollständiger Verbandwechsel nach ca. 5 Tagen
- Rasche, offene Behandlung anstreben, wenn das Transplantat angewachsen und keine Infektion vorliegt
- Um die Wunde geschmeidig zu halten, bei offener Behandlung häufig mit Fettsalbe eincremen
- Je nach Wundheilung ab dem 7.–10. Tag belasten.

Ärztliche Aufgaben

- Ggf. Hämatome und Serome unter dem Transplantat anpunktieren, sie heben sonst das Transplantat ab und verhindern das Anwachsen
- Vorsichtiges Säubern der Wundoberfläche und -ränder mit NaCl 0,9% oder Ringer Lactat® Lösung bis zu 3 x tgl., waschen erst ab dem 7. Tag
- Ab dem 7. Tag Klammern entfernen.

Pflege der Hautentnahmestellen

- Täglich Verbandswechsel
- Salbenverband mit Flammazine®
- Evtl. Hydrokolloidalverband anbringen (☞ 3.1.2)
- Wunden sind sehr schmerzhaft
- Geschlossene Wundflächen mit Fettsalbe gut eincremen.

13.5 Psychosoziale Aspekte

Jeder Brandverletzte ist einer sehr großen psychischen Belastung ausgesetzt. Es muß frühestmöglich mit einer konstanten psychologischen Behandlung begonnen werden. Die Therapie erfordert eine sehr gute und enge Zusammenarbeit zwischen Patient, Eltern, Psychologen, dem therapeutischen Team, Seelsorgern und Sozialarbeitern. Da der Klinikaufenthalt sich oft über lange Zeit erstreckt, ist es für die Kinder ganz besonders wichtig, ihre Bezugsperson um sich zu haben. Rückschläge, Ängste, immer wieder notwendige operative Eingriffe und Selbstwertkrisen erfordern ein hohes Maß an Geduld und Ausdauer.

Patienten

Probleme

- Das Unfallgeschehen, das Verbrennungstrauma, invasive Maßnahmen sowie die fremde Umgebung verursachen Angst, Panik und intensive Schmerzen
- Existentielle Ängste: Wie sehe ich nachher aus? Werden mich meine Freunde noch mögen? Werde ich meinen Traumberuf erlernen können? Werde ich einen Freund/eine Freundin finden? Wie geht's weiter?
- Isolation und lange Krankenhausaufenthalte reduzieren die sozialen Kontakte
- Das Selbstwertgefühl des Patienten leidet extrem: im Krankenhaus ist der Patient oft der Hilflose, Bemitleidete, der immerzu Empfangende, Nehmende. Dies kann zu Depressionen, Suizidgefahr, aber auch zu Unzufriedenheit, Wut und Aggression führen.

Angebote

- Kontinuierliche Betreuung durch kleinen, konstanten Kreis des Pflegepersonals
- Eltern so viel wie möglich in die Pflege und den Tagesablauf integrieren
- Viel Geduld im Umgang mit den Stimmungsschwankungen des Patienten aufbringen, der Patient braucht viel Zuwendung und Bestätigung. Auch kleinste Fortschritte in Richtung Selbständigkeit loben, Interesse an bestimmten Dingen fördern, den Patienten aktivieren, positive Rückmeldungen geben
- Darauf achten, daß der Patient nicht versehentlich und unvorbereitet in den Spiegel schaut
- Gute Schmerztherapie durchführen, ggf. Spezialisten von der Schmerzambulanz oder ähnlichen Einrichtungen hinzuziehen
- Psychologische Betreuung frühzeitig ermöglichen, Gespräche anbieten, v.a. zuhören
- In Bezug auf seine Zukunftsängste kann der Kontakt zu anderen Betroffenen hilfreiche Anstöße geben und die eindimensionale Sicht des Patienten um andere Blickwinkel und Möglichkeiten erweitern
- Sinnvolle Beschäftigung anbieten, nach früheren Interessen und Hobbies fragen, den Geist des Patienten wieder aktivieren.

Eltern

Probleme

- Evtl. Schuldgefühle, ihr Kind nicht beschützt zu haben, evtl. sogar die Verbrennung selbst verursacht zu haben
- Ebenfalls Zukunftsängste: Werden wir mit der Belastung eines entstellten Kindes fertig? Nun wird nichts aus unseren Lebensplänen für das Kind/für uns selbst! Hält unsere Partnerschaft diese schwere Belastungsprobe aus?
- Finanzielle Probleme durch häusliche Pflege, Therapie und Rehabilitation des Kindes, evtl. Haushaltshilfe, Tagesmutter für Geschwisterkinder, während Mutter in der Klinik bei ihrem kranken Kind ist, Fahrt- und Übernachtungskosten
- Verlust sozialer Kontakte in der nächsten Umgebung: Nachbarn, Freunde.

Angebote

- So früh wie möglich und vertretbar realistische Einschätzung über die Situation/Prognose geben (Arzt)
- Psychosozialen Dienst einschalten, der sich um Gelder, Hilfsmittel, Verhandlung mit den Krankenkassen kümmert und den Eltern entlastende Gespräche anbietet
- Kontakt zu Selbsthilfegruppen vermitteln
- Eltern stark in die Pflege integrieren, ihnen deutlich machen, daß sie trotz evtl. Schuldgefühle für ihr Kind die wichtigsten Menschen auf der Welt sind
- Eltern bei Äußerungen über die eigene Schuld am Geschehen nicht bestärken. Keine persönliche Meinung im Sinne von Beschwichtigen, Moralisieren, Vorwürfe oder Bestätigung der Schuld abgeben.

Pflegepersonal

Probleme

- Evtl. Ekel und Abneigung durch das verstümmelte Aussehen des Patienten, durch unästhetische, übelriechende Wunden
- Eigene Hilflosigkeit bei der Konfrontation mit schwierigen Fragen durch den Patient selbst oder seine Eltern: Gell, ich sehe furchtbar aus? Ich stinke so furchtbar, gell?!
- Sinnfrage bei der Fortsetzung der Therapie, das Gefühl, „dabei mitmachen" zu müssen, ohne selbst voll und ganz dahinterzustehen
- Nicht abschalten können im Privatbereich
- Physische Belastung: Sterile Kleidung, subtropische Temperaturen, Mundschutz, Haube – fast ununterbrochen im Zimmer.

Angebote

- Ein gutes Arbeitsklima ist sehr wichtig, da Gespräche mit Kollegen sehr hilfreich und entlastend wirken
- Unangenehme Fragen des Patienten nicht absichtlich überhören und somit der Antwort aus dem Weg gehen. Bei schwierigen Fragen, die nicht ohne Frust und Verletzung des Patienten beantwortet werden können, lieber zurückfragen: Was löst der Gedanke bei dir aus, wenn du nicht mehr so aussiehst wie früher? Die Gefühlslage des Patienten feststellen, was steckt dahinter, wovor besteht die größte Angst?
- Gerade hier ist professionelle Unterstützung durch Supervision wichtig. Ggf. auch Rollenspiele im Team: Welche Möglichkeiten gibt es, auf diese Fragen möglichst gut und hilfreich zu antworten?
- Selbst auch einmal mit „Überlebenden" sprechen, von ihnen hören, was jetzt auch an positiven Dingen in ihrem Leben hinzugekommen ist, vielleicht auch gerade durch die Erkrankung. Sehen, daß man auch mit Verbrennungswunden ein glückliches Leben führen kann
- Sich selbst um sinnvolle Freizeitbeschäftigung kümmern
- Neue Mitarbeiter entsprechend einarbeiten und auf diese Problematik vorbereiten.

Anhang

14

Jörg Dötsch

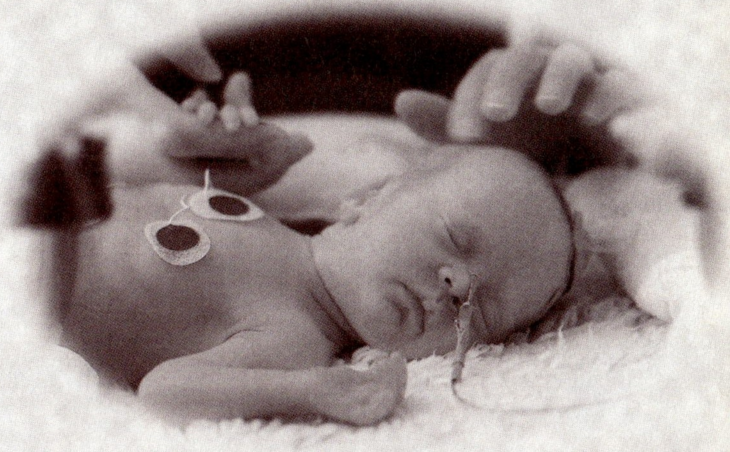

14.1 Laboruntersuchungen: Normalwerte

Normwerte z.T. von Bestimmungsmethode abhängig; daher Schwankungen zwischen verschiedenen Labors möglich.

14.1.1 Rotes Blutbild

Alter	Hämoglobin (g/dl)	Erythrozyten (Mio/ml)	Hämatokrit
1 Tag	14–24	4,5–6,5	0,42–0,70
3 Mon.	10–13	3,2–4,3	0,30–0,45
Schuljungen > 13 J	13–18	4,8–5,7	0,42–0,52
Schulmädchen > 13 J	11–16	4,3–5,5	0,37–0,47

14.1.2 Weißes Blutbild

Alter	Leukozyten (1000/ml)	Neutrophile (%)	Lymphozyten (%)
NG < 7 Tag	9–30	ca. 60	ca. 30
Sgl.	9–15	25–65	20–70
Kinder	8–12	35–70	25–50
Erwachsene	4–9	25–40	55–70

14.1.3 Gerinnung und Thrombozyten

Alter	PTT (s)	Quick (%)	Thrombozyten (1000/ml)
NG	45–70	> 40	100–350
Kinder/Erwachsene	28–40	70–100	100–350

14.1.4 Klinische Chemie

Elektrolyte und Glukose		
Natrium	Na^+	138–145 mmol/l
Kalium	K^+	NG: 3,6–6,0 mmol/l Ältere Kinder: 3,5–5,4 mmol/l
Chlorid	Cl^-	97–108 mmol/l
Kalzium	Ca^{2+}	< 2. Lebenstag: 1,7–3,0 mmol/l > 2. Lebenstag: 2,0–2,6 mmol/l

Elektrolyte und Glukose

Magnesium	Mg^{2+}	< 16 J.: 0,85–1,15 mmol/l > 16 J.: 0,7–1,05 mmol/l
Phosphat	PO_4-	Neugeborene: 1,6–3,1 mmol/l Schulkinder: 0,9–1,6 mmol/l
Glukose		FG: 20–60 mg/dl NG: 30–60 mg/dl Sgl.: 50–90 mg/dl Ältere Kinder: 60–100 mg/dl

„Nierenwerte"

Kreatinin	NG: 0,1–1,2 mg/dl Ältere Kinder: 0,6–1,0 mg/dl
Harnstoff	10–50 mg/dl

„Leberwerte"

GOT	Sgl.: < 40 U/l Schulkinder: 6–23 U/l
GPT	Sgl.: < 30 U/l Schulkinder: 4–24 U/l
γ-GT	Sgl.: < 100 U/l; Schulkinder < 20 U/l
Alkalische Phosphatase (AP)	Sgl. u. Kinder: 120–700 U/l Erwachsene: 60–170 U/l
Gesamtbilirubin	1. LT 2–6 mg/dl 2. LT: 6–12 mg/dl 3.–5.LT: 4–16 mg/dl; > 1 Mon.: < 0,1 mg/dl
Direktes Bilirubin	< 0,5 mg/dl

Infektparameter

CRP	< 5 mg/l
Blutsenkungsgeschwindigkeit (BSG)	NG: 1–2 mm/Std. Sgl.: 9–12 mm/Std. Ältere Kinder: 6–10 mm/Std.

Blutgasanalyse

Arterieller O_2-Partialdruck (paO_2)	FG, NG: 50–80 mmHg Ältere Kinder und Erwachsene: 65–100 mmHg
Arterieller/kapillärer CO_2-Partialdruck (pCO_2)	35–45 mmHg
PH	7,36–7,44
Base Excess (BE)	-2 – +2 mmol/l
Standardbikarbonat	22–26 mmol/l

14.1.5 Urin

Leukozyten	20–50/µl: verdächtig auf Harnwegsinfekt > 50/µl: pathologisch ☞ 11.3.1
Erythrozyten	5–10/µl: verdächtig; > 10/µl: pathologisch
Eiweiß	< 150 mg/24 Std./1,73 m2
Glukose	< 100 mg/24 Std./1,73 m2

14.1.6 Liquor cerebrospinalis

Leukozyten	NG: < 30/µl Ältere Kinder. < 4/µl
Glukose	½–⅔ der Blutglukose
Eiweiß	NG: 15–150 mg/dl Kinder: 10–50 mg/dl

Index

Kein Index ist perfekt!
Falls Sie Stichworte vermissen, so schreiben Sie uns:
Gustav Fischer Verlag, Lektorat Pflege, Königstr. 10, 23552 Lübeck

Bildquellenverzeichnis

Die eckigen Klammern am Ende des Legendentextes unter den Abbildungen verweisen auf die Abbildungsquelle und die dazugehörigen Urheber.

A 300-133	F. Koch, Lübeck, in Verbindung mit der Reihe Klinik- und Praxisleitfaden, Gustav Fischer Verlag
A 300-157	S. Adler, Lübeck, in Verbindung mit der Reihe Klinik- und Praxisleitfaden, Gustav Fischer Verlag
A 300-190	G. Raichle, Ulm, in Verbindung mit der Reihe Klinik- und Praxisleitfaden, Gustav Fischer Verlag
A 300-229	Medienkontor Lübeck GmbH, Lübeck, in Verbindung mit der Reihe Klinik- und Praxisleitfaden, Gustav Fischer Verlag
K 303	G. Westrich, Berlin
M 148	C. Ravenschlag, Münster
M 165	B. Marx, Erlangen
O 139	M. Baruschka, Berlin
O 156	J. Tolks, Uttenreuth
T 194	S. Dieterle, Herne

Wichtige Rufnummern auf Station

	Telefon	Pieper
Reanimation		
Notruf		
Pflegedienstleitung		
Aufnahme/Pforte		
Arzt vom Dienst		
Stationsarzt		
Oberarzt		
Chefarzt		
OP		
Krankengymnastik		
Labor		
EKG		
Röntgen		
Sonographie		
Zentrale		
Dialyse		
Anästhesie		
Personalbüro		
Küche		
Krankenhausschule		
Kindergarten		
Apotheke		
Hol- und Bringedienst		
Pfarrer/Seelsorger		
Sozialstation		
Medizintechnik		
Technischer Notdienst		
Kinderkrankenpflegeschule		
andere		